YIXUE QUANKE JINGYAO：JIANKANG ZHINAN

医学全科精要：
健康指南

贡云华　编著

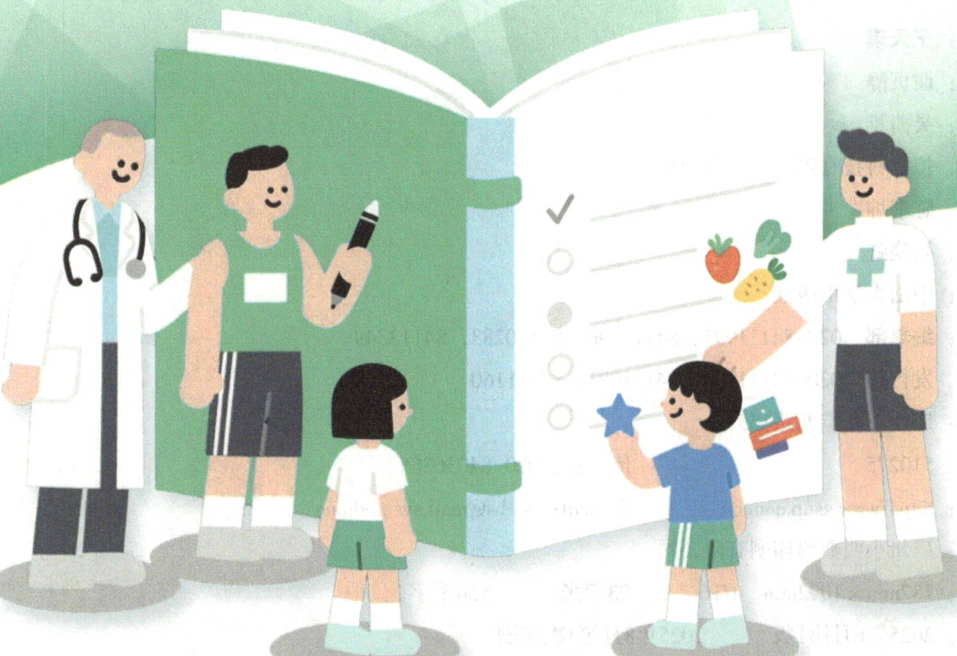

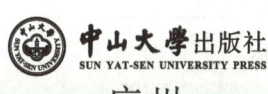
中山大学出版社
SUN YAT-SEN UNIVERSITY PRESS
·广州·

版权所有　翻印必究

图书在版编目（CIP）数据

医学全科精要：健康指南 / 贡云华编著. -- 广州：中山大学出版社, 2025. 8. -- ISBN 978-7-306-08532-0

Ⅰ．R499-62

中国国家版本馆CIP数据核字第20258NZ784号

出 版 人：	王天琪
策划编辑：	谢贞静
责任编辑：	吴茜雅
封面设计：	拟好科技有限公司　林绵华
责任校对：	陈书坤
责任技编：	靳晓虹
出版发行：	中山大学出版社
电　　话：	编辑部　020-84111997，84111996，84110283，84113349
	发行部　020-84111998，84111981，84111160
地　　址：	广州市新港西路135号
邮　　编：	510275　　　　　　　　传　真：020-84036565
网　　址：	http://www.zsup.com.cn　E-mail：zdcbs@mail.sysu.edu.cn
印 刷 者：	广州小明数码印刷有限公司
规　　格：	787mm×1092mm　1/16　23印张　554千字
版次印次：	2025年8月第1版　2025年8月第1次印刷
定　　价：	78.00元

如发现本书因印装质量影响阅读，请与出版社发行部联系调换

参与审阅医学专家

严伟琪教授、倪锐志教授、阮永华教授、张晓教授、林建伟博士、黄文瑶主任医师、于建云教授、唐宝璋教授、蒋家雄教授

参与贡献者

阮锐、倪妍、颜小荣、朱乔、陈维伟、印志荣

致谢

谨向对本书支持和做出贡献的专家和朋友们致以特别感谢！

前　言

"十年磨一剑。"这部凝聚着作者多年心血的新编中文版《医学全科精要：健康指南》荟萃了临床各科（包括预防医学、内科、外科、妇产科、儿科、精神科、五官科等）的最新精华知识，可长期保存使用。本书旨在帮助读者学习如何早期预防、诊断和治疗日常生活中的常见疾病与健康问题，做好自身及家人的健康保健；同时，助力读者更准确地判断何时就医及选择相应科室，从而节省时间和金钱，减少被网络及社会上的非专业性信息误导而造成的健康和经济损失。本书是医学、健康保健爱好者以及家庭医生的必备读物。读者可根据目录选择感兴趣的主题阅读。反复查阅，您将逐步成为守护健康的专家。最好的医师是最重视预防医学的医师！

本书可以看作是美国权威的 *Current Medical Diagnosis and Treatment*（Stephen J. McPhee）、*Yale-G First Aid：Crush USMLE Step 2CK & Step 3*（Yale Gong，贡云华）和《英汉双语：最新临床医学精粹与各科考题精选》（Yale Gong，贡云华，浙江大学出版社，2013年版）的大众医学精华读本，并根据广大读者的需求和反馈而持续更新。

本书的重要特点包括：

（1）预防医学方面：介绍了人体与健康的基础知识以及推荐的保持身心健康的生活方式与习惯。

（2）各科常见疾病精要：简明阐述概念、病因、诊断、治疗和预防要点。内容系统分明，条理清晰，便于记忆。

诚愿本书提供的现代医学与健康保健的精华知识，能帮助您增进自己和亲友们的健康，延年益寿。同时，我也深知本书难免有不足之处，欢迎读者提出宝贵意见和建议，可通过邮箱（yaleg@medicine.net）与作者联系，以便后续修订和完善此书。

在此，我特别感谢本书的中国大陆版权拥有者——拟好科技有限公司总裁张广照先生（邮箱：nh@nhh.com）对本书的支持和推广工作！

贡云华（Yale Gong，MD）

目录 CONTENTS

第一章 预防医学与健康实践 / 001

人体与健康基础知识 / 001
疾病预防与身心健康 / 005
疾病统计学资料 / 010
保健筛检 / 012
成人免疫接种 / 013
精准医学 / 013
人口健康 / 014
老年医学 / 014
传统医学 / 015
医疗伦理和职业道德 / 016
虐待 / 019

第二章 心血管系统疾病 / 022

胸痛的鉴别要点 / 022
缺血性心脏病 / 023
  心绞痛、心肌梗死、急性冠状动脉综合征
肺源性心脏病 / 028
心力衰竭 / 029
血脂异常 / 030
系统性高血压病 / 031
  原发性高血压、继发性高血压
感染性心内膜炎 / 033
风湿热和风湿性心脏瓣膜病 / 034
心肌疾病 / 038
  心肌炎、心肌病

周围血管疾病 / 041
　　静脉血栓栓塞症、血管炎综合征

第三章　呼吸系统疾病 / 043

呼吸道感染 / 043

气体交换障碍与呼吸衰竭 / 043
　　肺不张、急性呼吸衰竭、急性呼吸窘迫综合征

梗阻性肺疾病 / 045
　　哮喘、慢性阻塞性肺病

限制性与间质性肺疾病 / 049
　　尘肺病

呼吸道肿瘤 / 050
　　肺结节、肺癌——支气管肺癌

鼻咽癌 / 052

肺血管疾病 / 053
　　肺动脉栓塞、肺动脉高压、肺出血肾炎综合征

第四章　消化系统疾病 / 056

食道疾病 / 056
　　吞咽困难鉴别诊断、胃食管反流病、咽下部憩室、沙特茨基食道环、食道炎、巴雷特食道、食道癌

胃和十二指肠疾病 / 060
　　胃炎、消化性溃疡病、胃癌

胰腺疾病 / 063
　　急性胰腺炎、慢性胰腺炎、胰腺癌

胆囊疾病 / 065
　　胆结石与胆绞痛、急性胆囊炎、急性胆管炎、胆囊癌

肝脏疾病 / 068
　　肝损伤和肝炎、肝硬化与并发症、门静脉高压症与并发症、肝细胞癌

肠道疾病 / 072
　　腹泻、抗生素性结肠炎（假膜性结肠炎）、吸收不良综合征、肠易激综合征、肠炎性疾病、肠系膜缺血——缺血性结肠炎、结肠憩室病、结肠直肠癌

消化道出血 / 079
　　上消化道出血、下消化道出血

营养医学与营养失调 / 080
　　维生素的营养作用和缺乏症、肥胖症及并发症

第五章　内分泌与代谢性疾病 / 084

糖代谢紊乱 / 084
　　糖尿病、低血糖症

脑垂体和下丘脑疾病 / 088
垂体前叶疾病 / 089
　　垂体腺瘤与高催乳素血症、肢端肥大症

甲状腺疾病 / 090
　　甲状腺功能亢进症、甲状腺功能减退症、甲状腺炎、多发性内分泌腺瘤、甲状腺腺瘤、甲状腺癌

甲状旁腺疾病 / 096
　　甲状旁腺功能亢进与高钙血症、甲状旁腺功能减退与低钙血症、骨软化症

肾上腺疾病 / 098
　　库欣综合征、醛固酮增多症、肾上腺雄激素增多综合征、肾上腺功能减退症

性腺功能减退症 / 101

第六章　血液、淋巴与免疫系统疾病 / 102

血液病学基础 / 102
贫血 / 102
　　缺铁性贫血、慢性疾病性贫血、巨幼红细胞性贫血、溶血性贫血

嗜中性粒细胞减少症 / 107
凝血功能障碍性疾病 / 108
　　血友病A和血友病B、维生素K缺乏症、肝病性出血、血管性血友病、弥散性血管内凝血

血小板异常性疾病 / 111
　　特发性血小板减少性紫癜、血栓性血小板减少性紫癜

造血系统肿瘤 / 112
　　淋巴肿瘤、白血病、骨髓性肿瘤

肿瘤相关性疾病 / 117
免疫系统疾病 / 118
　　过敏性疾病、免疫缺陷病

移植医学 / 120

第七章　肾脏与泌尿生殖系统疾病 / 122

酸碱平衡紊乱 / 122

肾小管与肾间质疾病 / 123
　　肾小管性酸中毒、急性肾小管坏死、急性（过敏性）间质性肾炎

肾功能损伤 / 126

肾小球疾病 / 127
　　肾炎综合征、肾病综合征、慢性肾功能衰竭

肾结石与肾囊性疾病 / 130
　　肾结石、肾囊性疾病

泌尿生殖系统肿瘤 / 131
　　肾细胞癌（肾癌）、良性前列腺增生症、前列腺癌、膀胱癌

混合性疾病 / 134
　　尿失禁、不孕不育症

第八章　骨骼、关节、肌肉与自身免疫性疾病 / 136

本章疾病鉴别诊断要点 / 136

退行性与晶体性关节炎 / 137
　　骨关节炎、晶体性关节炎

血清阴性型关节炎 / 139

自身免疫性结缔组织与关节病变 / 140
　　类风湿性关节炎、幼年型类风湿关节炎、系统性红斑狼疮

血管炎综合征 / 142
　　颞动脉炎（巨细胞动脉炎）、风湿性多发性肌痛、雷诺现象、网状青斑症

疼痛综合征 / 144
　　颈部疼痛、纤维性肌痛、腕管综合征、筋膜间隔综合征、髌股疼痛综合征

腰背部疼痛 / 147
　　椎间盘突出症、脊髓压迫、背部扭伤和劳损、椎管狭窄、椎关节僵硬或关节退化性变、僵直性脊椎炎、肿瘤

运动损伤 / 148
　　滑囊炎、肌腱炎

混合性疾病 / 151
　　骨质疏松症、变形性骨炎、脊柱侧弯

骨科肿瘤 / 153
　　骨肉瘤、巨细胞骨瘤（破骨细胞瘤）

第九章　神经系统与特殊感官疾病 / 154

神经系统创伤 / 154
头颅创伤、脑创伤、颅内血肿、脊髓损伤

脑血管疾病 / 157
缺血性中风、出血性中风

癫痫 / 160
全身性癫痫发作、部分性（局灶性）癫痫发作、癫痫持续状态、惊厥发作治疗要点补充

头痛 / 163
偏头痛、丛集性头痛、紧张性头痛

认知障碍及相关疾病 / 164
记忆缺失症、痴呆综合征、颅内高压症、特发性颅内高压状态

中枢脱髓鞘性疾病 / 168
多发性硬化症

周围神经疾病 / 169
格林-巴利综合征、重症肌无力

中枢神经性运动障碍 / 171
帕金森病、（肌萎缩性）脊髓侧索硬化症

颅内肿瘤 / 172

混合性疾病 / 173
维生素缺乏性神经失调

眩晕与平衡失调 / 174
体位性眩晕、美尼尔病、原发性震颤

听力障碍（耳聋） / 176

视力障碍 / 176
飞蚊症、青光眼、黄斑退化、视网膜剥离、视神经炎、近视、远视、老视、弱视、白内障

第十章　感染性疾病 / 181

眼耳鼻部感染 / 181
眼部感染、感染性结膜炎、中耳炎、外耳炎、鼻炎与鼻窦炎

呼吸系统感染 / 184
咽炎、普通感冒、流行性感冒（流感）、特殊病毒：冠状病毒感染、支气管炎、肺炎、肺结核

中枢神经系统感染 / 191
  脑膜炎、脑炎

胃肠道感染 / 193
  感染性腹泻与食物中毒

病毒性肝炎 / 194
  甲型肝炎、乙型肝炎、丙型肝炎、丁型肝炎、戊型肝炎

泌尿生殖器感染与性传染病 / 198
  下尿路感染、肾盂肾炎、前列腺炎、衣原体性病、淋病、梅毒、其他性传播生殖器病变、免疫缺陷性感染、免疫缺陷病或艾滋病所并发的机会性感染

血液及相关性感染 / 205
  败血症、中毒性休克综合征、传染性单核细胞增多症、疟疾、病因不明的发热

骨骼、关节和肌肉组织感染 / 208
  骨髓炎、感染性/化脓性关节炎、破伤风

动物源性传染病 / 210

抗生素临床应用要点 / 211

第十一章　常见皮肤病 / 213

皮肤病学常见术语与损伤 / 213

皮肤感染 / 214
  病毒感染、细菌感染、真菌感染、寄生虫感染

免疫介导性皮肤病 / 221
  荨麻疹、特应性皮炎、接触性皮炎、银屑病、多形性红斑、结节性红斑

异常增生与肿瘤 / 224
  脂溢性角化病、光化性角化病、基底细胞癌、鳞状细胞癌、（恶性）黑色素瘤

混合性皮肤病变 / 227
  缺血性皮肤病变、其他皮肤病变

脱发 / 228

第十二章　急诊医学 / 230

高度创伤生命支持 / 230

休克与心肺复苏 / 231

神志改变 / 232
  昏迷、谵妄

过敏反应 / 234

毒理学知识 / 235

特殊毒物中毒 / 235
  一氧化碳中毒，有机磷酸酯（杀虫剂）中毒，酸-碱腐蚀剂中毒，铅中毒，汞中毒，甲醇、甲醛、乙二醇、异丙醇中毒

常用药物的相互作用，中毒与解毒 / 239
  常用药物的相互作用、醋氨酚［扑热息痛、泰诺（Tylenol）］中毒、水杨酸类中毒、地高辛中毒、常用药物的毒性作用和解毒疗法

热损伤 / 243
  烧伤、热病、体温过低

溺水 / 245

毒蛇与毒蜘蛛咬伤 / 245

猫、狗、人咬伤 / 246

第十三章　常见外科损伤与疾病 / 247

创伤与损伤 / 247

胸部创伤 / 247
  心包填塞、肋骨骨折、肺挫伤、单纯性气胸、张力性气胸、血胸、空气栓塞、脂肪栓塞

腹部创伤 / 249
  腹部枪伤、刺伤、钝性创伤

骨盆和泌尿生殖道创伤 / 249
  骨盆骨折与血肿、尿道创伤、膀胱损伤、肾脏创伤、生殖器损伤

四肢创伤 / 251
  四肢穿透伤、四肢挤压伤

常见骨科损伤 / 252
  骨折、膝关节损伤、成人骨科损伤、儿童骨科损伤

手术评估与并发症 / 256
  心血管疾病的风险评估、肺疾病的风险评估、肾疾病的风险评估、手术并发症

血容量异常与电解质紊乱 / 257
  血容量异常——血容量减少与脱水、液体容量过多、低钠血症、高钠血症、低钾血症、高钾血症

腹部外科疾病 / 262
  肠梗阻、阑尾炎、肛裂、痔（疮）、疝

第十四章　常见妇产科疾病 / 266

闭经及相关疾病 / 266
异位妊娠（宫外孕）、经前期综合征、绝经

子宫-阴道异常出血 / 269
青春期前阴道出血、异常子宫出血、功能性子宫出血、子宫内膜异位症、子宫腺肌病

妇科感染 / 271
盆腔炎、阴道炎、宫颈炎

子宫肿瘤 / 273
子宫内膜癌、子宫肌瘤（肌瘤）、子宫颈肿瘤

卵巢肿块与肿瘤 / 277
卵巢肿块、卵巢癌

乳房疾病 / 278
良性乳房疾病、乳腺癌

混合性妇科问题 / 280
多毛症、骨盆松弛、不孕症（不育症）、避孕、泌乳与哺乳、恶露

妊娠生理 / 284
妊娠期生理变化、妊娠的基本概念

产前诊断与监护 / 286
产前诊断性检测、超声检查

产前护理和营养 / 286

妊娠并发症 / 287
妊娠高血压与慢性高血压、妊娠糖尿病、自发性流产（妊娠终止）、产后出血、席汉氏综合征、产后感染

畸胎学 / 290

第十五章　常见儿科疾病 / 292

新生儿疾病 / 292
新生儿重要筛查、新生儿黄疸、婴儿猝死综合征

发育问题 / 293
生长迟滞、青春期

儿童营养及相关疾病 / 294
喂养、蛋白性营养不良［夸休可尔症（Kwashiorkor），恶性营养不良］、儿童腹泻

儿童疫苗接种 / 296

儿科感染性疾病 / 297
    病毒感染、呼吸道感染

遗传性疾病 / 300

第十六章　常见精神–行为障碍 / 301

基础知识 / 301
    精神状态的检查、心理结构、心理防卫机制、心理测验

神经发育性障碍 / 304
    智力障碍、全脑发育迟缓、特定性学习和语言障碍、交流障碍、自闭症谱系障碍、阿斯伯格症、注意力涣散多动症

破坏–冲动性和行为障碍 / 307
    间歇爆发性障碍、对立反抗症、行为障碍

情绪障碍 / 309
    抑郁性情绪障碍、双相性情绪障碍、循环性情绪障碍

焦虑性障碍 / 312
    广泛焦虑症、恐慌症、恐惧症、分离焦虑症、强迫意念相关障碍、身体缺损疑虑症

创伤及应激相关障碍 / 315
    急性应激障碍与创伤后应激障碍、调节适应性障碍

人格障碍 / 316
    人格障碍的类型、临床特征与处理策略

精神分裂症与相关精神障碍 / 319
    精神分裂症、其他精神障碍

躯体化障碍及相关性障碍 / 321
    躯体化障碍、转换性障碍、疾病焦虑症/疑病症、做作性障碍、持续性痛感障碍

混合性神经–精神障碍 / 324
    药物滥用及相关性障碍、非药物相关性障碍——赌博成瘾

饮食障碍 / 327
    神经性厌食症、神经性贪食症

睡眠–觉醒障碍 / 328
    失眠症、昼夜颠倒性睡眠失调、呼吸相关性睡眠障碍、中枢性嗜睡障碍、嗜睡症、过度嗜睡症、副睡眠症、睡眠相关性运动障碍

性的障碍 / 332
　　性功能障碍、性别认同障碍、性偏离-性欲倒错

自杀与面临死亡 / 335
　　自杀、面临死亡

临床图像精选 / 337

主要参考资源 / 349

第一章　预防医学与健康实践

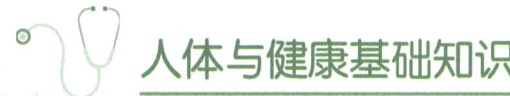

人体与健康基础知识

人体是世间万物中最奇妙的存在和生命体！人体由许多不同类型的细胞、组织和器官组成，在高级神经-精神控制下共同创建系统（图1，见本书"临床图像精选"部分，余同）、共同维持人体的内环境平衡、具备生存能力及完美和谐的功能。我们都应该珍惜生命和健康，并将其视为宝贵的恩赐。然而，我们起初近乎完美的人体机器不断受到体内外各种有害因素的侵蚀、损害而出现健康问题，最终寿命缩短。因此，我们需要学习必要的医学与健康知识，做到无病时防病、有病时早治，方能更好地享有健康长寿。

人体健康状态的研究涉及解剖学、组织学、胚胎学、生理学、生物化学和病理学等。人体在性别、解剖、生理及个体方面都有差异。生理学是研究人体如何运作的机能科学，探究器官系统的物理、生化和生物功能。在大多数情况下，全身器官系统需要协调工作，以维持体内环境平衡，确保血液中的氧、二氧化碳、电解质、葡萄糖和蛋白质等重要物质处于正常水平。

对人体疾病状态的研究和相关的诊断与治疗涉及病理学、微生物学、药理学、实验室诊断和所有其他临床科学，如预防医学、内科学、外科学、儿科学、妇科学、产科学、精神病学、五官科等专业学科。

人体组成：

人体有细胞、组织、器官和系统，从物质成分看，人体主要由13种元素组成：氧、碳、氢和氮占我们身体质量的96%；另外4%由钠、钾、镁、钙、铁、磷、硫、氯和碘组成。年龄越小，身体含水分越多；成年男性体内约有60%的水分。细胞外液包括血液和组织间液，其中的主要电解质是钠和氯化物，而细胞内电解质则主要是钾、磷酸盐。蛋白质主要存在于细胞内。现代科学发现，氧是人体和地壳中含量最多的元素；土壤中含有我们身体所需的绝大部分元素和营养物质，印证了"源于尘土，归于尘土"的古老哲思，令人惊叹！

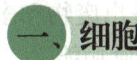 一、细胞

人体发育成熟时大约包含30万亿~37万亿个细胞，这是将身体所有器官的细胞数量相加得出的估计值。细胞主要由蛋白质等有机大分子构成，是生命的基本功能单位。蛋白质主要由碳、氢、氧、氮、硫等化学元素和氨基酸构成。人体中的细胞主要依靠遗传

与功能信息控制基团——核酸（DNA、RNA）指导蛋白质合成而发挥作用。DNA位于细胞核内，其主要是以自身为模板转录成RNA来制造蛋白质，这些蛋白质是构成细胞、细胞活动及其产物的基础。没有蛋白质就没有生命。然而，并非所有细胞都具有DNA——一些细胞（如成熟红细胞）在成熟时会失去细胞核和核酸。此外，并非身体的所有部分都是由细胞构成的。细胞位于由胶原蛋白等蛋白质组成的细胞外基质中，周围环绕着细胞外液。蛋白质约占成年人体重的16.3%，即一个体重为60 kg的成年人，其体内约有蛋白质9.8 kg。

二、组织

人体器官由许多不同类型的组织组成，这些组织被定义为具有特殊功能的细胞群。对组织进行研究的学科称为组织学，其观察和分析通常需要借助显微镜。人体由上皮组织、肌肉组织、神经组织和结缔组织四种主要类型的组织组成。上皮组织：由上皮细胞构成，覆盖体表和体腔与官腔内表面，起保护作用。肌肉组织：由肌细胞构成，负责运动功能。神经组织：由神经元和神经胶质细胞组成，负责信息传递。结缔组织：包含细胞、细胞间质和纤维，如血液、脂肪、骨和淋巴组织，具有连接、支持、营养等功能。

三、器官

器官是体内具有特定功能的组织的结构复合体，如大脑、心脏、肺、胃、肝脏、胰腺和肾脏。许多器官位于身体的空腔内，这些空腔包括腹腔、胸腔等。

主要内脏器官的功能如下。

（1）心脏：是循环系统的核心，作为血液循环泵，将氧气和营养物质输送到全身各处，并带走二氧化碳等代谢废物。

（2）肺：是呼吸系统的主体，负责摄入氧气和排出二氧化碳，进行气体交换。

（3）肝脏：具有多种功能，包括对化学毒物、药物的代谢与解毒，蛋白质的合成，糖原的储存、胆汁分泌等。

（4）胃：是消化系统的一部分，负责储存食物，并通过分泌胃酸和消化酶消化食物。

（5）胰腺：具有内分泌和外分泌功能——分泌胰液（含有胰酶）帮助消化，同时产生胰岛素和胰高血糖素调节血糖水平并参与脂肪、蛋白质的代谢。

（6）胆囊：储存和浓缩胆汁、释放胆汁以帮助脂肪消化吸收、促进肠蠕动和排毒（胆红素等）。

（7）小肠：负责进一步分解食物和吸收主要营养物质。

（8）大肠：吸收水分和电解质，形成并储存粪便等有形废物，并将其最终排出体外。

（9）肾脏：是泌尿系统的主要器官，负责过滤血液，通过形成尿液排出废物和多余的水分与电解质；还能分泌促红细胞生成素（erythropoietin，EPO）促进造血功能。

（10）脾脏：有造血和免疫防御功能，并能过滤血液，清除衰老死亡的红细胞。

（11）大脑：是中枢神经系统的控制中心，负责感觉、运动、思维、记忆、情感、意识、语言功能和尚未认识开发的高级神经功能。

四、系统

系统由许多器官组成，具有奇妙、和谐的整体功能。

1. 血液循环系统（图2）

血液循环系统包括心脏、血液和血管（动脉、静脉和毛细血管）。心脏推动血液循环，作为一个"运输系统"，将氧气、燃料、营养物质、废物、免疫细胞和化学信号物质（如激素）从身体的一个部位转移到另一个部位。血细胞包括携带氧和二氧化碳的红细胞（RBC）、作为主要防御细胞的白细胞（WBC）以及帮助形成血栓用于止血的血小板。脾脏（胚胎早期）和骨髓能够产生新的血细胞。血液在肾脏和肝脏被过滤以保持体内平衡。

动脉血管将心脏泵出的血液输送到全身，静脉从全身组织收集氧气含量低、二氧化碳含量高的血液，汇入两条最大的静脉——上腔静脉和下腔静脉，血液流回右心房、右心室。血液被泵入肺部，在肺部接收氧气并释放二氧化碳，然后排入心脏的左心房、左心室；随后，被泵入身体最大的动脉——主动脉，逐渐进入更细的动脉、小动脉、毛细血管，直至到达组织进行气体交换，然后进入小静脉、大静脉，再流回右心房、右心室，由此不断重复循环过程。

正常的心血管系统功能对维持日常生命活动至关重要：血液经过肺进行气体交换后，含有高氧、低二氧化碳的血液经肺静脉进入左心房再到左心室，以较高的压力泵向主动脉进而向全身动脉分布，经过毛细血管和组织利用后变成低氧、高二氧化碳血，通过上腔静脉、下腔静脉回流到右心房、右心室，再通过肺动脉到肺毛细血管进行气体交换，重新变成高氧、低二氧化碳血，循环往复。主动脉瓣或左房室瓣（二尖瓣）狭窄或关闭不全都会引起心输出量减少，导致全身缺血和（或）肺淤血。肺动脉狭窄或栓塞及右房室瓣（三尖瓣）狭窄或关闭不全都会引起肺缺血，心输出量减少，全身缺血，以及上、下腔静脉系统血液滞留。

2. 呼吸系统

呼吸系统由鼻、咽、气管、支气管、细支气管和肺组成。肺位于胸膜腔内，从空气中摄取氧气，并排出二氧化碳，以维持能量代谢和体内平衡。

有氧运动（如室外慢跑）是增强循环系统和呼吸系统功能的最佳方式之一。

3. 消化系统

消化系统由口腔（包括唾液腺）、食道、胃、肠（小肠、结肠和直肠）、胰腺、胆囊和肝脏组成。它将食物转化为可吸收的无毒小分子营养物质，以便分配到体内使用，并将毒性代谢物以粪便方式排出体外。

4. 内分泌系统

内分泌系统主要由脑垂体、甲状腺、甲状旁腺、肾上腺、胰腺和性腺等内分泌腺组成，这些器官都会产生特定的内分泌激素。内分泌激素充当从一个系统到另一个系统的信号，引起生长和发育功能发生变化，并参与维持体内应激反应的平衡。

5. 造血与免疫淋巴系统

造血与免疫淋巴系统由骨髓、脾、胸腺、淋巴结-淋巴管和白细胞组成。免疫系统为机体提供重要的防御机制，其将自身细胞和组织与外界有害的微生物、细胞和物质区分开，并通过抗体、细胞因子和细胞吞噬作用（细胞摄入微生物或颗粒物质）实现免疫防御。

6. 骨骼肌肉系统

骨骼肌肉系统由人体骨骼（包括骨骼、韧带、肌腱和软骨）和其上附着的肌肉组成。它赋予身体基本结构和运动能力。所有骨骼都是钙和磷酸盐的主要储存场所，较大的骨骼具有产生血细胞的骨髓。该系统可进一步分为骨骼系统和肌肉系统。

7. 神经系统

神经系统由中枢神经系统（大脑和脊髓）和周围神经系统（包括大脑和脊髓以外的神经及神经节）组成。大脑是思维、情感、记忆、运动和感觉等多种功能的最高处理器官，负责多方面信息的整合处理，控制着各大系统的功能。大脑和脊髓受血脑屏障保护。眼、耳、鼻、舌是特殊感觉器官，收集有关身体所处环境的视觉、听觉、味觉和嗅觉等特殊信息并发送到中枢神经系统。了解人类神经系统和感觉器官的复杂性、局限性和巨大潜能是有益的。

大脑半球（图3、图4）：大脑左右两个半球功能的区别在于调控语言能力、逻辑与直觉、感觉与运动、注意力倾向、情绪处理的不同，应做好区分，在青少年期，适当早期引导有助于潜能开发。传统教育主要注重开发左半脑功能，整个大脑潜能的开发应用不到10%，人类的认知仍然非常有限。如果更多地开发右半脑功能，人的潜意识能力、想象力、创造性和智慧可以大大提高。

（1）语言能力：左脑半球主导语法、词汇和语言的理解与使用，右脑半球在面对空间感知和情绪识别等非语言信息时更具优势。

（2）逻辑与直觉：左脑半球倾向于逻辑和分析，处理细节和顺序，执行序列化的计算思维。而右脑半球则更倾向于整体性的认知，擅长处理图像、图形、艺术信息和抽象概念，具备直觉和创造力。

（3）感觉与运动：两个半球的神经纤维存在交叉支配，通常左脑半球处理身体右侧的感觉与运动，而右脑半球处理身体左侧的感觉与运动。

（4）注意力：左脑半球善于集中注意力并细致分析，处理细节信息。右脑半球更倾向于广泛收集信息，同时注重整体把握和感知。

（5）情绪处理：大脑的右半球倾向于处理悲伤、恐惧和愤怒等负向情绪，而大脑的左半球更倾向于处理快乐、喜悦等正向情绪。

8. 生殖系统

生殖系统由性腺（男性睾丸/女性卵巢）和内外性器官组成。男性或女性通过各自的系统产生配子，并通过配子的结合机制孕育后代。男性生殖系统产生并储存精子。女性生殖系统在胎儿发育的前9~10个月产生卵细胞，并提供培育环境，直至出生。生殖系统不仅为人类繁衍后代，也给男女生命增添快乐。

9. 泌尿系统

泌尿系统由肾脏、输尿管、膀胱和尿道组成。肾脏是泌尿系统的主要器官，负责过滤血液，通过形成尿液排出废物、毒物和多余的水分与电解质，以实现体内环境平衡；还能分泌促红细胞生成素促进造血功能。膀胱储存尿液，在意识允许"方便"时才排出尿液。

10. 皮肤

皮肤包括毛发和指甲以及其他具有重要功能的结构，如汗腺和皮脂腺。皮肤为其他器官提供支撑和保护，并作为感知外界的主要感官接口。不幸的是，有些人在皮肤上进行各种"艺术创作"，这不仅破坏皮肤的完整性，还会增加患皮肤病的风险。

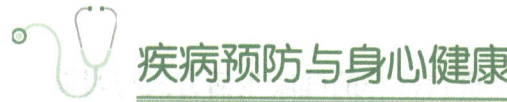

疾病预防与身心健康

预防医学是指通过研究环境中物理、化学、生物、社会和心理行为等因素影响人群健康的规律，应用卫生实验技术、医学统计方法和流行病学原理探讨相应预防策略与措施的科学。

一、疾病预防类型

1. 初级预防

初级预防是指在个人和社区层面开展的所有促进健康的活动，这些活动有助于促进健康行为、预防危险行为并减少接触有害环境因素的机会，可避免很多疾病的发生或降低其发病率。例如，戒烟教育计划可大大降低支气管及肺部疾病、多种癌症和心血管疾病的发病率。

2. 二级预防

二级预防指筛查疾病危险因素，为疾病的早期诊断和有效治疗提供信息。二级预防可降低疾病的发病率，例如，及时监测血压和血脂，以早期诊断和治疗心血管疾病。

3. 三级预防

三级预防是指为减少长期损伤和残疾、预防疾病复发所做的一切努力。例如，病后早期康复运动计划帮助患者从伤病中恢复，即属于后期补偿性预防。

广义的健康，通常是指个人的生理和心理健康状态，包括社会、文化和精神因素。健康状态的缺失是一种异常状态，包括生理功能紊乱、疾病和损伤。在严格意义上，"正常人是指没有被充分检查过的人。"疾病可能自出生（先天性）或出生后（后天性）出现。后天性疾病可能具有传染性，也可能由吸烟、饮酒、不健康饮食、缺乏规律运动等不良的生活方式，以及或受伤/外伤引起或诱发。目前，心血管疾病仍然是所有疾病中死亡率最高的。随着空气污染加剧、食物安全等问题的凸显和预期寿命的延长，许多癌症的发病率（甚至以前少见的）在中国正在迅速增加。癌症是指一种或多种类型细胞的不受控制地增殖，这一情况在某些组织类型中比其他类型更常见。某些癌症具有已知的高风险因素，而其他一些癌症可能是自发的。通过定期就医检查、免疫接种、锻炼和健康的生活方式进行预防，仍然是减少患病和延长寿命的最佳方法。

事实上，我们的生理和心理健康状态相互影响，密切相关。心理和生理之间的相互作用显著且范围广泛，我们目前的健康状况正是各种重要因素相互作用的结果。获得全面健康的最佳方式是对自己的身体、精神、思想、情绪和行为等各方面予以科学且智慧的照顾。

身体健康的要素：一般涉及定期锻炼，避免吸烟、酗酒和药物滥用，加上优质食物、水和睡眠来滋养身体，再结合定期体格检查。统计学结果显示，这些能大大促进身体健康，延长寿命。

心理健康的要素：建立美、善的价值观，与人为善，远离罪恶、愚昧、诱惑与纷争，脚踏实地，知足常乐，人就能更好地管理自己的情绪，心理压力更小，心境更平和，生活更幸福！

二、基于科学统计资料推荐的健康生活方式与习惯

统计调查表明，能够越多地遵守此健康生活方式的人，就能拥有更好的健康长寿数据，反之亦然。

1. 饮用经过安全处理的水

很多人对饮用水和食品的安全不够了解和关心，实际上在一定程度上处于慢性中毒状态，而这很可能成为多年后慢性疾病或癌症的重要病因之一。

大多数国家/地区（包括中国、美国）的自来水可能含有超过安全水平的化学物质：

氯（Cl）：用于杀菌，但会刺激皮肤，引起头皮刺激与头发干燥，以及呼吸系统炎症和哮喘；大量摄入可能导致癌症和孕期风险。

铅（Pb）：人体内约1/3的铅来自通过旧铅管的饮用水。体内铅的毒性可能会影响人的免疫系统、牙齿和骨骼。

砷（As）和镉（Cd）：可能致癌。

铜（Cu）：铜管道被腐蚀导致铜离子溶入水中，其含量高会导致胃部不适、呕吐和腹泻。

优质滤水器可以去除大部分（>95%）上述有害化学物质，煮沸可以去除细菌和氯化物。建议每天喝5～8杯加工水。如果你正在服用药物或进行运动，请多喝水。每天饮水最好加用绿茶或咖啡。不要过于相信瓶装水和餐馆用水，因为它们可能并不比自来水安全。尽量避免使用苏打水饮料，因为它可能含有少量有害化学物质。餐馆节省用水，其碗筷上可能残留少量有害的洗洁剂，给经常在餐馆就餐者带来慢性器官损害或癌症的风险。

2. 健康饮食

（1）吃健康的早餐。香蕉、烤饼、面包、新鲜面条或小米粥、酸奶或有机牛奶，比煎鸡蛋、培根、香肠、甜甜圈、蛋糕等更健康。推荐在大多数工作日吃烤饼或面包加蜂蜜（代替奶油或糖）、酸奶或含有多种维生素和DHA的有机牛奶。维生素A对于长时间使用计算机或手机的人很需要，维生素D和钙对儿童和老年人的骨代谢很重要，并且能增强免疫力。酸奶（含有益生菌，如乳酸杆菌）是一种健康食品，许多发酵食品都含有益生菌，对肠道有益。

（2）多吃天然食品、有机食品和高纤维低脂肪的食品。高纤维低脂肪饮食可以降低患结直肠癌的风险。低剂量阿司匹林可以通过抑制血栓形成而降低心血管疾病和卒中的风险。推荐食用无环境污染情况下捕获的野生鱼类、草饲肉类、有机食品和自由放养鸡生产的鸡蛋，而不是商业化饲养的同类产品。小心标有"健康"标签的食物。

（3）在膳食中加入水果、蔬菜和高纤维食物。每餐都要均衡地混合摄入碳水化合

物、脂肪、蛋白质、维生素、纤维素和矿物质。一些农产品喷洒了杀虫剂和其他可能对人体有害的化学物质，因此，建议在食用、切割或烹饪之前用流动水浸泡清洗水果和蔬菜。不建议使用肥皂、清洁剂。在膳食中加入煮熟的蔬菜，为饮食添加营养成分、纤维素和水分。研究表明，生蔬菜中含有较多的凝集素（lectin，蛋白），其对肠道黏膜有损害作用，故建议少吃生蔬菜。进餐时如果有生蔬菜，建议先吃生蔬菜，避免大量喝水，以便让胃酸在被稀释之前能够杀灭可能随生蔬菜带入的病原体。此外，颜色深绿和微红的蔬菜含有更多营养素。食物纤维有助于增强饱腹感并促进肠道运动（排出粪便）。习惯性便秘可能是结直肠癌的一个危险因素，应该尽量避免，坚持每日排大便。

（4）摄入更多的Omega-3不饱和脂肪酸（DHA和EPA）。Omega-3脂肪酸的一些最佳来源包括富含不饱和脂肪酸的鱼类（如鲑鱼和沙丁鱼）、亚麻籽和坚果（核桃、花生、腰果、板栗等）。市场上经常将其添加在有机牛奶中。它有助于降低罹患心脏病和其他疾病（包括血脂异常和高血压、炎性疼痛/关节炎、哮喘、痴呆症、抑郁症、多动症）的风险，并能促进婴儿发育。应该限制摄入动物饱和脂肪，警惕某些非临床专家的误导性文章。

（5）适当吃辛辣食物。辣椒中含有丰富的维生素和辣椒素，有助于抑制癌症、炎症、疼痛和充血，具有改善肠道健康、燃烧脂肪和保护心脏的功效。芥末含有强大的抗癌植物营养素，是多种矿物质和Omega-3脂肪酸的良好来源。但过于辛辣的食物可能损害胃肠黏膜，诱发慢性胃肠炎和溃疡病等，应该避免。独处时经常吃葱姜蒜是好习惯，对于防治口腔、牙周、咽喉和胃肠道的感染或癌症非常有益。姜对于除去一些皮肤斑点效果较好，作者有亲身体验。

（6）为不健康食物寻找有创意的替代品。努力消除你经常购买高热量不健康食物和零食的行为和欲望。这些食物应少吃，仅作为偶尔的款待。用坚果、水果和蔬菜代替家里不健康的零食，所有的坚果和水果都含有丰富的营养和一些防癌成分；尝试使用低脂乳制品、全谷物、健康食用油（鳄梨油和橄榄油）和天然甜味剂（水果）代替高脂肪或含糖食物；用特级初榨橄榄油或酸橙汁代替色拉酱等。

（7）坚持每日简单菜谱。如果你厌倦了每天一样的食物，偶尔上餐馆品尝美食可以让生活更精彩，但不要太频繁，仅作为款待。谨慎食用"最喜欢的食物"和餐馆食物（重油盐而味浓），餐馆的冰水和茶水也不一定健康。简单的饮食和生活方式是健康长寿的要素之一。

（8）减少热量摄入——病从口入。只吃到八分饱为止，尤其是晚餐。很多病是吃出来的，营养过剩，运动过少。尽量避免高热量的油炸食品和快餐汉堡。限制巧克力及其他高糖食品的摄入量，建议每月在相同条件下称体重。

（9）保健品的使用：大量数据表明，除了被临床专家确认的多种维生素和营养素对健康有益外，大部分昂贵的保健品或补药被揭露是为谋利而被夸大功效，甚至是假货，老年人尤其需要小心。

3. 间歇性禁食

人的健康状态与饮食习惯关系极大，饮食与代谢需达到平衡。过多的脂肪和蛋白质代谢产物对身体有害无益。近年来，间歇性禁食成为一个热门话题，因为营养过剩而运动不足成为导致当今全世界心血管疾病、肥胖症、糖尿病及相关重大疾病高发病率和死亡率的主要原因！研究表明，禁食的时机很关键，昼夜节律禁食法（将进餐时间限制在白天的8到10小时内）结合有氧运动与健康食品（水果、蔬菜、纤维、植物油与蛋白质，减少糖、精制谷物、加工食品、点心的摄入）更为有效。需要注意，患有晚期糖尿病或正在服用抗糖尿病药物、有神经性厌食和神经性贪食症等饮食失调病史的人，以及孕妇或哺乳期妇女不应尝试间歇性禁食，除非在医生的密切监督下。

4. 保持规律的锻炼和活动

有氧运动不仅有益于健康——改善呼吸系统、心血管系统、肌肉骨骼系统和免疫系统功能，抵抗大多数疾病，而且还是一种消磨时间的有趣方式，如放松身心、到户外活动、参加社交活动或者做一些令人感到开心的事。研究表明，人体每天都会接触到不少细菌、病毒，产生癌变细胞，其主要靠免疫系统消灭清除。而经常性锻炼有助于维持良好的血液循环和代谢状态，从而使人保持最佳免疫力。这对减少大部分感染性疾病、癌症和其他疾病的罹患风险都至关重要，胜过美食！

（1）找一个自己喜欢的体育活动，每隔一天做一次。最好找到两种类型的活动，与家人或朋友一起做，以防止无聊和过度使用性损伤，并根据年龄和健康水平调整自己的运动节奏。推荐乒乓球作为提升中老年身心健康的最佳运动之一。作者自己爱好乒乓球运动四十多年，很少生病。

（2）一个好的总体目标是每天进行30～60分钟的体育锻炼。就个人实践与建议而言，每天慢跑5～10分钟是效率最高又不损伤关节的健康运动。如果你想减轻体重或提高健康水平，可能需要更多或更高强度的运动。学会克服自己的不适，并尝试一种高效、高强度且自己喜爱的运动。锻炼前热身，锻炼后放松。逐渐增加强度以避免受伤。多走楼梯，少乘电梯；专注时要坐姿端正；在电视播放广告期间放松做别的事；如果长时间使用计算机，眼睛要经常转动和适时闭上，头部和颈部要经常左右、前后移动。据研究，多做家务和乐于助人者更加健康长寿。

（3）所有运动和活动都很重要。实现这些健身目标，实际上只需要在日常基础活动上培养健康的行为习惯。每个习惯本身可能看似微不足道，但随着时间的推移，它们会对你的健康产生"滚雪球"效应。关键是要寻求长远的健康选择。

5. 改变生活习惯

（1）改善睡眠习惯：每天在同一时间睡觉和起床；有策略的午餐后小睡而不是随意小睡，最好只午睡10～20分钟；晚上睡前避免吃大餐。除了睡觉和性生活，避免在床上做其他不必要的事情。

（2）减轻压力：确定压力的诱因或来源。安排好优先事项和截止日期，以真正减轻自己的压力。减少杂乱的事项和所有给生活增加额外压力的事物，感到压力时休息一下，学会对不需要的东西说"不"。花更多的时间与家人相处，在大自然中共同享受人生，而不是"人为财死，鸟为食亡"。

（3）戒烟：吸烟是可预防的引起死亡的主要原因之一。吸烟会带来很多健康风险，包括慢性阻塞性肺疾病、心血管疾病（如冠心病、中风和脉管炎）、恶性肿瘤（如支气管、肺、口腔、咽、喉、食管、膀胱、子宫颈、胰腺等部位的肿瘤）、消化性溃疡、骨质疏松症、皮肤过早老化、孕期不良反应（如自然流产、新生儿死亡）、抑郁症、勃起功能障碍（如阳痿）、不育等。

戒烟后，吸烟者患肺癌的危险性将明显下降，但仍比不吸烟者高2倍。戒烟2年内，患心血管疾病的危险性下降到不吸烟水平；戒烟后10～15年，患其他癌症的危险性下降到非吸烟者水平。教育和行为修正（使用戒烟口香糖、戒烟贴）能增加戒烟成功率。在使用尼古丁贴片戒烟期间，戒烟者不应继续吸烟，因为可能增加心肌梗死（简称心梗）的风险。安非他酮对于戒烟期伴抑郁症的戒烟者很有帮助。

（4）限制饮酒：临床数据表明，少量饮酒（葡萄酒或啤酒）可能有助于降低高血脂和心血管疾病的风险。注意，啤酒含嘌呤较多，可导致尿酸水平升高。适度饮酒的定义是，每天女性不超过1小杯，男性不超过2小杯。社交场合中频繁饮用酒精含量达50%左右的酒肯定是有害无益的。除了与饮酒相关的巨大经济成本外，过度饮酒或酗酒还会增加肝硬化、胰腺炎、心脏病、重度抑郁症和许多其他疾病的患病风险，也会增加车祸的发生率。烟、酒等不良嗜好对女性的危害通常比男性更大，这可能与性激素和脂肪等的分布不同有关。

酗酒通常是青少年的第一次药物滥用，也是全世界最多的药物滥用。美国匿名戒酒者协会（Alcoholics Anonymous）是治疗酗酒的一大社会资源，很多人相信它是最成功的治疗途径：通过提供依赖性替代物、社会支持、鼓励和希望，增加对酗酒的厌憎、社会压力等方式而奏效。类似的匿名戒酒者协会家庭小组（Al-Anon Family Group）也适用于酗酒者的家人和朋友开展活动。

（5）尽量少用药物：大多数药物都要经过肝脏代谢，经肾脏排出体外，故有"凡药三分毒"的说法。

（6）避免体重过重（肥胖症）：避免肥胖可降低患心血管疾病、糖尿病、多种癌症及关节疾病的患病风险。

（7）养成良好的卫生习惯：每天冲洗会阴部，预防尿道、阴道或肛门感染；每天早晚和饭后刷牙，并使用牙线清洁，每年请牙医洁牙一至两次，减少牙周炎、龋齿等——保持牙齿长久健康，才能在老年享受美味人生。

6. 保持健康的性生活

夫妻之间的规律性行为是维护身心健康的必要活动与享受，它是一种完整的神经心理内分泌的启动、快感和放松，可助于改善内分泌和免疫功能，降低高血压和心脏病的患病风险。婚姻中安全、健康的性生活可以促进身心健康和家庭幸福。没有性生活的婚姻往往不稳定，也不幸福。统计数据表明，已婚群体比单身人士更快乐、更健康，因为他们的生活方式通常更规律、更稳定。而由于心理上的不安全感（担心性传播疾病和意外怀孕的风险等）、不信任、不道德和焦虑感等，男女之间随意的性行为不太可能有长久的健康快乐。

7. 寻求心理和精神健康

传统的伦理道德仍然是人们保持心理和精神健康的基础。

（1）练习感恩是成为一个快乐的人的最好和最简单的方法，否则，无论得到什么，都可能会抱怨，而抱怨是影响个人健康和亲友关系的不利因素之一。人都喜欢知恩图报的人，而不喜欢忘恩负义和经常抱怨的人。

（2）设定目标并为实现目标而积极努力。通过认知重构，将消极想法转变为积极想法。大量统计数据显示，积极的情绪和快乐与更好的健康状态相关联。积极向上的生活态度会有美好回报。追随你的热情做你喜欢做的事，让自己和他人受益，这是寻找生活意义的自然延伸。相信自己的生活有意义或有目的的人能显示出更高的生活满意度和更好的心理健康状态。我们常常被脑海、环境中琐碎和世俗的事物分散注意力而看不到或欣赏不到我们周围存在的美好事物，因此，每天冥想几分钟是有益的。

（3）改善人际关系和提升幸福感。花时间与朋友积极社交，多与能提高自己境界的良师益友相处，让自己摆脱不良的人际关系。在不良的人际关系中，另一个人会拖累你，让你感到愤怒，或者以某种方式消耗你的能量。尽量摆脱那些常常表现出负面情绪或态度（比如嫉妒、抱怨、傲慢、偏见者等）的人，远离愚昧和顽固的人，让自己通过大笑和微笑来表达积极的情绪。一个拥有高度幸福感和成就感的人，通常是一个感恩、乐于助人、积极、有道德和宽容的人，相信一切都有公正的回报，就有内心平安。更好的人际关系、更多的情感与经济支持及适应性应对机制产生的幸福感，是改善健康的方式之一。更高的幸福感与更好的神经—心理反应、内分泌—免疫—心血管功能，以及常见疾病的发生风险和死亡率的降低密切相关。

显然，过上健康快乐的生活是每个人的追求。健康的生活方式建立在健康习惯养成的基础上。没有人能很快改变所有的习惯，但只要选择你现在能做的有益之事，逐渐增加，方式合理，坚持不懈，你很快就会建立起稳定的健康生活方式，少生病，延年益寿！

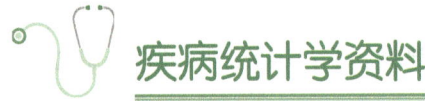

疾病统计学资料

一、中国人健康大数据

根据国家人口健康科学数据中心等整理的中国人健康大数据：

（1）每分钟至少有1个人患心血管疾病、癌症、糖尿病，或死于心脑血管疾病，而且患这些病的总人数均超过1亿人。

（2）十年前，35～46岁死于心脑血管疾病的人中，中国占22%，美国占12%。特别值得关注的是，中国人患消化道癌症的发病率显著高于全球平均水平，值得引起全社会的关注和防范。

（3）中国一年用于心脑血管疾病的医疗费用超过3 000亿人民币。因疾病而导致生产力丧失，过去十年间给全国造成至少6 000亿美元的经济损失。2024年最新报道，中国一年的医疗费用已经高达9万亿人民币，三级医院资源利用率持续超载。

2024年网络搜索"十大最受关注疾病"，分别是癌症、糖尿病、高血压、痛风、艾滋病（AIDS）、胃病、失眠、高血脂、冠心病、肝病。"十大最受关注健康热词"是医生、食物、癌症、患者、血管、糖尿病、营养、肝脏、血糖、中医。

维护健康是政府和全体公民的共同责任！

二、大部分人看医生的主要原因

（1）总体健康状况检查。

（2）上呼吸道感染。

（3）心血管疾病和糖尿病的诊治。

坚持实践前面推荐的健康生活方式与习惯，可以大大减少看医生所花费的时间和金钱！

三、按年龄划分的主要死亡原因

（1）小于1岁：先天性异常。

（2）1~44岁：意外事故。

（3）45~64岁：恶性肿瘤。

（4）65岁以上：心脏病。

（5）所有年龄段：①心脏病；②癌症；③卒中（中风）；④慢性下呼吸道疾病；⑤意外事故；⑥糖尿病及其并发症。

四、最新癌症统计资料

癌症是一种多因素疾病，其死亡率仅次于心血管疾病。一方面，科技的发展带来了癌症诊断、治疗的新手段；另一方面，生存环境和饮食的不安全又在增加着某些癌症的发病率。

2022年中国前十位癌症见表1-1。

表1-1　2022年中国前十位癌症*

性别	发病率
男	①肺与支气管癌；②结直肠癌；③肝癌；④胃癌；⑤食管癌；⑥前列腺癌；⑦甲状腺癌；⑧膀胱癌；⑨胰腺癌；⑩淋巴瘤
女	①肺与支气管癌；②乳腺癌；③甲状腺癌；④结直肠癌；⑤子宫颈癌；⑥胃癌；⑦肝癌；⑧子宫体癌；⑨卵巢癌；⑩食管癌
总死亡率	
①肺与支气管癌；②肝癌；③胃癌；④食管癌；⑤结直肠癌；⑥胰腺癌；⑦乳腺癌；⑧神经系统肿瘤；⑨白血病；⑩子宫颈癌	

*来源于2024年中国国家癌症中心资料。

2022年美国前十位癌症见表1-2。

表1-2　2022年美国前十位癌症*

性别	发病率
男	①前列腺癌；②肺与支气管癌；③结直肠癌；④膀胱癌；⑤皮肤黑色素瘤；⑥非霍奇金淋巴瘤；⑦肾癌；⑧口腔和鼻咽癌；⑨白血病；⑩胰腺癌
女	①乳腺癌；②肺与支气管癌；③结直肠癌；④子宫体癌；⑤甲状腺癌；⑥非霍奇金淋巴瘤；⑦皮肤黑色素瘤；⑧卵巢癌；⑨肾癌；⑩胰腺癌

续表1-2

性别	死亡率
男	①肺与支气管癌；②前列腺癌；③结直肠癌；第4至第10位（顺序可变）：肝癌、食管癌、胰腺癌、膀胱癌、胃癌、白血病、非霍奇金淋巴瘤、肾癌
女	①肺与支气管癌；②乳腺癌；③结肠与直肠癌；第4至第10位（顺序可变）：卵巢癌、胰腺癌、食管癌、非霍奇金淋巴瘤、白血病、子宫体癌、胃癌/肝癌

*来源于美国疾病控制中心（www.apps.nccd.cdc.gov/uscs）。

从这些癌症统计资料中可以大概推测出人们在不同生活环境里的危险因素，这很可能与生活和工作中更多地接触不安全的饮食与烟酒有关系。

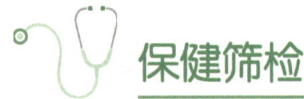

保健筛检

保健筛检对于促进疾病的早期诊断和治疗非常重要，尤其在恶性肿瘤方面。

专家按年龄推荐的癌症筛检项目见表1-3。

表1-3　按年龄推荐的癌症筛检项目

筛检方法	年龄与间隔
乳房检查	20～40岁：每3年1次。40岁后：每年1次。自我检查：每月1次
乳房造影法	40～50岁后：每1～2年1次（根据危险因素而定）
巴氏涂片（阴道细胞学）	21～30岁：每3年1次。30～65岁：每5年进行1次宫颈细胞学检查和HPV检测筛查
盆腔检查	20～40岁：每1～3年1次。40岁后：每年1次
子宫内膜取样检查	适用于有绝经后出血症状者
前列腺检查	50岁后每年1次，若有危险因素，加测前列腺特异性抗原（prostate specific antigen，PSA）
直肠指检（digital rectal examination，DRE）	尚未显示能降低癌症的死亡率，未推荐
大便潜血试验	50岁后每年1次，有结直肠癌家族史者，加结肠镜检查
结肠镜检查	50岁后每5～10年1次

资料来自美国疾病预防服务部（United States Preventive Services Task Force，USPSTF）。

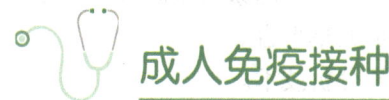 成人免疫接种

概念与分类

免疫分为主动免疫、被动免疫、遗传性群体免疫。

主动免疫：体内针对疫苗或类毒素（通常多年有效）产生长久抗体（antibody，Ab）。

被动免疫：给予预制抗体（静脉注射免疫球蛋白，intravenous immunoglobulin，IVIG）以提供暂时免疫保护（维持数月）。

遗传性群体免疫：是指人群中有足够数量的人产生了免疫力，可阻止疾病向未免疫人员传播。

疫苗是一种减毒性后的活的或死的微生物悬液，用于诱导体内产生主动免疫。

活疫苗：如脊髓灰质炎疫苗（OPV，现多被IVP替代）、麻疹+腮腺炎+风疹联合疫苗（Measles，Mumps，and Rubella，MMR，麻腮风）、水痘疫苗（varicella）、流感疫苗（influenza vaccine）。

类毒素疫苗：是一种减毒后的细菌毒素，可以刺激体内产生抗毒素。它包括DT（a）P（白喉、百日咳、破伤风；"百白破"）、IPV（灭活脊髓灰质炎病毒）、Hib（b型流感嗜血杆菌）、PP（S）V（肺炎球菌荚膜多糖）及HBV（乙肝病毒）疫苗。

人类乳头瘤病毒（HPV）疫苗：世界卫生组织（World Health Orgnization，WHO）当前建议9~20岁男孩、女孩都接种1~2剂（相隔半年）HPV疫苗，可获得预防生殖器病毒传染病和癌症的长久免疫力（十年以上）。

专家推荐60岁后的免疫接种：肺炎球菌多糖疫苗、带状疱疹疫苗、流感疫苗。

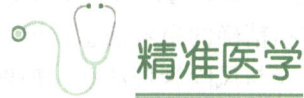 精准医学

精准医学（precision medicine）也被称为"数字医学"，根据美国国立卫生研究院（National institutes of Health，NIH）的定义，精准医学是一个建立在了解个体基因、环境和生活方式基础上的新型疾病预防与治疗方法，以个体化医疗为基础，并随着基因组测序、生物信息与大数据、云计算等前沿科技的交叉应用而发展起来的新型医学概念与医疗方式。精准医疗所使用的工具包括大数据获得技术、大数据平台搭建与分析、分子诊断、分子影像，以及围绕数据分析所采用的个体化、准时、准确的治疗方案。它将为医学发展带来重大的革新。精准医学并不意味着专门为某位患者开发一种特殊的药物或疗法，而是通过这种方案，把不同的患者个体进行分类，区别选择并制定出最佳治疗方案。精准医疗尤其适用于当今对人类健康威胁最为严重的非传染性慢性疾病，这些疾病

大多是由多因素导致的复杂疾病。中国公开的精准医学重点专项有五大目的：
（1）构建百万人以上的自然人群国家大型健康队列和重大疾病专病队列。
（2）建立生物医学大数据共享平台。
（3）建立生物医学大数据分析技术。
（4）建立疾病预警、诊断、治疗与疗效评价。
（5）建立临床应用系统：建立对重大疾病的风险评估、预测预警、早期筛查、分型分类、个体化治疗、疗效和安全性预测及监控等精准防治、诊治和临床决策系统。

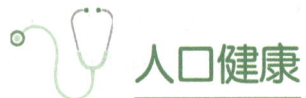

人口健康

人口健康（population health）是指一群人的健康结果及其分布，是一种旨在改善整个人群健康状况的卫生方法。人口健康由健康状况结果、健康的社会决定因素及其政策与干预措施三部分组成。它的一个重要方面是减少不同人群之间由于社会因素而造成的健康状况不平等，这些因素包括不同人群出生时和成长过程中的所有因素（包括社会、环境、文化和物质资源等），这些因素可能会对健康产生重大影响。世界卫生组织（WHO）和美国卫生组织都报告过，健康的社会决定因素是造成各国健康差异和可避免死亡的主要原因。

从人口健康的角度来看，健康的定义不仅是一种没有疾病的状态，更是人们适应、应对或控制生活中的挑战和变化的能力，是一种完全的身体、精神和社会的福祉状态。

人口健康管理（population health management，PHM）：这是一种改善健康的方法，利用个人、政府、组织和文化等各方面干预措施，帮助改善发病模式和行为健康。一个很好的例子是对风险最高的个人进行强化护理管理。另一个例子是生育计划（包括避孕药具和健康的性教育）作为一种具有成本效益的方式，在人口健康方面发挥着重要作用。它可以大大减少意外怀孕和性传播疾病，从而拯救生命和节约资金。

有效管理人口健康的方法包括精确的患者信息登记、确定患者归属、衡量临床成本指标、遵循基本临床实践指南、参与风险管理活动、护理团队与患者之间的良好沟通和协调，以及患者教育（医生职责）。显然，社会上还需要政府和医务工作者对此付出更大努力。

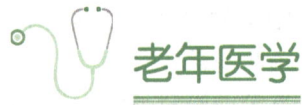

老年医学

老年病学（geriatrics），又称老年医学，是一门专注于老年人保健的学科，是研究人类衰老的原因、规律及延缓衰老的对策，涉及老年常见疾病的病因、预防及诊治的专门学科，也包括老年人社会学和心理学上的变化。老年医学既是老年学的一个分支，也是临床医学的一个组成部分，其目的是通过预防和治疗老年人的疾病和残疾来促进他们的健康。为老年人初级保健界定了短期、中期和长期目标，可帮助医疗服务提供者更恰当且更有效地优先解决这一人群所面临的问题。治疗决策应基于个人需求来制订。老年是一个不易准确界定的年龄组。年龄不应是许多干预措施的唯一决定因素，所有治疗都应旨在保持功能和最大限度地提高生活质量。

对于老年人保健，有以下几点建议：

（1）社会支持：定期开展经济和社会支持的筛查；询问老年人是否遭受虐待、忽视或粗暴对待。

（2）体检和测试：每年评估听力、视力、体重、血压、血脂，对10年内心脏病风险超过10%的老年人进行筛查和治疗，并评估糖尿病、认知、情绪和骨密度等指标，并进行癌症筛查（见具体章节）。

（3）健康的生活方式：见本章"疾病预防与身心健康"相关内容。显然，在这方面还需要政府和医学工作者付出大量努力。

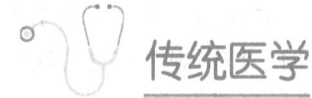

传统医学

传统医学（traditional medicine）是指在现代医学之前已经独立发展起来的多种医疗知识体系，是中医学、印度医学、阿拉伯医学等传统医学体系及各种形式的民间疗法的统称。世界卫生组织对此的定义是：利用基于植物、动物、矿物的药物，精神疗法，肢体疗法，以及实践中的一种或者多种方法来进行治疗、诊断和预防疾病或者维持健康的医学。传统医学疗法包括药物疗法（如使用草药、动物器官和/或矿物类药）和非药物疗法（在基本不使用药物的情况下进行，如针刺疗法、手法治疗及精神治疗、辨证论治），对一些慢性病和功能性疾病有一定疗效，目前是一种有益的补充医学疗法。然而，传统医学在科学概念与解释上、病例资料的记录与统计报告的准确性等方面都有着很多模糊与争论。大部分发达国家（如美国、欧洲国家、澳大利亚）没有把传统医学纳入国家卫生保健系统，而将其称为"补充或替代医学"。而在亚洲、非洲、拉丁美洲等地区，"中医"和"传统医学"则被广泛使用，并作为一种代替现代医学的日常健保方法。在非洲，有将近80%的人使用传统医学；在东亚国家，则有20%的人长期使用中医学来维持健康（参考世界卫生组织、wikipedia等）。

中医学在一些慢性非传染性疾病和难治性疾病方面发挥作用，在中医骨科、皮肤科、肛肠科、妇科等学科的治疗方面具有一定的特色。中医疗法包括中成药、针灸、推拿、中西医结合等。

医疗伦理和职业道德

医疗伦理（medical ethics）和职业道德是指在医疗实践中医务人员应该遵循的道德规范和职业操守。它们对于保障患者权益，提高医疗服务质量，维护医务人员的职业声誉都非常重要。不同国家医疗系统中的道德法律规范如下。

一、中国医疗系统中的道德法律规范

符合中国国家政策的医疗伦理与职业道德的基本原则如下：

（1）尊重患者。医务人员应该尊重患者的人格尊严和自主权，遵守知情同意（书）原则，保护患者的隐私（个人信息和病情等不被泄露给无关人员）。知情同意（书）概念：医生在为患者提供诊疗服务时，应向患者充分说明诊疗措施、风险、效果等信息，获得患者理解后的知情同意，确保患者自主选择接受或拒绝诊疗。保密义务的例外情况：在特定情况下，如法律法规要求、公共卫生安全需要或患者授权等情况下，医生应该适当透露患者信息。

（2）公正对待患者。医务人员应该公正对待所有患者，不因种族、性别、社会地位等因素而歧视或偏袒。努力提高医疗服务质量，维护患者利益，不得收受患者财物或谋取其他不正当利益。

（3）诚实守信。医务人员应该保持诚实守信，遵守医疗承诺，不进行虚假宣传或误导患者。

（4）有效沟通。医生和患者应建立有效的沟通渠道，用通俗易懂的语言解释，及时交流病情、治疗方案和效果，倾听患者的意见和诉求，及时解决问题，减少患者受伤害和医疗纠纷。

（5）生命尊严和死亡权利。医生应尊重患者的生命尊严，不对患者实施不必要的无效的痛苦治疗，并提供适当的疼痛姑息疗法。

（6）医疗机构需要对上述原则的实践进行培训、监督和管理，对于违反医疗伦理和职业道德的行为，应该依据法规进行处理和处罚（尤其是医生违法受贿问题）。医疗伦理与职业道德的实践和未来发展都面临许多严峻挑战与考验（如医院医生使患者承担不需要的诊断或治疗花费的丑闻不时发生），需要监管部门、媒体和医患多方共同努力来改进完善。

二、美国医疗系统中的道德法律规范

（1）患者自决权（autonomy）。患者的自决权比可能获得的保健益处更为重要。按照患者的意愿行事比帮助患者的心意更为重要。有自决（行为）能力（competent）的患者有权利拒绝医学治疗。无自决能力（incompetent）的患者可通过代理人拥有与有自决能力者相同的权利。遇到有争议的案例，只有法庭能确定患者的自决能力，而不是医生。

（2）绝对为患者保密（confidentiality）。医生未征得患者的同意不能将患者的病情告诉任何人。例外情况：如果有法庭命令或者患者威胁到自己或他人的安全，则医生必须（部分）放弃保密。这类情况包括患者涉及杀人、自杀、枪击、刀伤、虐待儿童/老人、严重传染性疾病、醉酒驾驶等。如果必要，可强留患者以保护患者和他人。

（3）始终需要获取患者的知情同意书（informed consent）。要执行诊疗过程的人必须取得患者的同意。

完全的患者知情同意书是指患者接受并理解下面五项信息：①面临的自然过程。②同意书的目的或原理。③可能的益处。④面临的风险。⑤选择性。

四项例外：①急诊。②患者放弃。③患者无行为能力。④治疗优先权（意识丧失、意识混浊，医生为患者的利益而剥夺患者的自主权）。

患者理解后口头和书面的同意均有效。知情同意书可由患者在任何时候做口头修改。

（4）决不能因经济或不确定的原因而放弃治疗患者。

（5）阻止卫生保健的高危人群（患感染性疾病或精神病）与患者接触或一起工作。

（6）生命结束的问题：

A．医生协助性自杀：对于医生来说是不道德和错误的，即使有可能是合法的，因此，决不能积极帮助患者过早死亡。安乐死（euthanasia，给患者致死剂以缓解其痛苦，提早死亡）存在高度争议，大多数国家反对安乐死。然而，即使有缩短患者生命的危险，注射止痛药以缓解患者痛苦仍然是可接受的，例如，对于终末期肺疾病患者予阿片、吗啡类药物。

B．医生决定患者死亡（法律上为脑死亡）的时间，且没有义务提供无价值的治疗：①最大程度的治疗正在失效或者已经失效；②治疗无病理生理依据或治疗不能达到医疗目的。

（7）预先指示和遗嘱。预先指示告知医疗提供者患者的意愿。遗嘱是一种书面的预先指示，告知患者在特定的情况下的意愿，如"不要复苏""不要插管"。特别提示，患者在不要复苏或不要插管时，仍应该接受最大程度的其他治疗。预先指示，授权书和遗嘱均可被患者修改，且患者的最后愿望（口头或书面）必须得到最高尊重。

（8）法人代表（surrogate）。当患者不能为医学治疗做决定、也无遗嘱或持久授权书时，由以下这些人做决定：①患者家属；②亲密朋友；③私人医生。

（9）善人保护法（"好撒玛利亚人法"）。限制对非在职条件下自愿帮助患者（如路边救助）的医生的法律起诉。医生不必非要停下来去帮助患者。

（10）适用于儿童或未成年人的特殊规则。

A．小于18岁患者被视为未成年人，在法律上无自决能力。不受约束的未成年人除外（如已婚、服兵役等）。未成年人没有自决能力，不能同意或拒绝治疗。只有父母或法定监护人可以同意或拒绝治疗。例外情况包括避孕、产前保健、性病、艾滋病毒（+）/艾滋病、药物滥用的治疗等。

B．如果年龄超过13岁（13～18岁），独立生活，可作为成人患者对待。

C．父母可以拒绝为未成年人接种疫苗（经解释后），但不能拒绝对其子女的性病、吸毒、怀孕和拯救生命或肢体的必要治疗。如果不是为拯救生命或肢体的治疗，父母一方的拒绝是无效的；如果父母双方均拒绝治疗，则可以诉诸法庭。

D. 母亲有胎儿时有权利拒绝必要的治疗，因为胎儿是她身体的一部分。

（11）器官和组织捐赠。器官不可买卖。对器官捐赠者付款不能接受，但对可再生组织（如精子和卵子）捐献者给予报酬是可以接受的。患者家属可以拒绝捐赠器官，即使患者已经留下了器官捐赠卡。

三、中美医疗系统实践中的医患关系规则

（1）患者利益优先，包括患者的舒适和安全。目标是为患者服务，不应为合法保护医生自己而考虑太多。医生没有义务必须接收每一个前来的患者。医生有权利结束医患关系，但必须给患者足够的时间寻找其他医生。

（2）致力于同患者建立互相信任的、长久的医患关系。对于患者赠送的小礼物，只要不涉及某个特定的要求，医生可以接受。商业性礼物（如制药公司的礼物）是绝对不可接受的，有犯罪嫌疑。医生和患者之间产生浪漫或性关系是绝对不可取的，有很大危机。

（3）良好的交流：医生在采取医疗措施之前应该确信了解患者的情况和问题。从开放性问题开始，然后转移到限定性问题（限制答案，如回答"是"或"否"）。告诉患者你在做什么；尽量多与患者沟通而不是与同事交谈。做患者的拥护者、激励者和信息供应者。要及时回答患者所提出的任何问题。表达同情感，控制局面。例如，可对患者说："我理解你的痛苦，我在尽我所能来帮助你。"

（4）由患者从医生所提供的选择中做出医疗决定。商议而不要命令。

（5）向患者坦诚你所犯的错误并承担所负的责任；不要责备住院医师、学生或护士。不要通过隐瞒和欺骗去保护同事。绝不对患者撒谎或操纵患者。

（6）转诊：在大多数情况下，医生需要完成一些必要的诊疗工作后才能将患者转诊至专科进一步诊治，除某些急诊和特殊专业的病例外（如眼科）。关键不仅在于医生对患者做了什么，而且在于做得如何。

四、医生应该如何让患者面对坏消息

（1）确保患者处于舒适的环境中。询问患者关于自身情况知道多少，想知道多少。

（2）如果患者想知道真相，先给患者一些警示信息，然后再告知坏消息。应告诉患者预后情况，但要给予患者选择权，尽可能让其舒适地生活。应尽可能清楚而简单地向患者解释一切。

（3）如果患者家属已经知道情况并要求医生不要告诉患者，则问"为什么"去探寻重要的信息，例如患者是否存在自杀的可能性。患者拒绝治疗时也要问"为什么"。

（4）如果患者被确诊患有接触性传染病（如艾滋病）但希望医生不要告诉自己的配偶，应首先鼓励患者主动告知配偶；如果患者仍拒绝，出于医生的道德责任，医生可以直接告知患者配偶或向当地卫生主管机关报告。

（5）如果患者患非接触性传染病但希望医生不要告诉自己的配偶，首先应鼓励患者

告知配偶；如果患者仍然拒绝，则医生应为患者保密。

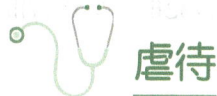

虐待

虐待是某人对其他人或动物在心理或身体上造成伤害的行为活动。在现代文明社会，各国就法理上对虐待行为的定义稍有不同，但一般认为虐待是一种犯罪行为，可被法律起诉，并要受到相关惩罚。

一、老人虐待

老人虐待包括对老年人的忽视和在生理、心理或经济上的残酷行为，属犯罪行为，强制性要求医务人员报告执法单位，医务人员可不经受害者同意即可报告，因为受害者可能太软弱无助，无法保护自己。老人虐待与儿童虐待需同样受重视。其发生率是1%～3%。看护者和配偶最有可能是虐待者。老年人与年轻人相比，精神紊乱的发病率较低，但有记忆缺陷。社会上大部分老年人通常并不孤单，约80%的老年人与孩子保持频繁的联系。在老年人患病期间，家庭仍然是主要的社会支持。总体上，85%的老年人至少患一种慢性病，50%的老年人的活动受一定限制，5%是待在自己家中。

二、儿童虐待

儿童虐待定义为儿童在身体、性或精神上所受到的任何虐待或忽视，包括被殴打和被忽视（居首位）、组织损伤、性剥削和/或精神暴力。对18岁以下儿童的虐待是犯罪行为，强制性要求医务人员报告执法单位；不报告是一种犯罪。如果案件报告错误，医生将受到合法的保护，因为医生的职责是报告案件以保护孩子（远离施虐者）。据估计，大多数儿童虐待案在多数国家未被报告。

（一）临床特征

（1）90%以上的儿童虐待造成的损伤是软组织损伤（撞伤、烧伤、裂伤），5%无体征。

（2）有不寻常的骨折：后肋部骨折、肱骨或股骨螺旋状骨折。

（3）儿童性虐待：幼儿时即患性传播疾病或有生殖器出血、肿胀或流液。女性包皮环切术为儿童性虐待。

（4）非意外性烧伤或损伤（手臂和手掌以外的烧伤，或仅手臂无手掌的烧伤；烟头烧痕；皮带痕迹等）：多与预后不良相联系。

（5）震摇婴儿综合征（shaken baby syndrome，SBS）：眼科检查可能发现视网膜出血；CT扫描可能发现硬膜下血肿，颈椎或脊髓损伤；也可能有肋骨骨折等。

（6）受虐待的儿童更有可能具攻击性，充满敌意，不合群或在学校里退学率高（女孩）。

（7）处于被虐待危险中的儿童：小于2岁，早熟/身心有缺陷的儿童，继养子女，非常活跃儿童，有在儿童时期受过虐待的父母。

（8）实验室检查：针对疑似性侵犯的病例进行淋病、衣原体、梅毒和HIV的检查。

（二）处理

尽量记录损伤情况和证据并立即向权威部门报告，以便对受虐儿童进行保护、评估与治疗。

（三）鉴别诊断

排除相似情形：先天性胎记（图59）、骨生长不良性骨折、出血性疾病、"压印（coining）治疗"等。

三、儿童性虐待

儿童性虐待的定义是在18岁以前与较自己年长5岁以上的人发生性行为，属犯罪行为，强制性要求报告执法单位，即使在发达国家，每年发生儿童性虐待案例（未被报告）的数目相当惊人。有50%是在家庭内部，很多受害者是女性，且年龄在9～12岁。最有可能的虐待者是继父、叔叔和年长男性同胞/朋友，他们单独与女孩子待在一起是危险的！

危险因素：单亲家庭、婚姻冲突、有身体虐待的家族史和/或与社会隔绝。据报告，超过25%的成年妇女在儿童时期受到过性虐待，其中，50%是受到家庭成员性虐待，至少50%受害者对此经历从未告知任何人。

遭受性虐待的女孩长大后更可能拥有较多的性伴侣，易发生婚姻冲突、失业，也更容易患原发性免疫缺陷症、学习障碍和肥胖症等，因此，需要更多的关怀和帮助。

四、配偶虐待

配偶虐待常见。即使在发达国家，每年也有成千上万的妇女被殴打。在中国、美国等国家，配偶虐待不是强制性要求报告执法单位的犯罪行为，一般经受害者同意后方可报告，或在持续性、恶劣性虐待导致受害者严重损伤或面临危险时才报告。如果遇到受害者不愿意报告的情况，医务人员应给予受害者有关保护措施和咨询信息。

五、家庭暴力

家庭暴力属严重的虐待，也是妇女损伤的首位原因（对于男性损伤的首位原因是机动车辆事故）。这见于所有种族和宗教背景，横跨各种社会经济地位的人群，但更多发生于不发达国家、社会和药物滥用（尤其是酗酒）的家庭。在中国、美国等国家，它不是强制性要求报告执法单位的犯罪行为，一般只有经受害者同意后方可报告，或在持续性、恶劣性虐待导致受害者严重损伤或面临危险时才报告。如果有第一次家庭暴力发生，就可能发生更多次。医患双方都应对此做准备，受害者需要咨询专家。虽然医务人员不应该鼓励家暴受害者离婚，但实践中离婚可能是大部分反复受家暴者的最好选择，因为有太多的病态家暴、赌博、酗酒受害者的生活教训。

男性施虐者的危险因素：教育水平低、酗酒、嫉妒或占有欲、自尊受到语言攻击/侮辱等。

女性受虐者的危险因素：成长于暴力家庭（约50%）、结婚时过于年轻、依赖型人格（障碍）和/或怀孕的最后三个月。受虐待者往往会因虐待事件而错误地责怪自己，因此医生的保护性咨询和启发对受害者有很大帮助！

第二章　心血管系统疾病

心血管疾病是近几十年来全世界死亡率最高的疾病之一。心血管疾病的高发与人们的现代生活方式密切相关——营养过多、压力过大、运动过少等。因此，常规体检、健康咨询和调整生活方式可以明显减少该类疾病的发生。

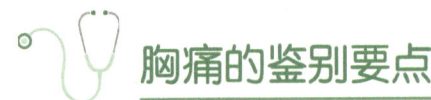
胸痛的鉴别要点

胸痛是大多数心血管疾病、呼吸系统疾病和部分上腹部疾病最常见的症状之一。因此，熟知其鉴别诊断要点对于早期、及时的正确诊断与治疗，挽救生命非常重要。常见的鉴别诊断如下。

（1）肋软骨炎：这是胸痛最常见的原因，通常为中度、局部疼痛，在吸气、咳嗽、打喷嚏或胸部触诊时加剧（症状可重复）。心电图正常。休息加上普通消炎止痛药（如布洛芬等）治疗有效。

（2）心绞痛和心肌梗死：详见第二章"缺血性心脏病"相关内容。

（3）心肌炎：这是心肌细胞的急性或慢性感染或炎症，导致心肌收缩力和心输出量下降，甚至心力衰竭。发病前通常有上呼吸道病毒感染的症状（如发热、咽痛），伴有胸痛和肌酸激酶（creatine kinase，CK）升高。心电图（EKG、ECG）显示传导异常或病理性Q波（提示心肌缺血坏死）。要注意的是，严重的病毒性心肌炎可能会迅速并发心肌梗死（高龄患者）或直接进展为心力衰竭（年轻患者）。因此，胸痛伴明显乏力者尽早入院检查至关重要！治疗措施包括营养心肌、休息及避免服用消炎止痛药和饮酒。

（4）心包炎：这是心脏周围心包内膜的炎症。发病前可能患有病毒性疾病。胸痛剧烈，呈胸膜炎样，当体位改变，躺下时加重，坐起时缓解。常伴有心包摩擦音。心电图通常显示弥漫性ST段抬高，无Q波。肌酸激酶大多正常。对抗炎药物治疗反应良好。

（5）胸膜炎：多见于肺部感染后，胸痛剧烈，吸气时和特定体位时加重；可有压痛、摩擦音或闷痛。胸片或CT扫描是最好的诊断检查。治疗方面应治疗原发疾病和并发症。

（6）肺炎：中度胸痛，伴有发热、寒战、咳痰+/-咯血。最好进行胸片检查（如果怀疑有并发症或肿瘤，则应进行CT检查）。使用针对性和支持疗法治疗。

（7）气胸：通常表现为突发、剧烈、胸膜炎性胸痛和呼吸困难；呼吸音消失；纵隔移向相反侧（健侧）时，考虑张力性气胸可能，需要紧急进行胸腔穿刺。非张力性气胸可等待胸片结果后确认，可自然缓解。

（8）主动脉夹层瘤：典型的剧烈、尖锐、撕裂性胸痛，并向背部放射；脉搏消失、两臂血压不均或主动脉瓣功能不全征；神经系统体征；胸片显示纵隔增宽。如果夹层延伸至冠状动脉，则可能发生心肌梗死。经食道超声心动图（transesophageal echocardiography，TEE）、CT扫描或主动脉造影可确诊。治疗：主动脉瘤破裂或即将破裂，需要静脉输液加输注红细胞，然后进行紧急手术以挽救生命。

（9）肺（动脉）栓塞：多由下肢深静脉血栓（deep venous thrombosis，DVT）引起。胸痛、呼吸困难、心动过速、咳嗽和低氧血症，通常发生在手术后或长时间静止不动后3～5天。胸痛通常由胸膜炎引起，但也可能由心绞痛引起。CT肺血管造影已取代通气/灌注（V/Q）扫描成为首选的检查方法。

（10）二尖瓣脱垂：一种常见的先天性瓣膜异常，特点是一过性非心绞痛性胸痛，伴有典型的心脏收缩中期咔嗒音。超声心动图是诊断的最佳方法。大多数病例无症状，无须治疗。

（11）肺动脉高压：有慢性心血管或肺部疾病史；钝性胸痛，伴有右心室衰竭的症状和体征。需治疗原发疾病。

（12）胃部疾病：胃食管反流病（gastroesophageal reflux disease，GERD），表现为胸口灼痛、反酸、异味，服用抗酸剂后缓解；胃痉挛；消化性溃疡病（peptic ulcer disease，PUD），表现为进食前后上腹痛。需要予以综合性治疗。

（13）胰腺炎：进餐后上腹持续剧痛并向背部放射，伴有恶心、呕吐、发热以及淀粉酶和脂肪酶水平升高。需要予以综合性治疗。

（14）胆囊疾病：餐后右上腹（right upper quadrant，RUQ）疼痛，伴有触痛、恶心、呕吐和/或黄疸，通常发生于中年肥胖女性。需要予以综合性治疗。

（15）食管裂孔疝：表现为胸部或上腹部灼痛，恶心、呕吐，食物反流。治疗方面，服用抗酸剂可缓解；可能需要手术治疗。

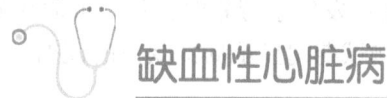

缺血性心脏病

概念：缺血性心脏病主要指动脉粥样硬化病变引起的冠状动脉梗阻或狭窄，导致心肌缺血、变性-坏死-纤维化及左心室泵血功能障碍，是中老年常见多发的后天性心脏病。

冠状动脉粥样硬化病变引起的心脏病，即冠状动脉粥样硬化性心脏病（简称冠心病，coronary artery disease，CAD）。

发病机制是由于冠状动脉粥样硬化狭窄，导致血流量减少，冠状动脉氧（O_2）需求超过供应，从而导致心脏功能障碍。如果有1～2条主要冠状动脉狭窄，致使血管横截面积减少超过75%（或直径减少50%），将会是致命的。

增加氧需求的因素包括体力消耗或压力、情绪或精神压力（包括焦虑）、饱餐等。降低血液携氧能力的因素有贫血、一氧化碳中毒、冠状动脉狭窄部位的血小板微血栓。这些因素可能会诱发具有以下冠心病危险因素的患者心脏病发作。

主要危险因素：年龄（男性＞45岁，女性＞55岁）、男性、吸烟、动脉粥样硬化、高血压、糖尿病、高胆固醇血症［低密度脂蛋白（LDL）＞200 mg/dL、高密度脂蛋白（HDL）＜40 mg/dL］、遗传（包括家族患病者＜55岁）、缺乏运动、肥胖和超重以及绝经后妇女。

一、心绞痛

主要是指"稳定型心绞痛"，一种由心脏缺血，氧气供需失衡引起的阵发性胸痛，最常见的原因是粥样硬化的冠状动脉在心肌耗氧量增加时无法灌注心脏需要的血液。它通常指由可预测因素（运动、用力、压力）引起的心绞痛。不稳定型心绞痛是指不可预测、随时发生的心绞痛，发生心肌梗死的风险更大（被认为是心梗前病变）。

（一）诊断要点

1. 临床特点

（1）疼痛的性质通常是沉重的、压迫的或挤压的。
（2）定位：胸骨后、心前区。
（3）辐射：常见于左下颌或手臂。
（4）疼痛时长：15秒至15分钟。
（5）诱发因素：劳累、运动、压力、焦虑、进食、受凉。危险因素同上。
（6）伴随症状：呼吸急促、焦虑、疲劳、恶心、呕吐、心悸和出汗。
（7）疼痛缓解：服用硝酸甘油或休息（站立或坐着）数分钟后可缓解。
（8）体检：心动过速、出汗和听诊有短暂的S4奔马律。
（9）心电图（ECG、EKG）：见ST段压低+/-T波改变（低平、双向、倒置），表示心肌缺血。

2. 不同心绞痛类型及其特点

（1）慢性稳定型心绞痛：发生于劳累时，休息或服用硝酸盐可缓解，但可反复发作。ECG通常在疼痛或压力测试期间显示局部缺血的证据。血管造影显示主要冠状动脉明显阻塞。

（2）不稳定型心绞痛：休息时或用力较小时出现的新发胸痛，或需要更多药物才能缓解。它遵循症状发作的频率、持续时间或/和严重程度的恶化模式。应将其视为急性冠状动脉综合征的一种形式并进行处理。其诊断基于存在严重心绞痛但ECG中未见ST段抬高。此型心绞痛通常会发展为心肌梗死，因此应作为心肌梗死前期进行治疗。

（3）变异型（prinzmetal）心绞痛：由于冠状动脉痉挛，在无劳累诱因情况下，休息或压力时发生胸痛。它可能是由冠状动脉的自主神经控制改变或动脉收缩改变所致。心电图多表现为ST段抬高，心脏导管显示无动脉粥样硬化。使用钙受体阻滞剂进行诊断性治疗，通常症状可以立即缓解。

3. 辅助检查

（1）心电图：它是所有形式心绞痛的最佳初步检查手段，通常出现ST段压低（提示心肌缺血）。心电图可排除既往心肌梗死或明显心律失常；还可以进行常规压力测试与铊测试。

（2）运动心电图/超声心动图或跑步机（压力）测试：当心电图正常或不确定时，

压力测试是确认心绞痛（缺血）、确定疾病严重程度和评估心肌梗死后状况的最佳诊断测试。超声心动图比心电图更敏感。若运动诱发胸痛表现、心电图ST段压低、低血压或明显心律失常中的任何一种情况，即为阳性。

（3）铊（扫描）-跑步机试验：类似于运动超声心动图，但更侧重于检测冠状动脉。

（4）冠状动脉造影：这是检测冠心病最准确的方法，用于检测狭窄的存在。若存在狭窄，最好通过手术，如血管成形术（超过70%狭窄时）进行治疗。

（二）治疗

1. 心绞痛的药物治疗

可降低慢性心绞痛患者死亡率的药物包括阿司匹林、β受体阻滞剂和硝酸盐类（硝酸盐未显示降低急性心梗死亡率）。

（1）硝酸盐类：是急性心绞痛的一线治疗药物。低剂量的硝酸盐会增加静脉扩张并降低前负荷；高剂量的硝酸盐会增加小动脉和冠状动脉的扩张和氧气供应，并降低后负荷和前负荷。

（2）β受体阻滞剂：降低心率、收缩力和血压，从而降低心肌的氧需求。禁用于有严重哮喘以及血管痉挛性或变异型心绞痛的患者。长期维持治疗已被证明可降低急性心梗和心力衰竭患者的死亡率。

（3）钙通道阻滞剂：减少前负荷和后负荷。在梗塞后期使用可能有害。

2. 不稳定型心绞痛的治疗

（1）患者住院治疗并积极使用药物治疗，如阿司匹林、硝酸盐、β受体阻滞剂、肝素和降脂药物。

（2）糖蛋白抑制剂与血管成形术和支架置入术非常有效。

（3）血运重建。对于患有严重左冠状动脉疾病或三支血管疾病和左心室功能障碍的患者非常有用。

（三）预防疗法

（1）改变生活方式以降低风险（非常重要！）：戒烟，缓解压力，减轻体重，降低LDL和甘油三酯指标，定期锻炼（最有效！），治疗糖尿病、高血压、贫血和慢性阻塞性肺病。Omega-3脂肪酸（DHA和EPA）和坚果的摄入可降低心血管疾病的患病风险。

（2）抗血小板治疗：高脂血症者每日服用小剂量阿司匹林对于预防血栓形成、心绞痛及中风非常有效，但对于有消化道溃疡者应谨慎使用。

（3）高脂血症的治疗：见本章"血脂异常"相关内容。

二、心肌梗死

心肌梗死（myocardial infarction，MI）指冠状动脉血流急剧减少致相应供血节段的心肌发生缺血性坏死，通常由动脉粥样硬化变窄的冠状动脉发生血栓性闭塞引起。心梗与30%的入院死亡率和50%的入院前死亡相关。

危险因素同心绞痛（动脉粥样硬化等）。

非动脉粥样硬化引起心梗的原因有冠状动脉痉挛、变异型心绞痛、滥用可卡因、冠状动脉栓塞、心房或心室内血栓、血管炎、血小板增多症等。

（一）发病机制

急性心肌梗死多发生在左室，并表现为下列两种形式之一：

（1）透壁性梗死：多出现病理性Q波。

（2）心内膜下心肌梗死：通常称为非Q波性心肌梗死，梗死范围局限在左室壁的内1/3至1/2。左室心内膜下心肌由于氧供较少更容易发生缺血。服用地尔硫草可以降低复发风险。

（二）诊断要点

1. 症状

特征性胸痛：呈严重的压榨性胸痛，持续时间较长（通常大于20分钟），类似于心绞痛但程度更甚；伴恶心、呕吐、焦虑、出汗、气促、无力和低热。

2. 体征

充血性心力衰竭：表现为心动过速或心律失常，可闻及第四心音奔马律S4，颈静脉怒张，心尖搏动减弱。如果梗死范围大于40%可出现心源性休克的体征，即血压下降，第三心音奔马律和肺部湿啰音。

3. 辅助检查

（1）心电图：心电图是发病最初6小时内最佳诊断方法，表现为ST段抬高或新出现左束支传导阻滞。

（2）心肌酶（急性心肌损伤标记物见图5）：心型脂肪酸结合蛋白（heart-type fatty acid binding protein，h-FABP）、肌红蛋白（myoglobin，MYO）、肌酸激酶-同工酶（creatine kinase isoenzyme，CK-MB）、肌钙蛋白（cardiac troponin，cTn，I or T）、乳酸脱氢酶（lactate dehydrogenase，LDH）均升高。

A. MYO和h-FABP：胸痛后升高早但特异性中上，提示早期心肌损伤。

B. CK-MB：胸痛发生后8～36小时内检测，用于诊断急性心肌梗死，具有较高的敏感性和特异性。心肌梗死后4～6小时CK-MB开始升高，12～24小时达到高峰，72小时内恢复正常。

C. 肌钙蛋白（cTn）：特异性最高但敏感性中等。胸痛2～4小时后开始升高，持续7～10天。对胸痛发生8小时内和36小时后的心肌梗死具有较高的诊断价值。

D. LDH：无特异性，不再用于急性心肌梗死的诊断，但可用于再梗死（两周后）的诊断。

（3）白细胞升高：$(10～20) \times 10^9/L$。

（三）鉴别诊断

心肌梗死需与心绞痛、心包积液、气胸、肺炎、主动脉夹层、心包炎、肋软骨炎等鉴别。

（四）治疗

（1）首先进行基础生命支持（ABC）：保证气道通畅（airway），维持呼吸（breathing）、循环（circulation，包括供氧）功能。

（2）使用阿司匹林和$β_1$受体阻滞剂：能明显降低心肌梗死后死亡率。在急性心肌梗死后宜尽早使用β₁受体阻滞剂（美托洛尔），每5分钟静脉推注予以维持。

（3）溶栓-抗凝治疗：最好在6～12小时内使用，应用越早效果越好。但要留意溶栓的并发症和禁忌证。

溶栓并发症：①用量过大可造成出血；②再灌注性心律失常。

溶栓治疗禁忌证：①活动性出血；②未控制的高血压，血压＞180/110 mmHg（首先需要控制血压）。

（4）止痛：静脉注射阿片类药可减轻疼痛、镇静，有效减缓心血管系统和呼吸系统应激状态。

（5）硝酸酯类药：可减轻疼痛和肺充血，但不能降低死亡率。

（6）血管紧张素转化酶抑制剂（angiotensin converting enzyme inhibitor，ACEI）：最适于心肌梗死后合并充血性心力衰竭或左室功能异常、射血分数＜40%的患者；也可用于前壁心肌梗死患者，但只可使用6周。

（7）冠状动脉造影和血管成形术。适应证如下：①急性心肌梗死有溶栓禁忌证，或患者在设备良好的医院。②充血性心力衰竭、心肌梗死后合并充血性心力衰竭、射血分数＜40%。

（五）并发症

并发症包括心律失常、心室（泵）衰竭、梗死后心绞痛、心包炎、体循环栓塞、心源性猝死。

三、急性冠状动脉综合征

急性冠状动脉综合征（acute coronary syndrome，ACS）是指由冠状动脉梗阻而引起的任何一组症状，其发生通常有以下三个原因：①心电图ST段抬高型心肌梗死（占30%）；②非ST段抬高型心肌梗死（占25%）；③不稳定型心绞痛（占38%）。仅从病史和体检很难判断其精确病因。ACS的危险因素与CAD相同。

（一）诊断要点

1. 症状

最常见症状是压迫性胸痛（伴心梗时，胸痛时间超过30分钟），通常放射至左臂，伴焦虑、气促、恶心和出汗。

2. 辅助检查

（1）心电图：在典型胸痛发作时即出现异常，1～7天内从ST-T抬高发展到Q波或左前支阻滞。

（2）心肌酶：h-FABP和MYO升高约1小时开始，持续1～2天，敏感性高；CK-MB 4～6小时开始升高，持续1～2天，特异性高；肌钙蛋白2～4小时开始升高，持续7～10天，特异性高。

3. 再梗死

如果患者在首次发作/梗死的数日内出现新的胸痛，应进行新的心电图检测，观察ST段是否异常；如数日内出现新的CK-MB水平升高表明有再梗死发生。

（二）治疗

（1）ST段抬高型心肌梗死：应尽早给氧、阿司匹林和$β_1$受体阻滞剂以获最佳效益。入院30分钟内或出现症状6～12小时内给予溶栓治疗可降低死亡率。接触患者90分钟内行经皮下冠脉成形术（percutaneous coronary intervention，PCI）是最佳目标。

（2）回家带药：阿司匹林（若阿司匹林不耐受，更换为氯吡格雷）、$β_1$受体阻滞剂（美托洛尔）、血管紧张素转化酶抑制剂、他汀类降脂治疗（以维持LDL＜100 mg/dL）；戒烟酒。

（3）冠状动脉成形术和支架植入术指征：①心绞痛经冠脉造影确诊主要冠脉狭窄75%以上；②对非ST段抬高型ACS，如所有药物治疗后病情仍然恶化，应考虑紧急血管造影和血管成形术。血管成形后支架植入术目前已是成熟有效的治疗方式，能明显改善冠脉供血。若血管病变不利于做冠脉成形支架手术，则可选择搭桥术，但微创性更大些。

（4）因导致死亡的首要原因是室性心律失常（如室性心动过速和室颤）。应做好立即进行电复律除颤的准备。

（5）心梗后阳痿：主要是由焦虑引起。当患者无症状后性活动可恢复。

肺源性心脏病

肺源性心脏病（简称肺心病）被定义为由肺部疾病和伴随的缺氧引起的右心室收缩和舒张衰竭。其最常由慢性阻塞性肺病（简称慢阻肺，chronic obstructive pulmonary disease，COPD，如慢性支气管炎、肺气肿）或特发性肺纤维化引起。其他少见的原因有尘肺、特发性肺动脉高压、脊柱侧凸等。

一、诊断要点

1. 症状
常见症状有劳力性呼吸困难或心绞痛、乏力、嗜睡、晕厥。

2. 体征
体检可能显示肺动脉高压（第二心音S2增强）和右心力衰竭（低血压、颈静脉扩张和足部水肿）的征象。

3. 辅助检查
（1）胸部X线通常显示中央肺动脉和右心室扩大。

（2）超声心动图常显示右心室压增高伴肥厚。

（3）右心导管检查是确诊的金标准（但因为有创伤性而少用）。

二、治疗

治疗目标：减少右心室后负荷、降低右心室压力和改善右心室收缩力。

（1）治疗根本病因，如慢阻肺或特发性肺纤维化。

（2）治疗右心力衰竭（见第二章"心力衰竭"相关内容）和慢性呼吸衰竭（见第三章"气体交换与呼吸衰竭"相关内容）。

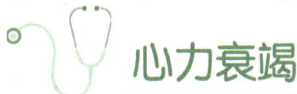
心力衰竭

心力衰竭（心衰）通常称为"充血性心衰"，指各种病因引起心输出量下降，不能满足机体代谢需要的状态。它是一种常见的临床综合征，由任何结构性或功能性心脏疾病引起，这些疾病会损害心室充盈或射血以及足够的心输出量以满足正常情况下身体的循环和代谢需求。心衰的临床特点是向组织输送的氧气不足，并伴有肺部和下半身积液（水肿）。

一、病因

（1）最常见的原因是心肌梗死或缺血引起的心肌细胞异常。
（2）第二常见原因是由于长期暴露于血流动力学负荷（原发性高血压或肺动脉高压）、心肌炎、心肌病、酒精、药物中毒等引起的心肌细胞异常。
（3）其他：瓣膜性心脏病、糖尿病、甲状腺功能障碍。
（4）诱发因素：盐/液体摄入量增加、过度劳累、心律失常、全身感染、肾功能衰竭、心脏抑制剂［丙吡胺（disopyramide）或β受体阻滞剂］或药物剂量不当。

二、发病机制

心力衰竭的病理学特征是心输出量减少，伴有或不伴有静脉循环中的血液淤积（静脉淤滞）。

三、诊断要点

1. 症状和体征

左心力衰竭的表现：劳力性呼吸困难、端坐呼吸、夜间阵发性呼吸困难、咳嗽伴粉红色泡沫痰，听诊有肺底湿啰音/罗音、S3-S4奔马律（心力衰竭心音），心脏扩大和向左移位征。

右心力衰竭的表现：静脉压升高，颈静脉怒张，踝关节水肿，肝脾肿大，肝颈反流（+），睡眠时抬高腿部会促使静脉回流，引起腹水和夜尿。

2. 辅助检查

胸部X线示：基底血管充血（突出标志）、心脏扩大、Kerley氏B线和胸腔积液的液体潴留征（图6）。

四、治疗

治疗包括控制诱发因素，如高血压、缺血性心脏病、瓣膜性心脏病、糖尿病、甲状腺功能障碍和感染，以及改变生活方式，如戒烟、限制酒精和盐的摄入以及控制体重。

1. 减少心脏负荷

（1）非药物治疗和纠正可逆原因：减轻身体和情绪压力及限制盐/液体摄入；去除加重因素（如感染、贫血、高温、肥胖等）；治疗血管病变、心肌缺血、未控制的高血压等。

（2）药物治疗：利尿剂和血管扩张剂是降低前负荷、后负荷及降低死亡率的一线疗法（尤其是高血压患者）。肼苯哒嗪（hydralazine）加螺内酯（spironolactone）推荐用于慢性心力衰竭。袢利尿剂和硝酸甘油是急性左心力衰竭伴肺水肿的最佳起始治疗药物，并加用正压呼吸给氧、吗啡、硝酸甘油和多巴胺。

2. 改善心脏功能

（1）正性肌力药：上述治疗无效者，正性肌力药可以改善症状，但未显示可降低死亡率。

强心苷洋地黄：最适合伴有心房颤动的充血性心力衰竭。血清氯化钾高会降低其活性，而氯化钾低会导致更高的活性或毒性。

（2）纠正潜在的心律失常和缺陷。

3. 手术矫治

瓣膜病变或舒张功能不全者可考虑手术治疗。

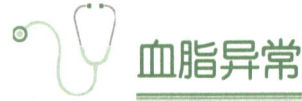

血脂异常

血脂异常（dyslipidemia）是指空腹血清总胆固醇（Chol）水平＞200 mg/dL，低密度脂蛋白胆固醇（LDL-Chol）＞130 mg/dL，甘油三酯（triglyceride，TG）＞150 mg/dL，高密度脂蛋白胆固醇（HDL-Chol）＜40 mg/dL的状态。血脂异常是冠心病的主要危险因素之一。血脂异常的常见原因包括肥胖、糖尿病、酗酒、使用口服避孕药、家族性高胆固醇、甲状腺功能减退、肝病、肾炎综合征、库欣综合征等。

一、诊断要点

（1）多数患者无特异性症状，通过血脂筛查检测，发现2次不同情况下血清总胆固醇水平＞200 mg/dL即可诊断。

（2）无论总胆固醇水平如何，LDL-Chol＞130 mg/dL或HDL-Chol＜40 mg/dL都可诊断为血脂异常。

（3）TG＞100 mg/dL（儿童＜10岁）和＞130 mg/dL（＞10岁）。

（4）高胆固醇血症表现（图7）：黄斑瘤——眼睑周围淡黄色脂肪沉积等。

二、治疗

降血脂治疗——主要根据LDL-Chol水平。

（1）有冠心病史（或等同病史）加LDL-Chol＞130 mg/dL；

（2）无冠心病史但LDL-Chol＞160 mg/dL且有两个危险因素；

（3）单有LDL-Chol＞190 mg/dL。目标是保持LDL-Chol低于100 mg/dL。他汀类药物（-statins）是首选药物。如果单独使用他汀类药物无效，则加用烟酸（niacin）。如果两者都无法耐受，请使用贝特类（fibrates）药物。

（4）对于LDL-Chol＞100 mg/dL和冠心病或冠心病等同病史（糖尿病、动脉疾病、颈动脉或外周动脉疾病）的未来治疗，开始使用降脂药物将LDL-Chol降低至低于100 mg/dL。

（5）如果HDL-Chol低（且TG高）：用烟酸或吉非贝齐（gemfibrozil）治疗。

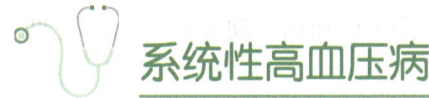

系统性高血压病

系统性高血压病定义：间隔1～2周，3次测量血压大于130/80 mmHg的状态（第1期，并且有更加严格化趋势）。收缩压和舒张压对循环灌流和预后均有重要影响；但50岁后舒张压趋于下降，故收缩压对判断高血压病的预后更有意义。冠心病和高血压病是导致心血管疾病高死亡率的两大杀手，需要高度重视。

诊断新标准如下：

正常血压：低于120/80 mmHg。

前高血压状态（prehypertension）：收缩压120～129 mmHg，舒张压＜80 mmHg。

第1期高血压病：收缩压131～139 mmHg或舒张压81～89 mmHg。

第2期高血压病：收缩压≥140 mmHg或舒张压≥90 mmHg。

孤立性高收缩压症：收缩压≥130 mmHg且舒张压＜80 mmHg。

孤立性高舒张压症：收缩压＜130 mmHg，舒张压≥80 mmHg。

一、原发性高血压

原发性高血压病因不明，占全部高血压患者的95%以上。主要由外周阻力升高或心排出量增高引起。

危险因素：高血压或心脏病家族史、长期处于神经内分泌紧张状态、高盐饮食、吸烟、肥胖、高龄、体力活动少等。

（一）诊断要点

除头晕外无明显症状，主要依靠体格检查而诊断：通常需要在1～4周内间隔30分钟以上测量血压2～3次都大于130/80 mmHg（任一或两项都有）才能确诊。长期高血压可有视网膜改变（铜丝样、动静脉交叉压迫）、收缩期喀喇音、第四心音和/或第二心音亢进。

（二）治疗

1. 非药物治疗

非药物治疗主要指改变生活方式，包括运动，减轻体重，限制酒类，降血压饮食疗法（dietary approaches to stop hypertension，DASH），如低盐、低脂、低糖和低红肉类饮食，蔬菜、水果、全谷物、鱼和坚果类饮食。

2. 药物治疗

数据显示，降低和控制血压治疗可以大大降低高血压并发的心力衰竭、心梗及中风的发病率与死亡率。

单纯高血压者初始给予单药治疗，常用以下四类药物：①噻嗪类利尿剂[氯噻酮（chlorthalidone）或吲达帕胺（indapamide）]；②长效钙通道阻滞剂（如氨氯地平）；③血管紧张素转换酶抑制剂（ACEI）；④血管紧张素Ⅱ受体拮抗剂（angiotensin Ⅱ receptor blocker，ARB）。

在最初24小时内予温和渐进降血压。缺血性中风急性期例外，其通常不降血压，除非血压≥185/110 mmHg。

降血压药的最佳选择是基于患者的具体情况（精准医疗），常见降血压药的选择见表2-1。

表2-1 降血压药的选择

伴随状况	首选药物	禁忌
心绞痛	$β_1$受体阻滞剂美托洛尔（metoprolol）；钙拮抗剂	用血管扩张剂时不应同时用$β_1$受体阻滞剂
有心肌梗死史	美托洛尔（F>50%）；ACEI（EF<40%）	钙拮抗剂尼卡地平（nicardipine）（EF<40%）
充血性心力衰竭	利尿剂，ACEI（EF<40%）	钙拮抗剂或β受体阻滞剂（相对禁忌）
糖尿病	ACEI（保护肾功能）；若不能耐受，使用缬沙坦（valsartan）	β受体阻滞剂（如有低血糖）
外周血管病、冠脉痉挛	地尔硫䓬（diltiazem）	β受体阻滞剂（间歇性跛行、慢阻肺）
支气管痉挛、哮喘	钙拮抗剂、$β_2$受体激动剂	β受体阻滞剂
偏头痛	β受体阻滞剂，钙拮抗剂	
前列腺肥大	多沙唑嗪（doxazosin）（α受体阻滞剂）	
骨质疏松症、高龄	噻嗪类利尿剂	
妊娠	拉贝洛尔、甲基多巴、肼苯哒嗪	ACEI、利尿剂

注：EF指射血分数。

二、继发性高血压

继发性高血压是由某一确定的器质性疾病引起的血压升高。某些继发性高血压可通过手术治愈或改善。

（一）病因

（1）药物效应：饮酒是年轻男性患高血压的首位原因；长期口服避孕药是35岁以上肥胖女性的首位原因。有效治疗方法是去除原发病因。

（2）肾脏疾病：任何原发性肾病都能引起高血压。ACEI能有效降低血压并可减缓肾病进展。

（3）肾动脉狭窄：多见于35岁以下患者（由于肾动脉纤维肌性发育不良所致），或50岁以上新近发生高血压的患者（由动脉粥样硬化引起）。

（二）诊断要点

（1）线索：①顽固性高血压，发病年龄＜30岁或＞50岁，无肥胖、家族史等危险因素；②复发或新发高血压，对三种以上降血压药抵抗；③有腹部/肾动脉区杂音；④有动脉粥样硬化史；⑤用ACEI后肾功能急剧恶化（表现为高水平血清肌酐）。

（2）最佳筛选方法：卡托普利（captopril）放射性核素肾血流显像（表现为高水平肾素和醛固酮）。

（3）确诊：可行选择性肾动脉造影。

（三）治疗

（1）动脉粥样硬化性肾动脉狭窄（renal artery stenosis，RAS）：①对多数单/双侧肾动脉狭窄性高血压，应首选药物治疗；②如果高血压仍无法控制，建议采用经皮支架血管成形术。

（2）肾动脉纤维肌性发育不良性狭窄：经皮支架血管成形术通常有效。

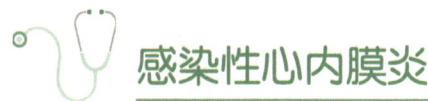

心内膜炎大多为心脏瓣膜感染性炎症，通常由细菌或其他微生物感染引起。

危险因素：风湿性心脏瓣膜病（二尖瓣或主动脉瓣）、静脉药瘾者（三尖瓣最常受累）、免疫抑制剂使用、瓣膜修复术等。

一、诊断要点

1. 全身症状

急性者有高热、寒战，亚急性者呈低热；其他症状有气促、咳嗽、乏力。

2. 体征

杂音，关节触痛，奥斯勒（Osler）结节（趾垫的痛性结节），詹韦氏斑（Janeway

spots，手掌和足底的细小无痛性出血红斑），指和趾甲下线状出血，罗斯斑（Roth spots，视网膜卵圆形出血斑）。

3. 辅助检查

（1）血培养和药敏：是最佳诊断方法，间隔1小时以上1次，在不同部位采血，共进行3次血培养；通常可见同一病原菌。同时，患者红细胞沉降率增快。

（2）超声心动图：用于检查赘生物，但结果阴性并不能排除诊断。

（3）胸部X线：右侧心内膜炎时显示脓毒性肺栓塞所致的肺部多处小片状浸润阴影。

二、治疗

（1）经验性治疗：长期应用抗生素，疗程28天，最初针对革兰氏阳性菌（G+菌）用药，然后根据血培养和药敏结果调整用药。葡萄球菌感染时，用萘夫西林或万古霉素加庆大霉素（链球菌感染时），用药14天；患者年龄＞60岁时，加用氨苄西林（针对李斯特菌属）。肺炎球菌或链球菌选择头孢曲松，疗程4周；肠球菌选择氨苄西林+庆大霉素；真菌性心内膜炎选择两性霉素B和瓣膜置换术。

（2）谨防复发，应用长效抗生素。革兰氏阴性菌（G-菌）或真菌感染复发，瓣膜功能恶化（尤其是主动脉瓣和二尖瓣狭窄），体循环血栓或传导阻滞时施行瓣膜置换术。一旦出现心内脓肿/赘生物形成，应立即清除。

注意：

对以下中低危患者不需要应用预防性抗生素：胃肠镜检查、食管插管（食管扩张术除外）、阴道分娩、子宫切除术、经动脉导管插入术治疗瓣膜病。

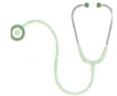

风湿热和风湿性心脏瓣膜病

一、风湿热

风湿热通常发生于咽部链球菌感染后，是一个全身性自身免疫反应过程，反复感染可导致风湿性心脏病，引起心脏瓣膜病，其主要累及心脏瓣膜，以二尖瓣狭窄最为常见。

（一）诊断要点

1. 主要诊断标准

（1）游走性多发性关节炎。

（2）皮肤环形红斑。

（3）心脏炎。

（4）皮下结节。

（5）舞蹈症（表现为身体失控）。

2. 次要诊断标准

发热，多发性关节痛，红细胞沉降率增快，心电图PR间期延长，有链球菌感染后风湿热病史或抗"O"抗体阳性。

符合急性风湿热的诊断标准（Jones标准）：满足2个主要标准，或1个主要标准加2个次要标准。

（二）治疗

（1）急性期间卧床休息，使用水杨酸盐（如阿司匹林）和青霉素。抗生素可预防链球菌感染后的并发症，但不能预防链球菌感染后的自身免疫性肾病变。

（2）风湿性心瓣膜病的治疗见后文。

（3）预防性应用抗生素的指征：口腔、胃肠道或泌尿生殖道手术时。长效青霉素可用作反复风湿热发作的二级预防药物。

（三）鉴别诊断

需要与感染性心内膜炎、类风湿性关节炎、系统性红斑狼疮、骨髓炎、镰状红细胞性贫血、莱姆病进行鉴别诊断。

二、风湿性心脏瓣膜病

（一）二尖瓣狭窄

二尖瓣狭窄（mitral stenosis，MS）是风湿热引起的最常见的心脏病变，由增厚的二尖瓣瓣叶、融合的瓣膜和腱索导致。它可导致由左心室至右心室的心力衰竭。女性患者多于男性。

1. 发病机制

二尖瓣狭窄影响左心室充盈，左心房压力增加导致肺充血。前向性心输出量减少，继发肺血管收缩，最终导致右心室衰竭。

2. 诊断要点

（1）多数患者表现为渐进性左心力衰竭症状：劳累性呼吸困难、端坐呼吸、夜间阵发性呼吸困难、乏力、消瘦和咯血。随着病情发展，会出现全身性栓塞、声音嘶哑（由于左心房扩大）和右心力衰竭体征（肝脏肿大、腹水和外周水肿）。

（2）查体：通常会在心尖区听到典型的舒张期隆隆样杂音、S1音大、脉压下降、肺部啰音（水肿）和胸骨上抬。下蹲或抬腿时杂音增强，站立时杂音减轻。

（3）辅助检查。①超声心动图/多普勒可确诊，通常显示二尖瓣瓣叶增厚，瓣叶的游离度和面积减小，左心房增大。②心电图：可能提示右心室肥厚、左右心房异常和心房颤动。③胸部X线：可能显示左心房变大、左主干支气管隆起和肺动脉高压的迹象。

3. 治疗

（1）药物治疗：利尿剂和限盐饮食治疗肺充血及水肿患者；洋地黄（控制心室率、增强心搏）和长期口服抗凝剂治疗心房颤动患者。对于风湿性多发性硬化症，经皮二尖瓣球囊瓣膜切开术（percutaneous mitral ballon valvuloplasty，PMBV）优于开胸治疗。

（2）手术治疗：对于大多数先天性瓣膜硬化症和虽经上述治疗但症状仍持续存在的病

例，二尖瓣裂切开术、球囊瓣膜成形术或瓣膜置换术（严重病例）通常能取得良好的效果。

（二）二尖瓣反流

二尖瓣反流（mitral regurgitation，MR）指二尖瓣关闭不全，致使血液从左心室反流至左心房。患者可能多年（或终生）无症状，也可能出现左侧心力衰竭，左心房压力增加和肺充血。

1. 病因与发病机制

二尖瓣反流常见于风湿热和左心室扩张，导致二尖瓣叶、瓣环和腱膜异常，关闭不全。男性患者多于女性。

（1）急性MR：首要原因是心肌梗死后乳头肌功能障碍。其他原因包括腱索断裂、乳头肌断裂、心内膜炎和外伤。

（2）慢性MR：首要原因是二尖瓣脱垂。其他原因包括风湿性心脏病、乳头肌功能障碍、心内膜炎、二尖瓣瓣环钙化、肥厚型心肌病和严重的左心室扩张。

左心室的部分搏出量被向后泵入左心房，导致左心房压力升高，前向性心输出量减少。此外，还涉及容量过载、前负荷增加和后负荷减少，长期代偿性负荷会导致左侧心力衰竭。

2. 诊断要点

（1）左心室迅速衰竭的症状：呼吸困难、端坐呼吸、乏力、咯血等。严重的MR可同时出现右心力衰竭体征，如肺动脉高压、水肿和腹水。

（2）查体：左心室冲力亢进并移位（向下和向左），颈动脉上冲力减弱。听诊：典型的全收缩期心尖杂音向腋窝放射，S1弱，S2分裂，颈静脉怒张。下蹲或抬腿时杂音增强，站立时减弱。

（3）辅助检查。①超声心动图/多普勒确诊（有助于决定何时手术）：可显示二尖瓣运动异常，对于慢性MR患者，还可显示左心房和左心室增大。②其他：心电图可显示左心室肥大和左心房扩大。

3. 治疗

（1）慢性MR的药物治疗：使用洋地黄、利尿剂、动脉扩张剂（ACEI）和华法林，通过增加前向性心输出量、减轻后负荷和肺静脉高压来缓解症状。

（2）手术治疗：选择二尖瓣修复术（EF<30%）或置换术（EF>30%）。适应证：在最佳药物治疗后仍有严重MR的持续症状。对于慢性心力衰竭患者，手术风险更大，如果心力衰竭严重，应避免手术。症状轻微的患者应推迟手术，因为病情可能会稳定数年。

（三）主动脉瓣狭窄

1. 病因与发病机制

主动脉瓣狭窄（aortic stenosis，AS）首要病因是正常老化的主动脉瓣（老年患者）或先天性主动脉瓣的钙化和纤维化。风湿性瓣膜病可能同时影响二尖瓣和主动脉瓣。每搏心输出量直到晚期才会减少，左心室舒张末期压力升高，肺部逐渐充血。左心室肥厚和心肌壁张力高会增加氧需求，减少冠脉血流，引发心绞痛。

2. 诊断要点

（1）症状：大多数患者在中老年之前都无症状。典型表现包括心绞痛、晕厥、心力衰竭引起的呼吸困难。

（2）查体听诊：典型的刺耳收缩期射血杂音，向颈动脉或主动脉区域放射；颈动脉上冲程延迟；主动脉射血咔嗒声。下蹲或抬腿时杂音加重，站立时杂音减轻。

（3）辅助检查：①超声心动图/多普勒是最佳诊断手段，可显示主动脉瓣叶肥厚、偏移减小和左心室肥厚。②胸部X线可能显示主动脉钙化、心脏增大和肺充血。

3. 治疗

（1）有危险因素的患者应接受抗生素预防心内膜炎。

（2）手术治疗适用于有症状或无症状的重度主动脉瓣狭窄患者。

（四）主动脉瓣反流

1. 病因与发病机制

（1）急性主动脉瓣反流（aortic regurgitation，AR）：病因包括心内膜炎、主动脉夹层、外伤性瓣叶破裂、高血压、先天性瓣尖破裂、手术中的先天性瓣膜损伤以及人工主动脉瓣血栓形成或瓣盘脱出。

（2）慢性AR：风湿热是首要病因，二尖瓣常同时受累。其他病因包括主动脉根部扩张、先天性主动脉瓣双尖瓣、钙化性瓣膜病和高血压等。

主动脉瓣反流导致左心室容量超负荷，左心室通过增加舒张末期容量来代偿。左心室过度扩张导致肌纤维过度拉伸和收缩力下降。在慢性AR中，脉压和收缩压都会升高，而舒张压则会因AR和较大的每搏量而降低。

2. 诊断要点

（1）严重的急性AR通常会突然出现心血管衰竭和肺水肿。

（2）慢性AR通常无症状，直到中年才出现左侧心力衰竭。有呼吸困难病史，心尖部有典型的舒张期下降杂音，伴收缩期血流杂音；心尖部有舒张中期隆隆样杂音。下蹲或抬腿时杂音加重，站立时杂音减轻。

（3）辅助检查：①超声心动图显示左心室和主动脉扩张、容量超负荷和二尖瓣前叶扇动，可诊断为慢性AR。②心电图可显示左心室肥厚。③胸部X线可显示左心室和主动脉扩张。

3. 治疗

（1）急性主动脉瓣反流：紧急进行主动脉瓣置换或修复手术。

（2）慢性AR：予药物治疗，降低心脏的前-后负荷，包括限盐、利尿，使用硝酸甘油、血管扩张剂。

（3）严重慢性AR：当症状恶化或射血分数（EF）降低，且需要抗生素预防心内膜炎时，应进行主动脉瓣置换术。

（五）三尖瓣狭窄

三尖瓣狭窄（tricuspid stenosis，TS）的特点是右侧心力衰竭。它通常由风湿病引起，但类癌综合征和三尖瓣手术也可引起。女性发病率较高。TS很少作为单独病变发生，它通常伴有三尖瓣反流及其他瓣膜病变。

1. 诊断要点

（1）有风湿热、类癌综合征或心脏手术史。

（2）右心力衰竭的典型表现：颈静脉怒张、肝脏肿大、腹水和下肢水肿；听诊可闻及沿胸骨左下缘的舒张期隆隆样杂音（类似二尖瓣狭窄的心尖区杂音但较弱）。

（3）辅助检查：①心电图显示右心房扩大，无心房颤动。②胸部X线显示心脏增大，但肺动脉大小正常。③超声心动图/多普勒可确诊，显示瓣膜狭窄。

2. 治疗

（1）利尿剂是主要的治疗方法，可减轻与液体充盈相关的症状。

（2）当三尖瓣狭窄进展到右心力衰竭时，最有效、最彻底的治疗方法是三尖瓣修复/置换术。若二尖瓣也发生狭窄，三尖瓣置换术通常与二尖瓣置换术结合使用。

（六）三尖瓣反流

轻度三尖瓣反流（tricuspid regurgitation，TR）在正常人群中常见，典型患者常并发于肺部或心脏疾病中，这些疾病会导致右心室压力或容量超负荷（右心室扩张）。因此，三尖瓣反流通常是一种功能性疾病。

病因包括肺动脉高压、心肌梗死、心内膜炎、左心力衰竭、右心室发育不良和三尖瓣脱垂或损伤。这些都会导致右心室扩张，进而加重反流的严重程度。

1. 诊断要点

（1）具有与右心室扩张相关的肺部或心脏疾病/病变病史（如上所述）。

（2）与三尖瓣狭窄相似的右心力衰竭表现：颈静脉怒张、肝肿大、腹水和下肢水肿；沿胸骨左缘可闻及全收缩期杂音，吸气时杂音加重。

（3）辅助检查：①胸部X线可显示右心房增大和胸腔积液。②超声心动图，可根据TR的严重程度（低压或高压TR）、右心室的大小和功能而确诊。

2. 治疗

（1）轻度TR很常见，通常患者耐受性良好，必要时可使用利尿剂减少液体充盈。确定性治疗需要消除病因。

（2）手术治疗：在可行的情况下，三尖瓣修复术优于瓣膜置换术。然而，修复术后存在复发的可能。

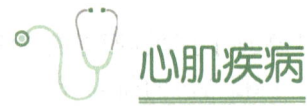

心肌疾病

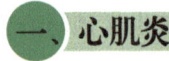

一、心肌炎

心肌炎（myocarditis）是指心肌细胞发生感染或炎症，导致心肌收缩力降低、心排出量减少，严重时可引发心力衰竭。

(一)病因

主要由病毒感染(柯萨奇 B 病毒最常见)引起;其他病因包括自身免疫性/自身反应性疾病[如系统性红斑狼疮(SLE)、巨细胞心肌炎、嗜酸性细胞心肌炎、结节病]、磺胺类药物、辐射、立克次氏体和原虫(克氏锥虫)感染。

(二)诊断要点

(1)大多数患者无特异性症状,可表现为疲劳、无力和发热(感染后);部分患者呈心前区疼痛、心律失常和心力衰竭症状。

(2)通常根据临床表现并结合心电图改变(ST-T改变和传导障碍)做出诊断。

(三)治疗

(1)多数采取支持疗法:休息,营养心肌和/或吸氧。如果确定存在感染因素,使用抗病原体药治疗。如果有充血性心力衰竭,选用洋地黄或利尿剂。对于自身反应性心肌炎,建议采用免疫抑制治疗。

(2)心肌炎患者应避免使用非甾体抗炎药、大量饮酒和剧烈运动;应接受超声心动图常规随访。

二、心肌病

心肌病是指由心肌病变导致心脏功能障碍的心脏病。根据形态学和血流动力学特征可分为以下类型:扩张型()、肥厚型、限制型、心律失常-右心室型、未分类型心肌病。

(一)扩张型心肌病

1. 病因

最常见的是特发性,其次是酒精中毒。其他病因包括:心肌炎后,围产期心肌病,神经-肌肉病变,结缔组织病,维生素B_1缺乏症,糖原沉积症,重金属中毒(钴、铅、砷),化疗药(阿霉素、环磷酰胺、长春新碱),以及代谢紊乱(如慢性低磷血症、低钾血症、低钙血症),尿毒症。

2. 诊断要点

(1)心肌收缩力减弱,射血分数降低,心排出量减少,进而引起左、右心室扩张,心室充盈压升高引起左、右心力衰竭的症状和体征。可伴功能性二尖瓣、三尖瓣反流。

(2)辅助检查:①超声心动图是最主要诊断手段,可显示心室扩张,室壁运动弥漫减弱,二尖瓣反流。②胸部X线:心影增大,肺瘀血。③心电图:窦性心动过速,心律不齐,传导阻滞。④心导管检查:心室扩张,收缩力减弱,二尖瓣反流。

3. 鉴别诊断

需要与急性感染性心肌炎、心脏瓣膜病、冠心病、高血压性心脏病进行鉴别。

4. 治疗

治疗方法同慢性心力衰竭。可应用强心苷、利尿剂、血管扩张剂、抗心律失常药。抗凝药华法林可用于预防肺循环和体循环栓塞。

（二）肥厚型心肌病

1. 病因和发病机制

肥厚型心肌病为常染色体显性遗传疾病（每一代人都会发病），在家族性患者中可检出14号染色体异常。心肌肥大为特征性表现，通常为左室肥厚及非对称性室间隔增厚。腔室径、心排出量和每搏量可正常或增大，射血分数升高，心室舒张顺应性降低，剧烈运动时可造成左室流出道狭窄，进而引起猝死。

2. 诊断要点

（1）有肥厚型心肌病家族史或猝死家族史。

（2）症状表现为心悸、呼吸困难、心绞痛、近似晕厥和晕厥。颈动脉呈双峰性收缩波，可闻及S4奔马律、收缩期杂音和震颤、二尖瓣反流杂音。颈静脉可见较大a波。患者可突发猝死，尤其是运动员。

（3）辅助检查：①超声心动图为主要诊断手段，显示心肌肥厚，二尖瓣前叶收缩期前向运动，主动脉瓣收缩中期关闭。②胸部X线：左室增大为主，左房扩张。③心电图：通常无异常。④心导管检查：显示左室收缩功能增强，腔室变小，可见二尖瓣反流。

3. 治疗

（1）症状发作时，首选β受体阻滞剂。也可使用钙离子拮抗剂或丙吡胺。重症患者可采用手术治疗。避免剧烈运动和做专业运动员职业，是最好的预防与治疗措施。

（2）对于非梗阻性肥厚型心肌病，可使用钙离子拮抗剂或β受体阻滞剂改善左室舒张功能。

（三）限制型心肌病

1. 病因和发病机制

限制型心肌病的病因包括浸润性病变（如类肉瘤、淀粉样变性、血色病、肿瘤）、心内膜纤维弹性组织增生（如心腔扩大并弥漫性心内膜增生）、心肌心内膜纤维化（如心室流入道心内膜纤维化，+/-附壁血栓形成）。

限制型心肌病较少见，以室壁僵硬、左室舒张顺应性下降、心排出量和每搏量正常或减少为特征。其舒张期心室压力曲线呈早期下陷、晚期高原波形，表现酷似缩窄性心包炎。

2. 诊断要点

（1）症状表现为乏力，呼吸困难，运动耐力下降，体征有颈静脉怒张，水肿，肝肿大，腹水，听诊可闻及S3、S4奔马律。

（2）辅助检查。①超声心动图：呈现心肌组织淀粉样变性所致的心脏结构普遍增厚的特征性改变。②胸部X线：心影轻度增大，肺淤血。③心电图：低电压，传导阻滞，Q波。④心导管检查：典型者呈"平方根"征、心房"M"型波，双心室充盈压升高。

3. 治疗

本病无特效治疗手段，可考虑心脏移植。常见死因是心力衰竭或心律失常。

（四）致心律失常性右室心肌病

致心律失常性右室心肌病（arrhythmogenic right ventricular cardiomyopathy，ARVC）

可能是由基因突变引起的心肌疾病，特征是室性心律失常，心肌纤维病变和右室功能障碍。

建议对高危患者使用抗心律失常药和植入心脏复律除颤器，以防止其发生持续性室性心速过速、室颤而导致猝死。

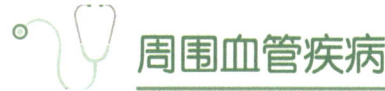

周围血管疾病

周围血管疾病（peripheral vascular disease，PVD）是一种慢性肢体缺血性疾病，临床上将心脑血管病以外的血管疾病统称为周围血管病。PVD包括动脉、静脉及淋巴三个系统的疾病，是高脂血症、动脉硬化和糖尿病的常见并发症。动脉粥样硬化斑块、血栓、栓塞或创伤导致下肢或上肢动脉狭窄或闭塞，血液供应减少。慢性供血不足使受累肢体出现缺血性疼痛，主要影响下肢，引起间歇性跛行。急性缺血性症状通常由心内的栓塞所致。糖尿病并发的糖尿病足会增加肢端缺血坏死病变和致残致死性并发症的风险，如下肢感染、溃疡形成和/或深部组织的破坏（最终可能被迫截肢）。PVD还可能诱发下肢深静脉血栓形成和致命的肺动脉栓塞而危及生命。症状取决于受累血管的部位及范围。

临床特点和诊断如下：

（1）多数患者有动脉粥样硬化的危险因素和家族史（高脂血症、高血压、吸烟、糖尿病、缺乏运动）、冠心病史以及间歇性跛行。间歇性跛行可因终止运动而缓解，或血管闭塞阻塞而加重，进而导致静息痛。

（2）查体：典型者表现为"5Ps"——肢端疼痛（pain）、皮肤苍白（pallor）、无脉（pulseless）、感觉异常（paresthesia）、麻痹（paralysis）。也可呈现患肢温度较低，毛发稀疏。踝/肱动脉压指数（ankle brachial index，ABI）通过测定踝/肱动脉的收缩压比，可提供下肢动脉阻塞的客观证据。ABI<0.4为严重缺血，可引起静息痛。

（3）两种常见的类型：①股腘动脉阻塞：有小腿跛行，但股动脉以下无脉搏。②主髂动脉阻塞：伴Leriche综合征，表现为股动脉搏动减弱，臀部跛行和男性阳痿。

（4）辅助检查：①超声检查可显示动脉阻塞引起的血流减少。②动脉造影是最佳诊断方法，可显示狭窄的面积和严重程度，为外科手术提供依据。

治疗：

（1）大多数间歇性跛行的患者通过戒烟、饮食调节、制订渐进性运动计划以及控制原发病，病情可以得到改善。药物治疗的适应证为急性血栓形成或栓塞、慢性供血不足及动脉痉挛性疾病，包括溶栓剂、抗凝药、血管扩张药、血小板抑制剂（如阿司匹林）、纤维蛋白降解药等。

（2）手术治疗：适应证包括周围血管损伤需要的血管吻合和修补术、血管搭桥手术、静脉瓣膜修补术以及截肢手术等，与药物治疗相结合，可以缩短疗程、提高疗效、降低致残率和死亡率。有静息痛或组织坏疽的严重患者通常需要介入性血管治疗，如血管成形术和支架植入术等。如果血管成形术不能保住肢体，则需行截肢术。介入性血管治疗是近十多年来血管外科疾病的新型疗法，比传统的外科手术效率更高，损伤更小，并发症更少，患者恢复更快，已广泛应用于动脉扩张症、动脉阻塞性疾病、动静脉炎及部分静脉疾病的治疗。

（3）压力治疗：是一类通过压力器具在局部躯体产生持续或间断的压迫或吸引作用，以促进局部血液循环、减轻组织间隙水肿、加速炎症反应吸收，从而减轻临床症状和促进伤口修复的物理疗法。

一、静脉血栓栓塞症

静脉血栓栓塞症（venous thromboembolism，VTE）通常包括深静脉血栓症（deep venous thrombosis，DVT）和肺栓塞（pulmonary thromboembolism，PTE）。深静脉血栓症是指血液在深静脉内形成血凝块，通常发生在腿部。这种血凝块可能引起腿部疼痛、肿胀、发红和温热感（图8）。有时DVT可能无明显症状。

深静脉血栓症的主要风险因素包括长时间不活动、手术、受伤、怀孕、肥胖、吸烟和某些遗传性凝血障碍。如果不及时治疗，血栓块可能会脱落，从静脉回流到右心室，导致肺（动脉）栓塞，这是一种危及生命的并发症（参考"第三章呼吸系统疾病"相应章节）。

静脉血栓形成的三联因素：静脉血流淤滞、静脉内膜损伤和高凝血状态。

（一）深静脉血栓症的临床特征

大腿或小腿通常有疼痛或触痛；腿部或手臂肿胀；皮肤发红或触摸时发热；皮肤上有红色条纹。有时深静脉血栓可能没有明显症状。超声波检查显示无血流，可确诊深静脉血栓。

（二）治疗

低分子量肝素（low molecular weight heparin，LMWH）或口服抗凝剂艾多沙班是深静脉血栓患者尤其是癌症相关VTE患者的一线抗凝药物。患有肺栓塞或DVT的孕妇需要使用LMWH 6个月。

（三）深静脉血栓和肺栓塞的预防（最佳治疗）

（1）最佳预防措施：保持运动，避免久坐或长期卧床，戒烟，保持健康体重，使用梯度弹力袜、气压弹力袜。

（2）为有禁忌证或在接受充分抗凝治疗后仍反复发生肺栓塞的患者放置腔静脉滤器。

（3）对卧床的高危淤血患者使用小剂量口服抗凝剂或低分子量肝素，并对下肢进行间歇性气压治疗。

二、血管炎综合征

血管炎综合征（vasculitis syndrome）见第八章"骨骼、关节、肌肉与自身免疫性疾病"部分。

第三章　呼吸系统疾病

呼吸系统的主要功能是肺通气以及在肺和血液之间进行气体交换，使氧气进入肺部和血液循环，并将氧气运输到全身各个部位以维持人体正常的能量代谢和生理功能，并将代谢废物二氧化碳排除体外。呼吸停止是人体死亡的主要指标之一。

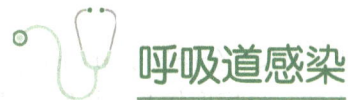

呼吸道感染

见"第十章　感染性疾病"。

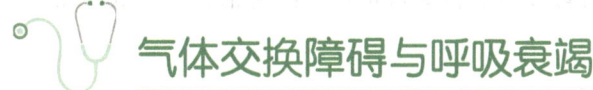

气体交换障碍与呼吸衰竭

心输出量、血红蛋白含量及血氧饱和度，以及动脉血氧分压（PaO_2）是向组织、器官输送氧气的最重要因素。即使给患者吸入100%的氧气，使动脉血氧分压由60 mmHg增至100 mmHg，对氧气的转运释放也改变甚微。

肺泡-动脉氧分压差（PAO_2-PaO_2分压差）有助于评估肺内氧合作用和病理状态。

肺泡-动脉氧分压差正常范围：5～15 mmHg（室内空气）。大于15～20 mmHg则可疑有"分流"，即肺通气/血流比例失调。可见于：①肺不张；②肺水肿或肺纤维化；③肺内血管分流，如肺栓塞；④心内右向左分流，如室间隔缺损、房间隔缺损。

一、肺不张

肺不张指部分或全肺塌陷。

（一）病因

常见于术后24小时内，是由于该时段吸气或咳嗽不足导致。黏液堵塞、肿瘤或异物也可导致肺不张。

（二）诊断要点

1. 症状

急性期症状包括心动过速、呼吸困难、发热和低氧血症。慢性期患者可无症状而仅表现为X线检查异常。

2. X线表现

膨胀不全的肺叶显示为致密阴影，且面积小于正常肺叶。上叶肺不张显示气管偏向患侧，是肺不张导致病侧肺容量减少所致。下叶肺不张会引起相应部位的膈肌抬高。广泛肺不张导致纵隔移向患侧。

（三）治疗

（1）嘱患者术后尽早活动，深呼吸和咳嗽很重要。刺激性肺活量测定和肺灌洗很有效。

（2）对于自发性肺不张，可选择支气管镜检查并除去黏液栓。

二、急性呼吸衰竭

急性呼吸衰竭指肺功能降低，引起氧分压低于60 mmHg，二氧化碳分压大于45 mmHg，以及呼吸性酸中毒（pH＜7.35）的一种病理状态，其死亡率高达60%～70%。

（一）病因

其病因与低氧血症和急性呼吸窘迫综合征相似，包括通气不足、心内右向左分流、通气/血流比例失调、弥散障碍、低氧含量。诱因包括肺炎、败血症、创伤、胸腔积液、中毒等。

（二）诊断要点

1. 症状

缺氧状态（如气促、发绀），胸膜性胸痛，意识障碍。

2. 辅助检查

动脉血气分析显示氧分压＜60 mmHg，二氧化碳分压＞45 mmHg，肺泡氧分压-血氧分压差异常（大于15 mmHg提示有分流）。氧合血红蛋白降低。X线检查有助于诊断或排除急性呼吸窘迫综合征、肺不张、肺炎、创伤和胸腔积液等。

（三）治疗

（1）吸氧。使用呼吸机，通过增加吸氧浓度、调整吸气呼气比例来增加血氧饱和度。也可使用呼气末正压通气，维持潮气量＞10 mL/kg（即70 kg体重者，潮气量＞700 mL），呼气末正压通气对慢阻肺患者尤其有效。当患者CO_2增高时，需增加每分通气量。

（2）如上述治疗无效，则予气管插管。

（3）治疗原发病。

三、急性呼吸窘迫综合征

急性呼吸窘迫综合征（acute respiratory distress syndrome，ARDS）以肺泡毛细血管膜通透性增加和肺水肿为特征，导致严重低氧血症和肺顺应性降低，非心源性肺水肿和急性呼吸衰竭，总死亡率为30%～40%。

（一）病因

ARDS病因包括外伤、肺炎、脓毒血症、弥散性血管内凝血、药物过量、吸入毒素、肺出血-肾炎综合征、系统性红斑狼疮、溺水、冠状动脉旁路手术等。急性呼吸窘迫综合征多数在原发病起病后的24小时内发生。

（二）诊断要点

（1）有上述病因史，同时出现呼吸困难、气促、心动过速、发绀，听诊闻及双肺散布干湿啰音。

急性呼吸窘迫综合征的发生分为以下四期：

第1期：急性损伤期。体检正常，可有呼吸性碱中毒。
第2期：起病6～48小时，出现呼吸窘迫，肺泡-动脉氧分压差增大。
第3期：呈典型呼吸衰竭表现。
第4期：危及生命期。表现为重度低氧血症、呼吸代谢酸中毒，对治疗无效。

（2）胸部X线显示弥漫性间质浸润阴影或肺泡性浸润阴影（第3期）。

（3）动脉血气分析显示动脉血氧分压降低，动脉二氧化碳分压增加或正常（第2至第3期）。

（4）Swan-Ganz漂浮导管显示心输出量正常，毛细血管楔压正常，肺动脉压升高。

诊断标准：①急性起病，呼吸窘迫。肺毛细血管楔压<18 mmHg，临床上排除心源性肺水肿。②动脉血氧分压/吸入氧浓度<200 mmHg。③胸部X线检查显示两肺浸润阴影。

（三）治疗

（1）治疗原发病。
（2）维持适当器官灌注。
（3）机械通气，增加呼气末正压，有助于提高氧分压，使PaO_2>60 mmHg或动脉血氧饱和度（SaO_2）>90%。可给予过度通气，并通过心输出量监测呼气末正压。机械通气时采用低潮气量可减少对肺脏的损伤。
（4）类固醇治疗有益。

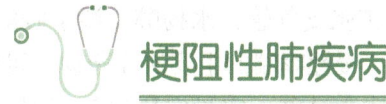

梗阻性肺疾病

一、哮喘

哮喘是因气道对各种刺激因素产生高反应性，以引起可逆性气流受阻为特征的疾病。黏膜炎症、支气管平滑肌痉挛、黏液分泌增加产生黏液栓等综合因素导致支气管阻塞。哮喘可发生在任何年龄段，但常见于年轻人，成年期发病减少。

（一）病因

（1）内源或特发性哮喘：见于50%的哮喘患者，属非过敏性。支气管反应可继发于非免疫学刺激，如感染、吸入刺激物、冷空气、运动、情绪激动等。哮喘发作若较为严重，预后往往不容乐观。

（2）外源性（过敏性、特异反应性）哮喘由致敏物质引起，可产生特异性免疫球蛋白E（IgE）。患者常有变应性疾病的家族史。外源性哮喘是由过敏原所致，占哮喘的20%。通常预后良好。

哮喘加重的因素包括：①呼吸道感染，是哮喘加重最常见的诱因（病毒感染最常见）；②某些药物，如阿斯匹林、β受体阻滞剂、酒石黄等。

（二）发病机制

哮喘发作时，支气管平滑肌肥大和痉挛，支气管黏膜出现水肿和炎症，同时黏液引起大、小气道狭窄。肥大细胞、淋巴细胞和嗜酸粒细胞释放的组胺，缓激肽，白三烯C、白三烯D、白三烯E，前列腺素E_2，前列腺素$F_2\alpha$和前列腺素D_2等参与这些反应过程。

（三）诊断要点

（1）轻度发作：表现为轻微呼吸急促，心动过速，呼气延长以及少量散在的哮鸣音。

（2）严重发作：辅助呼吸肌加强收缩，出现呼吸音减弱，响亮的哮鸣，肋间内陷。

（3）肺功能测定：显示阻塞性通气障碍，即峰值气流量下降，FEV1/FVC降低，残气量和肺总容量增加。上述改变均可被支气管扩张剂所逆转（β_2受体激动剂作用后10～20分钟）。

（4）动脉血气分析（arterial blood gas，ABG）：①急性期。二氧化碳分压减少，pH值增大，氧分压正常或降低。②严重哮喘或哮喘持续状态。氧分压降低，二氧化碳分压升高，pH值降低。严重哮喘患者动脉血二氧化碳分压正常表明严重发作期出现呼吸衰竭。

（5）胸部X线：急性哮喘发作时胸部X线呈非特异性表现，但有助于排除急性感染。

（四）治疗

1. 紧急缓解（吸氧辅助治疗）

（1）吸入β_2受体激动剂扩张支气管：水杨醇（沙丁胺醇/硫酸舒喘灵）和间苯二酚（特布他林/奥西那林）是急、慢性哮喘的主要治疗药物，可使约70%的患者终止发作。首选的给药途径是吸入β_2受体激动剂（定量定压式气雾器），能使支气管最大程度扩张，而副作用（骨骼肌震颤）最小。沙美特罗是一种长效（12小时）沙丁胺醇类药，对夜间咳嗽变异性哮喘和运动性哮喘有效。合并冠心病、甲状腺功能减退、糖尿病、高血压病的患者应慎用β_2受体激动剂。

（2）抗胆碱能药（异丙阿托品）：对心脏病及使用β_2受体激动剂和茶碱有风险的患者有益。主要缺点是起效慢，90分钟才达到最大支气管扩张作用，且只具有中等效能。

（3）氨茶碱和茶碱：扩张支气管作用温和。有时对夜间咳嗽的慢性患者治疗有益。作用机理是提高膈肌及其他呼吸肌的收缩性。

2. 长期控制

（1）糖皮质激素：如倍氯米松、泼尼松。吸入合成细胞因子和肿瘤坏死因子-α。用于每周哮喘发作两次以上者，最好采用吸入式，是长期治疗的首选方法。糖皮质激素是治疗成人慢性哮喘的主要方法，对减轻气道炎症非常有效。吸入大剂量类固醇和长效$β_2$受体激动剂（如沙美特罗）对于严重或顽固性慢性哮喘者非常有效。静脉给予类固醇用于急性短暂发作，也是慢性患者和顽固性哮喘的最后治疗措施。

长期全身或系统性使用类固醇的副作用：鹅口疮、体重增加、糖尿病、高血压病、青光眼、白内障、肌无力、骨质疏松症、并发感染等。

（2）肥大细胞稳定剂：齐留通。对于吸入大剂量类固醇有抵抗的严重哮喘患者可选用该类药物，也可作为长期使用类固醇前的过渡措施。

（五）预防

避免过敏原和诱因。

二、慢性阻塞性肺病

慢性阻塞性肺病（chronic obstructive pulmonary disease，COPD，简称慢阻肺）是一种可以预防和治疗的疾病。特点是不可逆的气流阻塞和肺功能下降，包括肺气肿和慢性支气管炎，分别为两种不同的病理改变。这种气流受限通常是进行性的，与肺对有害颗粒或气体的增强慢性炎症反应相关联。慢性支气管炎、肺气肿、哮喘、支气管扩张、细支气管炎和慢阻肺的病症与气流限制之间存在相当大的重叠。慢阻肺根据严重性可划分成4～5个阶段。

（一）病因和发病机制

吸烟是引起COPD的重要原因，COPD患者中80%～90%是吸烟者。数年大量吸烟者第一秒钟用力呼气量（FEV_1）减小。空气污染、呼吸道感染和过敏可引发支气管炎，进而发展成COPD。

（1）慢性支气管炎：患者咳嗽、咯痰，连续超过2年，每年持续超过3个月。吸烟是主要诱因，其标志是气道阻力增加。

（2）肺气肿：患者终末细支气管远程破坏，肺泡永久性扩张。特征为肺的弹性回缩力下降。肺气肿与哮喘的病理改变不同，哮喘患者做肺功能测定时，气道阻塞具有可逆性。

（3）肺源性心脏病：是COPD的晚期并发症，由慢性肺动脉高压导致右心力衰竭，出现相应的症状和体征，且无左心疾病。

（二）诊断要点

（1）肺气肿：表现为呼吸困难，呼吸音减弱，轻微咳嗽，口唇紫绀。胸部X线（图

11）：双肺野过度充气，膈肌扁平，心脏缩小，肋间隙增大。

（2）慢性支气管炎：咳嗽，咯痰，口唇青紫，轻度呼吸困难，哮鸣音，杵状指，桶状胸，病程通常超过3个月。胸部X线（图9）：肺纹理增多。

（3）肺源性心脏病：右心力衰竭的症状和体征（如颈静脉怒张、水肿等）。

（4）肺功能测定：首选诊断手段。COPD患者，FEV_1/FVC降低，残气量和肺总容量增加。肺气肿患者肺一氧化碳弥散量（diffusion capacity of carbon monoxide of lung, DLCO）减少，但慢性支气管炎患者肺一氧化碳弥散量正常。

（5）动脉血气分析：结果显示低氧血症，呼吸性酸中毒。

（6）对咳嗽、咯痰和发热患者进行痰液革兰氏染色和培养，以及血培养和药敏试验。

（三）并发症

低氧血症、继发性红细胞增多、慢性呼吸衰竭、肺动脉高血压、肺源性心脏病、右心力衰竭。

（四）治疗

1. COPD急性加重期

（1）保持气道通畅，吸氧：当PaO_2急剧下降，PaO_2小于60 mmHg或血氧饱和度降低时给予吸氧，维持$PaO_2>60$ mmHg或$SaO_2>90\%$。严重患者需进行正压机械通气，呼吸衰竭者应给予插管。

（2）一线治疗药物：抗胆碱能吸入剂和$β_2$受体激动剂（沙丁胺醇、特布他林）联合应用具有协同治疗作用，同时静脉给予类固醇疗效甚佳。类固醇应在2周内缓慢减量。作为二线药物，优先选用吸入式。

（3）抗生素：经验性用药，针对肺炎球菌和嗜血流感杆菌感染。

2. COPD慢性期

（1）戒烟：至关重要。

（2）使用抗胆碱能吸入剂和$β_2$受体激动剂，也可加用类固醇。

（3）家庭氧疗：用于低氧血症患者（静息状态下，动脉氧分压<55 mmHg或动脉氧饱和度<89%，或肺源性心脏病患者动脉氧分压<60 mmHg）。

（五）预后

使用支气管扩张药后，第一秒用力呼气量是评价存活率最好的指标，数值越高，预后越好。第一秒用力呼气量降低越快，存活率越低。

在上述所有治疗措施中，只有戒烟和家庭氧疗能减少COPD死亡率。戒烟是延缓病理进程的唯一确切手段。

每五年接种一次肺炎球菌疫苗，每年接种流感病毒疫苗，这非常重要。

限制性与间质性肺疾病

尘肺病

尘肺病（pneumoconiosis）是指由于吸入某种粉尘启动了慢性炎症过程，最终导致肺纤维化的一种职业性肺病。通常发生在长期（15年以上）接触生产性粉尘（金、银、铅、铜矿开采）者；当粉尘浓度很高时，不足十年即可发展为尘肺病。

（一）发病机理

肺泡巨噬细胞吞噬粉尘，导致肺实质炎症和纤维化。硅肺和其他尘肺的最终结果是导致呼吸功能不全。主要采取支持治疗和吸氧治疗。

（二）诊断要点

（1）职业暴露时长超过10年是该病重要的诊断条件。

（2）症状和体征：劳力性呼吸困难、气促、咳嗽、咯痰，杵状指，以及肺源性心脏病。

（3）肺功能测定：限制性通气障碍，肺一氧化碳弥散量降低。低氧血症可作为肺泡气与动脉血氧分压差增加的证据。

（4）胸部X线（CXR）：大多显示小而不规则阴影，间质性密度影，可见毛玻璃样或蜂窝状改变。

（三）分类

1. 石棉肺

石棉肺（asbestosis）由长期吸入石棉粉尘所致，粉尘大部分来自采矿、碾磨、铸造、船坞或应用石棉生产管道、制动片、绝缘材料和锅炉产生的。

（1）诊断：根据暴露史，胸部X线和肺活检进行诊断。胸部X线显示模糊浸润阴影或线状阴影，以及胸腔积液、胸膜增厚、下肺叶斑块和钙化。该病最易并发支气管癌（特别是吸烟者）。肺活检是必要的诊断手段，显示哑铃状的石棉纤维。

（2）治疗：缺乏有效的治疗方法。患者最终因呼吸衰竭导致死亡。对于石棉肺患者戒烟很重要，因为吸烟者患肺癌的风险是不吸烟患者的70倍。

2. 硅肺

硅肺（silicosis）由长期吸入二氧化硅粉尘所致。该粉尘来自玻璃和陶瓷制造、采石、隧道工程等行业。

（1）急性硅肺：暴露吸入高浓度硅粉尘数周至数年后出现症状，表现为咳嗽、消瘦、乏力，并伴有胸膜疼痛。胸部X线通常显示双边斑片状肺泡充盈阴影。

（2）慢性硅肺：通常在暴露吸入硅粉尘10至30年后，患者出现劳累、进行性呼吸困难。胸片通常具有典型的病理标记性（蛋壳样）钙化的玻璃样结节，且在上叶区突出。

（3）诊断：根据暴露史，典型的胸片表现，采用排除法可诊断。

（4）治疗：缺乏有效治疗方法。患者最终因呼吸衰竭死亡。硅肺常合并肺结核，因此，患者需要每年做结核菌素试验（purified protein derivative，PPD）；PPD阳性（皮肤小结＞10 mm）的患者需预防性服用异烟肼9个月。

3. 煤矿工人肺

煤矿工人肺（coal miner's lung）长期吸入大量煤尘导致肺实质炎症和纤维化。煤的硬度越高，发病率越高。

（1）诊断：根据暴露史、症状、表现（如咳嗽、消瘦、乏力）以及胸部X线（显示小圆形密度影，多见于上肺野，严重进展性患者可见大片纤维致密阴影）进行诊断。实验室检查：免疫异常，IgA、IgG、补体C_3、抗核抗体（ANA）和类风湿因子水平升高。

（2）鉴别诊断：开普兰（Caplan）综合征，表现为煤矿工人肺、类风湿性关节炎及肺周围类风湿性小结。

（3）治疗：缺乏有效治疗方法。避免吸烟和煤尘暴露，可使用氧气治疗，并服用支气管扩张剂。

4. 铍肺

铍肺（berylliosis）是一种因吸入含有铍（合金）的粉尘或烟雾引起的肺部炎症。该病涉及高科技领域（如工程、核能、电信、航空），以及铸造、陶瓷、电镀、牙科材料制造、染料生产等行业。与其他环境性肺部疾病不同，铍肺病只发生在对铍敏感的少数人群中，即使暴露水平较低也可能发病。

（1）诊断：依据接触史、症状（咳嗽、乏力）以及胸部X线（弥漫性浸润，肺门淋巴结肿大）进行诊断。

（2）治疗：采用长期类固醇（强的松）疗法以减缓进展，并进行对症治疗。

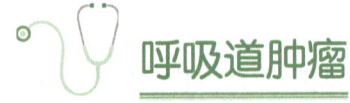

呼吸道肿瘤

一、肺结节

肺结节通常在胸部X线常规检查时被发现，大部分为良性，约1/3的孤立性结节属于恶性肿瘤。

（1）低危险性或良性结节。见于以下情况：年龄小于35岁，不吸烟者，钙化结节，结节小于2 cm，边缘光滑，爆米花样钙化（由错构瘤引起），靶心样钙化（由肉芽肿引起），与既往胸部X线对比大小不变。

治疗：每3个月进行1次胸部X线检查，持续2年，若2年后结节无增长则停止追踪。

（2）高危险性或恶性结节：年龄大于35岁，有吸烟史，结节大于2 cm且边缘模糊者，支气管肺癌可能性大。

最佳诊断方法是胸部CT检查后，细针抽吸或开胸肺活检。最佳诊治方法是开胸肺活检的同时切除肺结节。支气管镜无法到达外周肺病灶，仅用于诊断中央型肺癌。

二、肺癌——支气管肺癌

（一）病因

无论男性或女性，肺癌均是所有癌症类型中导致死亡的首位原因。90%的肺癌患者与吸烟有关（支气管肺泡癌与吸烟关联较小）。吸烟使患肺癌的危险性增加10倍，是引发肺癌的主要原因。被动吸烟危害更大。接触石棉者其患肺癌的危险性增加70倍。两种最常见的肺癌类型是腺癌和鳞状上皮细胞癌。小细胞肺癌（small cell lung cancer，SCLC）少见但恶性程度高，5年存活率小于5%，非小细胞性肺癌（non-SCLC，NSCLC）5年存活率小于10%。至今尚无有效的肺癌筛选试验方法，早期诊断的病例较为罕见。

（1）第一危险因素是吸烟。90%的病例与吸烟强相关（仅支气管癌是弱相关联）。如果从幼年开始就大量吸烟，患肺癌的终身危险性为15%。暴露于二手烟比一手吸烟更有害，有1.3%的相对危险性（relative risk）。

（2）其他危险因素包括性别（男性患者多于女性）、年龄、职业（如接触石棉、砷、铍、烃或镍等）、空气污染、辐射等。

（二）病理类型和特征

（1）腺癌：为肺癌最常见类型，病灶在肺周围，通过血液循环发生广泛转移。支气管肺泡癌是腺癌的一种亚型，属低度恶性，可单发或呈多个结节。石棉暴露是常见致病原因，该病可有30年的潜伏期。腺癌通常伴胸腔渗出液，渗液中富含透明质酸酶。开胸术后胸膜活检有助于诊断。

（2）鳞状上皮细胞癌：呈中央分布，可伴空洞和高钙血症（来源于类甲状旁腺素物质）；通常直接蔓延至肺门淋巴结和纵隔。

（3）小细胞癌：呈中央性分布，生长迅速，早期即经血行转移至肝、肾上腺、大脑和骨等部位。此种癌细胞为神经内分泌源性，故该病常合并库欣综合征、抗利尿激素分泌异常综合征、肌无力或兰伯特-伊顿（Eaton-Lambert）综合征。小细胞癌也是引发上腔静脉综合征的首要原因。早期诊断并不能改善预后。

（4）大细胞癌，又称神经内分泌癌：是最少见的类型，病变位于外周，常伴有空腔形成和男子乳房女性化现象。晚期病灶向远处转移，预后差。

（三）诊断要点

（1）有下列症状者首先做胸部X线检查：慢性咳嗽、乏力、呼吸困难、胸痛、咯血、体重减轻、肺炎反复发作。

（2）如果伴有霍纳综合征（瞳孔缩小、上睑下垂、无汗），肿瘤伴发综合征和肺性肥大性骨关节病时，应怀疑为小细胞性肺癌或肺上沟瘤（Pancoast tumor）。

（3）辅助检查（胸部X线+CT，见图12）

A．痰细胞学检查：鳞状上皮细胞癌检出率高（因为鳞癌呈中央分布，80%以上可以检出）。

B．支气管镜检查（加活组织检查）是诊断中央型肺癌最佳方法，且有助于疾病分期。

C．CT引导下细针抽吸有助于周围型肺癌的诊断。正电子体层扫描术（positron emission tomography，PET）阳性率更高。

D．对可疑肺癌病灶进行胸腔镜检查、组织活检，并结合开胸术，是有效的诊断和治疗措施。

E．纵隔镜检查有助于纵隔肿瘤的诊断和分期。

（四）治疗

（1）对于大部分非小细胞癌，可采用外科手术切除病灶。

（2）小细胞癌和手术不能切除的肿瘤采用放疗和化疗。不能切除的肿瘤指征包括：声嘶，胸腔积液伴结节，肺不张（提示中央气道堵塞），体重降低大于10%，骨痛或其他胸腔外转移灶，中枢神经系统症状，肺部对侧病变，潮气量小于800 mL，肿瘤累及气管、食管、心包或胸壁。上腔静脉综合征属于急症，需采用放射治疗。

（五）预防

戒烟非常重要。有危险因素的患者应定期进行胸部X线筛查。

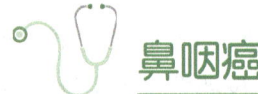

鼻咽癌

鼻咽癌是一种较少见的癌症，起源于鼻咽部黏膜上皮。它在年轻男性群体中，以及东南亚和北非某些地区更为常见。

WHO将鼻咽癌分为三类：Ⅰ型是鳞状细胞癌。Ⅱ型（2a）型是未分化的角化癌。Ⅲ型（2b）型是未分化的非角化癌，是最常见的类型，与EB病毒感染有关。其他可能的原因包括吸烟、遗传易感性和食用含有致癌性亚硝胺的特定食物（如咸鱼）。

（一）诊断要点

（1）患者可能出现鼻腔反流、出血、阻塞、"鼻音"、头痛和颈部肿块/肿胀（淋巴结转移）等症状。颈部肿块、鼻塞伴鼻出血和浆液性中耳炎的临床三联征很少出现。晚期症状包括听力下降、牙关紧闭、骨痛、颅神经麻痹等。

（2）辅助检查：许多病例（多为Ⅲ—Ⅳ期）需行颈部淋巴结活检确诊。对于原发性鼻咽癌，内镜检查加活检是明确的诊断手段。分期多基于临床判断。建议检测EB病毒DNA水平，其对治疗监测和预后评估有重要意义。

（二）治疗

（1）Ⅰ期（早期）：以放疗为主。

（2）Ⅱ期及以上：放疗联合化疗可降低远处转移率和总死亡率。现在很少使用手术方式治疗。

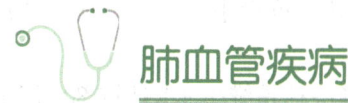

肺血管疾病

一、肺动脉栓塞

肺栓塞（pulmonary embolism，PE）是血栓阻塞肺动脉的一种致命性病理改变。90%肺栓子来自下肢近端深静脉。静脉血栓形成的三联因素指血液淤滞、血管内皮损伤和血液高凝状态。

（一）病因

高危因素包括静脉血液淤滞（可由外科手术、长期卧床、妊娠引起），年龄大于40岁，有深静脉血栓形成或肺栓塞病史，口服避孕药，癌症，血液高凝状态或血栓形成倾向。该病常见于有危险因素且长时间坐卧不动的中老年人。

（二）诊断要点

（1）突发性呼吸困难：突然发作的呼吸困难，伴心动过速和胸痛，是最常见症状。大面积肺梗死可引发晕厥。其他症状包括发热、出汗、咳嗽，可伴咯血。

（2）动脉血气分析：是目前诊断肺栓塞首选和最敏感的方法。由于通气过度，显示氧分压低（$PaO_2 < 80$ mmHg），二氧化碳分压低，出现轻度呼吸性碱中毒。动脉血气分析阴性结果可以排除肺栓塞。

（3）肺通气/灌注扫描（V/Q扫描）：通常作为动脉血气分析之后的确诊手段。该方法特异性极高，但敏感性只有50%。肺通气/灌注比例失调是诊断肺栓塞的主要指标。

（4）血管造影：是诊断肺栓塞的最佳标准，但有一定创伤性和危险性，仅用于肺通气/灌注显像之后仍疑有肺栓塞的复杂病例。

（5）多普勒超声（U/S）：对可疑下肢深静脉血栓患者而言，是可靠的诊断手段，可在血管造影前检查。静脉造影是诊断下肢深静脉血栓的最佳标准，但不应用于肺栓塞的常规诊断。

（6）螺旋CT增强扫描：诊断近端肺动脉栓塞敏感，诊断远端肺栓塞困难。

（7）胸部X线：可正常或偶见层状肺不张（Kerley B线）、楔形梗死（Hampton驼峰）或栓塞部位肺血减少（Westermark征）。

（8）心电图：表现为非特异性窦性心动过速，P波高尖（肺性P波），房性心律失常。

（三）治疗

肺毛细血管血流量扫描异常或多普勒超声探及深静脉血栓形成的患者都需要进行治疗。肺毛细血管扫描正常且无肺栓塞的患者无须治疗。

（1）肝素：持续肝素治疗不少于5天，使部分促凝血酶原激酶时间（partial

thromboplastin time，PTT）延长至正常的1.5～2倍。肝素的副作用：4%的患者会发生血小板减少症。低分子量肝素不能防止抗血小板抗体形成。使用肝素患者中，出血发生率为5%～10%。

（2）长期华法林治疗：华法林是维生素K拮抗剂，阻断凝血因子Ⅱ、Ⅶ、Ⅸ和Ⅹ。应从第1天开始，给予量达到使凝血酶原时间（prothrombin time，PT）延长至正常的1.5倍，并持续6个月。

（3）深静脉血栓形成的预防：对于肺栓塞复发患者应采用足量抗凝血剂治疗，还须放置格林菲尔德腔静脉滤器。

（4）妊娠合并肺栓塞或深静脉血栓形成：需要低分子肝素（low molecular weight heparin，LMWH）治疗6个月。

二、肺动脉高压

肺动脉高压是指肺血管阻力和肺循环压力升高，平均肺动脉压大于＞25 mmHg的病理状态，较为少见。分为原发性和继发性两大类。

（一）病因

（1）原发性肺动脉高压：多数为特发性，病因未明，与遗传学相关，多见于年轻人和中年女性。

（2）继发性肺动脉高压：①由于二尖瓣病变或左心力衰竭引起肺静脉压增高。②左向右分流先天性心脏病使肺动脉血流增加。③慢性阻塞性肺疾病、血栓栓塞性疾病、间质性肺病时的低氧血症可导致肺血管收缩。

（二）诊断要点

（1）病史：继发性肺动脉高压有心脏病、肺栓塞、慢性阻塞性肺疾病、肺气肿、间质性肺病等病史。

（2）症状和体征：有劳力性呼吸困难、胸痛、劳力性晕厥、嗜睡、乏力的症状和右心力衰竭体征（下肢水肿、腹胀等）。

（3）查体。听诊：肺动脉瓣第二音P2亢进，心尖区第二心音S2分裂；收缩期喷射性杂音；病理性第四心音S4。提示右心室增大，可伴心力衰竭。

（4）辅助检查：休息时平均肺动脉压≥25 mmHg。胸部X线显示肺动脉段突出，心电图见右室高电压。超声心动图和右心导管检查可显示右室负荷过重征象和右心房室增大。

（三）治疗

（1）全身治疗：吸氧，使用血管扩张剂、抗凝剂，加利尿剂（针对右心力衰竭者）。

（2）继发性肺动脉高压：治疗原发病。

三、肺出血肾炎综合征

肺出血肾炎综合征（goodpasture syndrome）少见，是一种因为循环抗体针对肺泡膜和肾小球基底膜（glomerular basement membrane，GBM）而引起的影响肺部和肾脏的自身免疫性疾病，其特征是肺部出血和急进性肾小球肾炎。

（一）诊断要点

（1）典型表现包括出血性肺炎（咯血、呼吸困难）和急进性肾小球肾炎（血尿、急性肾功能损伤、肾炎尿沉渣和非肾病蛋白尿）。全身症状包括受累部位的血管炎、肌痛等。

（2）诊断证据通常是样本显示抗GBM抗体IgG线性沉积（肾脏活检）。

（3）40%患者有ANCA抗体（+），可能有系统性血管炎，这可能会改变治疗决定，并提示预后更差。

（二）治疗

免疫抑制疗法：强的松和环磷酰胺联合血浆置换。血浆置换可清除循环抗GBM抗体和其他炎症介质（如补体和免疫抑制剂），减少新的抗体形成。预后各不相同。

第四章　消化系统疾病

消化系统从口腔延续到肛门，负责摄入食物、将食物分解成为可吸收的营养素（糖、脂肪酸、氨基酸、维生素、矿物质等），吸收营养素进入血液，以及将食物中的未消化部分和废物排出体外。这些基本营养物质用于机体的能量代谢、生长和修复。

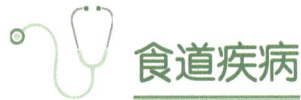

食道疾病

食道上括约肌和下括约肌有阻止食物反流的作用，任何对食道蠕动功能，食道上、下括约肌和食管解剖结构的破坏都能导致吞咽困难或吞咽痛。吞咽困难（dysphagia）是指吞咽存在困难，常出现在食道疾病中。吞咽痛（odynophagia）是指吞咽时有疼痛，常常与食道炎症有关。

一、吞咽困难鉴别诊断

吞咽困难鉴别诊断见表4-1。

表4-1　吞咽困难鉴别诊断

类型	临床特征、诊断和治疗
口咽吞咽困难	包括甲状腺疾病、咽下部憩室（有口臭和颈部肿块）、食道癌（进行性吞咽困难）、神经系统疾病（脑神经损伤）、肌肉疾病、外科术后或辐射后吞咽困难。首选诊断方法：活动性食管影像图（cine-esophagram）+食管测压法（动力研究）。治疗上述原发病因
食道咽下困难	（1）机械性梗阻：大多是由固体食物引起的部分性梗阻，见于沙特茨基食管环（间歇性吞咽困难加缺铁性贫血）、消化性狭窄（进行性梗阻加慢性胃灼热感）和肿瘤（吸烟、酗酒加进行性梗阻）。首选诊断法：食道钡餐。 （2）运动紊乱：固体和液体食物均可引起，症状很像梗阻，包括贲门失弛缓症（一种渐进性食管下括约肌压力增加），间歇性弥漫性食管痉挛症和硬皮病（慢性胃灼热感加雷诺征或CREST综合征）。首选诊断方法：测压法（动能观察法）。治疗上述原发病因
吞咽痛	食道念珠菌感染（免疫缺陷病史加弥漫性溃疡）、巨细胞病毒（大而浅表性的溃疡）、单纯疱疹病毒（小而深的溃疡）和化学药品（碱剂或药片误吞伴非典型溃疡）刺激后引起。首选诊断方法：食道钡餐或内窥镜检查。治疗上述原发病因

续表4-1

类型	临床特征、诊断和治疗
吞咽困难	用硝酸盐或钙阻断剂对吞咽困难者进行诊断性治疗。它可降低食管下括约肌内压力，改善贲门失弛缓症和广泛性食管痉挛症，但会加剧胃食道反流症

二、胃食管反流病

胃食管反流病（GERD）是由于食道下括约肌闭锁功能不全，引起胃内容物短暂反流的功能紊乱性疾病。导致食管下括约肌张力下降的原因包括：怀孕（致使黄体酮增加）、食管裂孔疝、饮食因素（巧克力、辣椒、咖啡、乙醇、油腻食物）、吸烟、平滑肌弛缓剂（如β受体激动剂、硝酸盐和钙阻断剂）。

（一）诊断要点

（1）主要根据病史和诊断性治疗。最常见症状为胸骨下烧灼痛（"烧心感"），通常在进食后1小时出现；可因抗酸药、站立或坐位缓解，但不能被硝酸甘油片缓解；斜卧体位可使症状加重。这是最常见的非心源性胸痛之一，还可伴有干咳、声嘶、哮喘样症状。

（2）最佳诊断试验是24小时pH监测。顽固性病例通常要做pH监测。食道测压也有帮助。对反应不敏感或有疑问的病例，可进行食道镜及活组织检查。

（3）如果是单纯性胃食管反流病（反复使用抗酸药，无咽下困难或癌变危险），首选食道–胃–十二指肠镜检，以诊断巴雷特（Barrett）食管或消化性溃疡。

（二）鉴别诊断

与胃食管反流病鉴别的疾病有贲门失弛缓症、食道痉挛、食道炎、胃炎、消化性溃疡、冠心病和心包炎。

（三）并发症

食管炎、消化性食道溃疡或狭窄、巴雷特食管和食道出血。

（四）治疗

（1）生活方式的改变：减轻体重，少量进食，用餐时间应在睡前3小时，睡觉时头部抬高，避免食用油腻或过甜的食物，停止吸烟。

（2）药物治疗：①早期用抗酸药或组织胺H_2阻断剂；②质子泵抑制剂（proton pump inhibitors，PPI，如奥美拉唑），可治愈80%伴急性食道炎的胃食管反流患者，比H_2阻断剂效果好；使用PPI加阿莫西林和克拉霉素治疗幽门螺杆菌感染通常更有效。③促胃动力药物［如甲氧氯普胺（胃复安）］，饭前30分钟服用，它可以促进食道和胃排空，增加食管下括约肌的压力，但无法治疗食管炎。

（3）外科手术：对上述治疗无效的病例，可用手术治疗（Nissen fundoplication）。

三、咽下部憩室

咽下部憩室（hypopharyngeal diverticulum，又称Zenker憩室）指位于咽以下部位食道后壁，因薄弱外翻而引起的上段食道局部膨出，常见于老年人。

（一）诊断要点

（1）多为老年人，有口臭症状，在吞咽之初表现为吞咽困难，伴有气过水声的宿食反流和颈部肿块。可合并吸入性肺炎。

（2）通过钡餐检查发现食道局部膨出后，再行食道-胃-十二指肠镜检查可明确诊断。应避免鼻胃插管，以降低穿孔的危险。

（二）治疗

根治需行环咽肌切除术、憩室切除术，或环咽肌-憩室切除术。

四、沙特茨基食道环

沙特茨基食道环（Schatzki Ring）是最常见的一种食管机械性阻塞，为位于食道/胃鳞-柱状上皮交界处或邻近食道下括约肌处（括约肌环之上）的网状黏膜环。鳞-柱状上皮交界处以上称为A环，以下称为B环。沙特茨基食道环通常见于年轻患者对固体食物出现生间歇性吞咽困难。

（一）诊断要点

（1）年轻患者对固体食物出现间歇性吞咽困难或有吞咽困难的感觉，还有10%的病例无症状。

（2）钡餐检查或内窥镜检查可明确诊断。

（二）治疗

无症状病例很少恶化，无须治疗。有症状病例可使用环扩张术进行治疗。

五、食道炎

（一）病因学

（1）感染：是首要原因。通常是由念珠菌（尤其是伴发AIDS）或病毒（如单纯疱疹病毒、巨细胞病毒、水痘带状疱疹病毒、人类免疫缺陷病毒）感染引起，主要见于免疫缺陷性疾病患者。

（2）药物性食道炎：口服药物时喝水量少，如阿仑磷酸（alendronate）、强力霉素、非甾体抗炎药（NSAIDs）、硫酸亚铁和奎尼丁等药物，可引发该病。

（3）腐蚀性食道炎：因摄入强酸或强碱引起。腐蚀性食道炎病情严重，且多并发结构性狭窄，尤其是强碱，其作用慢而持久。

（二）临床特征

患者因上述病因引起吞咽痛。

（三）诊断和治疗——基于病史和诊断性治疗

（1）对于人类免疫缺陷病毒导致的食道炎，首先试用抗真菌药（如氟康唑、两性霉素B）。若无效，试用抗病毒药：针对单纯疱疹病毒和水痘带状疱疹病毒用阿昔洛韦，针对巨细胞病毒用丙氧鸟苷。

（2）食道-胃-十二指肠镜检查：适用于对上述治疗无效的病例或腐蚀性食管炎患者。

（3）预防药物引起的食道炎的最好方法是取在直立体位时摄入足量的水和药物。

六、巴雷特食道

巴雷特食道（Barrett esophagus）是指食道鳞状上皮细胞黏膜向柱状上皮细胞黏膜转化（化生）所导致的慢性反流症。胃食道反流患者中，此病发生率为10%～20%；其具有很高的食道腺癌发病率，尤其是当病变＞8 cm，且伴有分化异常和吸烟史时。

（一）诊断要点

患者通常表现出慢性反流症状。可疑此病的患者应接受食道-胃-十二指肠镜检查（EGD）和活组织检查；检查结果可见柱状上皮化生。

（二）治疗

（1）抗反流药物治疗。

（2）通过食道-胃-十二指肠镜进行监视，依据异常增生的程度选择治疗方式：①如无异常增生，每3～5年复查1次。②轻度异常增生，每6～12个月复查1次。③重度异常增生，需行食管切除术。

七、食道癌

食道癌是原发于食道黏膜上皮或腺体的恶性肿瘤，主要为鳞癌、腺癌，少数为其他癌，在食品安全欠佳的国家中发病率显著上升。

（一）病因学

（1）鳞状细胞癌（squamous cell carcinoma，SCC）：约占食道癌病例的50%，多数发生在食管近端2/3处。在酗酒、吸烟以及经常进食不安全食品的人群中高发；其他危险因素有食管失弛缓症、普鲁默-文森综合征、食物中含较高的硝酸盐和泡菜、过热饮食等。多发生于亚洲男性。

（2）腺癌（adenocarcinoma，ACC）：约占食道癌病例的50%，多数发生在食管远端1/3处，并与巴雷特食管有关。发病率呈上升趋势，且多发于西方白人。

（二）诊断要点

（1）年长患者，有酗酒和吸烟史，或患有巴雷特食道。表现为进行性吞咽困难，早期对固体食物，后期对液体食物（当阻塞60%时）出现吞咽困难；晚期表现为体重下降，营养不良，胸背疼痛。

（2）辅助检查：首先进行食道钡餐检查以显示大概异常，如图13所示，钡餐X

片呈现边缘不规整的充盈缺损（异常包块加溃疡边缘）；随后进行食道镜及活组织检查以确诊。SCC会伴有高钙血症。对于没有转移证据的患者和位于食道-胃结合部（esophagogastric junction，EGJ）的肿瘤患者，诊断性腹腔镜检查是可选的。

（三）鉴别诊断

参考上述"一、吞咽困难鉴别诊断"相关内容。

（四）治疗

1. 胸段食道癌

（1）T3N0 I期：放化疗后手术可获得最佳生存率。

（2）T1N0癌或食道-胃结合部腺癌或鳞状细胞癌：首选单纯内镜手术。

2. 食道-胃结合部（EGJ）癌

推荐放化疗后进行手术。

3. 颈段食道癌

放化疗效果优于手术。

4. 大多数转移性癌症

采用紫杉醇化疗加卡铂/顺铂+/-5-氟尿嘧啶加放疗。

（五）预后

因为早期筛查和诊断困难，M1期（远程转移）5年生存率小于5%；由于早期筛查和诊断困难，T4N1（区域）阶段的比率约为20%。

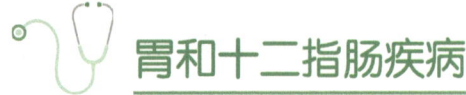

胃和十二指肠疾病

一、胃炎

胃炎（gastritis）是各种病因引起的胃黏膜急性和慢性炎症的总称。病因与化学、物理、微生物感染或细菌毒素、精神-神经功能紊乱、应急状态等多种因素相关，而幽门螺杆菌感染被认为是慢性胃炎的主要病因。可分为以下两种类型：

1. 侵蚀（糜烂性）胃炎

通常由酒精、非甾体抗炎药或严重的生理应激（很严重的患者）导致。

2. 慢性（非糜烂性）胃炎

有两个亚型：

（1）A型慢性（萎缩性）胃炎：约占20%，与自身免疫过程，恶性贫血，胃酸缺乏和高危胃腺癌密切相关。自身抗体破坏壁细胞和内因子（影响维生素B_{12}吸收），最终导致低胃酸水平和恶性贫血。

（2）B型慢性胃炎：约占80%的胃炎病例，绝大部分由幽门螺杆菌所致；与胃酸分泌增加有关，表现为腹痛、早期饱腹感、恶心、呕吐和胃肠道出血。

（一）诊断要点

（1）B型慢性胃炎：血清学IgG酶联免疫吸附试验（ELISA）具有高敏感性与高特异性，尤其对证实或排除幽门螺杆菌感染较为敏感。窦部活组织检查是诊断的金标准。

（2）尿素酶试验（有95%的特异高敏度）：包括弯曲杆菌检查和尿素呼吸试验（放射标记的尿素）。使用质子泵抑制剂后，呼吸试验有相对较高的假阴性率。IgG酶联免疫吸附试验结果为阴性时，要做呼吸试验；呼吸试验是治疗后随访的最好选择。

（3）大多数患者表现为胃炎性消化不良或溃疡病性消化不良，癌变率低，年龄在45岁以下。首先针对幽门螺杆菌做IgG酶联免疫吸附试验或尿素呼吸试验。如果结果为阳性，应用抗生素进行治疗；如果结果为阴性，应用H_2阻断剂或质子泵抑制剂。

（4）如果患者年龄大于45岁，且存在癌变危险因素（如出血、贫血、消瘦），则需做幽门螺杆菌试验和钡餐/内窥镜两项检查。如果排除肿瘤，仅是幽门螺杆菌感染，应用抗生素治疗。

（二）治疗

（1）糜烂性胃炎的治疗类似于消化性溃疡病。

（2）A型胃炎：恶性贫血患者需要终身服用维生素B_{12}。

（3）B型胃炎：应用抗生素治疗幽门螺杆菌感染。标准治疗是阿莫西林+甲硝唑+铋盐超过2周，或克拉霉素+甲硝唑超过2周。

二、消化性溃疡病

消化性溃疡病（PUD）是指胃或十二指肠黏膜的完整性遭到破坏的病变，可分为胃溃疡和十二指肠溃疡。

（一）病因学

（1）80%的消化性溃疡和几乎100%的十二指肠溃疡与幽门螺杆菌感染有关。幽门螺杆菌感染和胃-十二指肠溃疡形成联合病变，通常还伴发有胃窦炎或十二指肠炎。

（2）非甾体类抗炎药诱发的消化性溃疡：因非甾体类抗炎药对胃黏膜的直接毒性导致消化性溃疡的病例占20%～30%。其他诱因包括酒精、腐蚀性物质（强酸或强碱）、应激时的克林（Curling）溃疡（因黏膜损伤和缺血）和库欣溃疡（继发于颅内损伤、机械通气、白血病或凝血病）。

（二）诊断

1. 胃溃疡诊断

（1）进食后出现上腹痛，一般服用抗酸药和H_2受体阻断剂后症状无改善，并伴发恶心、呕吐和体重减轻。

（2）低胃酸，高幽门螺杆菌感染。可能与胃癌有关，约25%的患者会发生大出血；其发病率和死亡率均高于十二指肠溃疡。

（3）幽门螺杆菌（首选IgG酶联免疫吸附试验）检测后，再通过钡餐或食管-胃-十二指肠镜检查确诊。

2. 十二指肠溃疡诊断

（1）上腹痛在饥饿或午夜时发作，食物、抗酸药或H_2组织胺受体可缓解疼痛。通常没有呕吐症状；如果有呕吐，可能存在并发症。

（2）高胃酸，高幽门螺杆菌感染。癌变率较低。幽门狭窄或者后壁穿孔是少见的并发症。

（3）进行幽门螺杆菌检测后，通过钡餐或食管–胃–十二指肠镜检查确诊。

（三）鉴别诊断

胃肌乏力（胃排空延迟）：过早饱感和饭后恶心呕吐是其最常见的症状。注意与胃癌鉴别。治疗用甲氧氯普胺。

（四）并发症

（1）消化性溃疡：可能引起出血和穿孔。

（2）长期幽门螺杆菌感染：可导致慢性浅表型胃炎、消化性溃疡、黏膜相关性淋巴样组织淋巴瘤、慢型萎缩性胃炎（增加胃癌发生风险）。

（五）治疗

根除幽门螺杆菌+胃酸抑制剂：阿莫西林+克拉霉素+质子泵抑制剂（PPI，如奥美拉唑）三联药或H_2受体阻断剂（如西咪替丁）治疗2周；如果有耐药性，可加用甲硝唑＋铋盐2周。奥曲肽（octreotide）对减少胃肠道血流量和抑制胃酸分泌有帮助。

副作用：西咪替丁有微弱的抗雄激素作用，大剂量使用时可能导致男性乳腺发育和阳痿。

三、胃癌

胃癌在亚洲国家是常见的胃肠道恶性肿瘤，在食品安全欠佳的国家中发病率显著上升，但在西方国家并不常见。大多数胃癌在病理上属于腺癌。

（一）病因学及危险因子

（1）幽门螺杆菌感染或恶性贫血：患胃癌的危险性是普通人群的3倍以上。

（2）严重的萎缩性胃炎，慢性萎缩性胃炎，胃发育异常，腺瘤性胃部息肉，肠化生。

（3）摄入过多有毒食物和保藏食品（如腌制的肉制品，以及含高盐、硝酸盐、亚硝酸盐的食物）。

（4）其他：A型血，胃黏膜肥厚症（又称Menetrier disease），窦部切除术后等。

（二）病理学

（1）溃疡癌肿型：溃疡贯穿胃组织全层。

（2）息肉型：实体癌组织突入胃腔。

（3）浅表扩散型：大多数预后良好。

（4）胃硬变型：呈皮革状胃，趋向于早期浸润并贯穿胃组织全层。

（三）诊断要点

（1）病史中存在以上一个或多个危险因子。

（2）常见症状包括食欲减退和体重下降、厌食、消化不良、较早的饱食感、腹痛、恶心、呕吐、贫血和黑便（胃出血）。

（3）辅助检查：大便潜血试验通常呈阳性。全血细胞检查可显示贫血。目前，内窥镜多部位活检是初诊和确诊最准确的诊断性检查。对于复杂病例，上段胃肠道钡餐造影可作为补充检查。腹部CT扫描用于肿瘤转移的分期和定位。

（四）治疗

（1）外科切除：胃全切或次全切除术，切除边界需大于5 cm，并进行淋巴结清扫。

（2）如果无恰当外科手术指征，应进行适当化疗。

治疗方式选择：

（1）早期：①无淋巴结转移，可在内窥镜下切除肿瘤而不是全胃切除。②疑似局部淋巴结转移：行全胃切除术，并清扫胃周淋巴结。辅助放化疗（5-FU）推荐用于N1期疾病患者。早期胃癌5年生存率达90%以上。

（2）对于大多数不可切除和转移性食管癌或胃癌患者，细胞毒性化疗的姑息治疗可以改善症状、提高生活质量并延长生存期。

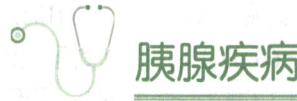

胰腺疾病

胰腺每天分泌的碱性液体可达3 L，其中包含淀粉酶、脂肪酯、蛋白酶等消化酶类和适当pH值的消化液。胰泌素、胆囊收缩素及胆汁盐可以刺激胰液分泌。胰腺和胆囊的功能紊乱会影响消化作用和新陈代谢。

一、急性胰腺炎

急性胰腺炎是指由胰蛋白水解酶自身消化作用引起的胰腺炎症。酒精摄入（饮酒）是首要的发病原因，胆管结石是第二位的发病原因。其他的发病原因有高甘油三酯血症（>1 000 mg/dL）、高钙血症及药物（复方新诺明、戊双脒、口服降糖药、利尿药）。死亡率可达10%。

（一）诊断要点

（1）通常在大餐后出现剧烈的上腹部疼痛并放射至后背；伴有恶心、呕吐、发热或休克。

（2）查体：腹部听诊可发现肠鸣音减弱；可触及假囊肿；在发生坏死性胰腺炎时可见卡伦征（Cullen sign，继发于腹腔积血而引起的脐部呈蓝色）和特纳征（Turner sign，继发于组织中血红蛋白裂解而导致腹侧壁呈蓝色）。

（3）辅助检查：血清脂肪酶升高（更具有特异性），淀粉酶升高（早期较敏感）。

（4）腹部CT对可疑并发症的诊断：蜂窝织炎（85%胰腺炎患者在48小时内可发生）；胰腺坏死（发病2周内可发生）；假囊肿（发病1～4周可形成）；脓肿（发病4～6周可形成）；脾静脉血栓形成（伴胃静脉曲张）。

（二）治疗

（1）90%的病例是自限性的，只需让肠道得到休息，给予非肠道营养（nothing per os，NPO）、支持疗法（如静脉补液）和镇痛药。对于严重病例（出血性或是坏死性的），需增加使用抗酸剂以防止应激性胃糜烂。

（2）如果怀疑在胆总管中有结石，可进行内窥镜逆行性胰胆管造影术。

（3）胰腺坏死的病例，要进行外科胰脏清创术。

（4）对于严重病例，每日进行CT扫描，可以通过及时发现和治疗出血及感染，降低死亡率。

（5）CT指导下行脓肿或假囊肿引流术：当脓肿"不成熟"时（脓肿大小＞5 cm或持续时间＜6周）进行外引流术；当脓肿"成熟"时（脓肿＞6周）进行内引流术。

（三）预后

兰森（Ranson）标准：符合2～3条及以上标准预示高死亡率；符合7～8条及以上者死亡率几乎100%。

入院时：①年龄＞55岁；②白细胞计数＞16 000/dL；③乳酸脱氢酶＞350 IU/L；④葡萄糖＞200 mg/dL；⑤谷草转氨酶（AST）＞250 IU/L。

入院48小时：①动脉氧分压＜60 mmHg；②钙离子＜8 mg/dL；③血尿素氮＞5 mg/dL；④血细胞比容降低10%；⑤血白蛋白减少＜3.2 g/dL；⑥体液缺失＞4 L。

二、慢性胰腺炎

慢性胰腺炎是指由胰脏慢性炎症引起的疾病，70%～90%由于长期饮酒引起，其余为特发性的。儿童病例大多数与囊性纤维化有关。

（一）诊断要点

（1）持续性上腹部疼痛、脂肪泻和吸收不良（脂溶性维生素A、D、E、K缺乏）；糖尿病症状（如胰脏功能障碍达80%时）。

（2）腹部X射线或CT扫描可显示胰脏钙化及轻度肠梗阻。

（3）低胰岛素，胰泌素刺激试验阳性（最敏感），血清淀粉酶和脂肪酶可正常或轻中度升高。

（4）复发性胰腺炎若无明确的病因，通过内窥镜逆行胰胆管造影术观察到胰管扩张和分支缩窄形成的"湖泊链"。

（二）治疗

（1）补充胰酶和维生素；饮食补充中链甘油三酯（可独立吸收），减少脂肪摄入；应用止痛药。

（2）糖尿病的治疗：因有低血糖倾向，故不要过严控制葡萄糖水平。

（3）有顽固性疼痛者，实施侧部胰腺-空肠切除术。

三、胰腺癌

大多数胰腺癌起源于位于胰头部的外分泌腺部。

最重要的是长期吸烟和食品毒素（如β-萘胺、联苯胺、石棉、苯、氯化烃）；其他因素有家族胰腺癌病史、高脂低纤维饮食、肥胖症、糖尿病、55岁以上男性（高于女性1.5至2倍）、慢性胰腺炎（非直接酒精中毒或胆石病患者）。酒精和咖啡因摄入似乎并非危险因素。在中国的发病率正在明显增加。

（一）诊断要点

（1）通常在早期阶段过后才会出现症状，首先表现为进行性上腹疼痛（放射至背部），其次表现为恶心、呕吐、疲劳、体重减轻。

（2）库瓦西耶征（Courvoisier征）阳性（图14）：为胆总管渐进阻塞征，即无痛性黄疸加可触及的胆囊肿大，提示胰腺或胆囊-胆管癌；特鲁索氏（Trousseau）征即移行性血栓性静脉炎，有10%的患者发生。

（3）对进行性黄疸伴右上腹疼痛或肿块患者的重要诊断步骤：①做超声检查，如果结石阳性，行内窥镜逆行胰胆管造影术（ERCP）；②如果结石阴性，进行CT扫描（对肿瘤敏感）；③如果CT/MRI结果为阴性，行内窥镜逆行胰胆管造影术以查找小的肿块并进行活组织检验。在大多数情况下，内窥镜逆行胰胆管造影术既可诊断又可治疗。

（4）实验室检查：碱性磷酸酶和直接胆红素升高，CA19-9对胰腺癌有一定特异性但敏感性不高，有参考价值但非确诊手段，多用于随访而不用于筛查。

（二）治疗

（1）Whipple手术（胰十二指肠切除术）。
（2）新辅助化疗或联合化疗和放疗（放化疗）
（3）对症治疗：80%～90%的患者就诊时由于肿瘤转移或侵犯大血管已无法手术切除。给予强止痛药（阿片类）；需补充营养、胰酶等。

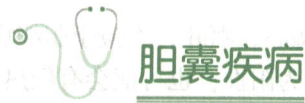

胆囊疾病

一、胆结石与胆绞痛

这是一种常见疾病，中年妇女易患，伴有"5F特征"，即女性（female）、肥胖（fat）、40岁（forty）、生育年龄妇女（fertile）及肠胀气（flatulent）。其他有关病因包括：服用雌激素、妊娠、克罗恩病、高甘油三酯血症、大范围小肠切除、全胃肠外营养、色素性结石、酒精滥用、慢性溶血。

最为常见的类型是源于胆囊胆固醇的混合性结石（钙胆红素盐/胆色素结石）。症状由暂时性的结石嵌塞引起胆管阻塞，常合并急性胆囊炎、上行性胆管炎或胰腺炎。

（一）诊断要点

（1）胆结石患者多无症状。有症状者，饭后发生右上腹和上腹痛，并持续约30分钟；伴有胆囊炎时有发热和白细胞增多；有上行性胆管炎时伴夏柯（Charcot）三联征（发热、黄疸及右上腹痛）。

（2）超声检查的敏感度为90%，是最好的诊断方法。

（3）胆总管结石时，内窥镜逆行胰胆管造影术是首选的诊断和治疗方法。

（二）治疗

（1）无症状：注意观察。在以下情况时才需要治疗：瓷样胆囊（有癌变危险），镰状细胞病或沙门氏菌感染。

（2）有症状时：行胆囊切除术或通过括约肌切开术进行内窥镜逆行胰胆管造影术，用于治疗胆总管结石。有症状病例：①高危患者，采用ERCP取石，择期行胆囊切除术。②低风险患者，行ERCP胆囊切除术（或胆总管结石括约肌切开术）。

（3）口服胆汁酸（熊脱氧胆酸）用于不能耐受手术的病例，对未钙化的胆固醇结石（<5 mm）很有效。

（三）并发症

晚期表现为：脓胸、坏疽、穿孔、脓毒血症、脓肿或瘘管形成、胆囊切除术后疼痛和胆囊癌。

胆囊切除术后右上腹疼痛的原因及处理方法：①奥狄括约肌功能障碍。如果腹压增大进行内窥镜逆行胰胆管造影下括约肌切开术。②胆总管结石。需要进一步检查以确诊。③功能性疼痛——超声和肝功能试验正常，可休息观察。

二、急性胆囊炎

急性胆囊炎是由胆囊管持续受到较长时间阻塞所致，大多数情况是因嵌塞的结石阻塞胆囊管后引发胆囊扩张、炎症、感染或坏疽。

（一）诊断要点

（1）右上腹疼痛、压痛、恶心、呕吐，类似于胆绞痛，但比胆绞痛更严重且持续时间更长。墨菲氏（Murphy）征常为阳性；也可能会有低热，腹壁紧张或反跳痛。

2. 辅助检查：白细胞计数增加，淀粉酶、肝功能试验可能异常也可能正常。胆囊超声：对证实结石、胆囊周围的液体、增厚的胆囊壁或胆囊气体是最佳检查方法。如果超声结果模糊，肝胆亚氨基二乙酸（hepatobiliary iminodiacetic acid，HIDA）胆扫描可以确诊胆管阻塞和胆囊炎。如果胆囊增大伴黄疸，但无结石，CT检查可能发现癌肿。内窥镜逆行胰胆管造影术（ERCP）和HIDA比较：内窥镜逆行胰胆管造影是显示肝内/肝外胆管系统的最好方法，也可用于治疗结石梗阻；但对胆囊管的梗阻显示效果不如HIDA。

（二）鉴别诊断

（1）无结石胆囊炎：多发生于医院中慢性消耗的患者，有严重的创伤，烧伤，长时间的全胃肠外营养或机械通气等病史。首先做超声诊断，然后做CT或HIDA进行更敏感的诊断。

（2）其他鉴别诊断：胆绞痛、胆管炎、消化性溃疡病、急性胰腺炎、胃食管反流病、心肌梗死、肝炎、肝周炎、肾绞痛等。

（三）治疗

（1）因为急性胆囊炎是一种危及生命的疾病，患者应先进入重症监护室（intensive care unit，ICU），接受监测、支持性护理、静脉输液、电解质和经验性抗生素覆盖结肠细菌，如氨苄西林-舒巴坦、哌拉西林-他唑巴坦或替卡西林-克拉维酸。可能需要抗脓毒血症治疗。

（2）进行早期胆囊切除术（<72小时），在手术中进行胆管造影以排除胆总管结石。如果情况严重（如伴有糖尿病），首先进行胆囊切开术以更快摘除结石，在患者情况稳定后摘除胆囊。如果患者不能耐受外科手术，可用熊脱氧胆酸进行治疗。

（四）并发症

脓胸、坏疽、穿孔、脓毒血症、脓肿或瘘管形成、胆囊切除术后疼痛。

三、急性胆管炎

急性胆管炎是指胆管系统的炎症或感染，常发生在胆管结石和癌症的阻塞后。最为常见的病原体是革兰氏阴性（G-）杆菌（大肠杆菌、肠杆菌属、绿脓杆菌）。

（一）诊断要点

（1）患者一般出现夏科三联征（右上腹痛+黄疸+发热/寒战）；如果病情严重，可伴有雷诺兹（Reynold）五联征（夏科三联征+休克+意识状态改变），绝大多数发生于急性化脓性胆管炎。

（2）白细胞计数、直接胆红素、碱性磷酸酶升高。需抽血做细菌培养和药敏试验。

（3）内窥镜逆行胰胆管造影是诊断的最佳方法，也是初期快速治疗方法。

（二）鉴别诊断

肝炎、胆囊炎、胰腺炎、硬化性胆管炎、胆管上皮癌、胰腺癌、原发性胆汁性肝硬化等。

（三）治疗

（1）因为该病危及生命，故首先应将患者送入重症监护室给予支持疗法，包括大量静脉补液和给予抗生素。

（2）经内窥镜括约肌切开术进行紧急胆管减压，也可经皮进行肝胆系引流或手术减压。若条件允许，内窥镜逆行胰胆管造影应在患者情况稳定后尽早进行，找到梗阻部位、取出结石，然后安置支架。

（四）内窥镜逆行胰胆管造影术的并发症

胰腺炎、穿孔、腹膜炎、脓毒血症、出血、胆肠瘘管（括约肌切开术后）。

四、胆囊癌

这是一种少见但致命的恶性肿瘤，主要病理类型为腺癌，难以早期发现。相关危险因素包括：女性（发病率为男性的2倍）、50~60岁人群、肥胖、慢性胆囊炎和胆石症、瓷质胆囊、胆囊息肉和先天性胆管囊肿。在中国和印度，其发病率正在显著增加。

（一）诊断要点

（1）多数病例无症状，多为偶然发现。早期症状类似于胆结石引起的胆囊炎症，即右上腹部（upper right quadrant，URQ）持续疼痛、恶心、食欲不振、虚弱等。

（2）疾病后期表现可因胆、胃梗阻而出现体重减轻及黄疸、呕吐等。

（3）库瓦西耶（Courvoisier）征（+）（图14）：为胆总管渐进阻塞的体征，即无痛性黄疸伴可触及的胆囊肿大，提示胰腺或胆囊-胆管癌（晚期）。

（4）很少在早期诊断。经腹超声、CT扫描、超声内镜、MRI和MR胰胆管造影（MRCP）可准确诊断。活检可确诊。

（二）治疗

（1）如果早期确诊，可以通过手术切除胆囊、部分肝脏和相关淋巴结，从而有效治疗癌症。

（2）大多数患者确诊时已处于疾病晚期，可尝试新的全身化疗吉西他滨+顺铂（gemcitabine plus cisplatin）或亚叶酸（leucovorin）调节的5-FU方案。预后较差（5年生存率<10%）。

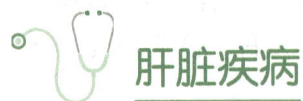

肝脏疾病

肝脏接受丰富的动静双重供血，几乎所有的药物、毒物都需要肝酶代谢解毒，由肾脏排出。它可以通过酶的氧化、还原及结合反应，破坏外源性（药物）和内源性（胆红素）毒素。P450酶系统是与肝脏代谢关联最为密切的酶系。氨基酸经由转氨酶即谷丙转氨酶（GPT）和谷草转氨酶（GOT）进行降解。通过肝功能测试（liver function tests，LFTs）可以将肝脏疾病分为不同的类型：

（1）肝细胞完整性破坏/受损：GPT比GOT更具有特异性、碱性磷酸酶（AKP）升高（更敏感），γ-谷氨酰转肽酶（GGT）可阳性或阴性，胆红素升高。

（2）胆汁淤积：碱性磷酸酶（alkaline phosphatase，AKP）、谷氨酰转肽酶（gamma glutamyl transferase，GGT）和胆红素升高；GPT和GOT可阳性或阴性。

（3）高胆红素血症：胆红素升高，碱性磷酸酶和转氨酶正常。

在肝损伤中，凝血酶原时间（prothrombin，PT）延长对预后评估最重要（PT正常值为11～14秒），其次是低蛋白血症。

黄疸是肝胆疾病中最常见的症状，可继发于肝细胞疾病、肝内梗阻（因胆汁淤积所致）或肝外胆管梗阻。

 一、肝损伤和肝炎

肝损伤主要由化学性和病毒性炎症引起。肝炎是由各种因素引起的急性或慢性肝脏炎症。最常见的类型是酒精性肝炎和病毒性肝炎。病毒性肝炎是由全身性病毒感染引起的（主要是RNA病毒，但乙型肝炎由DNA病毒引起）。病毒性肝炎主要影响肝细胞并导致转氨酶升高（ALT:AST＞2，与酒精性肝炎相反）。肝硬化是肝损伤的并发症，可继发于慢性病毒性肝炎（乙型和丙型）或酒精引起的慢性肝炎。暴发性肝炎和肝功能衰竭少见于消炎止痛药对乙酰氨基酚（醋氨酚）引起的肝炎和少数病毒性肝炎。

常见的肝损伤和肝炎小结见表4-2。

表4-2　常见肝损伤和肝炎小结

病因	临床特征、诊断和治疗
病毒性	见第十章：感染性疾病
酒精性	酗酒数年后可出现程度不同的脂肪肝和急性/慢性肝炎。谷草转氨酶与谷丙转氨酶的比值＞2，谷丙转氨酶＜谷草转氨酶＜300 U/L。 治疗：禁酒；如有肝功能失调，给予类固醇药（如泼尼松），或己酮、可可碱及支持疗法。 预后：酒精性肝损伤，女性比男性更易发生肝受损。丙型肝炎病毒感染，男性的病情进展速度快于女性
药物性	与氟烷、异烟肼、苯妥英钠、甲基多巴和四氯化碳诱发自身免疫有关。偶见醋氨酚导致暴发性肝炎。 （1）自身免疫疾病史（特发性血小板减少性紫癜等），但无肝脏疾病症状。 （2）肝脾肿大，血清肝功能测试显示碱性磷酸酶、总蛋白增加，但白蛋白降低。抗核抗体和抗史密斯抗体（+）。 治疗：支持性护理。 预后：大多数患者可完全康复
自身免疫	（1）有自身免疫性疾病（免疫性血小板减少性紫癜等）病史但无肝病症状。 （2）肝脾肿大，血清肝酶、AKP和蛋白升高，白蛋白降低。抗核抗体和抗史密斯抗体（+）。 治疗：免疫抑制疗法（泼尼松+/-硫唑嘌呤）。 预后：大多数患者通过治疗可完全康复

 二、肝硬化与并发症

肝硬化是指肝实质的显著纤维化改变导致不可逆的慢性肝脏损害。临床表现与肝脏损害的程度有关，而与损害的原因无关。通常当肝实质的损伤程度大于70%时，才会引起凝血功能障碍、黄疸、水肿和肝性脑病。肝纤维化和门脉系统变形导致门静脉高压、腹水和血管曲张等并发症。

酒精性肝炎是肝硬化最常见的病因。其他原因有：慢性乙型肝炎、慢性丙型肝炎、原发性胆汁性肝硬化、原发性硬化性胆管炎、药物、毒素、血色素沉着症、威尔逊病和α1-抗胰蛋白酶缺乏。

化学诱导性肝损伤

脂肪肝（fatty liver）：肝细胞气球样变性和脂肪性退化，主要与高脂血症、肥胖和酗酒有关，绝大多数患者在停止饮酒后病情是可逆的。脂肪肝诱导性药物有胺碘酮、四环素、丙戊酸和抗人类免疫缺陷病毒的药物。

肝脂肪变性（hepatic steatosis）：脂肪肝的晚期阶段，加上多形核白细胞浸润和坏死。谷丙转氨酶和碱性磷酸酶升高。

胆汁淤积：与氯丙嗪（哌酮头孢菌素）、呋喃妥英、红霉素或类固醇的使用有关。口服避孕药或妊娠时可能出现胆汁淤积，但为自限性疾病。胆汁淤积者碱性磷酸酶和胆红素升高。

肉芽肿病：与阿洛比林、保泰松的使用有关。

三、门静脉高压症与并发症

门静脉高压是一组由门静脉压力持久增高引起的症候群。大多数由肝硬化引起，少数继发于门静脉主干或肝静脉梗阻以及原因不明的其他因素。许多病理过程可导致门静脉压高于下腔静脉压5 mmHg以上，进而产生腹水、细菌性腹膜炎、食管静脉曲张、肝肾综合征和肝性脑病。通过肝功能试验（GPT、GOT、AKP、胆红素、凝血酶原时间/部分凝血致活酶时间和血清蛋白）来评价肝脏功能。门静脉高压常见原因如下：

（1）肝血窦隙前的门静脉或脾静脉血栓形成，肉芽肿病。

（2）肝血窦隙肝硬变，肉芽肿病。

（3）肝血窦隙后的右心力衰竭，缩窄性心包炎，肝静脉血栓形成。

（4）Budd-Chiari综合征：继发于高凝状态的肝静脉或下腔静脉血栓形成。死亡率高，需要进行溶栓或肝移植治疗。

门静脉高压症的并发症见表4-3。

表4-3 门静脉高压症的并发症

并发症	临床特征、诊断和治疗
腹水	通常由门静脉高压和心力衰竭而引发（血清与腹水的白蛋白梯度比＞1.1 g/dL）；也可发生于不伴有门静脉高压的肾病综合征，结核性腹膜炎以及腹膜癌。 治疗： （1）限制钠盐和利尿药（保钾利尿剂螺内酯作为首选）。 （2）如病情严重，有大量腹水时采用穿刺放液术，静脉滴注白蛋白（如果无外周性水肿），这些治疗通常有效。 （3）静脉分流：①门-腔静脉分流，这是最有效且常用的方法。②经颈静脉肝内门体静脉分流术（TIPS），适应于顽固性腹水

续表4-3

并发症	临床特征、诊断和治疗
自发性细菌性腹膜炎（spontaneous bacterial peritonitis, SBP）	腹水的无痛性感染，可能是慢性肝脏疾病或是肝门静脉高压的并发症。 诊断：有症状患者腹水白细胞＞250/mm³（或在无症状患者＞500/mm³）。细菌培养大多为阴性。 治疗：静脉滴注抗生素，采用对革兰氏阴性杆菌（大多数为大肠杆菌，克雷伯氏菌属）和革兰氏阳性菌（肠球菌属）敏感的抗生素，直到病原体被确诊
食管静脉曲张	常发生在门静脉压＞12 mmHg时。 治疗： （1）监控胃肠道出血情况。 （2）对于首次出血后预防再次出血，应用β受体阻滞剂［普萘洛尔（心得安）］是最好的药物治疗措施。 （3）严重的急性出血：双静脉滴注奥曲肽（减少胃肠道运动、分泌和出血）。 （4）如果出血不止：内窥镜结扎法或硬化疗法是有效疗法。 （5）如为顽固性病例：静脉分流术（TIPS）和肝移植
肝肾综合征	由肝脏疾病引起的肾功能障碍综合征，可导致肾性氮质血症，少尿症和尿钠＜10 mEq/L。治疗：支持疗法，停用利尿剂。透析是很有用的疗法，但只有肝移植能根治
肝性脑病	由肝衰竭引起，伴有肝脏、中枢神经与精神症状。必然因素：特发性细菌性腹膜炎、低钾、碱中毒、氮质血症、胃肠道出血、镇静药。 治疗： （1）减少蛋白质的摄入是最为重要的措施。 （2）乳糖+/-新霉素可减少肠道内氨的吸收，效果快速但短暂。 （3）周围静脉分流术和肝移植术

四、肝细胞癌

肝细胞癌（肝癌，hepatoma）是消化系统常见的恶性肿瘤，预后差。危险因素包括肝硬化、丙型肝炎病毒（西方国家多见）、乙型肝炎病毒和黄曲霉毒素类（发展中国家多见）。患者确诊后的中位生存期为6~20个月。转移性肝癌多发于原发性肝癌。

（一）诊断要点

（1）约30%的患者直到肝癌晚期才出现症状。临床表现：初始表现为普通的慢性腹胀和右上腹压痛，随后表现为黄疸、淤血（凝血病变）、疲劳和恶病质（消瘦、体重减轻）。查体可见肝肿大和轻微压痛。

（2）辅助检查：①肝功能检查常见甲胎蛋白明显升高。②疑似患者其初始腹部MRI可能会发现小于1 cm的肿块。如果结果为阴性，建议每3个月进行一次超声检查（可能显示肿块）。较大的病变需要用CT或MRI做进一步评估。③腹部超声或CT可显示肿块。

④肝脏活组织检查可确诊。

（二）治疗

（1）如果早期诊断出体积较小的孤立性肿瘤，激进性大肝叶切除术是有效疗法，患者5年生存率高。

（2）对于晚期、不可切除的肿瘤+/-转移：射频消融+/-经动脉化疗栓塞+/-手术切除较为合适。单独使用标准化疗通常无效。肝移植适用于早期和晚期肝癌患者。

（3）监测甲胎蛋白，以观察有无肿瘤复发。

（4）减少接触致癌物及避免酒精。接种乙肝疫苗可降低肝癌发病率。

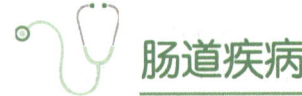

肠道疾病

一、腹泻

腹泻是指粪便的量增加或排便的频率增加。急性腹泻病程小于14天；慢性腹泻病程达2~3周。按发病机制，可分为感染性腹泻、分泌性腹泻和渗透性腹泻。

（一）病因学

（1）急性腹泻：胃肠道感染为最常见病因。其他病因包括食物中毒、全身感染或抗生素滥用。

（2）慢性腹泻：乳糖酶缺乏为最常见病因。其他病因包括牛奶或大豆不耐受、消化不良、腹腔疾病、囊性纤维化、肠易激综合征、炎性肠病、贾第虫病或泻药滥用。

（二）分类

1. 感染性腹泻（详见第十章"感染性疾病"）

感染性腹泻小结见表4-4。

表4-4　感染性腹泻小结

病因	特征
病毒	为最常见引起感染性腹泻的原因，多见于学校或儿童保健中心，最常见引起腹泻的病毒是轮状病毒、腺病毒、诺沃克病毒
弯曲杆菌属	常见的通过污染的食物引起细菌性腹泻的原因，与反应性关节炎有关
肠毒性的大肠杆菌	在不发达地区旅游时最易引起旅行者腹泻，一般为水样泻
肠侵染性大肠杆菌 OH157：H7	常因食用未煮熟的牛肉、汉堡或牛奶引起，可致血性腹泻、发烧，甚至引起溶血-尿毒症综合征（hemolytic uremic syndrome，HUS）和血栓性血小板减少性紫癜（thrombotic thrombocytopenic purpura，TTP）
志贺氏菌属	通过食物和水源传染，导致局部性肠侵袭和血性腹泻

续表4-4

病因	特征
耶尔森菌属	表现为腹泻、右下腹痛、关节疼痛、皮疹。需与阑尾炎进行鉴别
难辨梭菌	有近期住院或抗生素滥用史
芽孢杆菌属	常存在于未煮熟的剩饭中
贾第虫属	多源于山泉水和露营环境
鸟型胞内分枝杆菌、隐孢子虫属等孢子球虫属	多见于免疫功能低下的患者

2. 分泌性腹泻

大量腹泻，腹泻量常大于1 L。由激素介导（如类癌瘤综合征、佐-埃二氏综合征、舒血管肠肽肿瘤等）引起。酚酞类泻药的滥用也可引发此病。

3. 渗透性腹泻

由未消化的溶解物质吸引水分进入肠腔引起。溶质包括乳酸盐、果糖和山梨糖醇。

乳糖酶缺乏症是渗透性腹泻最为常见的原因（乳糖不耐受）。一般多见于亚洲人和黑人群体。此病诊断：①摄入乳制品后出现腹部痉挛、胃胀气和恶臭稀便。症状经常发生在饮用牛奶后（胃胀气加腹泻），禁食后改善。②氢呼吸试验（+），大便中还原物检测试验（+），渗透性增加。治疗：禁食乳制品，补充乳糖酶。

（三）诊断要点

（1）粪便白细胞检查：适用于肠炎和侵袭性肠感染性腹泻（除贾第虫属和隐孢子虫属外）。

（2）粪便培养，寄生虫及虫卵检查。考虑为贾第虫属感染时，可行吞线试验（string test）及粪便贾第虫属病原检查。

（3）粪便氢氧化钠试验：加入酚酞时，粪便变为红色。

（4）疑难病例可采用结肠镜检查或活体组织检查。

（四）治疗

大多数感染性腹泻是自限性疾病，严重时可静脉滴注抗生素。侵袭性腹泻的一线用药为复方新诺明或环丙沙星。贾第虫属感染引起的腹泻用甲硝唑治疗。

二、抗生素性结肠炎（假膜性结肠炎）

抗生素性结肠炎（假膜性结肠炎）是由结肠中的梭状芽孢杆菌过度生长及其产生的毒素引起的疾病。长期（数周）使用任何抗生素均可引发此病，其中头孢菌素类是最常见的诱因。

（一）诊断要点

（1）有长期使用抗生素的用药史，出现发热、腹痛、不带血或黏液的腹泻症状，白细胞计数增加。

（2）粪便毒素试验是检测梭状芽孢杆菌的首选方法。多数患者在进行3次粪便毒素试验后结果均为阳性。

（3）如遇复杂病例，结肠镜检可看见假膜、斑状糜烂和渗出物。

（二）治疗

首选甲硝唑治疗，疗程为10～14天。对10%的复发病例，采用相同的疗法。对甲硝唑无耐受的患者口服万古霉素进行治疗，注意静脉注射万古霉素无效。

三、吸收不良综合征

吸收不良综合征是指营养物质通过肠壁吸收的功能受破坏所致的综合征，主要引起脂肪泻和脂溶性维生素（A、D、E、K）缺乏（因为胰腺功能不全、囊性纤维化和炎性腹泻）。其引起的腹泻可分为以下几类：

（1）乳糜泻（celiac sprue）：由免疫介导的谷胶蛋白（如小麦、谷类、面粉等中的蛋白质）过敏和不耐受引起的小肠萎缩，与抗肌内膜抗体、抗麦醇溶蛋白抗体和疱疹样皮炎有关。多见于女性和白种人。

（2）热带口炎性腹泻（tropical sprue）：发生于热带地区，原因不明的后天获得性疾病，可继发于病原体感染或毒素。

（3）乳糖酶缺乏症：先天乳糖酶缺乏而导致的乳制品不耐受。

（一）诊断要点

（1）通过48～72小时的粪便苏丹染色试验首先确定脂肪泻（粪便中脂肪＞14 g/dL）。

（2）可见铁、叶酸和脂溶性维生素（A、D、E、K）缺乏的表现，如腹气胀，生长发育迟缓，体重减轻，骨质疏松症，乳糖或维生素B_{12}缺乏（热带口炎性腹泻）。

（二）鉴别诊断

D-木糖试验在胰腺功能不全和囊性纤维化时结果正常，但在小肠病理情况下则为异常。小肠活检可用于确诊腹泻来自小肠疾病（如脂性、热带口炎性腹泻等），或来自慢性胰腺炎导致的胰岛素和胰腺分泌水平减低。

（1）乳糜泻：从食物中去除谷胶蛋白后，脂肪泻好转；小肠活检见绒毛变平异常。维生素B_{12}缺乏比热带口炎性腹泻更为常见。

（2）热带口炎性腹泻：症状与乳糜泻相似，但去除谷胶蛋白饮食病情仍然无好转。

（三）治疗

针对不同病因给予治疗。

（1）乳糜泻：无麸质饮食+/-维生素（A、D、E、K）。

（2）热带炎性腹泻：复方磺胺甲噁唑（TMP-SMX）加叶酸治疗3～6个月。

（3）细菌过度生长：经验性使用抗生素（TMP-SMX等）治疗。

（4）胰功能不全：补充胰酶。所有患者都应服用维生素补充剂。

（5）乳糖酶缺乏症：无须治疗。避免食用含有乳糖的食物。

（四）并发症

乳糜泻常见的并发症是肠内淋巴瘤。

四、肠易激综合征

肠易激综合征（irritable bowel syndrome，IBS）是一种常见的特发性功能性肠道疾病，其特征是不规则性排便（便秘或腹泻），腹胀和疼痛在排便后可得到缓解。该病多发于压力大、有焦虑症或抑郁症的年轻人。

（一）诊断要点

（1）反复发作3个月以上的腹胀、腹痛，症状在排便后缓解，伴有肠排便习惯的改变（可有便秘或腹泻、黏液性粪便）。

（2）排除乳糖不耐受、肠炎、甲状腺功能减退和甲状腺功能亢进。

（3）如患者大于40岁，通过乙状结肠镜检查排除结肠直肠癌（有家族史的采用结肠镜检查）。

（二）治疗

（1）保持心情愉悦，改善生活方式和膳食方式，如减轻压力、补充纤维食物等。

（2）对症治疗：解痉药（如天仙子胺、双环胺），抗肠动剂（用于腹泻的洛哌丁胺），促进排便药（欧车前或鲁比前列酮），以及抗抑郁药。

五、肠炎性疾病

（一）溃疡性结肠炎

溃疡性结肠炎是一种常见的肠炎，以直肠和结肠的连续浅表性溃疡为特征，多见于直肠。该病存在癌变危险，尤其是全结肠炎患者。

1. 诊断要点

（1）部位：左下腹疼痛，大多数患者会出现血性腹泻伴脓液。

（2）全身表现：低热、体重减轻、关节炎、虹膜炎或葡萄膜炎、结节性红斑和坏疽性脓皮病。

（3）实验室检查：缺铁性贫血，红细胞沉降率升高；维生素B_{12}缺乏很少见。

（4）乙状结肠镜检查/结肠镜检查：可见弥散性连续性炎症和浅表性溃疡，直肠多见不伴有肉芽肿的假性息肉。病情复杂的情况下可采用活组织检查。

2. 治疗

（1）急性病例：抗生素（如磺胺）+抗炎药（柳氮磺胺吡啶或美色拉秦/5-氨基水杨酸）。其他的非类固醇类抗炎药对小肠炎症治疗效果不佳。灌肠给药比口服的疗效好。

（2）类固醇和免疫抑制剂：6-巯基嘌呤、硫唑嘌呤和英夫利昔单抗（infliximab）用于顽固性病例。

（3）手术：如果上述的疗法失败，则结肠切除术是有效疗法。

3. 并发症

并发症包括严重出血、中毒性巨结肠、穿孔、狭窄、原发性硬化性胆管炎、发育不良和结直肠癌的可能。中毒性巨结肠是溃疡性结肠炎的严重发展期，通常会导致肠扩张、微穿孔、低血压和败血症。

（二）节段性肠炎

节段性肠炎（又称克罗恩病，Crohn disease）是一种病变累及（回）肠壁全层，特别是回盲部的局部性肠炎性疾病。

1. 诊断要点

（1）部位：右下腹痛或肿块，非血性腹泻，粪便伴或不伴有黏液。

（2）全身表现：低热、体重减轻、关节炎、虹膜炎或葡萄膜炎或巩膜外层炎、结节性红斑和坏疽性脓皮病。

（3）实验室检查：缺铁性贫血，维生素B_{12}缺乏，红细胞沉降率增高。

（4）结肠乙状结肠镜：口疮样疹或线性溃疡，肠道狭窄，呈鹅卵石样改变和跳跃性病变。其病理标志是非干酪性肉芽肿。

2. 治疗

（1）柳氮磺胺吡啶或美色拉秦/5-氨基水杨酸+/–氨苯磺胺。

（2）类固醇药+/–免疫抑制剂（6-巯基嘌呤等）+/–抗生素（环丙沙星或甲硝唑）可用于治疗顽固性病例。甲硝哒唑对治疗瘘管有效。

（3）外科切除术：用于治疗严重的并发症（如穿孔），但术后复发率相对较高。

3. 并发症

可形成瘘管、导致梗阻及引发尿道结石。

六、肠系膜缺血——缺血性结肠炎

（一）肠系膜上动脉缺血

肠系膜上动脉（superior mesenteric artery，SMA）缺血是由心力衰竭、低血压、血管闭塞（如左心房颤动栓子、血栓）或血管痉挛（洋地黄的作用）导致的肠道缺血性疾病。

1. 临床特征和诊断

（1）餐后0.5～1小时出现腹痛，连续的腹痛与检查结果不成比例。

（2）实验室检查：白细胞计数和血钾增加，酸中毒，血清淀粉酶也可能升高。

（3）早期进行血管造影诊断很重要。腹部X片可显示"指纹"征。

2. 治疗

（1）闭塞性缺血：早期施行血栓切除术（<12小时）加动脉扩张术对于降低死亡率十分重要。其他治疗措施包括血循环重建、梗阻肠段切除术、动脉内灌输血栓溶解剂或血管扩张剂和全身抗凝。

（2）非闭塞性缺血：向肠系膜上动脉灌输血管扩张剂（一般为盐酸罂粟碱）。

（二）肠系膜下动脉缺血

肠系膜下动脉（inferior mesenteric artery，IMA）缺血是由低血流量、小血管疾病和动脉瘤手术后损伤引起的肠道缺血性疾病。

1. 临床特征和诊断

（1）无痛性出血或伴左下腹痛的血性腹泻。

（2）特别注意IMA发生在"分水岭"部位——脾曲和直肠乙状结肠部。血管造影对非闭塞性缺血病例的帮助不大。大多数根据临床症状进行诊断。

2. 治疗

（1）非闭塞性缺血：灌输血管扩张剂（盐酸罂粟碱）。

（2）慢性孤立性闭塞性肠系膜下动脉缺血：血液循环重建是最好的治疗方法。

七、结肠憩室病

（一）憩室病

憩室病是指结肠黏膜通过肌肉层外翻（外凸）的病变，可能是由低纤维饮食引起的管腔内压力增加所致；好发于乙状结肠；患者一般无症状，直到并发憩室炎或出血才就医。

1. 诊断要点

（1）左下腹绞痛，通过排便可缓解（疼痛憩室症候群）；可能伴有无痛性直肠出血或便血（黑便症）。便血是40岁以上患者下肠道出血最常见的原因和并发症。

（2）确诊方法是结肠镜检查或钡餐灌肠。如出血严重，可进行血流量扫描或血管造影检查。

2. 治疗

（1）无出血的憩室病：对症治疗+多纤维饮食（Metamucil）。

（2）憩室出血：常为自限性；若出血严重或复发或伴有并发症，可考虑实施血管栓塞或手术治疗。

（二）憩室炎

憩室炎是憩室病的并发症，由于感染、梗阻、未消化食物或粪石阻塞憩室而引起的炎症和微小穿孔。

1. 诊断要点

（1）左下腹疼痛、低热，可触及乙状结肠肿块，但无下位肠道出血。

（2）白细胞计数增加，便血检测（guaiac test）呈阳性。

（3）CT是最好的确诊方法。乙状结肠镜检查和钡餐灌肠可能会增加穿孔的危险性。50岁以上的患者在急性期后要排除结肠癌。

2. 治疗

通过非肠道营养使肠道休息；使用抗生素（甲硝唑或头孢菌素）；补液。

（1）肠道休息（无肠内食物）一天，使用抗生素（环丙沙星加甲硝唑）加液体疗法。恢复后大约6周，应进行结肠镜检查（如果尚未进行）以评估憩室的范围并排除结肠肿瘤。

（2）如果怀疑有手术并发症，如化脓性结肠、梗阻或瘘管，可能需要手术。

八、结肠直肠癌

结肠直肠癌（colorectal cancer，CRC）是发生于结肠-直肠黏膜腺体的癌症（腺癌）。无论男女，结肠直肠癌的高发病率和死亡率在多数国家的癌症中排列第三位。大多数结肠直肠癌起源于>2 cm的腺瘤性息肉，并经过5~10年的生长期。

结肠息肉分为四型：①管状腺瘤（腺瘤性息肉，最为常见）；②绒毛状或管型绒毛状腺瘤；③增生性息肉；④炎性息肉（一般常见于溃疡性结肠炎或克罗恩病，考虑为非癌性的）。癌变危险性依次为：绒毛状息肉>管状息肉>增生性息肉（低危险性）。

危险因素：家族史（最为多见），家族性肠息肉病综合征，溃疡性结肠炎，遗传因素（结肠腺瘤性息肉基因，APC、$p53$），高脂肪、多红肉、低纤维饮食，吸烟，肥胖，反复链球菌感染。高纤维饮食和服用阿司匹林可降低危险性。

（一）诊断要点

（1）早期症状是便血（黑便最为常见）、排便习惯改变；随后可能会出现铅笔细条状粪便、腹部梗阻（左半结肠癌）、贫血（右半结肠癌）、腹痛、疲乏、体重减轻。20%的患者出现转移性疾病。最常见的转移部位是局部淋巴结、肝、肺和腹膜。

（2）确诊方法：结肠镜检查和活检是最准确的诊断方法。钡灌肠X射线通常显示"苹果核"样充盈缺陷或息肉图像（图15）。

（二）分期

依照肿瘤淋巴结转移或杜克（Duke）体系进行肿瘤分期。

Ⅰ期（Tis、T1、T2、N0、M0）—Duke A：病变局限于黏膜和黏膜下层；5年生存率超过80%。

Ⅱ期（ⅡA、B、C；T3-4、N0、M0）—Duke B：累及肌层（B1）或穿过浆膜（B2）；5年生存率为60%~80%。

Ⅲ期（ⅢA、B、C、N1-2、M0）—Duke C：区域淋巴结（+）；5年生存率为35%~60%。

Ⅳ期（任何T+N+M1；无杜克分级）：远处转移（常见于肝脏）；5年生存率为1%~5%。

（三）治疗

（1）Ⅰ期和Ⅱ期、无淋巴结转移者：实施切除术及术后6~12个月行结肠镜检查；以后每3~5年复查1次。

（2）Ⅲ期、有淋巴结转移者：实施切除术和化疗/放疗（5-氟尿嘧啶）。尽可能切除转移到肝脏或其他器官的中小肿瘤，同时进行化疗。术后化疗可根除微转移灶，降低疾病复发的可能性，并提高治愈率。对于非手术候选肿瘤，考虑姑息性化疗。

（3）术后随访：术后6个月、3年行结肠镜检查。手术前需检测癌胚抗原并用于监测复发。

(四)预防

健康的生活方式:①定期运动,戒烟;②低脂比高纤维饮食更有助于预防,虽然两者各自都有益处。

附:美国疾病控制与预防中心(CDC)推荐的结直肠癌筛查

该筛查有助于早期诊断和降低死亡率。

1. 对于大多数具有平均风险的人

(1)从50岁开始到75岁,每年进行1次粪便隐血试验(fecal occult blood test,FOBT)或粪便免疫化学检测(fecal immunochemical test,FIT,首选)。若检测结果为阳性,则需要进行结肠镜检查,每2~4年进行一次。

(2)从50岁开始,每10年进行一次结肠镜或每5年进行一次CT结肠镜检查,持续至75岁。

2. 对于风险增加的患者

(1)如果一级亲属患CRC时不到50岁,结肠镜检查应开始于40岁或比家庭成员患CRC者早10岁开始检查,每3~5年进行一次。

(2)如果家庭成员患CRC时大于50岁,结肠镜检查应从50岁开始,每5年进行1次。

(3)如果患者有CRC或腺瘤性息肉、溃疡性结肠炎或克罗恩病的个人病史,则需要进行结肠镜检查和会诊。患者应在肿瘤切除后1年进行结肠镜检查。对于家族性腺瘤性息肉病(familial adenomatous polyposis,FAP),乙状结肠镜检查从12岁开始,并且每年进行1次。如果FAP或溃疡性结肠炎存在10年,建议进行预防性结肠切除术。

(4)如果多个家庭成员或2代人患有CRC,或患有遗传性非息肉病性结直肠癌(hereditary non polyposis colorectal cancer,HNPCC,即林奇综合征)的家庭,结肠镜检查应从25岁开始,每1~2年进行1次。

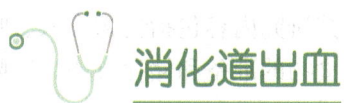
消化道出血

一、上消化道出血

上消化道出血指十二指肠悬韧带以上消化道的出血。病因包括胃酸侵蚀、消化性溃疡、食道静脉曲张、马洛里-魏斯综合征、食管炎和胃肿瘤。

(一)诊断要点

(1)有呕血病史(新鲜出血呈鲜红色,陈旧性出血呈咖啡色),黑便(黑色柏油样便,提示出血量>60 mL,出血后可持续数天),直立性低血压,隐性出血和缺铁性贫血(慢性出血),血尿素氮升高(细菌侵入血液引起)。

(2)鼻胃灌洗:快速出现鲜红血液提示有活动性出血。

(3)食道-胃-十二指肠镜检:具有诊断和治疗双重作用,还能评估预后。

（二）治疗

（1）食道-胃-十二指肠镜检治疗适用于所有患者。常见治疗手段有电凝法、注射治疗、硬化疗法及静脉结扎法。静脉注射奥美拉唑质子泵抑制剂，有助于降低消化性溃疡病复发出血的风险。

（2）避免食用过于辛辣刺激性食物与调料。

二、下消化道出血

下消化道出血是指十二指肠悬韧带远端以下的消化道出血。

（一）病因

憩室病（通常在老年人）、痔疮（通常在年轻人）、血管发育异常、传染病、炎性肠道疾病、肠道癌症、肠系膜局部缺血及麦克尔憩室症。

（二）诊断要点

主要表现为红血样便。

（三）治疗

首先需要诊断或排除是否癌症，然后对因治疗。

营养医学与营养失调

营养学是一门解释食物中营养素和其他物质与生物体的维持、生长、繁殖、健康和疾病相关的相互作用的科学。其研究内容包括食物摄入、吸收、同化、生物合成、分解代谢和排泄。健康的饮食包括食物的准备和储存方法，以防止营养物质氧化、受热或浸出，并降低食源性疾病的风险。

适当的营养与身体活动相结合，在疾病预防和治疗中起着关键作用。然而，现实中的医疗实践或咨询往往不足以解决癌症、肥胖和糖尿病等疾病的营养问题。医护人员显然需要接受更多有关营养学评估和干预方面的培训。

营养医学是研究食物、食物的营养成分以及饮食如何影响健康和福祉的学科。营养医学从治疗潜力的角度审视食物、饮食和营养补充剂，为客户提供饮食建议并开出营养补充剂处方，以协助治疗各种健康状况。营养医学是一个快速发展的研究领域，我们也正在越来越多地了解营养与疾病（如肥胖症、糖尿病、心血管疾病、癌症、维生素缺乏症、恶性营养不良、反应性低血糖、食物过敏等）之间的联系。大部分发达国家的健康问题是营养过多，运动过少。此外，食品安全也是不容忽视的问题。

一、维生素的营养作用和缺乏症

维生素被称为必需微量营养素，是健康饮食中的重要部分。人体不能储存大部分的维生素。由这些维生素缺乏引起的缺乏症及相关营养障碍，通常会在数周至数月内形成。因此，人体需要经常摄入维生素；小剂量多种维生素的摄入对人体的心血管、神经、免疫、血液、肌肉骨骼系统及代谢等功能都有促进和保护作用。然而，大量摄入某些维生素对身体有害（如维生素A、C、D、B_3、B_6等）；补充维生素D和钙过多有可能增加患胆结石/肾结石的风险。通常进食各种食物的人一般不会出现维生素缺乏症（尤其不会缺乏生物素和泛酸）。然而维生素D缺乏症却是例外，某些人群（如老年人、肾功能不全者）即使保持多样化进食，也常发生维生素D和钙缺乏症，因此需要每1～2天补充适量维生素D和钙（钙的吸收和利用需要维生素D参与）。维生素缺乏症高风险人群（如接受过胃肠或减肥手术、正在接受血液透析或饮酒失调的人）可能更多受益于每日补充复合维生素。人体肝脏内可以贮存相当量的维生素A、B_{12}和D。维生素A、D、E、K属于脂溶性，其吸收和储存需要有脂肪参与，也比水溶性维生素更容易储蓄过量。

维生素的营养作用和缺乏症总结见表4-5。

表4-5 维生素的营养作用和缺乏症总结

维生素A	营养作用：支持细胞生长、视力、免疫功能和胎儿发育。缺乏症：眼部病变（干燥症、夜盲症）、鳞状皮肤病变。孕妇摄取过多：胎儿畸形
维生素B_1（硫胺素）	营养作用：支持心脏和神经系统功能。缺乏症：心力衰竭、脑病（韦尼克-科尔萨科夫综合征）、神经炎、脚气病
维生素B_2（核黄素）	营养作用：保护视力和上皮完整，预防偏头痛和贫血，降低罹癌风险。缺乏症：口唇炎、唇干裂、角膜血管形成
维生素B_3（烟酸）	营养作用：支持皮肤，消化和神经系统功能。缺乏症：糙皮病/皮炎、腹泻、痴呆症
维生素B_5（泛酸）	营养作用：支持皮肤，消化和心脏功能。缺乏症：罕见，表现为皮炎、肠炎、脱发和肾上腺功能不全
维生素B_6（吡哆醇）	营养作用：支持皮肤、造血和神经系统功能，改善贫血、情绪、心脑功能，缓解怀孕恶心。缺乏症：皮炎、神经炎、贫血
维生素B_{12}（钴胺素）	营养作用：支持造血和神经系统功能。缺乏症：罕见（除非是严格素食者），巨幼红细胞性贫血、神经炎、舌炎
维生素C	营养作用：强效抗氧化剂，增强免疫力，降低毛细血管和黏膜出血倾向，降低慢性疾病和心血管疾病的风险，降低血尿酸水平，有助于预防痛风。缺乏症：坏血病，症状包括假性麻痹、念珠病变、黏膜出血
维生素D	营养作用：促进钙、磷的吸收和骨骼、牙齿的生长发育，促进免疫、神经和心血管系统的功能。缺乏症：佝偻病、骨质软化、手足抽搐疼痛等
维生素K	营养作用：促进凝血因子及止血功能，降低心血管疾病及死亡风险。缺乏症：低凝血酶原血症、出血倾向（皮肤黏膜出血，血肿）

续表4-5

维生素E	营养作用：重要营养素，促进视力、大脑、生殖、血液和皮肤的功能。它还具有抗氧化、抗衰老作用。缺乏症：肌肉无力、贫血、肌酐尿
叶酸	营养作用：预防出生缺陷（神经管缺陷等），维持大脑健康、稳定情绪及提升认知能力，减少心脏病危险因素（如同型半胱氨酸血症）。缺乏症：无神经系统症状的巨幼红细胞性贫血等
生物素（维生素H）	营养作用：调节新陈代谢，保护心脏，促进脑部功能，增强免疫力，降低血糖水平。缺乏症：皮炎、肠炎
稀有营养素—硒（selenium）	营养作用：一种强抗氧化剂，可降低某些癌症的风险，预防心脏病，并有助于维持智力和甲状腺功能。缺乏症：心肌病（如克山病）、某些癌症、白内障、克雅二氏病等

二、肥胖症及并发症

肥胖症（obesity）是一种复杂的营养失调病，表现为体内脂肪过多，会增加多种健康问题的风险。对于成人，超重和肥胖范围由体重指数（body mass index，BMI）确定，该指数由体重（kg）除以身高的平方（m^2）计算得出。BMI与体内脂肪含量密切相关。BMI在25～29.9 kg/m^2为超重；BMI>30 kg/m^2为肥胖症。

（一）病因学

肥胖症通常是由多种原因和促成因素共同造成的，包括：遗传（非决定性因素）、家庭生活方式（如相似的饮食、生活方式和活动习惯）、缺乏运动、不健康的饮食和饮食习惯（如高热量、缺乏水果和蔬菜、常吃快餐、缺少早餐等）、吸烟饮酒、怀孕、睡眠不足（食欲增加）、某些药物（如抗抑郁药、抗癫痫药、治疗糖尿病药物、抗精神病药、类固醇和β受体阻滞剂）和罕见疾病（如库欣综合征等）。

（二）肥胖增加的风险

（1）心血管疾病（cardiovascular disease，CVD）：心脏病（CAD、CHF、心律失常）、高血压、高血脂、中风等。

（2）糖尿病：肥胖会增加胰岛素抵抗，从而导致2型糖尿病。

（3）癌症：子宫内膜癌、绝经后乳腺癌、大肠癌、胆囊癌、食道癌、肾癌。

（4）消化系统疾病：胆结石、脂肪肝、肝硬化和胃食管反流病（GERD）。

（5）呼吸系统疾病：睡眠呼吸暂停、肥胖低通气综合征（obesity hypoventilation syndrome，OHS）、哮喘（最终导致心脏病）。

（6）关节炎：由于关节承受额外的重量，尤其是膝盖、臀部和下背部易受影响。

（7）性激素失调：增加不孕、月经不调和胎儿出生缺陷（尤其是神经管缺陷）的风险。

（三）治疗

一般来说，只有大约20%的超重人群每周摄入的卡路里较少并且至少进行150分钟的体育锻炼。因此，临床医生可以在指导人们减肥方面发挥重要作用。治疗目标是预防、逆转或改善肥胖的并发症，并达到现实的减肥目标（减重5%～7%）。治疗方案基于初步风险评估。

（1）BMI为25～29.9 kg/m^{2}且无CVD危险因素：低危。个人应接受有关饮食习惯改变和增加身体活动的建议。

（2）BMI为25～29.5 kg/m^{2}且具有一种或多种CVD危险因素（如糖尿病、高血压、血脂异常），或BMI为30～34.9 kg/m^2：中度风险。就减肥疗法（如饮食、身体活动、行为改变以及某些药物）向患者提供咨询。

（3）BMI为35～40 kg/m^2：高危。患者应接受最积极的治疗，包括生活方式干预、药物治疗和减肥手术。

（4）新药——肠促胰岛素（incretins）：是促胰岛素多肽受体（GIP-R）和胰高血糖素样肽1受体（GLP-1R）双激动剂，包括艾塞那肽（exenatide）、利拉鲁肽（liraglutide）、替尔泊肽（tirzepatide）等肽类（-tides）药物，可显著延缓食物吸收，降低甘油三酯水平，促进体重减轻和胰岛素分泌与敏感性，减少胰高血糖素分泌。这类药对伴有肥胖或阻塞性睡眠呼吸暂停症的糖尿病患者尤其有益。

第五章 内分泌与代谢性疾病

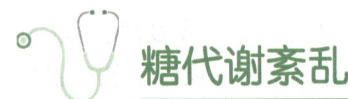

糖代谢紊乱

一、糖尿病

糖尿病（diabetes mellitus，DM）是一种由于胰岛素（全身主要的营养激素）绝对和相对不足而引起的以碳水化合物代谢紊乱为主的疾病，具有高血糖症、代谢紊乱的特点，可导致一系列终末器官并发症，包括肾病变、神经病变、视网膜病变和早发性动脉粥样硬化。由于食物毒素、营养过剩和运动不足等，青少年与成人混合型糖尿病对大多数国家的人们的健康危害都很大，仅次于心血管病。

（一）分类

1. 1型糖尿病

1型糖尿病，又称胰岛素依赖型糖尿病（insulin-dependent diabetes mellitus，IDDM）或青少年型糖尿病，发病率占所有糖尿病的10%～20%，男女发病率相近，发病年龄小于30岁，遗传倾向小于2型糖病。主要发病机制是胰岛β细胞自身免疫性破坏，且已被证实在胰岛细胞和其他组织上有自身免疫抗体的增加，其与病毒性感染和组织兼容性白细胞抗原-DR3/-DR4等改变有关。患者呈现更多的典型症状（"三多一少"：多食、多饮、多尿和体重减少）。由于胰岛素缺乏，患者更易出现酮症酸中毒和昏迷，因此总是需要依赖外源性胰岛素的治疗。其首要死亡原因是肾功能衰竭。

2. 2型糖尿病

2型糖尿病，又称非胰岛素依赖型糖尿病（non-insulin-dependent diabetes mellitus，NIDDM）或成年型糖尿病，发病率占所有糖尿病的80%～90%，男性发病率高于女性，通常出现在年龄大于40岁的肥胖人群，具有明显的家族遗传史（呈常染色体显性遗传的特点，同卵双胞者可高达90%～100%）。该型糖尿病与自身免疫抗体或组织兼容性白细胞抗原无关。临床上具有两个明显的病理缺陷，胰岛素分泌异常和胰岛素的靶组织具有胰岛素抵抗性。患者胰岛素水平可能偏高、正常或者偏低。症状更具有隐匿性和多样性。并且，很多患者是在无症状的临床筛查中被发现存在高血糖。患者可能发生高渗性昏迷，而首要的致死原因是心血管系统并发症（心肌梗死、心力衰竭）。

（二）糖尿病的诊断步骤

糖尿病的诊断步骤—重要！

（1）任何时候测得患者血浆葡萄糖大于或等于200 mg/dL，伴有典型的"三多一少"症状（多食、多饮、多尿和体重减少），无须做进一步检查即可确诊糖尿病。

（2）无症状的患者包括罹患危险因素者（年龄大于35岁、具有家族糖尿病史、高血压性肾病、肥胖症或背痛）或血糖/尿糖增加者，需做8小时空腹血糖检查，若2次血糖值均大于或等于126 mg/dL诊断才成立。

（3）当重复的空腹血糖筛选试验不能确定时，才需要做口服75 g葡萄糖耐量试验（oral glucose tolerance test，OGTT）：如果2小时血糖两次大于或等于200 mg/dL，可诊断为糖尿病。

（4）妊娠期妇女：对所有妊娠期妇女需进行尿浸渍片或空腹血糖试验。如果呈现阳性（+），进行1小时内口服50 g的葡萄糖耐量试验：大于135～140 mg/dL，可以考虑为糖尿病。对于空腹血糖正常而具有危险因素的妊娠期妇女，在初诊时就可做葡萄糖耐量试验。

（5）糖化血红蛋白（HbA1c）：通常不用于诊断，但用于追踪和随访糖尿病患者的医治顺从性和血糖控制状况。糖化血红蛋白小于7%（儿童<8岁）表明血糖控制好；糖化血红蛋白水平高提示慢性高血糖或血糖控制差。

（三）治疗

1. 1型糖尿病的治疗

胰岛素替代治疗是主要手段，其目的是控制临床症状，预防或限制急性期和长期的并发症。高血糖症和酮症酸中毒的治疗效果最好通过阴离子间隙（anion gap，AG）来监测（正常阴离子间隙=6～12 mEq/L）。

胰岛素治疗的重要配方见表5-1。

表5-1 胰岛素治疗的重要配方（剂型，简化记忆）

类型	起效	作用高峰	持续时间
速效（赖脯）胰岛素（lispro）	5～10分钟	1～1.5小时	5～6小时
正规胰岛素（regular）	30分钟	2～3小时	7～8小时
中效（鱼精蛋白）胰岛素（NPH）	3～4小时	4～10小时	16～18小时
长效胰岛素（lente）	1～1.5小时	4～12小时	18～24小时
超长效胰岛素（ultralente）	7～8小时	16～24小时	>36小时

胰岛素应用指南如下：

（1）上午给一日总剂量的2/3，下午给一日总剂量的1/3。

（2）最好使用长效和短效胰岛素的混合注射剂——长效胰岛素Lente（2/3NPH胰岛素+1/3正规胰岛素，或70% NPH胰岛素+30%正规胰岛素），以使同一剂注射产生即刻和延长性的效应。

（3）速效胰岛素应在饭前15分钟注射，而正规胰岛素应在饭前30～60分钟注射。通过饭前和睡前血糖监测，保持血糖控制在100～120 mg/dL的水平。

2. 2型糖尿病的治疗

（1）对患者进行健康教育，建议患者减轻体重、减少脂肪饮食、加强锻炼和控制高血压（对于降低糖尿病的并发症非常重要）。

（2）口服降血糖药。

A. 二甲双胍：作用是抑制肝糖原异生，增加外周组织对胰岛素的敏感性。其对于肥胖（BMI＞30 kg/m^2）、无症状的糖尿病患者是首选。其益处是通过药物的恶心和呕吐的副作用使体重减少；通过降低胰岛素抵抗性而降低血糖。由于会引起少见的乳酸性酸中毒，因此老年患者和肾疾病患者禁忌使用。

B. 磺脲类（甲苯磺丁脲、氯磺丙脲、格列本脲、吡磺环己脲）：增加胰岛素的分泌和外周组织对胰岛素的敏感性。对BMI＜30 kg/m^2、无症状或轻度的糖尿病患者是首选药物，但妊娠期糖尿病妇女禁忌使用，需要用胰岛素治疗。如果糖化血红蛋白＞7%，加用阿卡波糖（抑制胃肠道对葡萄糖的吸收）或者加用胰岛素。

C. 噻唑烷二酮类（thiazolidinediones）或格列酮类（glitazones）：都可以改善外周组织对胰岛素的抵抗，从而降低血糖，但通常不会导致过低血糖。不良反应包括体重增加、体液潴留（有心力衰竭风险）、肝毒性、骨质疏松和潜在的膀胱癌风险。

（3）新药——肠促胰岛素（incretins）：是促胰岛素多肽受体（GIP-R）和胰高血糖素样肽1受体（GLP-1R）双激动剂，包括艾塞那肽、利拉鲁肽、替尔泊肽等肽类；可显著延缓食物中葡萄糖的吸收和降低甘油三酯水平，促进体重减轻和胰岛素分泌与敏感性，减少胰高血糖素分泌。与磺脲类药物相比，低血糖风险较低。二肽基肽酶-4抑制剂（DPP-4抑制剂）（西他列汀、列汀类）可抑制GLP1的降解并促进其作用。这类药适用于二甲双胍+/-胰岛素疗效不好的患者，对伴有肥胖或阻塞性睡眠呼吸暂停症的糖尿病患者尤其有益。

（4）胰岛素的应用：当出现难以控制的高血糖症时，即使有胰岛素抵抗，也仍然需要胰岛素。大量临床研究表明，很多成年型糖尿病患者伴有胰岛细胞损害和胰岛素相对缺乏，因此一定剂量的胰岛素对糖、脂肪、蛋白质代谢和心血管、神经系统有很好的营养保护作用。

（四）糖尿病并发症的诊断与治疗

1. 糖尿病的急性并发症

（1）糖尿病酮症酸中毒（diabetic ketoacidosis，DKA）。糖尿病酮症酸中毒主要出现在Ⅰ型糖尿病，是严重的胰岛素不足和高血糖症的结果。它可能在病程开始就出现，也可能出现在胰岛素不足或中断使用、感染、应激、心肌梗死、摄取酒精和使用药物（如类固醇激素、噻嗪类利尿药）之后。主要病变是代谢性酸中毒和脱水、腹部疼痛、库斯穆尔（Kussmaul）呼吸（慢而深的呼吸）、水果味口臭（丙酮过多），伴随恶心和呕吐，出现脱水症状（皮肤和黏膜干燥、皮肤充盈不良）和精神状态的改变。

实验室诊断：血糖大于250 mg/dL，碳酸氢根（HCO$_3^-$）小于15 mg/dL，阴离子间隙大于12 mEq/L，酮体（乙酰乙酸、丙酮、羟基丁酸）增加。

治疗：静脉给予中等剂量的生理盐水加大剂量的胰岛素；当pH小于7.20时，常加用碳酸氢钠。最好监测阴离子间隙，以便判断治疗效果。

（2）高渗性非酮症性昏迷［又称高渗性酮症性昏迷，高血糖高渗性非酮症昏迷（HONK，HHNK）］。高渗性非酮症性昏迷主要见于2型糖尿病，以严重的高血糖症为特征，但无明显的酮症。可见于治疗依从性差、水摄入不足、感染、使用其他药物（利尿剂、苯妥英、类固醇）和脑卒中的患者，这对于居住在敬老院的老年糖尿病患者是常见的现象。主要病变是血糖过高的利尿作用导致致命性脱水，引起虚弱、多尿症、烦渴、嗜睡、意识不清、惊厥和昏迷。

实验室诊断：高血糖（>600 mg/dL），高血尿素氮和高血浆渗透压；轻度代谢性非酮症酸中毒（碳酸氢根浓度为20～24 mEq/L，阴离子间隙正常）。

治疗：大剂量生理盐水静脉滴注，加中等剂量胰岛素治疗。可以使用达10 L的生理盐水加1/2张力的盐水。

2. 糖尿病慢性并发症

（1）视网膜病变。糖尿病患者大多在患病5年后开始发生视网膜病变，约50%的患者在患糖尿病10年后发生视网膜病变。它是导致失明的首位原因。其中，90%病例是非增殖性的，具有微动脉瘤形成、渗出液、出血和水肿的特征，治疗途径是控制血糖；10%是增殖性的，可引发瘢痕形成和导致失明。对于新生血管形成的病例，可采用激光治疗。

（2）肾病变。肾病变影响约30%的糖尿病患者，其以肾小球高浸润、高增殖和肾小球膜增厚（弥散和结节状的改变）为特征，伴有微白蛋白尿，可进展成终极期的肾衰竭。随机或者24小时尿白蛋白>30 mg是首选的敏感检查指标和糖尿病早期肾病变的指标。

治疗：严格控制糖尿病和高血压肾病；对于有微白蛋白尿的患者尽早使用血管紧张素转化酶抑制剂（ACEI）。后期用透析或肾脏移植治疗。

（3）神经病变。神经病变表现为外周性、对称性和多发性神经病变，呈现袜套状麻木，顽固性疼痛，肢体功能障碍［神经源性关节病变（Charcot joint）］，消化系统、泌尿系统和心血管系统症状（吞咽困难、尿潴留、阳痿、体位性低血压、晕厥）。体格检查：反射缺失，振动觉消失，皮肤溃疡；外周神经病变主要是正中神经和动眼神经受损（动眼神经麻痹，但瞳孔反射正常）。

治疗：①控制血糖。②外周神经疼痛：加巴喷丁和酰胺咪嗪（卡马西平，carbamazepine）是首选药，三环抗抑郁剂是次选。③胃功能障碍：可使用甲氧氯普胺和红霉素。

（4）大血管并发症。患者罹患脑卒中、心肌梗死和外周血管病变的风险增大。最佳控制水平：血压<135/85 mmHg，低密度脂蛋白（LDL）<130 mg/dL（对于有冠心病病史的患者，低密度脂蛋白应<100 mg/dL，甘油三酯<200 mg/dL）。

（五）糖尿病的重要概念及鉴别

（1）"蜜月期"：在1型糖尿病中，初发酮症酸中毒经过治疗后，糖尿病进入了一个症状不明显的间隙期。推测可能是因为应激导致肾上腺素释放，阻止了胰岛素的分泌。此阶段无须治疗。

（2）索莫吉效应（Somogyi effect）：表现为血糖在凌晨3点降低，上午7点升高；反跳性高血糖的发生是由于午夜低血糖后胰高血糖素反馈性分泌增加所致。治疗方法：减少晚上胰岛素用量。

（3）"黎明现象"（the dawn phenomenon）：黎明时血糖升高，胰岛素水平在凌晨3点正常，但是在黎明时降低（上午7点血糖升高）。治疗方法：增加晚上胰岛素用量，保持血糖正常。

（4）胰岛素剂量渐亏（insulin dose waning）：低胰岛素水平，凌晨3点和上午7点血糖都升高。治疗方法：保持胰岛素的用量。

二、低血糖症

（一）病因、临床特征和诊断

葡萄糖是大脑的主要能量来源。低血糖症状通常直到血糖低至20 mg/dL时才会表现出来，这是由于肾上腺素过度分泌和中枢神经系统功能紊乱。其症状包括：出汗、震颤、心动过速、焦虑、眩晕、头痛、视力模糊、意识模糊、惊厥和昏迷。主要病因和临床特征如下。

（1）空腹性低血糖：由激素缺乏（脑垂体功能减退、肾上腺功能不足）、高胰岛素血症、酶缺乏、酶作用物缺乏（重度营养不良、妊娠晚期）、慢性肝脏疾病或者药物使用［磺脲类、乙醇、普萘洛尔（心得安）、水杨酸盐］等引起。

（2）假性高胰岛素血症：见于自行使用胰岛素和磺脲类药物者，患者多是医务工作者或那些容易得到药物的患者。该病比胰岛素瘤性低血糖更常见。低血糖、低C肽和高胰岛素免疫反应性是其病理三联征。

（3）胰岛素瘤（胰腺β细胞瘤）：90%的胰岛素瘤是单个的良性瘤，但是可引起血糖降低。临床表现是慢性低血糖症（视力模糊、头痛、语言模糊和虚弱）。根据是高胰岛素水平（>8 mg/mL）和低血糖水平（<40 mg/dL）可做出诊断。超声波/CT/MR检查有助于诊断。治疗：手术切除是最好的方法。

（4）酒精诱发低血糖：可发生于持续性饥饿情况下，因糖原会在24小时内耗竭；也可因酒精抑制糖异生的作用而引发。

（二）治疗

治疗潜在病因。

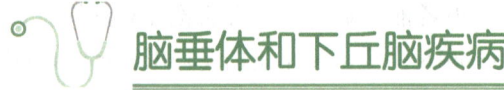

脑垂体和下丘脑疾病

垂体位于下丘脑和视神经交叉附近的蝶鞍，分为前后两叶。

垂体前叶（80%）：分泌促肾上腺皮质激素（adrenocorticotropic hormones，ACTH）、促黄体激素（luteinizing hormone，LH）、促卵泡激素（follicle-stimulating hormone，FSH）、生长激素（growth hormone，GH）、催乳素（prolactin）和促甲状腺激素（thyroid stimulating hormone，TSH）。

垂体后叶：储存抗利尿激素（antidiuretic hormone，ADH，由视上核产生）和催产素（oxytocin，由下丘脑室旁核产生）。

丘脑下部：调节垂体前叶的激素需通过下丘脑-垂体轴不同的促释放类和抑制类激素起作用。释放类激素有促肾上腺皮质激素释放激素（corticotropin releasing hormone，CRH）、促性腺激素释放激素（gonadotropin-releasing hormone，GnRH）、生长激素释放激素（growth hormone-releasing hormone，GHRH）、促甲状腺激素释放激素（thyrotropin-realeasing hormone，TRH）。

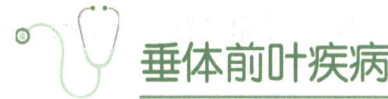

垂体前叶疾病

垂体前叶疾病有垂体腺瘤与高催乳素血症、肢端肥大症。

一、垂体腺瘤与高催乳素血症

大多数垂体腺瘤是良性的，表现为激素分泌过多的特征性综合征或继发于生长肿瘤的占位效应。最常见的激素分泌过多综合征是高催乳素血症、肢端肥大症和库欣病。继发性高催乳素血症是妇女常见的内分泌失调症，引起溢乳-闭经综合征，是继发性促黄体激素和促卵泡激素分泌减少所致；也可见于妊娠、哺乳、应激、睡眠、乳头刺激等自然生理状态。男性罕见。

（一）病因

（1）垂体腺瘤（催乳素瘤）：是病理性高催乳素血症最常见的原因，在女性中多为垂体微腺瘤，在男性为垂体大腺瘤（较为罕见）。

（2）药物：多巴胺的抑制作用减弱。种类包括：①多巴胺合成阻滞剂（如吩噻嗪类药物、甲氧氯普胺）；②多巴胺耗竭剂（如α-甲基多巴、利血平）。

（二）诊断要点

（1）在明确高催乳素血症的诊断前先要排除生理状态、甲状腺功能减退和药物的作用引起的催乳素水平升高。

（2）溢乳-闭经综合征，会伴有促黄体激素和促卵泡激素分泌减少，以及周围视野缺失。

（3）催乳素＞100 ng/mL时，提示可能有垂体腺瘤；其血中催乳素浓度与肿瘤的大小相关。

（三）治疗

（1）对于大多数患者，多巴胺激动剂溴隐亭能降低催乳素的水平。

（2）外科和放射疗法仅适用于药物对大腺瘤无效或大腺瘤有明显压迫作用的患者。

二、肢端肥大症

肢端肥大症是一种由垂体（大）腺瘤过度分泌生长激素引起的综合征，在儿童时期发病表现为巨人症。肢端肥大症是一种隐匿性和慢性体质消耗性疾病，伴有骨和软组织过度生长。

（一）诊断要点

（1）30～50岁的患者，经数年时间，骨骼和软组织逐渐改变，表现为手、足、鼻、下颌骨增大，面部表情粗犷，皮肤褶皱增厚（图16）。

（2）内脏器官增大（心、肺、脾、肝和肾），可能伴有间质水肿、骨关节炎和神经功能限制（腕管综合征）。

（3）出现葡萄糖耐量降低（80%病例）、糖尿病（15%病例）、高血压病（30%病例）。还可能出现头痛和视野缺失。促生长因子和胰岛素样生长因子的水平与该疾病相关。

（4）筛检试验：口服葡萄糖100 g后，生长激素＞5 ng/mL，试验结果为阳性。正常情况下，葡萄糖负荷应该能抑制生长激素的分泌。

（5）CT和磁共振成像（MRI）常用于筛检之后的确诊和肿瘤部位的确定。

（二）治疗

治疗目的是降低生长激素水平和缩小肿瘤。

（1）多巴胺激动剂溴隐亭：用于起始治疗，大约对1/4的患者有效。

（2）奥曲肽（octreotide）：一种生长激素类似物，对2/3的患者能够降低其生长激素的水平，对1/3的患者能够缩小肿瘤。

（3）经蝶骨外科手术：在患者对药物反应不良时是最好的方法。但术后20%以下的患者会出现垂体功能减退症。此外，对放射治疗的患者也有类似不良效应。

（三）并发症

心力衰竭是首要的致死原因。其他并发症包括糖尿病、视野缺损、胎儿脐带压迫症等。大多数并发症是由肿瘤压迫周围结构或是通过疝进入脑室和脑窦引起。

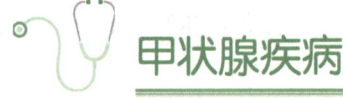
甲状腺疾病

甲状腺疾病能够使激素的分泌在质和量上发生改变，或者伴有甲状腺肿大。甲状腺激素是调控代谢的重要激素，甲状腺激素分泌不足导致甲状腺功能减退，分泌过多导致甲状腺功能亢进。甲状腺肿大可能与良性或恶性肿瘤有关。依据疾病的性质和状态，甲状腺功能可呈现亢进、减退和正常。

重要的实验室检查如下：

（1）最敏感的实验室检查指标是促甲状腺素（TSH）水平。如果TSH正常，则患者甲状腺功能正常。

（2）甲状腺激素总T_4和T_3水平不能总是准确反映急性期甲状腺的功能。例如，甲状腺结合球蛋白（thyroxine-binding globulin，TGB）的增加见于妇女怀孕期和使用口服避孕药，其总T_4水平增加，但游离的或活性的T_4水平仍会正常。甲状腺结合球蛋白（TGB）水平下降见于肾病综合征和使用雄激素，其总T_4水平下降，但是游离的或活性的T_4水平正常（在患者甲状腺功能正常时）。

（3）血清甲状腺结合球蛋白的浓度可用于评估治疗效果和追踪观察甲状腺癌的发展。

一、甲状腺功能亢进症

（一）病因和病理类型

甲状腺功能亢进症（简称甲亢）主要是由异常甲状腺素或促甲状腺激素的过量分泌而引起的高代谢状态。

（1）格拉夫病（Graves disease）或毒性弥漫性甲状腺肿：表现为甲状腺功能亢进、弥漫性甲状腺肿大、突眼、胫骨前黏液性水肿。常见于40岁左右的妇女，在其甲状腺细胞膜上有抗促甲状腺激素受体抗体，该抗体刺激腺体导致甲状腺功能亢进（甲状腺刺激性免疫球蛋白）。也可能与其他自身免疫相关性疾病（如恶性贫血、重症肌无力症和糖尿病等）有关。

（2）毒性多结节性甲状腺肿（毒性甲状腺腺瘤，plummer disease）：是一种常见于老年人的非自身免疫性疾病的甲状腺功能亢进症，通常伴有心律失常和慢性心力衰竭。也可继发于单一性甲状腺肿。无眼球突出症。

（3）短暂性甲状腺功能亢进：通常来源于亚急性甲状腺炎（疼痛性、病毒感染后），淋巴细胞性甲状腺炎（无疼痛性、产后）。

（4）甲状腺外的甲状腺素过量：包括人为假性的甲状腺毒症和异位甲状腺组织来源（卵巢甲状腺肿样瘤、功能性滤泡性癌）。

（二）诊断要点

（1）有上述某型甲亢的临床特征：在年轻患者中更倾向于神经系统综合征；在老年患者中常见心血管系统综合征，表现为情绪不稳定、失眠、震颤、出汗、热耐受不良、腹泻、食欲增加但体重下降；呼吸困难、心悸、心绞痛（老年患者）、心力衰竭；皮肤湿热、毛发稀薄、眼睑下陷。

（2）实验室检查：原发性甲亢为高T_4和T_3及低促甲状腺激素水平；而继发性甲亢为高促甲状腺激素及高T_4和T_3水平。放射性碘131（I^{131}）摄取增加。

（三）鉴别诊断

与甲状腺炎、焦虑症、神经官能症、躁狂症、嗜铬细胞瘤、肢端肥大症、心脏疾病、重症肌无力相鉴别。因为治疗方法的不同，区别原发性甲状腺功能亢进与甲状腺炎非常重要。

(四)甲状腺危象

甲状腺危象是甲亢毒症的极端类型,诱发于应激、外科手术或者外伤。临床表现为非常易怒、谵妄、昏迷、心动过速、坐立不安、呕吐、腹泻、高热、脱水和低血压。

治疗方法如下:①支持疗法。予葡萄糖生理盐水、糖皮质激素、吸氧和冷却毯。②给予普萘洛尔(心得安)缓解患者的急性症状,给予抗甲状腺药(丙硫氧嘧啶,每2小时1次),加用碘剂抑制T_3和T_4的释放。③给予地塞米松抑制激素的释放和减少外周T_4转化为T_3的量,并加强肾上腺的功能。

(五)治疗

(1)急性期/急救时:首先给予普萘洛尔(心得安),以控制肾上腺素能综合征;然后给予碘剂,减少T_3和T_4的释放,缩小甲状腺的体积,为外科手术创造条件。

(2)抗甲状腺药是主要的治疗方法:如丙基硫氧嘧啶(PTU,对妊娠是安全的)、甲巯咪唑。

(3)用放射性I^{131}进行脱碘疗法:对格拉夫病和毒性甲状腺腺瘤有较好的疗效。对具有甲状腺功能减退风险的患者宜补以T_4(甲状腺素)。

(4)甲状腺次全切除术:适于妊娠期的妇女(妊娠中期)和禁忌放射疗法的儿童。

二、甲状腺功能减退症

甲状腺功能减退症最常见的是原发性甲状腺功能减退,是由于慢性甲状腺炎——桥本甲状腺炎(Hashimoto disease)引起的甲状腺肿大伴有抗微粒体抗体的炎症。其他原因包括放射性I^{131}治疗、外科手术、碘缺乏、甲状腺素内源性合成缺陷和服用药物(锂盐、胺碘酮、乙酰水杨酸)。继发性甲状腺功能减退通常源于垂体功能减退或丘脑下部病变。

(一)诊断要点

(1)新生儿和儿童期:克丁病(Cretinism)和幼年期甲状腺功能减退症。出生时表现为持续的生理性黄疸、嘶哑的哭声、便秘、嗜睡和喂养问题。随后的数月里,出现生长延迟、侏儒症、面部特征粗糙、毛发稀疏、皮肤干燥、腹部突出(可有腹部疝)、智力迟钝、骨骼发育缓慢。

(2)成年期:出现便秘、嗜睡、寒冷耐受不良、肌肉痛性痉挛、腕管综合征、月经过多。后期出现智力、运动、深触痛反射和食欲下降,体重和脂肪增加,皮肤干燥,毛发干脆,声音低沉,黏液性水肿。

(3)实验室检查:T_3和T_4降低,促甲状腺激素增高,可诊断为甲状腺功能减退症。

(二)治疗

(1)给予T_4,同时监控促甲状腺激素和T_3的水平(服用数周后,剂量才能稳定)。

(2)如果怀疑是甲状腺水平T_4低的甲状腺功能减退,则可在给予T_4后,再给予氢化可的松。治疗的目的是帮助老年患者和有心脏病的患者逐步恢复机体的代谢状态。

（三）并发症

（1）高脂血症：主要是低密度脂蛋白或胆固醇水平增高；对于有甲状腺功能减退症状的患者，最好的诊断方法是检查空腹胆固醇。

（2）黏液性水肿昏迷：主要是由长期严重的甲状腺功能减退没有及时治疗引起的，表现为心动过缓（脉搏<40次/分）、呼吸抑制、体温过低 [T<−1.11 ℃（30 ℉）]、致死性木僵状态。诱发因素包括着凉、外伤、感染和使用中枢神经镇静剂。治疗方法是静脉给予大剂量的T_3和T_4。

三、甲状腺炎

甲状腺炎有不同的病因和临床进程，涉及甲状腺功能是否正常、甲状腺毒性亢进和甲状腺功能减退等状况。

（一）亚急性甲状腺炎

亚急性甲状腺炎的病因通常是病毒感染，可引发肉芽肿、巨细胞动脉炎和德奎尔万甲状腺炎（De Quervain thyroiditis）。患者多为40～50岁，常继发于上呼吸道感染（upper respiratory tract infection，URI）。

1. 诊断要点

（1）继发于上呼吸道感染的短暂性甲状腺功能亢进症，伴有发热，甲状腺疼痛、肿大和变硬，疼痛放射到下颌、耳和颈部。

（2）实验室检查：促甲状腺激素水平和红细胞沉降率升高，放射性I^{131}摄取相对减少；血中T_4和T_3水平开始升高，随后减少（因T_4和T_3消耗及甲状腺功能减退）。

2. 治疗

用阿司匹林、去氢可的松和普萘洛尔进行抗炎和对症治疗。数月后，炎症即可消退，机体的功能可恢复正常。

3. 鉴别诊断

需与格拉夫病鉴别。

（二）桥本氏甲状腺炎

桥本氏甲状腺炎是甲状腺的一种慢性自身免疫性炎性疾病，伴有淋巴细胞浸润，常见于中年妇女，也是儿童最常见的散发性甲状腺肿。

1. 诊断要点

（1）甲状腺无痛，呈橡胶状或坚硬性非毒性甲状腺肿大，伴有甲状腺功能减退。

（2）实验室检查：T_4和T_3开始正常，然后下降；促甲状腺激素增加；抗甲状腺球蛋白抗体通常表现为阳性；抗微粒体抗体（抗甲状腺型）呈强阳性。

2. 治疗

补充T_4。

（三）淋巴细胞性甲状腺炎

淋巴细胞性甲状腺炎是一种甲状腺毒症的自限性发作（表现为焦虑、出汗、震颤、皮肤湿热、心动过速等），伴有慢性、静止、无痛性的或产后淋巴细胞性甲状腺炎，常见于妇女。病因不明，可能持续数月，也可能复发（见于产后甲状腺炎）。

1. 诊断要点

（1）甲状腺无触痛、坚硬、对称、轻度肿大。

（2）辅助检查：T_3和T_4升高，放射性I^{131}摄取减少和促甲状腺激素低下，红细胞沉降率正常。抗甲状腺抗体的滴度可能下降。

2. 治疗

对症治疗，主要用普萘洛尔。轻度的产后甲状腺炎可不进行治疗。

（四）硬化性甲状腺炎

硬化性甲状腺炎（riedel thyroiditis）导致甲状腺功能减退的原因不明，甲状腺和周围组织呈现硬性纤维化（包括纵隔和腹膜后纤维变性），表现为无痛性、非毒性甲状腺肿大。

治疗方法：使用皮质类固醇激素减轻炎症反应和抑制纤维化与肉芽组织形成。

四、多发性内分泌腺瘤

多发性内分泌腺瘤（multiple endocrine neoplasia，MEN）是一组少见的腺瘤综合征，表现出多种激素分泌和复杂症状，与常染色体显性遗传有关。它们的诊断与治疗也非常复杂。主要表现为以下几个亚型：

多发性内分泌腺瘤1型（MEN1，即Wermer综合征）：包括垂体瘤（pituitary），甲状旁腺腺瘤（parathyroid adenoma，hyper-PTD），胰岛细胞瘤（islet cell tumor，包括佐-艾二氏综合征、胰岛素瘤、血管活性肠肽瘤），简记为"PPP"。

多发性内分泌腺瘤-2A型（MEN2A，即Sipple综合征）：包括肾上腺嗜铬细胞瘤（adrenal pheochromocytoma），甲状腺髓样癌（thyroid medullary carcinoma）和甲状旁腺增生（parathyroid hyperplasia），简记为"ATP"。

多发性内分泌腺瘤-2B型（MEN2B）：包括肾上腺嗜铬细胞瘤（adrenal pheochromocytoma），甲状腺髓样癌（thyroid medullary carcinoma），黏膜神经瘤（mucosal neuromas）和类马凡氏习性瘤（marfanoid habitus），简记为"ATM"。

五、甲状腺腺瘤

甲状腺腺瘤是发生于甲状腺的最常见的良性肿瘤，可能呈现出无功能型或高功能型几种，通常缓慢生长数年而无症状。

最好的确诊方法是细针穿刺活组织检查（fine needle biopsy，FNB），有以下几种病理类型。

（1）滤泡型腺瘤：占绝大部分，又分为几个亚型，最常见的是高分化的功能自主性结节样瘤；此外，还有单纯性、胚胎型、嗜酸细胞型（Hurthle cell）腺瘤等。

（2）乳头状型腺瘤：良性少见，多呈囊性，故又称乳头状囊腺病，具有恶性倾向。

（3）非典型腺瘤：少见，瘤体包膜完整，质地坚实。

鉴别：甲状腺囊肿：根据内容物不同可分为胶性、浆液性、坏死性、出血性囊肿。

治疗：对功能亢进的腺瘤结节，采用外科剥离术或用放射性I131治疗很有效。

六、甲状腺癌
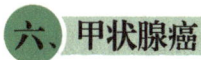

甲状腺癌是发生于甲状腺的恶性肿瘤，大多数生长缓慢，但有些具有恶性侵袭性；治疗和预后与病理类型有关。

（一）病理分类和治疗

1. 乳头状癌

乳头状癌是甲状腺癌中最常见的类型（70%以上为乳头状癌），部分病例与射线照射的病史有关。女性更容易罹患此病，发病呈现20～30岁和老年人的人群双峰分布特征。肿瘤生长缓慢，经过数年的生长后通过淋巴系统扩散。

治疗：①对于定位明确的小肿瘤，进行手术治疗；②对于较大的肿瘤，采用手术加放射治疗；③抑制促甲状腺激素也有助于治疗。

2. 滤泡性癌

滤泡性癌大约占甲状腺癌的15%，多发生于老年女性，滤泡性癌的恶性程度比乳头状癌高。其癌组织通过血液向远程转移到肺和骨。

治疗：①采用甲状腺次全切除术；②术后放射性I^{131}清扫术。

3. 未分化癌

未分化癌大约占10%的甲状腺癌，常发生于老年女性。未分化癌是恶性程度最高的一种甲状腺癌，特点是生长迅速、疼痛扩大。80%的患者在被确诊1年后死亡。

4. 髓样癌

髓样癌大约占5%的甲状腺癌，起源于甲状腺的滤泡旁细胞，恶性程度比滤泡癌高；癌性组织通常也会产生降钙素，并通过淋巴和血液系统向远处转移（最易转移到肝脏）。髓样癌是多发性内分泌腺瘤2型（MEN2）的一种。唯一有效的治疗方法是采用甲状腺切除术加I^{131}放射治疗。

（二）诊断要点

（1）甲状腺放射线治疗史或有头颈部照射史（尤其是儿童和妇女）。

（2）新近增大的甲状腺肿块，无触痛或声音嘶哑，或者出现孤立结节；伴有降血钙素水平升高。放射性I^{131}扫描显示"凉结节"。

（3）X线检查中出现沙砾样钙化点提示乳头状癌，密度增高提示髓样癌。

（4）确诊方法是细针穿刺活组织检查。

（三）孤立性甲状腺结节的重要诊断、治疗步骤

（1）首先检查甲状腺功能：检查促甲状腺激素、T_4和T_3水平。如果水平正常（提示无功能结节）或显示甲状腺功能减退，则进行细针穿刺细胞学检查。对于大多数患者，这是较为合适的起始检查程序。细针穿刺活组织检查有较高的敏感性和中等特异性。

（2）如果检查结果是甲状腺功能亢进或不能确定结节性质，可采用放射性I^{131}扫描来帮助确诊甲状腺结节是凉结节还是热结节。功能性（热）结节罕有恶性。

（3）如果细针穿刺活组织检查结果为良性，治疗采用T_4制剂抑制促甲状腺激素分泌，并使肿大结节收缩、变小，然后运用超声波检查追踪随访。

（4）如果细针穿刺活组织检查为恶性，治疗采用甲状腺切除术加服用放射性I^{131}进一步清扫，可以起到诊断和治疗的效果。这种方法特别适用于滤泡性癌和通过淋巴结转移的癌（存在不能清扫的淋巴结组织）。

（5）如果难以判断良性还是恶性，可采用甲状腺的叶状楔形切除术，等待活组织检查报告，然后做进一步的处理。

（6）虽然超声检查有助于确定结节是囊性还是实质性，但更重要的检查手段是细针穿刺活组织检查。

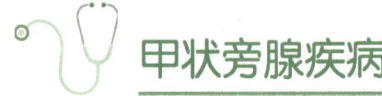

甲状旁腺疾病

病理生理学：甲状旁腺激素（parathyroid hormone，PTH）直接作用于骨骼和肾，间接作用于小肠（通过1，25-二羟维生素D_3的合成），进而提高血清钙水平。Ca^{2+}是钙代谢的主要调节因子，其涉及骨、肾和小肠，还与体内甲状旁腺激素、降钙素和活性维生素D_3三者的水平相关。

高血钙是疾病严重的一种信号。当血钙浓度大于11.5 mg/dL（首要原因是原发性甲状旁腺激素增高）或者出现癌症危象（钙浓度大于14 mg/dL）时，会出现相应的临床症状。高血钙的形成很可能是甲状旁腺素相关物质（维生素D_3）、白细胞介素、肿瘤坏死因子和破骨细胞激活因子等介导的结果。形成高血钙的其他原因见于第三级甲状旁腺激素增高、肾衰、药物（如噻嗪类利尿药、锂盐）、肉状瘤病、甲状腺毒症、家族性低尿钙性高钙血症和运动过少等。

一、甲状旁腺功能亢进与高钙血症

90%的患者表现为轻度钙升高，大多数由单个腺体增生或者腺瘤引起，偶然见于中年妇女。甲状旁腺腺瘤分为多发性内分泌腺瘤1型（MEN1）和多发性内分泌腺瘤2型（MEN2）。

（一）诊断要点

（1）多数患者无症状，直到血钙大于11.5 mg/dL才会出现典型的骨病症状（如骨痛和病理性骨折），还有呻吟（因消化性溃疡病、胰腺炎）、结石（肾石病）、精神性妄想（焦虑、忧郁、易怒和睡眠障碍）等表现。心血管系统症状表现为高血压和心律失常（QT间期变短）。泌尿系统症状表现为多尿、烦渴、肾钙质沉着，进而肾衰竭。消化系统症状表现为食欲减退、体重下降、便秘、恶心、呕吐、口渴、腹部疼痛。神经系统症状表现为神经肌肉衰弱、精神和心理障碍。

（2）血清钙大于10.5 mg/dL、磷酸盐小于2.5 mg/dL和甲状旁腺激素升高即可诊断该病。

（二）鉴别诊断

口服钙摄入过多、继发性甲状旁腺激素增高、再继发甲状旁腺激素增高、肉状瘤病、多发性内分泌腺瘤综合征。

（三）治疗

（1）药物：氨羟二磷酸二钠（磷）用于无症状、血钙低于11.5 mg/dL或者对外科手术有禁忌的患者。雌激素可用于绝经的高甲状旁腺素患者。

（2）饮食、饮水：饮食钙的摄入量限制在每天400 mg，饮水量限制在每天2~3 L。

（3）外科手术是有效的治疗方法。

（四）并发症

骨饥饿综合征：外科手术切除功能亢进的甲状旁腺后出现的低钙血症。

二、甲状旁腺功能减退与低钙血症

低钙血症可与甲状旁腺激素升高或降低有关。甲状旁腺激素水平降低见于遗传性甲状旁腺功能减退症、继发性甲状旁腺功能减退症（其主要的原因是外科手术）和低镁血症。甲状旁腺激素水平升高见于慢性肾衰竭、维生素D水平低下（原因是饮食维生素D摄入不足和新陈代谢缺陷，继发于抗惊厥药物疗法或者维生素D依赖性佝偻病-1型）。维生素缺乏也可导致甲状旁腺激素水平升高，见于消化系统吸收不良和维生素D依赖性佝偻病-2型。

（一）诊断要点

（1）神经肌肉过度兴奋：手足搐搦、喉痉挛、腹部绞痛、惊厥发作、健忘症。面神经叩击征（Chvostek）阳性和陶瑟（Trousseau）征阳性。面神经叩击征：以手指尖或叩诊锤骤击患者颧弓与口角间的面颊部，引起眼睑和口角抽动即为面神经征阳性。陶瑟征：以血压计袖带包裹上臂，使血压维持在收缩张压与舒张压之间，5分钟内该手出现痉挛症状即为阳性。

（2）心血管系统症状：心电图可见QT间期延长，低血压，顽固性慢性充血性心力衰竭。此外，可有白内障和软组织钙化。

（3）实验室检查：血清钙降低；重要的是测量血中Ca^{2+}、pH和白蛋白的水平，并且按病情逐一评估影响低血钙的因素。因为除甲状旁腺功能减退外，低血钙也可能由白蛋白降低和碱中毒引起。

（二）鉴别诊断

（1）低钙血症和高磷血症：可由甲状旁腺功能减退、假性甲状旁腺功能减退、肾衰竭和大片组织坏死引起。

（2）低钙血症和低磷血症：可由维生素D缺乏引起（继发于甲状旁腺功能亢进）。反之，原发性甲状旁腺功能亢进可缓解维生素D缺乏的状况。

（三）治疗

（1）急性低钙血症：静脉注射氯化钙或者葡萄糖酸钙。维持治疗：每天口服钙2~4 g，并加上维生素D。

（2）慢性低钙血症：治疗原发病。如果伴有高血磷，患者要限制饮食中磷酸盐化合物（如碳酸盐或者氢氧化铝）摄入。

三、骨软化症

骨软化症是指骨矿物质和密度降低，而骨基质量或体积正常。儿童生长中骨骼的矿化缺陷会导致永久性骨骼畸形（佝偻病）。成人骨骼矿化缺陷会导致骨软化症。它可能由任何导致骨质钙化或磷酸盐矿化不足的情况引起。

（一）病因学

（1）维生素D缺乏（首位原因）或抵抗：维生素D的可用性或营养供应不足；阳光照射不足；吸收不良（包括胰腺疾病）；慢性肾脏或肝脏疾病；维生素D依赖性佝偻病1型；长期药物治疗（苯妥英、卡马西平或巴比妥疗法）。

（2）钙摄入不足：长期饮食营养不均衡所致。

（3）缺磷：导致儿童患佝偻病，成人患骨软化症。原因包括营养不良/吸收不良、遗传性疾病和肾脏疾病。

（4）长期铝毒性或双膦酸盐：抑制骨矿物化。

（5）骨基质紊乱：低磷血症、纤维发生不全、轴性骨软化症。

（二）诊断要点

（1）疼痛性近端肌肉无力（特别是骨盆带）；骨痛和压痛。

（2）矿化缺陷导致骨密度降低。

（3）检查结果异常：碱性磷酸酶升高；维生素D_3、钙和磷酸盐减少；继发性甲状旁腺功能亢进症。骨X线检查通常显示"松散区"。

（三）治疗

联合补充钙+磷酸盐+维生素D_3对于营养性骨软化症比其他方法更有效。应治疗根本原因。遗传性低磷血症性佝偻病可以通过补充磷酸盐和骨化三醇联合治疗。

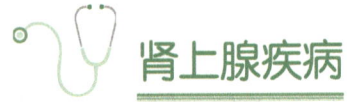

肾上腺疾病

肾上腺分为皮质和髓质两部分，肾上腺皮质分为三个区：球状带（合成醛固酮）、束状带（合成可的松类）和网状带（合成雄激素）。肾上腺功能亢进疾病包括库欣综合征（可的松增加）、醛固酮增多症和肾上腺雄激素增多（女子出现男性化征）。肾上腺功能减退疾病包括艾迪生病（原发性肾上腺功能减退）、继发性肾上腺功能减退症（由腺垂体功能不全或垂体手术引起）。

一、库欣综合征

库欣综合征（Cushing syndrome）是由持续性皮质醇（可的松类）增多引起的一组临床异常综合征。首要病因是可的松类使用过量；次要病因是由垂体微腺瘤导致的促肾上腺皮质激素分泌过多（库欣病）。肾上腺增生可能继发于由非内分泌癌组织（如小细胞型肺癌、胸腺癌、胰腺癌和支气管腺瘤等）所产生的促肾上腺皮质激素或促肾上腺皮质激素释放激素过多；也可能由肾上腺腺瘤或腺癌引起。

（一）诊断要点

（1）典型的临床表现是"满月脸"，背部肩胛区呈"水牛背"，躯干性肥胖（由脂肪沉着引起），葡萄糖耐受不良或高血糖症（20%患有糖尿病），低钾血症，高血压，肌无力和易疲劳；骨质疏松症（由骨分解代谢增加引起）；体表皮肤出现细沟，极易碰伤而出现青肿。

（2）情绪不稳定，易怒，忧郁，甚至出现精神分裂症。由于肾上腺分泌的雄激素增加，女性患者可能出现痤疮、多毛症、月经过少或无月经等症状。

（3）实验室检查步骤：首选低剂量的地塞米松抑制试验。

A．如果抑制试验结果是阳性（次日早晨皮质醇减少），表明肾上腺可能正常，也可能不正常；然后进行24小时尿皮质醇收集试验（这也可作为初始筛选试验）。

B．如果小剂量的地塞米松抑制试验后，皮质醇持续增加，可进一步做大剂量的地塞米松抑制试验：此时若为垂体肿瘤，皮质醇增加将会被抑制；若为异位肿瘤（如小细胞型肺癌），皮质醇增加将不会被抑制。

C．肾上腺CT扫描或者蝶骨磁共振成像（MRI）能进一步确定相应组织器官受损的部位。

（二）治疗

（1）垂体和肾上腺肿瘤：手术切除。

（2）药物：对肾上腺癌和小细胞型肺癌，可用酮康唑、美替拉酮或奥曲肽（octreotide）抑制皮质醇的分泌。

二、醛固酮增多症

醛固酮增多症是肾上腺主要的盐皮质激素醛固酮分泌过多的一组综合征。根据病因可分为原发性醛固酮增多症和继发性醛固酮增多症。

（一）原发性醛固酮增多症

大多数病例（70%）来源于单侧肾上腺肿瘤（康氏综合征），30%来源于双侧肾上腺皮质增生。

1. 诊断要点

（1）典型临床表现包括高血钠、高血压、头痛、低钾血症、肌无力、代谢性碱中毒和多尿症（低血钾引起的继发性抗利尿激素敏感性降低）。

（2）基于上述的临床表现，首先检查血浆醛固酮和肾素的水平。醛固酮增加和肾素减少是诊断的特异性指标，其诊断可通过盐负荷试验确定：如果醛固酮不受抑制（阳性），则确定为原发性醛固酮增多症。

（3）进一步应用腹部CT或者磁共振成像（MRI）确定肾上腺肿瘤的部位。

（4）如果怀疑为肾上腺外肿瘤，进行放射性NP-59（碘闪烁）扫描可助确定胸部或腹部的肿瘤。

2. 治疗

（1）康氏综合征：腹腔镜手术或开腹做肾上腺切除术。

（2）双侧增生：用螺内酯（醛固酮受体拮抗剂）治疗。

（二）巴特（Barter）氏综合征

巴特（Barter）氏综合征是继发性醛固酮增多症而无水肿或者高血压的一种综合征，由肾脏对氯化钠重吸收缺陷引起（特别是氯离子），存在肾小球旁细胞过度增生、严重的低血钾和低氯性碱中毒。

三、肾上腺雄激素增多综合征

肾上腺雄激素增多综合征是指患者脱氢表雄酮（dehydroepiandrosterone，DHEA）和雄烯二酮产出过多，其在外周组织转化为睾酮增多。睾酮增多主导了更强的雄激素效应。

（一）病因

见于先天性肾上腺增生、肾上腺癌和肾上腺腺瘤（罕见）。

（二）临床特征

该病临床表现为痤疮、女性多毛症、月经稀少、女子男性化。

（三）治疗

对因治疗和手术治疗。

四、肾上腺功能减退症

肾上腺功能减退分为原发性肾上腺功能减退（艾迪生病）和继发性肾上腺功能减退（鉴别点：有无色素沉着）。

艾迪生病

艾迪生病（Addison disease）是一种原发性肾上腺功能不全的疾病，发生在肾上腺急性或慢性损害之后。主要病因是肾上腺特发性的或者自身免疫性的损伤。其他病因有先天性酶缺陷、外科手术、出血（弥漫性血管内凝血）、感染、代谢性疾病和肿瘤转移等。该病的病理主要是缺乏糖皮质激素和盐皮质激素。

1. 诊断要点

(1) 艾迪生病征（Addisonism）：虚弱、感觉异常、痉挛、恶心、呕吐、体重下降、低血压、色素沉着、不耐受应激和寒冷、个性改变（如易怒、不安等）和甲状腺功能减退。

实验室检查：低血钠、低血糖、高血钾和高促肾上腺皮质激素（ACTH）；查白细胞结果：中性粒细胞中度减少、淋巴细胞增多、嗜酸性细胞增多。

(2) ACTH（促肾上腺皮质激素）刺激试验：这是鉴别原发性和继发性肾上腺功能减退的最好方法。如果给予ACTH后，可的松增加（试验结果为阳性），则为继发性肾上腺功能不足；如果可的松仍然低，即为艾迪生病。

(3) 轻度肾上腺功能减退患者，其可的松和醛固酮水平可能正常。

2. 治疗

(1) 急性期：在急性应激时期（如外科大手术、感染、创伤）和出现肾上腺危象（表现为发热、恶心、呕吐、腹部疼痛、精神状态改变和心血管系统低下）时，静脉给予可的松和液体进行治疗。

(2) 慢性期：给予氢化可的松和盐皮质激素（氟可的松）替代疗法，同时对患者进行教育。

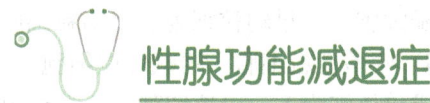

性腺功能减退症

性腺功能减退症（hypogonadism）是由睾丸或卵巢功能低下导致的疾病，特征有继发性性别缺陷以及不孕/不育症。

（一）病因、临床特征和诊断

(1) 原发性性腺功能减退症：可源于先天性睾丸或卵巢发育不全症、无睾丸症、化学放射治疗损伤、感染（腮腺炎、肺结核、麻风病）或外科损伤。患者表现为性激素低下和促性腺激素（黄体生成素和促卵泡生成激素）分泌增多。

(2) 继发性性腺功能减退症：可源于垂体功能减退（特发性或是肿瘤诱发性）、下丘脑损伤、卡尔曼（Kallmann）综合征（表现为性腺功能减退、性腺发育不全，伴有嗅觉低下）。患者存在促性腺激素（黄体生成素和促卵泡激素）和性激素分泌不足。

(3) 青春期前性腺功能减退症（垂体功能缺陷）：外生殖器发育不良、高音调、无胡须，缺乏性欲和性能力。

（二）治疗

(1) 治疗潜在病因。

(2) 激素替代疗法（hormone replacement therapy，HRT）：雄激素（睾丸酮）治疗用于男性，雌激素和孕（酮）激素用于治疗女性。

第六章　血液、淋巴与免疫系统疾病

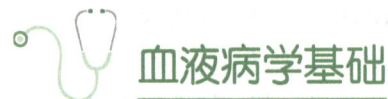
血液病学基础

血细胞的分化

所有的血细胞均来源于造血干细胞，其分化过程如下。

（1）原始红细胞→网织红细胞→红细胞。

（2）原始淋巴细胞→B淋巴细胞→浆细胞→抗体→体液免疫；原始淋巴细胞→T淋巴细胞→活化T细胞→细胞免疫。

（3）原始粒细胞（成髓细胞）→早幼粒细胞、中幼粒细胞（髓细胞）、晚幼粒细胞和杆状核细胞→中性粒细胞、嗜酸性粒细胞、嗜碱性粒细胞。

（4）原始单核细胞（成单核细胞）→单核细胞→巨噬细胞。

（5）原始巨核细胞→巨核细胞→血小板。

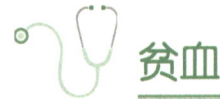
贫血

贫血定义：在一定容积的循环血液内，红细胞计数、血红蛋白量以及红细胞压积均低于正常标准者。具体为：红细胞比容（hematocrit，HCT）男性小于40%，女性小于37%；或血红蛋白（Hb）男性小于13 g/dL，女性小于12 g/dL。

形态学分类如下：

（1）小细胞性贫血：平均红细胞体积低，小于80 fL。首要原因是缺铁，其他原因包括铅中毒、地中海性贫血和铁粒幼细胞性贫血。慢性疾病的贫血可以是小细胞性贫血或正细胞性贫血。

（2）大细胞性贫血：平均红细胞体积的大于96 fL。这种贫血通常由于维生素B_{12}或叶酸缺乏引起，也可能源于酒精中毒、肝病或药物的使用［如苯妥英、甲氨蝶呤、叠氮胸苷（AZT）］。

（3）正细胞性贫血：平均红细胞体积正常。可源于慢性疾病、溶血或上述两种贫血的早期阶段。

诊断要点：

（1）早期贫血症状史（红细胞比容接近30%）：疲乏，耐力差，记忆力差或反复性感染等；贫血症状存在个体差异。

（2）基于红细胞比容（HCT）或血红蛋白量（Hb）降低进行诊断。病因学检查包括平均红细胞体积（mean corpuscular volume，MCV）、铁含量测定、网织红细胞计数、末梢血涂片、红细胞分布宽度（red cell distribution width，RDW）、血清抗球蛋白试验（库姆斯试验，Coombs test）、维生素B_{12}和叶酸水平检测等。

鉴别诊断：贫血的实验室鉴别诊断见表6-1。

表6-1 贫血的实验室鉴别诊断

贫血性疾病	铁/ ($nmol \cdot mL^{-1}$)	转铁蛋白/ ($ng \cdot mL^{-1}$)	TIBC/ ($\mu mol \cdot L^{-1}$)	MCV/fL	MCH/pg	MCHC/ ($g \cdot dL^{-1}$)	其他
缺铁性	<50	低	>400	<80	<20	正常（20～50）	—
叶酸缺乏性	正常	正常（100）	正常	>100	>35	正常	—
B_{12}缺乏性	正常	正常（100）	正常	>100	>35	正常	神经症状
慢性疾病性	<50	正常	<250	正常/低	正常/低	<20	—
铁粒幼细胞性	>150	正常	<200	<80	正常	正常	靶形细胞（+）
地中海性	正常/高	正常	正常	<80	<20	正常	—
血色素沉着性	>150	>1 000	<200	正常	正常	正常	肝酶升高
遗传性球形红细胞增多症	正常	正常	正常	正常	正常	>50	

TIBC：总铁结合力；MCV：平均红细胞体积（fL）；MCH：平均红细胞血红蛋白量（pg）；MCHC：平均红细胞血红蛋白浓度（g/dL）。

一、缺铁性贫血

缺铁性贫血定义：红细胞和血红蛋白减少，伴有低色素性红细胞，平均红细胞体积小于80 fL和体内铁储存水平低下。缺铁性贫血通常因失血量的增加而引起（男性首要原因是胃肠出血，女性首要原因是月经失血过多）。人体在失血时难以迅速提高对铁的吸收，这受机体对铁转运调节机制的制约。其他病因包括摄入食物含铁量过少、吸收不良、溶血等。

（一）诊断要点

（1）除以上贫血症状之外，患者可能有易碎指甲、勺状指甲、舌炎及异食癖等表现。

（2）实验室检查：在缺铁性贫血患者中，血清转铁蛋白降低（<10 ng/mL）是特异性和灵敏性较高的检查指标，通常作为首选诊断性检查。血清铁、平均红细胞体积和网织红细胞数量也都会降低；而总铁结合力和红细胞分布宽度值会升高。最特异的试验是

骨髓组织活检（bone marrow biopsy，BMB）检查、普鲁士蓝铁染色，但是极少使用。血涂片显示多数红细胞为中央淡色的"甜圈圈"样小细胞。

（二）治疗

（1）最普通的治疗方法是口服硫酸亚铁制剂，不过需要克服口感不佳的困难。

（2）对于吸收障碍而铁需求量很高或不能耐受口服疗法的患者，可采用胃肠道外的方法来补充铁（如注射给药）。

（3）对于失血引起的严重和严重急性贫血，输血是最有效的治疗方法。

二、慢性疾病性贫血

慢性疾病性贫血是机体缺乏动用螯合和储备在网状内皮系统中铁的能力的一种状态，可表现为小细胞性或正细胞性贫血。这种贫血可源于任何慢性炎症、感染或肿瘤，如慢性肾功能衰竭。

（一）诊断要点

（1）慢性疾病的病史和上述贫血的症状。

（2）实验室检查：血清铁蛋白正常或升高，但血清铁、总铁结合力和网织红细胞数量均降低。

（二）治疗

治疗以消除潜在病因为主。补充铁剂和促红细胞生成素对治疗并无直接帮助。

三、巨幼红细胞性贫血

巨幼红细胞性贫血是指由红细胞巨大而幼稚变性、功能缺陷而引起的贫血，目前已不多见。按病因学，巨幼红细胞性贫血通常分为以下两类。

（一）维生素B_{12}缺乏性贫血

维生素B_{12}缺乏性贫血是因长期维生素B_{12}吸收和摄入量减少，进而导致的巨幼红细胞性贫血和神经系统的异常。

1. 病因

（1）最常见的原因是遗传性自身免疫性（造血）内因子生成缺陷。其导致恶性贫血的危险因子会随年龄的增长而增加。胃切除术和萎缩性胃炎也是导致内因子生成减少的常见原因。

（2）吸收不良的疾病：胰腺功能不全、口炎性腹泻、局限性肠炎（克罗恩病）、盲袢综合征和绦虫感染（阔节裂头绦虫）会引起体内维生素B_{12}的缺乏。

（3）饮食中缺乏维生素B_{12}较为罕见，仅见于严格控制素食1年以上的患者。

2. 诊断要点

（1）有贫血症状的病史，伴或不伴一些神经精神症状，如疲劳、外周神经炎、自主神经病变（位置感异常，震颤，运动、内脏、膀胱和性功能障碍）和精神异常等症状。

（2）实验室检查：①平均红细胞体积增加、出现卵圆形巨红细胞（鉴别：其他溶血症、肝病和骨髓发育异常等则见圆而大的红细胞），提示巨红细胞血症。②白细胞中见有许多分叶过多的中性粒细胞核，网织红细胞的数量减少而骨髓细胞数量增多。③可能出现全血细胞减少的情况。

（3）最具特异性的检查是希林（Schilling）试验：甲基丙二酸水平增高可证实维生素B_{12}水平降低。但该检查仅用于体内维生素B_{12}水平不确定时。

3. 治疗

最有效的治疗方法是长期间歇性肌内注射维生素B_{12}。补充叶酸能辅助维生素B_{12}纠正血液系统症状，但对改善神经系统的症状无效。

（二）叶酸缺乏性贫血

体内长期叶酸的缺乏会导致巨幼细胞性贫血，但没有神经系统的异常和症状。

1. 病因

其病因主要是食物来源叶酸摄入量不足（缺乏绿色蔬菜）；偶尔也会是需求量的增加，如妊娠、湿疹和透析等。

2. 诊断要点

叶酸缺乏与维生素B_{12}缺乏症具有相同的血液系统症状，但没有B_{12}缺乏症的神经系统的症状。因此，诊断叶酸缺乏性贫血基于红细胞数量减少、叶酸水平低下和巨幼细胞性贫血。

3. 治疗

通过口服方式补充叶酸，通常容易纠正。

四、溶血性贫血

溶血性贫血是多种原因导致红细胞破坏增多，进而造成幸存红细胞减少的疾病。红细胞破坏可能发生在血管内，也可能在血管外（即通常所指的脾内溶血）。

（一）病因

（1）慢性溶血性贫血：如镰状细胞贫血、阵发性睡眠性血红蛋白尿症及遗传性球形红细胞增多症。

（2）急性溶血性贫血：药物性溶血、自身免疫性溶血及葡萄糖-6-磷酸脱氢酶（G6PD）缺乏症。

（二）诊断要点

（1）贫血的症状依据严重程度而不同，会伴有发热、寒战、胸痛、心动过速、呼吸困难、黄疸及褐黑色尿。

（2）实验室检查：①血清乳酸脱氢酶及间接胆红素升高，网织红细胞计数增高，平均红细胞体积可正常或轻度升高。②外周血液涂片见碎片状的细胞，在血管内溶血时结合珠蛋白可能降低，尿中血红蛋白和含铁血黄素可呈阳性，但尿胆红素不一定呈阳性。

（三）治疗

（1）除非要除去致病因素，轻症患者不需特殊治疗。饮水可预防游离血红蛋白对肾的毒性作用。其他治疗因病因不同而各有所异。

（2）输血用于严重低红细胞压积的病例。

（四）溶血性贫血的具体类型

1. 药物诱导的溶血性贫血

最常见的致病药物有青霉素类、头孢菌素类、利福平、磺胺类、奎尼丁、甲基多巴、普鲁卡因酰胺、噻嗪类。临床特征包括上述溶血性贫血的表现。

2. 自身免疫溶血性贫血

自身免疫溶血性贫血通常是原发性的溶血，是由于IgG和活化的补体C3附着在红细胞上引起的自身免疫性破坏，常见于慢性淋巴细胞性白血病、淋巴瘤、病毒感染、溃疡性结肠炎或自身免疫性疾病。

（1）临床特征和诊断。

A．血管外溶血表现和脾大。

B．实验室检查：红细胞渗透脆性试验和直接抗人球蛋白试验阳性；最特异的诊断性检查是微柱凝胶抗人球蛋白试验。其他检查结果与一般性贫血相似。

（2）治疗。仅重症自身免疫性溶血性贫血者需要治疗。先试用类固醇激素，对于对类固醇激素无应答的患者，可考虑脾切除手术。

3. 冷凝集素溶血性贫血

冷凝集素溶血性贫血是自身免疫性溶血中的一种类型，是由冷凝集反应型自身免疫抗体（IgG、IgM）附着在红细胞表面的黏多糖抗原上而引起的溶血。这种自免抗体产物可以是原发性的（特发性的）或者继发性的（抗体来自感染、淋巴组织增生的疾病或癌症）。冷凝集素导致的红细胞破坏主要发生在肝脏，不受类固醇激素或脾切除的影响。

（1）临床特征和诊断。

A．寒冷可诱发典型的溶血性贫血症状，年轻患者症状较轻。

B．实验室检查：直接抗人球蛋白试验是诊断本病最特异性的检查。其他检查结果与一般性贫血相似。

（2）治疗。避免寒冷。烷基化制剂（如苯丁酸氮芥或环磷酰胺）可用来治疗一些严重病例。

4. 遗传性球形红细胞增多症

遗传性球形红细胞增多症是一种常染色体显性遗传的红细胞膜缺陷病，特征为慢性轻度血管外溶血，伴有球形红细胞、黄疸和脾大。

（1）病因。红细胞膜上的收缩蛋白存在柔韧性缺陷导致球形红细胞的形成，球形红细胞不能穿过脾脏狭窄的细胞通道，进而发生溶血。

（2）诊断要点。

A．具有明显的家族病史，中度的贫血症状、脾大和黄疸，也可发生胆红素结石及胆囊炎。严重的贫血可能与叶酸缺乏或细小病毒B19有关。

B．实验室检查：①红细胞比容降低，而平均血红蛋白浓度、血清乳酸脱氢酶、间接胆红素及网织红细胞计数均升高（与其他溶血性贫血相似）。②遗传性球形红细胞增多症与自身免疫性溶血的关键区别是平均红细胞体积正常、红细胞渗透脆性试验阳性和直接抗人球蛋白试验阴性。

（3）治疗。

A．大多数患者无须治疗，但需要长期补充叶酸，尤其是伴有促红细胞生成素（EPO）缺乏的患者，以防发生再生障碍危象。

B．对贫血较严重的患者，脾切除能消除溶血的部位并缓解症状。术后球形红细胞仍存在，患者需使用抗肺炎球菌和流感嗜血杆菌疫苗。

5．葡萄糖-6-磷酸脱氢酶（G6PD）缺乏症

葡萄糖-6-磷酸脱氢酶（G6PD）缺乏症属于一种X染色体性连锁的遗传性酶缺陷症，由于缺乏此酶，红细胞耐受多种氧化剂冲击的应激能力降低，红细胞完整性被损坏，进而引起急性溶血。

（1）病因。最常见的病因是感染，其次是药物（如磺胺类、伯氨喹啉、氨苯砜、奎尼丁及呋喃妥因等）。

（2）诊断要点。

A．患者新近有感染或服用药物的病史，随后突然出现严重的溶血表现（黄疸、褐黑色尿、虚弱、心动过速和发热）。

B．实验室检查：①出现血管内溶血的检查结果（乳酸脱氢酶、胆红素及网织红细胞计数升高，平均红细胞体积正常，而结合珠蛋白降低以及存在含铁血黄素尿）。②变性珠蛋白小体（海因兹小体，Heinz bodies）是血红蛋白沉淀在红细胞内的包含体，血液涂片中可见被咬型细胞（海因兹小体移动，由于红细胞内血红蛋白变性或沉淀成块使细胞成半圆形或被咬状）。③最特异的检查是葡萄糖-6-磷酸脱氢酶水平测定，在突发性溶血后常降低。

（3）治疗。主要是要避免氧化剂的冲击。如果发生严重溶血，需要进行输液和输血治疗。

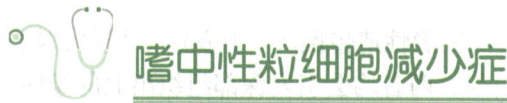

嗜中性粒细胞减少症

嗜中性粒细胞减少症是嗜中性细胞绝对计数（absolute neutrophil count，ANC）低于1 500/μL的一种血液病。嗜中性细胞绝对计数等于10乘以1 000个细胞中的白细胞数再乘以多形核白细胞与杆状白细胞的百分数之和［ANC=10×（%中性粒细胞+%条带）/WBC计数（个细胞/mm^3）］。中性粒细胞减少症可以由多重病因引起，如粒细胞生成数量减少、破坏或利用增加，或组织对粒细胞分布的隔离。

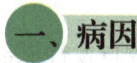一、病因

（1）后天获得性：药物（乙醇类、抗生素类、非甾体抗炎药类都对骨髓有抑制性），感染，自身免疫性疾病，骨髓浸润性疾病，营养缺乏（叶酸、维生素B$_{12}$、维生素

B_1缺乏），代谢性疾病（高血糖性糖尿、酮症酸中毒），甲状腺功能减退，特发性和良性家族性白细胞减少症。

（2）先天内源性：契东综合征，先天性角化不良及婴儿类恶性贫血（Fanconi贫血）等。

二、临床特征和诊断

（1）急性中性粒细胞减少症：多重感染和败血症（常见感染病菌包括金黄色葡萄球菌、绿脓杆菌、大肠杆菌、克雷白氏杆菌属或变形杆菌属等）。

（2）慢性和自身免疫性中性粒细胞减少症：近期的鼻窦炎、牙龈炎、胃炎、肛周感染。

（3）诊断：①最重要的依据是病史、体检和全血细胞计数。如果贫血和血小板减少症共存，需进行骨髓组织活检。②血清免疫球蛋白（Ig）和抗核抗体水平检查有助于进一步诊断。

三、治疗

留取检查标本做病原体培养后，出现发热均需用广谱抗生素治疗；怀疑真菌感染的病例要进行抗真菌治疗。粒细胞集落刺激因子（granulocyte colony-stimulating factor, G-CSF）能够帮助缩短中性粒细胞减少症的持续时间。静脉注射用免疫球蛋白（IVIG）可帮助治疗急性期的中性粒细胞减少症。骨髓移植为治疗顽固性病例带来希望。

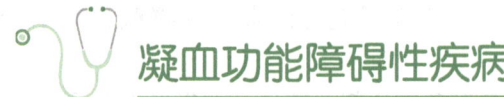

凝血功能障碍性疾病

一、血友病A和血友病B

血友病为X染色体性连锁隐性遗传疾病。血友病A是凝血因子Ⅷ缺陷所致，而血友病B则由凝血因子Ⅸ缺陷引起，两者均会引发深部组织出血的倾向。血友病A远比血友病B常见，患者多为男性。

（一）病因

男性有1条致病X染色体即可发病；女性有1条致病X染色体仅携带致病基因（杂合子），并不表现本病。女性必须是纯合子（有2条致病X染色体）才发病，而纯合子女性在胎儿时期便死于子宫内。

（二）诊断要点

（1）轻度的缺陷仅在外伤和手术时伴出血症状，较严重的缺陷可导致自发性深部组织出血，如深部碰伤淤血、关节积血、胃肠道或泌尿道出血，以及血肿或中枢神经系统出血。

（2）实验室检查：具有代表性的检查结果是部分凝血活酶激活时间（APTT）延长而凝血酶原时间（PT）正常。"混合检验"可以帮助确定是否存在单一凝血因子缺陷（指将患者的血与正常人的血以50∶50混合后检测APTT）。若区分具体疾病的类型为血友病A或B，需做凝血因子Ⅷ或凝血因子Ⅸ水平的检测。

（三）治疗

（1）轻症出血：组织内的出血用脱氧加压素（desmopressin）治疗，脱氧加压素也可在手术前使用。原理是脱氧加压素能促使内皮下储存系统释放凝血因子Ⅷ，所以仅对血友病A有效。

（2）重症出血：用特异性的凝血因子Ⅷ或凝血因子Ⅸ替代疗法。

二、维生素K缺乏症

维生素K缺乏症是由于饮食中缺乏维生素K、吸收不良和/或抗生素使用时间延长（如杀灭结肠中产生维生素K的细菌）引起维生素K缺乏的疾病。维生素K缺乏症导致凝血因子Ⅱ、Ⅶ、Ⅸ和Ⅹ水平降低及出血倾向。

（一）诊断要点

（1）类似于血友病，出血通常像在静脉穿刺点的渗出样出血。

（2）实验室检查：凝血酶原时间（PT）和部分凝血活酶激活时间（APTT）均延长，但凝血酶原时间延长在先且更为明显。若给予维生素K后凝血酶原时间和部分凝血活酶激活时间得以纠正，即可确诊本病。

（二）治疗

（1）轻度出血：给予维生素K并纠正相关潜在病因。
（2）严重出血：输新鲜冻存的血浆加维生素K治疗。

三、肝病性出血

绝大多数凝血因子在肝脏合成，外凝血因子Ⅷ和血管性血友病因子（von Willebrand factor，vWF）除外。当这些因子因肝脏疾病而合成减少时，就会导致出血性疾病，最常引起胃肠道出血、黑便和贫血。

（一）诊断要点

实验室检查与维生素K缺乏症相似。凝血酶原时间（PT）及部分凝血活酶激活时间（APTT）均延长。

（二）鉴别诊断

维生素K缺乏症：补充维生素K后，出血会得到改善，但对肝病引起的出血则无效。

（三）治疗

（1）治疗原发病。

（2）输新鲜冷冻血浆治疗严重出血（如黑便等）。新鲜冻存的血浆含有除血小板以外的所有凝血因子。

四、血管性血友病

血管性血友病（von Willebrand disease，vWD）是由血管性血友病因子（von Willebrand factor，vWF）减少所致的一种遗传性出血疾病，其导致血小板与血管内皮内衬面的黏附能力降低，进而引起血小板（异常样）型出血的易感性。血小板本身的凝集能力是正常的，因为它受纤维蛋白原的介导。

（一）诊断要点

（1）表浅性黏膜和皮肤出血，如鼻衄、瘀点、青肿及月经异常；服用阿司匹林后出血会加重。

（2）实验室检查：①出血时间（bleeding time，BT）延长，血管性血友病因子（即凝血因子Ⅷ抗原）减少，血小板计数及形态正常。如果伴有凝血因子Ⅷ的降低，则部分凝血活酶激活时间延长。②该病的特异性诊断检查是瑞斯托素辅因子血小板凝集试验，证实血小板黏附能力异常。

（二）治疗

（1）对轻度出血或小手术：用去氨加压素促进内皮下组织释放血管性血友病因子。

（2）对严重出血或大手术：血管假性血友病因子替代治疗是必需的，且避免使用阿司匹林；新鲜冻存血浆无治疗效果。

五、弥散性血管内凝血

弥散性血管内凝血（disseminated intravascular coagulation，DIC）是由严重潜在疾病引发的消耗性凝血功能障碍，导致血小板和凝血因子缺乏型的出血症状，并伴有血栓形成、微血管病性溶血和纤维蛋白原降解产物（如D-二聚体）明显堆积等紊乱。

（一）病因

DIC是由一系列严重疾病引起的一种特发性凝血功能紊乱。最常见的病因是败血症，其他病因包括创伤、烧伤、胰腺炎、腺癌、输血反应性溶血、早幼粒细胞性白血病、胎盘早期剥离、羊水栓塞等。这些疾病能引起细胞破坏，并启动血小板和凝血因子消耗的瀑布式反应。

（二）诊断要点

（1）如上所述严重疾病的病史，并伴有出血、溶血、发热、休克或肾功能不全的表现。

（2）实验室检查：①出血时间、凝血酶原时间、部分凝血活酶激活时间均延长；D-二聚体和纤维蛋白原降解产物增加；血小板数量减少和纤维蛋白原水平低下。②外周血涂片常见裂体红细胞与碎片，符合血管内溶血表现。

（三）治疗

（1）纠正潜在病因。

（2）对大多数严重出血的患者，有必要输注新鲜冷冻血浆和血小板。肝素很少使用，除非患者伴有明显的血栓形成。

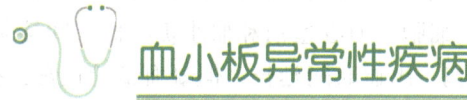
血小板异常性疾病

一、特发性血小板减少性紫癜

特发性血小板减少性紫癜（idiopathic thrombocytopenic purpura，ITP）也称为自身免疫性血小板减少症，是因血小板免疫性破坏导致外周血中血小板减少的出血性疾病。ITP是最常见的血小板减少性紫癜，是一种由多种复杂的机制共同参与的获得性自体免疫性疾病，病因不明，可能是血小板特异性自身抗体与其相关抗原结合导致被标记的血小板在穿越脾脏时被巨噬细胞清除。特发性血小板减少性紫癜常与淋巴瘤、慢性淋巴细胞性白血病、艾滋病及自身免疫性疾病相关，女性多于男性。

伊文思综合征（Evans syndrome）是指特发性血小板减少性紫癜伴发自身免疫性溶血性贫血。

（一）诊断要点

（1）通常发生于年轻健康的女性患者，主要表现为反复的皮肤出血（如瘀点、紫癜、瘀斑等，图21）、黏膜出血（如鼻出血、牙龈出血）、月经过多，以及外伤后止血困难等。脾脏检查阴性，无发热。

（2）实验室检查：①血小板减少和出血时间延长最为多见，抗血小板抗体检测敏感性高但特异性低。②骨髓组织活检显示巨核细胞布满骨髓（与血小板生成有关），表明其机制是外周血小板破坏而非血小板生成障碍。

（二）鉴别诊断

本病需要排除其他的病因（如癌症转移、感染或药物等）引起的类似症状。

（三）治疗

（1）对多数患者最初采用强的松治疗。

（2）如果重复使用类固醇激素后血小板计数仍然持续低于20 000/μL，可行脾切除术。

（3）静脉输入免疫球蛋白（抗Rh球蛋白）适用于初期伴血小板计数严重降低（小于10 000/μL）及危及生命的出血的患者。输血小板仅用于上述治疗均失败而出现危及生命的出血的患者。

二、血栓性血小板减少性紫癜

血栓性血小板减少性紫癜（TTP）是一种以发热、微血管溶血性贫血、血小板减少、肾功能不全和神经系统异常为特征的急性综合征，病因不明。危险因素包括使用口服避孕药、妊娠、系统性红斑狼疮及感染等。血栓性血小板减少性紫癜无抗血小板抗体出现。

（一）诊断要点

（1）TTP综合征：发热，溶血性贫血，血小板减少性紫癜或瘀斑，神经系统异常征（头痛、精神状态改变、失语症、癫痫发作、偏瘫），肾功能不全和脾大等。

（2）实验室检查：红细胞、血红蛋白和血小板降低。间接胆红素、乳酸脱氢酶、肌酐均增高。发现裂体红细胞，出血时间延长，但凝血试验正常，抗人球蛋白试验阴性。

（二）治疗

（1）紧急血浆置换法：用大容量新鲜冻存血浆来置换患者的血浆，补充凝血因子Ⅱ、Ⅴ、Ⅶ、Ⅷ、Ⅹ和血小板，清除其自身抗体、过多的血管性血友病因子（vWF）以及缺陷性的代谢酶。单独地补给血小板可能会促进血栓的形成。

（2）使用皮质类固醇等，阿司匹林（抗血小板药）和右旋糖酐有助于缓解病情。

（3）如果上述治疗均难以奏效，则施行脾切除术。

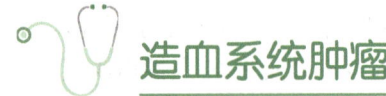

造血系统肿瘤

根据世界卫生组织（WHO）分类，造血系统肿瘤包括淋巴肿瘤、白血病、骨髓性肿瘤等大类；不同类别的肿瘤之间可存在重叠。淋巴肿瘤（lymphoid neoplasms）包括前体B淋巴细胞白血病/淋巴瘤、霍奇金淋巴瘤以及成熟的B细胞、T细胞或NK细胞系淋瘤。白血病是造血细胞（主要是未成熟白细胞，称为"母细胞"）的恶性增生，可以是急性或慢性的，也可以是淋巴细胞性或骨髓性的。白血病是儿童时期最常见的恶性肿瘤。骨髓性肿瘤包括髓细胞性白血病、骨髓增生性肿瘤和骨髓增生异常综合征。

一、淋巴肿瘤

（一）霍奇金氏淋巴瘤（霍奇金氏病）

霍奇金氏淋巴瘤是一种由淋巴细胞异常转化而形成的恶性肿瘤，尤其易发生在B淋巴细胞和淋巴结内，组织学上出现特征性的双核R-S细胞，即"镜影细胞"，具有诊断意义。

1. 病因

病因不明，可能与EB病毒感染和遗传因素有关。有两个发病年龄高峰：约30岁（主要是结节硬化型）和约60岁（主要是淋巴细胞消减型），男性患者多于女性。

2. 分期

霍奇金氏淋巴瘤和非霍奇金氏淋巴瘤的分期一致。

1期：累及单组淋巴结。

2期：累及膈肌同侧的两组淋巴结。

3期：累及膈肌两侧的淋巴结或累及与原发淋巴结毗邻的任何结外器官。

4期：广泛蔓延累及结外器官部位，如骨髓或肝脏等。

3．诊断要点

（1）局部淋巴结病变（1～2期）：病理学标志是橡胶样、无红斑和无触痛性淋巴结肿大（多发于颈部、锁骨上和腋前线区域）；加上全身性"B系列症状"（夜间出汗、瘙痒、体重减轻及肝脾大等）。佩–埃二氏周期发热（每1～2周高热与无发热交替式进展）和乙醇诱发的淋巴结的疼痛罕见，但是对霍奇金氏淋巴瘤是特异性的。

（2）实验室检查：诊断的第一步是切除淋巴结活检，大多数显示典型的双核R-S细胞和许多炎性细胞；其他包括贫血，白细胞、嗜酸性粒细胞和血小板计数增多。

（3）胸部X线或胸部CT、腹部CT或核磁共振检查用于确定疾病是否局限或转移。分期用于指导治疗（放疗或化疗）。

4．治疗（按分期进行）

（1）局限的病变（如第1A和2A期）采用放疗直接照射淋巴结和邻近的组织。

（2）所有伴明显"B系列症状"及3期以上的患者都要采用化疗。最有效的联合化疗是ABVD疗法（即阿霉素/多柔比星、博来霉素、长春碱和达喀巴嗪）。ABVD疗法优于MOPP疗法（氮芥、长春新碱、强的松和甲基苄肼），因ABVD疗法有较少的副作用（如继发性白血病、再生障碍性贫血、永久性不孕和外周神经病变）。

5．分型及预后

（1）分型：最新的WHO分类将霍奇金淋巴瘤分为结节性淋巴细胞为主型（NLPHL）和经典型霍奇金淋巴瘤（classical HL）。经典型霍奇金淋巴瘤又分为结节硬化型（最常见）、多淋巴细胞经典型、混合细胞型和淋巴细胞消减型4个亚型。

（2）预后：多淋巴细胞型预后最好，淋巴细胞消减型预后最差。5年存活率一般良好：1～2期存活率为90%，3期为84%，4期为65%。

（二）非霍奇金氏淋巴瘤

非霍奇金氏淋巴瘤（NHL）是一种由B淋巴细胞（占85%）、T淋巴细胞和NK细胞异常转化和克隆性增生形成的恶性肿瘤，其肿瘤细胞堆积于淋巴结、淋巴结外器官和血液中。非霍奇金氏淋巴瘤是造血系统最常见的高度侵袭性的肿瘤［包括弥漫性大B细胞淋巴瘤，伯基特（Burkitt）淋巴瘤］，发病率比霍奇金氏淋巴瘤高数倍。

1．病因

病因不明。染色体的移位t（14；18）可能涉及其发病；它可能与肿瘤抑制基因的失活相关，还可能与致癌RNA病毒如EB病毒，人类T淋巴细胞白血病病毒1型（human T-lymphotropic virus 1，HTLV-1），丙型肝炎病毒（hepatitis C virus，HCV）及艾滋病病毒（HIV），幽门螺杆菌感染或自身免疫性疾病相关。

2．诊断要点

（1）弥漫性无痛性淋巴结增大（多数是3～4期），易累及淋巴结外的部位（如脾、皮肤、胃、肺和中枢神经系统）及血液系统。这与慢性淋巴细胞性白血病（chronic lymphocytic leukemia，CLL）相似。艾滋病病毒阳性的患者常伴有中枢神经系统的损伤。全身性"B系列症状"包括发热、体重减轻、肝脾大等。

（2）实验室检查：淋巴结切除活检能确定诊断。因为肿瘤在初诊时就容易已有广泛播散，所以应尽早确定分期（与霍奇金氏淋巴瘤相同）以便及时治疗。分期时常需做骨髓活检确定。其他的检查结果包括贫血、白细胞增多、嗜酸性粒细胞增多、乳酸脱氢酶增高等。

3. 治疗

（1）原则上对低度恶性有症状的非霍奇金氏淋巴瘤采用缓解性的疗法；而对高度恶性的非霍奇金氏淋巴瘤用激进性根治性方案。

（2）同霍奇金氏淋巴瘤，病变局限（如第1A和2A期）采用放疗。其他期病变采用联合化疗；肿瘤播散患者用CHOP（即环磷酰胺、羟基阿霉素、长春新碱、强的松）方案进行化疗。

（3）中枢神经系统的淋巴瘤常采用放疗辅以CHOP联合化疗。

（4）复发的非霍奇金氏淋巴瘤可采用骨髓移植加以控制。

二、白血病

（一）急性淋巴细胞性白血病

急性淋巴细胞性白血病（acute lymphoblastic leukemia，ALL）是儿童中最常见的恶性肿瘤，因其骨髓中未成熟淋巴细胞产生过多所致。它在10岁以下儿童中更为常见，发病率是急性髓源性白血病（acute myelocytic leukemia，AML）的5倍。

1. 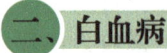病因

病因不明。众所周知的一些相关因素是暴露于放射线、苯类、化疗类制剂（苯丙氨酸氮芥、依托泊苷等）及逆转录病毒等诱发因素。患有某些遗传和免疫缺陷综合征的儿童面临更高的风险。其中包括唐氏综合征、Ⅰ型神经纤维瘤病、骨髓发育不良等。

2. 诊断要点

（1）大多数患者表现为全血细胞减少症。最常见的症状是持续发热、贫血性疲劳和牙龈-鼻出血；也常见白细胞功能缺陷导致的感染，肝、脾、淋巴结肿大及肿瘤细胞浸润性骨痛。

外周血涂片显示大而均匀的淋巴母细胞（>20%）。高碘酸希夫染色（periodic acid-Schiff stain，PAS）呈阳性。中性粒细胞偏低，而白细胞总数可能偏高或偏低。通常存在常见ALL抗原（CALLA）和末端脱氧核苷酸转移酶（TdT）。较高的白细胞计数可能表明预后较差。

（2）实验室检查：①全血细胞检查揭示3个血细胞系列多被抑制；白细胞计数可降低、正常或增高。外周血涂片显示大而均匀的淋巴母细胞（>20%）。②以出现ALL共同抗原（CALLA）及末端脱氧核苷酸转移酶（TdT）为特征。乳酸脱氢酶和尿酸升高没有特异性。

（3）根据法、美、英白血病分类系统（French-American-British classification system，FAB System），ALL进一步被分为ALL-L1、ALL-L2、ALL-L3型。

3. 治疗

主要治疗手段是化疗，使用药物包括柔红霉素（daunorubicin）、长春新碱

（vincristine）、强的松（prednisone）和门冬酰胺酶（asparaginase）。为避免在中枢系统复发，可鞘内注射甲氨蝶呤。5年存活率可大于80%。化疗后需要定期随访。

对急性淋巴细胞性和急性髓源性白血病，主要治疗手段是化疗。初期诱导使其缓解，进而巩固疗效。经过化疗依然复发的患者应该考虑骨髓移植。治疗之前，充分的水合作用和别嘌呤醇可以避免因幼稚细胞溶解（肿瘤溶解综合征）导致的高尿酸血症和肾衰竭。

（二）慢性淋巴细胞性白血病

慢性淋巴细胞性白血病（chronic lymphoblastic leukaemia，CLL）是一种B淋巴细胞恶性增生白血病。这些细胞分化良好但功能不全，过量积累在骨髓、血液、淋巴结、脾和肝脏。这是大于60岁老年男性最常见的白血病类型，病程变异，病因不明，有某种遗传倾向性。

1. 诊断要点

（1）患者常在常规或偶然检查时发现有无症状的白细胞升高，但很多患者也会有乏力、嗜睡、感染和淋巴结肿大（50%伴有肝脾肿大）症状，晚期有骨痛。

（2）实验室检查：①特异性检查是流式细胞计量术，证实B淋巴细胞表达CD19、CD20和CD5（CD5通常只有T淋巴细胞表达）。②多数患者白细胞计数（主要是B淋巴细胞）大于50 000/μL。血液涂片常揭示在大量外观正常的小细胞间有典型的破碎细胞（smudge cells，或称泥泞状细胞）。白血病细胞浸润可导致免疫球蛋白降低、贫血、粒细胞减少和血小板减少。

2. 分期和预后

（1）分期：0期，只有淋巴细胞增多症；1期，淋巴结病变；2期，脾肿大；3期，贫血；4期，血小板减少症。

（2）预后：取决于分期。无治疗的0期和1期患者存活期为10～12年；3期和4期为1～2年。

3. 治疗

（1）对无症状的慢性淋巴细胞性白血病，早期治疗对存活期无帮助。局部（1期和2期）可采用单独受累野放射治疗。

（2）对超过2期的慢性淋巴细胞性白血病且有症状的患者，应该采用治标的化疗，开始时使用苯丁酸氮芥加强的松（尤其有自身免疫性疾病者）。对苯丁酸氮芥无反应的患者，采用氟达拉滨治疗。虽然慢性淋巴细胞性白血病是非治愈性的，但可努力提高存活率。

（三）急性髓细胞性白血病

急性髓细胞性白血病（AML）特征是髓母细胞杆状小体（Auer bar），骨髓过氧化物酶及酯酶阳性。AML是骨髓白细胞异常快速恶性增殖和多能干细胞紊乱引起的骨髓衰竭，导致整个骨髓的正常生成被破坏。AML是影响成人最常见的急性白血病，其发病率随着年龄的增长而增加。

1. 病因学

多数病因未知。众所周知的危险因素包括辐射暴露、苯、化疗药物（苯丙氨酸氮芥、依托泊苷等）和逆转录病毒。遗传易感性包括唐氏综合征和克氏综合征。骨髓增生异常和铁粒幼细胞性贫血也可发展为AML。

2. 诊断要点

（1）大多数表现是由明显的全血细胞减少引起；最常见的是贫血（疲劳、劳累时呼吸困难、面色苍白）、出血过多（牙龈、鼻）或瘀伤，以及感染（由于白细胞缺乏）；肝脏、脾脏和淋巴结肿大以及骨痛（肿瘤细胞浸润）也很常见。

（2）实验室检查：①CBC通常显示三种细胞系均受抑制；白细胞计数可能偏低（大部分）、正常或偏高；血小板计数和血红蛋白大多偏低。②骨髓活检显示原始细胞＞20%，可确诊AML。③准确诊断是通过单克隆抗体来确定AML的具体类型。④组织学上AML的特点是外周血涂片出现大的成粒细胞，可见细胞核有缺口、Auer棒状小体，髓过氧化物酶和酯酶阳性。

（3）FAB系统将AML进一步分为M0—M7亚型；WHO将AML分为四型，如具有复发性基因异常的AML、具有骨髓增生异常相关特征的AML等。

3. 治疗

（1）联合化疗［柔红霉素/伊达比星加阿糖胞苷（Ara-C）］是所有急性白血病的主要初始治疗，以诱导缓解以进一步巩固。①对于年轻患者，诱导缓解治疗用柔红霉素或伊达比星3天，标准剂量阿糖胞苷，疗程7~10天。②对于合并症严重的老年患者，建议单纯支持治疗（输血、抗生素）或低强度化疗，以降低死亡率。

（2）白细胞淤积综合征：由于白细胞极度增多而引起的危象。为快速地减少体内的白细胞，可采用羟基脲化疗加白细胞分离去除术（leukapheresis）。

（四）慢性髓细胞性白血病

慢性髓（粒）细胞性白血病（chronic myelomonocytic leukaemia，CML）是一种以大量骨髓细胞过度生成为特征的慢性骨髓增生性肿瘤。这些细胞多数保留其功能，直到疾病晚期方显异常。

1. 病因

病因不明。该病的特征是Ph染色体移位t（9；22），导致基因产生一种具有酪氨酸激酶活性的酶，这是一种骨髓细胞的克隆性疾病。

2. 诊断要点

（1）中年患者多见。常见的症状为乏力、夜间出汗及低热。晚期也常见腹痛（因脾增大）、骨痛（因白细胞浸润），而感染、出血及淋巴结增大相对少见。罕见的白细胞郁积反应发生于极度白细胞增多（200 000~500 000/μL），进而引起血管内凝血、呼吸困难、视物模糊、阴茎异常勃起、血栓形成及脑卒中。

（2）实验室检查：①最特异的检查是Ph染色体鉴定（大于90%的病例可检测到）。②其他：白细胞显著增多（多为中性粒细胞）伴核左移，原始细胞罕见；嗜碱性粒细胞、血小板、乳酸脱氢酶、尿酸和维生素B_{12}均增高；白细胞碱性磷酸酶活性偏低。

3. 鉴别诊断

白血病样反应（类白细胞反应）：一种良性的白细胞紊乱，可能是白血病前期状况，或继发于某种感染，或继发于白血病。该病没有特异性的Ph染色体t（9；22），但可表现为发热、感染、碱性磷酸酶活性显著升高、白细胞增多（多伴有前体颗粒和"核左移"），可出现早幼粒细胞及中幼粒细胞（髓细胞）。

4. 治疗

（1）慢性症状患者：靶向治疗的酪氨酸激酶抑制剂（tyrosine kinase inhibitors，TKI）[如伊马替尼（imatinib）、达沙替尼（dasatinib）]等是首选用于延长慢性髓源性白血病患者存活期的药物。60岁以下的患者若遇有相配型的供体者，应尽早行骨髓干细胞移植，这既可治愈60%的患者，又可避免转化为急性白血病。

（2）CML急性暴发：治疗同急性白血病，加用达沙替尼。

（3）其他患者：用α-干扰素能够消除Ph染色体。如果没有效果，则用羟基脲（hydroxyurea）来减少白细胞数量，治疗白细胞淤积症。

三、骨髓性肿瘤

骨髓肿瘤包括髓细胞性白血病、骨髓增生性肿瘤（MPN）和骨髓增生异常综合征（MDS）。骨髓增生性肿瘤是一类不常见的慢性克隆增生性肿瘤，包括慢性髓性白血病（CML）、真性多血细胞增多症（PV）、原发性血小板增多症（ET）、原发性骨髓纤维化（PMF）、慢性嗜中性粒细胞白血病（CNL）、慢性嗜酸性粒细胞白血病（CEL）或嗜酸性粒细胞过多综合征（HES）、多发性骨髓瘤和肥大

细胞病（系统性肥大细胞增多症和肥大细胞白血病）。骨髓增生异常综合征（MDS），旧称为骨髓增生异常障碍，其特征是骨髓细胞增生异常、外周细胞减少以及两种或两种以上造血细胞系列的形态异常。MDS也可能是细胞毒化疗的晚期结果，并可能演变为急性髓细胞白血病，因此被称为"白血病前期"。它们包括 难治性贫血、难治性贫血伴过多胚泡、5q染色体（缺失）综合征和慢性粒细胞白血病。

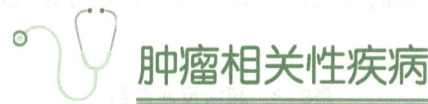

肿瘤相关性疾病

恶性肿瘤相关性疾病见表6-2。

表6-2　恶性肿瘤相关性疾病

病症	相关性肿瘤
光化性角化病	皮肤鳞状细胞癌
黑棘皮病（皮肤增厚和色素过度沉着）	老年人：内脏癌症（胃、肺、乳腺、子宫）；年轻人：糖尿病
自身免疫性疾病（桥本病，重症肌无力）	胸腺瘤（良性和恶性）
艾滋病	侵袭性淋巴瘤（非霍奇金淋巴瘤），卡波西肉瘤
巴雷特食管（慢性胃肠反流）	食管腺癌
慢性萎缩性胃炎，恶性贫血	胃腺癌

续表6-2

病症	相关性肿瘤
肝硬化（酒精性肝炎，乙肝和丙肝）	肝癌
唐氏综合征	急性淋巴母细胞性白血病
异常增生痣	恶性黑色素瘤
免疫缺陷	恶性淋巴瘤
变形性骨炎	骨肉瘤和纤维肉瘤
普鲁默-文森综合征	食管鳞状细胞癌（上2/3部分）
溃疡性结肠炎	结肠腺癌
结节性硬化症	星形细胞瘤，心脏横纹肌瘤，肾细胞癌
着色性干皮病	皮肤鳞癌和基底细胞癌

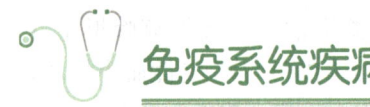

免疫系统疾病

一、过敏性疾病

超敏反应（免疫变态反应）

超敏反应（也称为免疫变态反应）是指机体再次接受相同抗原物质时发生的一种以组织细胞损伤为主的异常、过度的特异性免疫反应。引起超敏反应的抗原物质称为变应原，如花粉、灰尘、动物皮毛、某些食物、化学物品、蛋白质类等。超敏反应的严重程度可从轻度的过敏反应到严重的系统性超敏反应，后者可导致过敏性休克。表6-3是四种超敏反应的总结。

表6-3 超敏反应总结

Ⅰ型	**IgE介导的过敏反应** 抗原与肥大细胞和嗜碱性粒细胞表面的IgE结合，触发该类致敏细胞释放作用于血管和平滑肌的活性物质（如组胺等），导致出现发痒的皮疹、喉咙肿胀和低血压。当抗原暴露于预先形成的相应抗体后，超敏反应发展迅速。两个临床亚组：①特应性（atopic）三联征——哮喘、湿疹和花粉热；其他包括过敏性鼻炎、特应性皮炎和过敏性胃肠炎。②过敏反应：由某些药物、食物、乳胶或昆虫叮咬引起，导致潜在致命的低血压/休克、支气管痉挛、胃肠道子宫肌肉收缩、荨麻疹或血管性水肿。急救：紧急使用肾上腺素（epinephrine/adrenalin）喷雾，或皮下、肌内注射。如果无药，喝浓茶（氨茶碱）也能缓解、救命
Ⅱ型	**抗体介导的细胞毒型** 抗体（IgM、IgG）与细胞内组分和基底膜抗原相结合，进而直接损伤细胞，或激活补体形成膜攻击复合体（membrane attack complex，MAC）而引起细胞溶解或吞噬作用。例如，自身免疫性溶血性贫血、Rh溶血病、肺出血-肾炎综合征（Goodpasture syndrome）、风湿热等

续表6-3

Ⅲ型	**免疫复合物型** 难溶性抗原抗体复合物沉积在血管壁或浆膜壁，激活补体，吸引中性粒细胞并释放溶酶体及生物活性物质（如激肽等）。例如：①血清病，常见累及心脏、关节和肾脏。②阿瑟氏（Arthus）反应，一种局部亚急性免疫复合物的变态反应，表现为水肿、坏死等，如高敏性肺炎等。③其他，如免疫复合物性肾小球肾炎、系统性红斑狼疮、风湿性关节炎、结节性多动脉炎等
Ⅳ型	**迟发型或T细胞介导性反应** 由致敏T淋巴细胞受到抗原刺激后释放淋巴因子，激活巨噬细胞或CD8+T淋巴细胞，进而破坏接触的目标细胞引起。例如，结核皮肤试验、移植排斥反应和接触性皮炎（如毒叶藤引起的皮炎）等

二、免疫缺陷病

在免疫缺陷病中，感染的特点是频率高、严重程度增加、病程延长，多从儿童时期开始发病，且通常由不寻常的微生物引起。

重要免疫缺陷病简要总结见表6-4。

表6-4 重要免疫缺陷病简要总结

（一）B淋巴细胞缺陷
IgA缺乏症： （1）临床特征：是最常见的独立免疫缺陷病；通常伴有轻度、复发性黏膜感染，特应性疾病和输血反应(由于抗IgA抗体导致)，患淋巴瘤和自身免疫性疾病的风险增加。 （2）诊断：依靠检测IgA水平（可能偏低或正常）。 （3）治疗：抗生素治疗复发性感染。如果无效，可使用皮下或静脉注射免疫球蛋白（IVIG）。 常见变异型免疫缺陷症： （1）临床特征：①B细胞和T细胞联合缺陷；B细胞数量大致正常，但免疫球蛋白（Ig）产生不足。②反复的化脓性面颌部和上、下呼吸道感染——鼻窦炎、中耳炎、咽炎、支气管炎和肺炎；患淋巴瘤和自身免疫性疾病的风险增加；吸收不良；等等。 （2）诊断：检测免疫球蛋白（Ig）水平，并通过B细胞和T细胞亚群进行确认。 （3）治疗：抗生素治疗感染，定期使用免疫球蛋白（Ig）进行慢性维持治疗。 免疫球蛋白IgG亚型缺陷症： （1）临床特征：①IgG亚型（G1—G4）低且对该亚型的抗体反应不足，而血液总IG水平可能正常或偏高。通常以IgG2和IgA缺陷同时存在为标志。②常出现反复鼻窦-肺部感染。 （2）诊断测试：IgG亚型定量；标准应与年龄相适应。 （3）治疗：抗生素和免疫球蛋白用于严重感染

续表6-4

（二）T淋巴细胞缺陷
先天性胸腺发育不全（迪戈格综合征）： （1）临床特征：先天性胸腺发育不全，主要是T细胞缺乏；由于缺钙，新生儿第一天会出现四肢抽搐；病毒、真菌或肺孢子菌肺炎（pneumocystic carinii pneumonia，PCP）感染风险增加。 （2）诊断：淋巴细胞绝对计数，迟发型超敏反应皮试。 （3）治疗：①注射免疫球蛋白和造血干细胞移植（haematopoietic cen transplantation，HCT）以改善抗体缺乏症。②预防真菌或PCP感染。②胸腺移植
（三）联合淋巴细胞缺陷症
严重联合免疫缺陷症（severe combined immunodeficiency disease，SCID）： （1）临床特征：B细胞和T细胞均严重缺乏。B细胞缺陷导致反复发作严重的鼻窦-肺部感染（早在婴儿6个月大时即出现）；T细胞缺陷导致频繁的慢性病毒、真菌或/和机会性感染（水痘、念珠菌、PCP）。 （2）治疗：①早期注射免疫球蛋白和造血细胞干细胞移植（HCT）。如果无法进行移植，基因疗法可能是治愈方法。腺苷脱氨酶（adenosine deaminase，ADA）缺乏症可通过酶替代疗法治疗。②真菌和PCP感染的预防
（四）吞噬细胞缺陷
慢性肉芽肿病（chronic granulomatous disease，CGD）： （1）临床特征：①2/3病例为X连锁遗传，1/3为常染色体隐性遗传。②贫血、淋巴结病和免疫球蛋白升高。③慢性呼吸道、消化道和泌尿道感染。④皮肤感染、肉芽肿和溃疡。⑤曲霉菌感染、肝炎和骨髓炎。 （2）实验室检测：病原体过氧化氢酶（+）、中性粒细胞计数等检查。中性粒细胞和巨噬细胞中缺乏超氧化物。硝基蓝四氮唑试验（nitroblue tetrazolium test，NBT试验）（-）可确诊为CGD。 （3）治疗：①每日服用复方磺胺甲噁唑（TMP-SMX）用于预防；其他抗生素用于特定感染。Γ-干扰素（Gamma-IFN）可减少严重感染。②HCT和基因治疗是潜在的有效疗法 白细胞黏附缺陷症（leukocyte adhesion deficiency，LAD）： （1）临床特征：①白细胞趋化性不足，炎症轻微，伤口不化脓。②反复皮肤、黏膜和呼吸道感染；新生儿可出现脐带分离延迟和脐炎。 （2）实验室检查：血液中白细胞升高。NBT试验结果为（+）。 （3）治疗：HCT

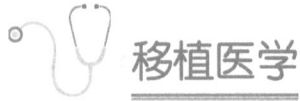
移植医学

造血干细胞移植（HCT）对于许多血液恶性肿瘤和非恶性疾病来说是一种非常有价值的治疗方法，甚至是唯一疗法。其基础是造血干细胞能够完全恢复骨髓功能，并具备生成所有血液成分的能力，包括重建免疫系统。近年来，粒细胞集落刺激因子（G-CSF），得到越来越多的应用。所有化疗的剂量限制性毒性都表现为骨髓抑制，而这种抑制可以通过移植干细胞来恢复。随着日益增长的医学需求，组织–器官移植可用于应对许多难以治愈的顽疾。因此，了解一些移植医学的基本概念具有重要意义。

移植的类型和排斥反应

（一）移植的类型

（1）自体移植（autologous）：移植从患者到其自身。无排斥反应发生。

（2）同源（同基因，同血统）异体移植（syngeneic）：从一个遗传性状相同的供体移植到患者，或在同胞胎体间进行移植。排斥反应极为罕见，这是由于宿主有预先致敏性抗体形成。

（3）同种异体移植（allogeneic）：从一个遗传性状不相同的供体移植到患者。先决条件是供体与患者的ABO血型系统和HLA系统相匹配。这些抗原匹配的患者即使应用了免疫抑制剂，仍有可能发生三种排斥反应：超急性排斥反应（数分钟内发生，有预先形成的抗体）、急性排斥反应（移植后数日到数月后）和慢性排斥反应（移植后数月到数年后发生）。

（二）排斥反应

移植物抗宿主性病（graft-versus-host disease，GVHD）：特指一种同种异体骨髓移植物针对宿主的排斥反应，由供体的T淋巴细胞攻击宿主患者的组织。它可以因小量的组织兼容性抗原引发，而发生急性（移植后3个月以内）或慢性（移植后3个月）的排斥反应。常见表现是皮肤改变、胃肠道综合征、胆汁淤积性肝病、阻塞性肺疾病。治疗方法是应用大剂量的类固醇激素。

第七章 肾脏与泌尿生殖系统疾病

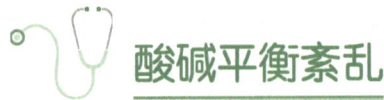

酸碱平衡紊乱

酸碱平衡紊乱是一种单一或混合的代谢紊乱,伴随代偿反应。酸碱平衡紊乱的诊断依靠动脉血气分析和血浆电解质测定。酸碱平衡紊乱可能引起心血管、呼吸、神经系统以及代谢方面的一系列表现。

常见酸碱平衡紊乱总结见表7-1。

表7-1 酸碱平衡紊乱总结

分类pH	$PaCO_2$/mmHg	$[HCO_3^-]/(mEq \cdot L^{-1})$	代偿
代谢性酸中毒<7.35	<35	<24	肺换气过度;如伴随呼吸性碱中毒,pH可正常
呼吸性酸中毒<7.35	>45	>28	肾HCO_3^-重吸收
呼吸性碱中毒>7.45	<35	<24	肾HCO_3^-分泌
代谢性碱中毒>7.45	>45	>28	肺换气不足

要点:pH和$PaCO_2$值是判断酸碱平衡紊乱最重要的指标。

亨-哈平衡方程式(计算缓冲系统pH的公式):$pH=pKa+\log\{[HCO_3^-]/0.03\,PaCO_2\}$;
$PaCO_2=1.5[HCO_3^-]+8$(mmHg);
CO_2分压每增高10 mmHg,HCO_3^-增加1 mEq/L(急性)或增加4 mEq/L(慢性);
CO_2分压每降低10 mmHg,HCO_3^-降低2 mEq/L(急性)或降低5 mEq/L(慢性)。
阴离子间隙(AG)= $[Na^+]-\{[Cl^-]+[HCO_3^-]\}$ =8~12 mEq/L或mmol/L。

酸碱平衡紊乱类型

(一)代谢性酸中毒

(1)阴离子间隙酸中毒(AG>12 mEq/L):酮症酸中毒,乳酸性酸中毒,甲醇、乙醇、水杨酸钠、铁、异烟肼、副醛、乙二醇中毒(导致尿液中钙草酸盐结晶),尿毒症。

(2)非阴离子间隙酸中毒(AG正常):腹泻、高氯性代谢性酸中毒、肾小管酸中毒、非胃肠营养疗法、乙酰唑胺或安体舒通中毒、艾迪森氏病。首要检查是尿液阴离子间隙[=尿($Na^+ +Cl^-$)-尿Cl^-；正常值0~50 mEq/L]。

治疗
(1) 补充液体，静脉滴注生理盐水。
(2) 治疗原发病。
(3) 当pH<7.2时，给予$NaHCO_3$。

(二) 呼吸性酸中毒

呼吸无效腔增加、慢性阻塞性肺疾病、限制性呼吸困难、异物阻塞、麻醉剂/镇静药、肺炎、胸腔积液、连枷胸(flail chest)、头部创伤等原因导致肺换气不足。

治疗：①给氧，静脉输液和治疗原发病。②慢性疾病：机械通气加上供氧。

(三) 代谢性碱中毒

代谢性碱中毒是住院患者最常见的酸碱平衡紊乱类型。
(1) 对氯化钠有反应型：由于呕吐、利尿、低血容量，导致血液浓缩的收缩性碱中毒或因绒毛膜腺癌。治疗用生理盐水加氯化钾。
(2) 对氯化钠无反应型：原发性醛固酮增多症、库欣综合征、巴特综合征(Cl^-吸收减少，肾素增加等)。

治疗
采用氯化钾和安体舒通或乙酰唑胺处理。

(四) 呼吸性碱中毒

因过度换气导致，如焦虑、疼痛、头部损伤、心血管意外、哮喘、慢性充血性心力衰竭、外周性水肿、水杨酸中毒、肺炎、甲亢、机械通风、妊娠或肝衰竭(黄体酮增高)等。

治疗
治疗原发病。

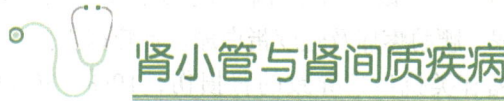

肾小管与肾间质疾病

一、肾小管性酸中毒

肾小管性酸中毒(renal tubular acidosis，RTA)是肾小管H^+分泌或HCO_3^-重吸收减少，导致非阴离子间隙代谢性酸中毒。有三种类型(表7-2)。

表7-2 肾小管性酸中毒

1型(远曲小管)
缺陷：NH_4Cl和H^+分泌不足。尿pH>5.3，血清钾低，尿钾高；血清HCO_3^-为16~20 mEq/L。
病因：遗传性疾病、系统性红斑狼疮、辛格氏(Sjogren)综合征、两性霉素B、肝硬化、肾钙化。
治疗：补充$KHCO_3$

续表7-2

2型（近曲小管） 缺陷：$KHCO_3$重吸收减少。尿pH<5.3，血清钾低，尿钾高；血清HCO_3^-<15 mEq/L。仅2型伴有阴离子间隙（酸中毒）。 病因：遗传性疾病、磺胺类药物、维生素D缺陷、威尔逊氏病、范可尼综合征、碳酸酐酶抑制剂、淀粉样病变、骨髓瘤、慢性高钙血症、重金属中毒、慢性肝炎。 治疗：补充$KHCO_3$，使用噻嗪类利尿药
4型（远曲小管） 缺陷：醛固酮不足，最常见于慢性肾功能衰竭。尿pH<5.3，血清氯、钾高，血清钠低，尿钾低。 病因：肾素-醛固酮水平低下，艾迪森氏病，糖尿病，高血压，镰状细胞病，慢性间质性肾炎，醛固酮抵抗。 治疗：给予氟氢可的松，$NaHCO_3$；限制钾摄入

二、急性肾小管坏死

（一）病因

急性肾小管坏死（acute tubular necrosis，ATN）病因较为复杂，包括缺血（由外科手术、医源性因素、外伤等引起）、毒素损害和自身免疫性损伤。

1. 毒物

（1）色素蛋白：血红蛋白尿（来源于血细胞溶解），尿肌红蛋白（来源于横纹肌溶解）。

（2）药物：

A. 镇痛药：男：女=5:1。非那西丁（大部分代谢物对乙酰氨基酚）和阿司匹林（二者产生协调增效作用）常见。非甾体抗炎药导致复合性肾间质坏死、毒素直接损伤、肾乳头坏死和抑制血管扩张剂（通过前列腺素抑制剂，因前列腺素使输入动脉扩张，增加肾小动脉的血流量）。镇痛药性肾病的诊断：①每天摄取1 g镇痛药，持续1~3年。②无菌性脓尿、血尿、腰胁疼痛及轻度蛋白尿。治疗以支持疗法为主。

B. 抗生素：氨基糖苷类抗生素导致的肾损伤，10%～30%的病例常常延迟1周发病，伴有低钾和低镁，无少尿。头孢菌素、四环素、甲氧苯青霉素和两性霉素B与肾源性尿崩症和肾小管性酸中毒有关，可引起血尿素氮增加，钾消耗增加。

C. 抗肿瘤药：顺铂、氨甲蝶呤、丝裂霉素C。

（3）显影剂：特别见于老年人，以及有脱水、糖尿病、肾脏疾病和骨髓瘤者。

（4）金属：铅、汞、金、锂（可引发肾原性尿崩症）。

（5）蛋白质：骨髓瘤产生的本斯-琼斯氏蛋白，又称本周蛋白。

2. 自身免疫性疾病

肺出血-肾炎综合征又称古德帕斯彻综合征，韦格纳肉芽肿病，结节性多动脉炎，过敏性紫癜。

3. 辐射

肾脏接受辐射剂量超过2 000 rads。

（二）急性肾小管坏死的临床特征与诊断——3个阶段

（1）少尿期：尿量少于400 mL/24 h或无尿（尿量少于100 mL/24 h）；水、电解质紊乱、氮质血症（肌酐Cr和尿素氮BUN增多）及代谢性酸中毒表现，严重时可能出现全身水肿、高血压、充血性心力衰竭和肺水肿。

（2）多尿期：当尿量持续增加超过400 ml/24 h时，标志着肾功能开始恢复，进入尿量恢复期。

脱水、低钠血症、低钾血症、代谢性酸中毒、氮质血症等紊乱可能存在但逐渐减轻。

（3）恢复期：肾小球滤过率逐渐恢复，尿量正常，血肌酐及尿素氮降至正常范围。肾功能完全恢复约需要半年至1年的时间，少数患者可能遗留不同程度的肾功能损害。

治疗：

包括停止有害因素，对症支持治疗（纠正水-电解质-酸碱平衡紊乱与贫血，加强营养）、病因治疗、替代治疗（重症需要透析疗法）及促进肾功能恢复的药物治疗等方面。

三、急性（过敏性）间质性肾炎

急性（过敏性）间质性肾炎，又称急性肾小管-间质性肾炎，是以肾间质免疫性炎症及肾小管变性为主要病理表现的急性肾脏病，肾小球、肾血管一般不受累或受累较轻。临床表现为急性肾功能损伤（见下文）。

（一）病因

（1）药物：非甾体类抗炎药，青霉素，磺胺类药（抗生素和利尿药），抗结核药（以利福平最为常见），万古霉素，环丙沙星，红霉素，四环素，别嘌呤醇（该药也与肝损害有关）。

（2）感染、自身免疫性疾病、恶性肿瘤、代谢性疾病或特发性病因。

（3）特发性病因。

（二）诊断要点

（1）发热，红疹，尿液异常。

（2）实验室检查：血嗜酸性粒细胞增多，血清IgE升高。尿液检查可见嗜酸性粒细胞，血尿、蛋白尿（<2 g/24 h）。

（3）活组织检查：肾小球正常，间质水肿，嗜酸性粒细胞浸润。

（三）治疗

停止使用有害药物，常为自限性疾病。短期给予类固醇药物有助于中重度病例的治疗。

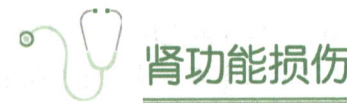# 肾功能损伤

急性肾功能损伤

急性肾功能损伤（kidney injury），曾称为"急性肾功能衰竭"，是指肾功能突然丧失，血浆尿素氮和肌酐升高，通常在7天内发生，逐渐恢复。根据其病因不同，可分为肾前性氮质血症、肾性氮质血症和肾后性氮质血症。

急性肾功能损伤小结见表7-3。

表7-3 急性肾功能损伤小结

肾前性氮质血症 病因：任何导致肾灌流减少的原因。①血容量不足：出血，摄入减少，烧伤，利尿剂，胃肠道与泌尿道丢失（如呕吐、腹泻、糖尿病），第三间隙储液（如胰腺炎，腹膜炎），出汗，醛固酮功能不全。②心血管系统疾病：充血性心功能不全，休克，败血症，心包疾病（如缩窄性心包炎，心包填塞），主动脉缩窄，肾动脉缩窄（特别是使用血管紧张素抑制剂）。③药物：非甾体抗炎药（直接毒性作用可在一天内导致肾乳头坏死），庆大霉素（剂量依赖性）。④其他：血浆胶体渗透压降低（如肾病综合征、分解代谢状态），肝肾综合征。 实验室检查：尿渗透压>500 mOsm/kg，比重>1.020，尿钠<20 mEq/L，尿液尿素氮与肌酐比值>20，钠排泄分数（最精确）<1%，尿沉淀物正常；透明管型可能呈（+/-）。
肾性肾功氮质血症 病因：复杂，包括急性肾小管间质性坏死（ATN），急性（过敏性）间质性肾炎，肾病综合征，急性肾小球肾炎，血栓栓塞等。 实验室检查：尿渗透压<300 mOsm/kg，比重<1.010，尿钠<20 mEq/L，尿液尿素氮与肌酐，比值<20，钠排泄分数>1%，尿沉淀物可见红细胞、颗粒或蛋白管型（+）。
肾后性氮质血症 病因：任何原因导致尿液排出障碍；仅有大约5%的病例。如前列腺肥大或肿瘤，肾结石，盆腔肿瘤，输尿管堵塞或狭窄，以及神经源性膀胱功能障碍（功能性堵塞）。 诊断要点：①患者体检；②导尿管检查；③超声检查（US）。

肾功能损伤的尿液分析见表7-4。

表7-4 肾功能损伤的尿液分析

尿沉淀物	原因
透明管型	正常情况，肾前性肾功能损伤
红细胞（管型），蛋白尿（+/-）	肾小球肾炎
白细胞（管型），嗜酸性粒细胞（+/-）	肾盂肾炎，过敏性小管间质性肾炎
颗粒/上皮管型（泥糊样）	急性肾小管坏死
脂肪/蜡样管型	肾病综合征，慢性肾衰（蜡样管型）

肾小球疾病

一、肾炎综合征

肾炎综合征是一组以肾小球炎性病变、滤过功能下降、水肿、高血压、血尿为特征表现的综合征，有时亦可以见到肌酐升高、蛋白尿、少尿等。常见肾炎综合征总结见表7-5。

表7-5　肾炎综合征小结

IgA型肾小球肾炎（Berger病） 是最常见的肾小球肾炎类型。 病因：不明。与感染和亨诺-塞氏紫癜有关，患者年龄通常小于30岁。 诊断：①泌尿道或胃肠道感染后1～3天可出现肉眼血尿，尿中无蛋白或白细胞，补体正常，血压可能正常。②实验室检查：血尿素氮（BUN）和IgA升高；可见IgA、IgG和IgM在肾小球中沉淀（免疫染色）。肾组织活检是确诊手段。 治疗：类固醇有益于急性期的治疗。 预后：80%的患者预后较好，20%的患者发展为肾衰竭
链球菌感染后肾小球肾炎——急性肾小球肾炎 病因：大多数患者与感染A族β-溶血性链球菌有关（咽炎或链球菌皮肤感染）。 诊断：①感染后1～3周，出现水肿，高血压，少尿、褐色尿（血尿和蛋白尿）。②实验室检查：血清C3降低，抗链球菌溶血素O和透明质酸酶滴度增高；肾小球基膜中可见驼峰状免疫沉淀物（不需组织活检诊断）。 治疗：支持疗法（休息，控制盐水摄入和控制血压）。 预后：具有自限性，预后较好
特发性快速进展性肾小球肾炎 病因：不明，是除上述疾病外比较常见的系统性肾疾病，是一种严重自发性肾小球肾炎，以大量新月体形成和急性肾功能衰竭为特征。 实验室检查：核周型抗中性粒细胞胞浆抗体（pANCA）（+），在肾小球基膜中无免疫沉淀物。 治疗：采用对症治疗，支持疗法和类固醇药物治疗，但类固醇药物的治疗作用有限
古德帕斯彻综合征（Goodpa-sture syndrome） 定义/病因：由抗肾小球基底膜和肺毛细血管基膜抗体导致的特发性肾小球肾炎伴肺毛细血管出血；属于Ⅱ型免疫变态反应中的血清病。 诊断要点：①呼吸困难，咳血（肺毛细血管浸润），呼吸衰竭，少尿。②胸片检查结果显示严重肺血管浸润。③实验室检查：血尿、蛋白尿、抗基底膜抗体阳性、肾功能衰竭（血尿素氮与肌酐比值增高）；伴缺铁性贫血，痰中含有铁血色素巨噬细胞。④肾组织活检可见线状免疫复合物沉淀。 治疗：①如肾组织活检中的新月体占比小于30%，给予强的松+/-环磷酰胺。②如果肾组织活检中的新月体占比大于70%，给予强的松，并结合透析（去除血液循环中的抗体）脉冲式环磷酰胺加血浆置换治疗（去除循环抗体）。 预后：情况多变，不确定

二、肾病综合征

肾病综合征是一组由不同病理类型的肾小球病变引起肾脏滤过功能异常的综合征。主要临床特征为"三高一低",即大量蛋白尿(大于3.5 g/24 h,加脂性尿)、高脂血症、高度水肿、低蛋白血症。

病因:所有的脉管炎和肾小球肾炎,以及糖尿病、系统性红斑狼疮、淀粉样蛋白病、多发性骨髓瘤等都可能引发肾病综合征,甚至导致肾功能衰竭。

常见肾病综合征总结见表7-6。

表7-6 肾病综合征小结

微病变性肾病(Nil病)
此病是儿童最常见的肾病综合征类型(占90%,多为特发性)。有上述共同特征。电镜下见肾小球伪足突起融合为特征;但在光学显微镜下无变化,无免疫沉淀物。
治疗:类固醇药物治疗有效性大于80%。
预后:较好

膜性肾病
最常见于成年人,与乙型和丙型病毒性肝炎、梅毒、疟疾、自身免疫性疾病(如SLE)、肿瘤(除霍奇金病以外)和药物(如金制剂、青霉素)等有关。电子显微镜下可见:免疫复合物和颗粒样沉淀物(IgG和C3)沉积在肾小球基底膜,形成"峰顶状突起"结构。肾小球滤过率大多正常;因尿丢失抗凝血酶Ⅲ,血液呈高凝固状态。
治疗:类固醇和细胞毒药物环孢素A(Cyc-A)可能对严重膜性肾病有帮助。
预后:80%的病例病情稳定;仅有20%的病例呈现进展型

局灶节段性肾小球硬化症
与静脉滥用药物和艾滋病有关。表现为血尿和尿素氮/肌酐比增加,高血脂与血液高凝状态(因抗凝血酶Ⅲ丢失),还有严重蛋白尿(>3.5 g/24 h)和脂尿。诊断困难时,组织活检示局灶性节段性免疫复合物沉积是唯一的鉴别方法。
治疗:①限制盐摄入;给予利尿剂,他汀类药物治疗高脂血症;给予肝素和华法林防治血液高凝。②初试类固醇药物,但仅20%的病例显示有效。现更多使用细胞毒药物(顽逆病例)。
预后:5~10年内常进展至肾衰竭期

特型:肾小球囊膜增生型肾炎
属于变异性慢性肾小球肾炎,具有混合性肾炎-肾病特征及镜下表现,主要因特发性或继发于全身性疾病的免疫复合物(IgG和C3)沉积,以及肾小球系膜细胞和基质增生所致。病因不明,但可能与乙型/丙型病毒性肝炎和病毒/细菌性感染有关。临床上血尿和蛋白尿变化很大。该型肾炎主要影响儿童。
治疗:对症治疗,使用类固醇和细胞毒药物治疗

三、慢性肾功能衰竭

慢性肾衰竭(chronic renal failure,CRF)是指各种病因造成慢性进行性肾实质损害,致使肾脏明显萎缩,不能维持基本功能,

临床出现以代谢产物潴留,水、电解质、酸碱平衡失调,全身各系统受累为主要表

现的临床综合征。

（一）病因

（1）对于有7～15年蛋白尿的患者，糖尿病是引起慢性肾功能衰竭的首要病因。

（2）对于不伴有糖尿病而伴有肾小球动脉硬化者，高血压是最常见的病因。

（3）肾小球肾炎与肾小球肾病也是常见病因。

（二）诊断要点

（1）患者有慢性肾疾病，糖尿病或脑血管疾病的病史；通常出现水肿、高血压、贫血、胃肠功能障碍、神经-精神症状等。

（2）实验室检查：尿素氮/肌酐比值增高、磷、钾水平增高，血钙和HCO_3^-水平降低，血红蛋白低下（贫血），蛋白尿、管型尿，尿比重=1.010（接近血清）。

（三）治疗

（1）停止损伤因素：限制蛋白质的摄入，早期使用血管紧张素转化酶抑制剂对降低死亡率非常重要。但是如果肌酐＞3 mg/dL 和蛋白尿（+++）以上且伴有高血压时，血管紧张素转化酶抑制剂可能使肾功能恶化，此时只能采用限制蛋白质的措施。

（2）对症治疗：提供钙、HCO_3^-、葡萄糖、胰岛素；如伴高甲状旁腺素血症、高磷血症和低钙血症时，从食物中增加钙的摄入。

（3）透析：适应证为严重的酸中毒、尿毒症、液体超负荷、高钾血症（大于6.5 mEq/L）。血液透析比腹膜透析好。

（4）肾移植：目前成功率逐渐提高。

（四）并发症——晚期肾功能衰竭

（1）心肌梗死是导致肾功能衰竭患者死亡的首要原因，其次是感染。尿毒症时，血小板功能障碍是导致出血的首要原因。

（2）尿毒素综合征：①心血管系统功能障碍，见于心包炎、高血压、心力衰竭、动脉粥样硬化。②血液系统，见于贫血、淋巴细胞减少（增加感染风险）、出血时间延长。③胃肠功能障碍，表现为恶心、呕吐。④神经系统，见于多发性神经炎、脑炎、惊厥。⑤骨性营养不良，见于继发性甲状旁腺激素（PTH）增加、转移性钙化、骨痛、骨软化症、纤维性骨炎。给予维生素D-钙剂及磷黏合剂（如氢氧化铝凝胶）进行治疗。⑥高尿酸血症：发痒。

尿毒症治疗：①饮食方面，限制摄入蛋白质、钾、钠和液体。②透析治疗。③肾移植。

（3）电解质紊乱："三高三低"指血钾、血磷和血镁升高，血钠、血氯和血钙降低。原因如下：①低钙-高磷，因肾脏中维生素D_2减少及周围组织对甲状旁腺激素（PTH）产生抵抗，导致钙从肠道丢失增加，肾排泌磷减少排钙增多，同时，钙磷在软组织中沉积。继发性高甲状旁腺素最终导致钙从骨中丢失。②高镁，因继发性尿液排泄减少；治疗包括避免给予含镁的药物。

肾结石与肾囊性疾病

一、肾结石

由于机体内钙、磷、草酸盐、尿酸和半胱氨酸等增加而在肾脏中形成草酸钙结石（70%）、

尿酸结石和胱氨酸结石；在人群中的发病率为1%～5%。

（一）病因

（1）高钙血症：①吸收增加。②维生素D中毒伴随结节病和其他肉芽肿疾病。③家族性或特发性肾尿钙增多症。④甲状旁腺素（和钙、磷）增高（10%~30%的患者有肾结石）。⑤恶性肿瘤及转移，多发性骨髓瘤，溃疡性结肠炎，肠道手术等。

（2）血和尿中高草酸症：高草酸食物，遗传因素（如原发性高草酸尿症、胱氨酸尿、黄嘌呤尿），等。可因：①脂肪吸收不良，脂肪与钙结合，草酸盐被重吸收增加。②低枸橼酸盐尿，枸橼酸与钙结合不良，钙的重吸收增加（受酸性尿易化）。

（3）尿酸结石：酸性条件形成（pH<5.5）；相关疾病有痛风、克罗恩病、血液肿瘤。尿酸结石是唯一的射线透明性结石。

（4）其他因素：代谢综合征如高血压、高血糖、肥胖症等；长期饮食中含高盐、高糖、高动物蛋白、高维生素C而运动过少等；药物如氨苯蝶啶、茚地那韦等；尿路感染、梗阻、异物。镁/铝-磷酸盐结石（鸟粪结石）：在产生尿素酶的细菌（如变形杆菌、葡萄球菌、绿脓杆菌、克雷白杆菌）存在的条件下，泌尿系感染产生高碱性尿导致鸟粪结石产生。

（二）诊断要点

（1）持续性腰部绞痛，血尿，疼痛向腹股沟放射。检测血液和尿液中的钙含量有助于确定病因。

（2）超声波或X线检查能诊断80%的肾结石。参见多发性双侧肾结石X线图像（图17）。

（3）静脉肾盂造影是结石和肿瘤的最佳确诊手段。螺旋CT扫描能帮助鉴别其他病因引起的腰痛。

（三）治疗

（1）主要是镇痛、补充水分和卧床休息。直径小于等于5 mm的结石通常可以通过观察等待自行排出。坦索罗辛（tamsulosin）和硝苯地平（nifedipine）都可能增加排出直径大于等于10 mm结石的可能性。

（2）对于5～10 mm伴有症状的结石：冲击波碎石是最佳的初始疗法。如果结石和症状持续存在或/和结石大于10 mm，经皮下肾脏取石术是有效疗法。

（四）并发症

如果不及时治疗，可能会出现持续性肾梗阻，甚至造成永久性肾损害。

二、肾囊性疾病

肾囊性疾病是一种常染色体显性遗传性基因缺陷疾病（下一代遗传率近乎100%），双侧肾脏内会形成多个囊肿；囊肿逐渐扩大，破坏部分正常的肾组织和功能；约一半患者到60岁时终于肾衰竭。常染色体隐性遗传型多囊肾病罕见于婴儿和儿童，并且容易导致早年夭折。病因不明。

（一）诊断要点

（1）具有家族史，患者出现腰痛，血尿（微小血尿和肉眼血尿），感染和结石症状。也可能无症状但在家族筛查中被发现。肾外表现：高血压（＞80%），肝囊肿（50%），结肠憩室，颅内动脉瘤，二尖瓣脱垂。

（2）超声或CT扫描可明确诊断。

（二）治疗

（1）保守治疗，目标是预防并发症。早期控制泌尿道感染，治疗结石和高血压至关重要。

（2）透析或肾移植的指征是晚期肾功能衰竭。

（三）鉴别诊断

单纯性肾囊肿：很常见，症状与成人多囊肾相似但较轻，家族史不明显。若囊壁光滑无碎片，不需要做进一步的诊断和治疗；若囊壁不规则且存在碎片应抽吸囊液检查以排除肾癌。

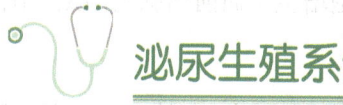

一、肾细胞癌（肾癌）

肾细胞癌（renal cell carcinoma，RCC）是肾脏最常见的肿瘤，起源于肾小管；男性多于女性，多见于55岁以上人群。病因未明。吸烟是最危险的致病因素，其他高危因素包括家族史、遗传性疾病［如冯希佩尔-林道病（von Hippel-Lindau disease）］等。

（一）分期

（1）Ⅰ期：肿瘤在包囊内，5年生存率为75%。

（2）Ⅱ期：肿瘤在包囊外、Gerota氏筋膜内，5年生存率为50%。

（3）Ⅲ期：肿瘤转移至邻近的淋巴结和静脉。

（4）Ⅳ期：肿瘤转移至远处器官。

（二）诊断要点

（1）典型的三联征是无痛性血尿、腰痛、腹部肿块。但现在被认为是"肾癌晚期三联征"。多数病例无症状，偶然在检查中发现。

（2）其他症状：贫血或多血，体重减轻，视力异常，多毛症（女性），高血压，便秘，高钙血症，精索静脉曲张（常位于左侧，多因肿块压迫生殖腺静脉和肾静脉引起）。

（3）检查步骤：①如未触及肿块，超声检查是首选检测。②如果体检触及肿块，CT扫描是初诊首选检测。③静脉肾盂造影术和膀胱镜检查是确定肿瘤（或结石和囊肿）最精确的方法。

（三）治疗

（1）外科手术是唯一有效的疗法（Ⅰ至Ⅲ期）。肾细胞癌对化学和放射治疗都有抵抗性。

（2）对于晚期透明细胞肾细胞癌：高剂量白细胞介素-2（IL-2）、帕唑帕尼（pazopanib）或舒尼替尼（sunitinib）免疫治疗是一线治疗。

附：血尿来源的鉴别诊断要点

（1）尿道（损伤）：小便初始时有血尿。

（2）膀胱（损伤，膀胱癌）：小便终末时有血尿。

（3）膀胱以上（肾损伤或肾癌）：血与尿液混合全程排出。

二、良性前列腺增生症

良性前列腺增生症（benign prostatic hyperplasia，BPH）即前列腺肥大，常见于50岁以上中老年人，随年龄增长而增长的一种病变过程，可引起部分尿道阻塞和相关症状。病理特征：前列腺中央带的上皮细胞增生（而前列腺癌则是周围性增生）。病因不明。

（一）诊断要点

（1）老年患者的尿阻塞症状：排尿迟缓、断续、尿细弱、尿末滴沥，尿道刺激征，偶见血尿。

（2）直肠指诊：可触及增大的前列腺，表面光滑，大部分在中央带，也可能检查不出明显异常。

（3）尿液检查和/或培养以排除感染和血尿（如膀胱炎和前列腺炎）。对可疑的梗阻物和肾功能衰竭进行肌酐试验。

（4）对可疑肿瘤进行超声、活检诊断，而上尿道检查和前列腺特异抗原试验不一定有帮助。

（二）治疗

（1）观察等待：对轻度症状患者进行观察和监测；部分病例随着年龄增长，前列腺会发生萎缩。

（2）药物治疗：首选坦索洛新，一种新的α1受体阻滞药，抗良性前列腺增生药，对前列腺和膀胱平滑肌具有高选择性，副作用小。特拉唑嗪也较常用，使用剂量从低到高，以降低副作用。非那司提（5α-还原酶抑制剂），当前列腺大于40 g时，对于减少血流和缓解梗阻是有效的。

（3）外科手术：对于中等程度的患者，采用经尿道切除前列腺；对于严重的患者，采用开放式前列腺摘除手术。

三、前列腺癌

前列腺癌是一种来源于前列腺周围区域的腺癌，常在超过70岁才被发现，但已错过早期阶段，甚至已转移至骨。前列腺癌是男性最常见的癌症之一，是导致男性肿瘤死亡的第二位病因。危险因素有吸烟、高龄、家族史、高脂肪饮食、肥胖症和黑人群体等。

（一）诊断要点

（1）早期通常无明显症状，与良性前列腺增生相似，可能有夜尿增多和尿流量减少的表现，早期后患者可能出现尿潴留，体重减轻，背/骨疼痛（骨转移）。

（2）直肠指诊：早期可能发现坚硬的周围性分离结节。

（3）前列腺特异性抗原（PSA）：早期明显增加（PSA>4 ng/mL）。经尿道超声及细针抽吸活检可确诊。

（4）CT有助于评估病情的程度和治疗方法的选择。伴有骨痛最好做骨扫描。吉尔森组织学系统用于确定癌症的分级（Ⅰ—Ⅳ）并指导治疗。

（二）治疗

（1）年龄大于70岁、怀疑是癌症的患者可不进行前列腺特异性抗原（PSA）和活组织检查，让他们有质量地生活，因为多数患者是死于其他疾病。很多病例分化良好，不治疗也不会进展，且会随雄激素水平衰减而稳定。

（2）Ⅰ级肿瘤：年龄大于65岁，每6～12个月随访追踪观察PSA及直肠指诊。小于65岁：前列腺摘除术加放射治疗。少数患者可能会现出副作用：尿失禁、阳痿。神经保留手术（nerve-sparing surgery）有助于减少副作用。

（3）Ⅱb—Ⅲ级肿瘤：放射疗法。

（4）Ⅳ级肿瘤（远处转移）：选择保守放射疗法，以及雄激素剥夺疗法，首选促性腺激素释放素激动剂醋酸亮丙瑞林加雄激素受体阻滞剂氟他米特（flutamide），以避免"雄激素潮"现象。睾丸切除术是另一种选择。

（5）对所有治疗后的患者要进行PSA追踪观察。

（三）预防与筛检

年龄大于40岁且有危险因素的男性，建议每1～2年进行直肠指检及PSA筛查，但尚存在争议。

四、膀胱癌

膀胱癌是指来自膀胱内面黏膜表皮细胞的癌症，泌尿科的第二常见肿瘤，常见于60岁以上患者，男性发病率高于女性。危险因素包括吸烟、慢性膀胱炎症、泌尿道结石、接触苯胺染剂、X线照射等。需注意：喜好染发者危险性增高。

（一）诊断要点

（1）肉眼终末血尿是常见症状，可能伴有尿频、尿急和排尿困难等尿道刺激症状。疾病早期多无症状。

（2）尿液分析可见肉眼血尿和显微镜性血尿；膀胱镜活组织检查可明确诊断；静脉肾盂造影用于诊断是上尿道损伤还是膀胱充盈损伤。

（二）治疗

依据膀胱癌的分期采用不同方法。

（1）体积在1 cm左右的浅表肿瘤：经尿道完全切除肿瘤加膀胱内化疗是最好的方法。

（2）体积大的复发性高分化癌和原位癌：膀胱内化疗。

（3）无转移的浸润癌：完全手术切除肿瘤加上膀胱内化疗。

（4）远处转移癌：化疗。

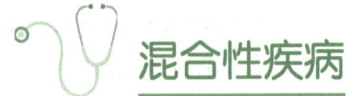

混合性疾病

一、尿失禁

尿失禁定义：是一种不能存储尿液，产生不自主漏尿的病症，常见于生育期和年长的女性。

诊断要点

（1）对症状和病史进行病因分析。使用排尿日记及进行尿动力学测试。

（2）辅助检查：①尿液分析与培养，以排除尿路感染。②膀胱影像检查是否有瘘管及膀胱异常。③血清肌酐测试，以排除肾功能不全。

常见尿失禁总结见表7-7。

表7-7 常见尿失禁总结

分类	临床特征、诊断和治疗
压力性	是真性尿失禁最常见的形式。病因：由于腹内压增加而使膀胱内压力上升。诊断：在白天咳嗽或打喷嚏时有少许喷尿发生。体检可能揭示膀胱脱垂。棉条试验（+）。治疗：①保守治疗。练习凯格尔，绝经后的女性可采用雌激素替代疗法。②手术。提升尿道括约肌（urethropexy）有>85%的成功率

续表7-7

分类	临床特征、诊断和治疗
刺激性	感染、结石、肿瘤或异物的刺激使膀胱压力非自主性上升。诊断：上述病因加上白天或夜晚发生漏尿，伴尿急、尿频和尿痛。体检可能发现耻骨上压痛或正常。治疗：治疗原发病
高压性或急迫性	病因：由于不能抑制的特发性逼尿肌主动收缩而引起膀胱内压力的非自主性上升。诊断：急迫性无预兆性较大量的尿液流失，可发生在白天或夜晚。体检和尿液分析多正常。膀胱检查显示正常的残留尿量，但即使仅有少量尿液也伴有非自主性逼尿肌收缩。治疗：抗胆碱药或非类固醇抗炎药以抑制逼尿肌收缩，也可使用三环类抗抑郁药、钙阻滞剂
低张性或充盈性	病因：低张性膀胱因过度充盈而引起内压逐渐升高；当膀胱内压超过尿道压力时即发生非自主性尿液流失。诊断：盆腔饱满，在白天和夜间均有间歇性少量尿液流失。体检，尿液分析与培养多正常。膀胱检查显示没有非自主性逼尿肌收缩，残留尿量显著增加。治疗：间歇性自我导尿可能必要。停用激惹性药物。使用胆碱药物刺激膀胱收缩和α受体激动剂以松弛膀胱颈部
完全失控性	膀胱括约肌效能降低（外科手术、神经性损伤、癌症侵犯等所致）、尿道瘘管等因素导致。诊断：在任何时候，任何体位均有失控的尿液流失。治疗：外科手术

二、不孕不育症

定义：不孕症是指育龄期的女性在无避孕措施情况下，进行性生活一年后仍未怀孕的情况。不育症则是由男性因素造成女方无法怀孕的情况。不孕不育症可以是原发性或继发性的：原发性不孕不育是指从未受孕，继发性不孕不育是指曾经有至少一次怀孕以后又不孕。不孕不育症影响了约15%夫妻的生活，其中，约40%的原因归于男性。

（一）不育症诊断要点

（1）夫妻双方完整的病史是必需的，包括用药史、睾丸损伤史、外科手术史、感染、性交技巧不足和精神–心理上的问题。

（2）患者检查：检查有否解剖功能缺陷（如尿道下裂、尿道上裂或精索静脉曲张）。

（3）实验室检查：需进行全血细胞计数、尿液检查、性传播疾病检查、甲状腺功能检测及抗精子抗体试验。精液分析是男性不育症试验的要点，正常射精量是1.5～5 mL；精子密度小于25×10^6/mL是异常情况。精液收集后应在1～2小时内进行检查。

（二）不育症治疗

（1）患者教育：倡导践行健康的生活方式。在生殖周期的中期进行适当性交，不宜过于频繁。

（2）对有垂体疾病的患者进行内分泌治疗，对有生殖功能缺陷的患者进行外科手术治疗。

（3）特殊技术：对于精子量少的患者进行宫内人工授精或体外受精治疗。

第八章　骨骼、关节、肌肉与自身免疫性疾病

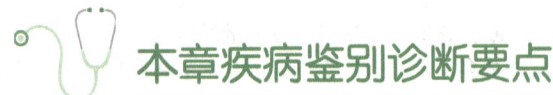
本章疾病鉴别诊断要点

（一）病期

（1）急性：通常有病程较短的关节疼痛史（1～2天），如化脓性关节炎（见第一章）、晶体性关节炎（痛风、假性痛风）。

（2）慢性：关节疼痛病程持续数月或数年，如骨关节炎、类风湿性关节炎。

（二）病变关节的分布

4种基本类型：

（1）多关节对称性分布：常见于类风湿性关节炎和系统性红斑狼疮（SLE），也见于细小病毒B19感染和乙型肝炎。

（2）单关节分布：多见于骨关节炎、痛风性关节炎和化脓性关节炎。

（3）少关节非对称性分布：多见于强直性脊柱炎。

（4）游走性关节病变：多见于风湿热、淋球菌性关节炎和莱姆病。

（三）炎症表现

（1）有炎症反应：见于类风湿性关节炎（有关节发红、发肿、热、痛、红斑；红细胞沉降率增快）。

（2）无炎症反应：见于骨关节炎、骨质疏松症、纤维性肌痛症等。

（四）全身性表现

系统性红斑狼疮：侵袭到肺脏（有胸腔积液）、肾脏（有蛋白尿、肾功能衰竭）、中枢神经系统（有血管炎、中风和个性改变）、皮肤（有面颊部光敏性皮疹）和血液系统（有溶血性贫血、血小板减少症）。

干燥综合征（舍格伦综合征，Sjögren syndrome）：干燥性角膜结膜炎（有眼干、口干症），腮腺肿大。

系统性硬化症：有皮肤硬化和雷诺现象。

（五）特异性抗体

（1）抗核抗体（ANA）：用于诊断系统性红斑狼疮高度敏感。

（2）抗双链DNA（anti-dsDNA）抗体：用于诊断系统性红斑狼疮和狼疮性肾炎有高度特异性。

（3）抗史密斯（anti-SM）抗体：对诊断系统性红斑狼疮也具有较高特异性。

（4）抗组蛋白（anti-histone）抗体：对诊断药物性狼疮有高度特异性（95%）。

（5）抗核糖核蛋白A型（anti-Ro/SSA）抗体：对诊断新生儿狼疮，干燥综合征和其他结缔组织疾病具有较高敏感性，但特异性低。

（6）抗干燥综合征B型（anti-LA/SSB）抗体：对诊断干燥综合征有高度特异性。

（7）抗中心体（anti-centromere）抗体：对诊断系统性硬化症（如CREST综合征）有高度特异性。

（8）抗核糖核蛋白（Anti-RNP）抗体：对诊断混合性结缔组织疾病（mixed connective tissue disease，MCTD）有100%阳性率。

（9）抗中性粒细胞胞质抗体（ANCA）：是抗中性粒细胞胞质中的特殊蛋白。位于胞质的同一抗体cANCA见于90%以上的韦格纳肉芽肿患者。位于核周围的同一抗体pANCA非特异性地见于结节性多动脉炎和变应性肉芽肿性血管炎（Churg-Strauss综合征）。

退行性与晶体性关节炎

一、骨关节炎

骨关节炎为最常见的慢性退行性关节病变；特征是非炎症性滑膜关节病变，关节软骨的磨损退化及继发性骨质增生肥大。主要危险因素包括年龄（>65岁）、女性、肥胖、家族史、关节外伤及反复职业性损伤史等。大部分病例为原发性，部分为继发于其他疾病，如痛风、糖尿病、类肢端肥大症、血色沉着病等。

（一）诊断要点

（1）关节疼痛、肿胀，有捻发感，主要累及承重关节（首先是膝关节，其次为髋关节）和指关节（近侧指间关节、远程指间关节），活动后加重，休息可缓解；晨僵小于30分钟；关节运动幅度受限。

（2）关节受累多为非对称性单关节分布，缓慢而不可逆进展；通常无全身性表现或局部红肿。骨质增生为骨赘［近端指间关节为布夏尔（Bouchard）结节，远程指间关节为赫伯登（Heberden）结节］。

（3）辅助检查：①X线显示关节腔隙变形变窄，骨质增生（图18）。②滑液检查大部分指标正常（淡黄色，WBC<2 000/μL）。异常结果（有红细胞、脓细胞等）提示有并发症出现。若有神经压迫症状，则需考虑做脊柱MRI检查。

（二）治疗

治疗目标为减轻疼痛和保持关节活动度。

（1）支持治疗：均有效。减轻体重和纠正不良姿势以减轻关节负重，理疗和体育锻炼对治疗有益（游泳为最佳选择）。

（2）对症药物治疗：非甾体类抗炎药只能减轻疼痛症状，不能改变疾病病程（因其为非炎症性疾病）；环氧化酶-2抑制剂（COX-2 inhibitor）可以用于非甾体类抗炎药治疗无效和不耐受的患者。关节内注射皮质类固醇激素虽有益处，但不应频繁使用。

（3）骨科关节成形术：适用于其他治疗方法效果不佳且生活质量低下者。该手术应尽量延迟进行，因10年后仍需手术修正。

二、晶体性关节炎

由微小晶体在关节内沉积引起的病变，常见的沉积晶体如单尿酸钠、焦磷酸钙（CPPD）、草酸钙、羟磷灰石等。无论晶体形态如何不同，临床表现都很相似，只有通过关节滑液检查方可鉴别。

（一）痛风

痛风是一种因过多尿酸在血液中聚积而发生的晶体诱导性关节炎。急性痛风表现为痛性发作，通常累及单关节（最常见于足趾）。慢性痛风则是由于长期高尿酸盐沉积，导致反复发作的非侵蚀性多关节炎。（图19）

1. 诊断要点

（1）多见于中年男性，常出现急性单关节炎（最易受累部位为第一足趾，即足痛风）。长期尿酸盐沉积在多个关节可形成慢性痛风石（指掌及跖趾常见），导致关节发生不规则肿胀、疼痛，可发展为关节僵硬、畸形或功能受损。尿酸盐可沉积在其他软组织和肾脏而使其受累。

（2）首次发作多在深夜，患者因严重的关节疼痛从睡梦中醒来，关节出现红、肿、热、痛（外观类似蜂窝织炎）。关节疼痛可在数天内自行缓解。

（3）诱发因素：过度摄入酒精，创伤，手术，感染，类固醇激素治疗的撤退，使用药物（利尿剂，抗结核药），严重疾病。

（4）实验室诊断：确诊需要行关节滑液检查。典型结果是负性双折光晶体且单尿酸钠检测阳性。急性发作期血清尿酸水平可能正常或者降低。此外，很多人血尿酸水平明显升高，但是一直未出现痛风症。因此，血尿酸水平对急性痛风性关节病诊断意义不大。

2. 治疗

（1）急性痛风：首选治疗药物为吲哚美辛（indometacin）或萘普生（naproxen），其次为秋水仙碱（colchicine），有高尿酸血症者家里应该常备这些药。对不能耐受非甾体类抗炎药和秋水仙碱（容易腹泻）的老年患者可选用类固醇激素（关节内用药）。目的是减轻炎症反应，防止关节侵蚀和破坏。

（2）慢性痛风：需要长期降尿酸治疗。降低尿酸水平，以获长期稳定性。对于反复痛风发作和经其他药物治疗效果不佳的患者，需终身治疗。别嘌呤醇（allopurinol）用于尿酸生成过多或者伴有肾衰或肾结石患者。丙磺舒（probenecid）用于低尿酸水平患者（对80%成人有效）。检测尿酸水平有助于评估降尿酸治疗的疗效。

（3）饮食：减少饮酒（特别是啤酒）、高嘌呤食物（如肉类和海鲜）的摄入，并控制体重。停用噻嗪类药物、阿司匹林和烟酸。

（二）假性痛风

假性痛风通常是由焦磷酸钙晶体在已有关节损害的老年患者的关节内沉积所引起的疾病。伴发疾病包括"4H"：高甲状旁腺激素血症（Hyper-PTH）、低磷血症（Hypo-P）、低镁血症（Hypo-Mg）和血色素沉积症（hemochromatosis）。

1. 诊断要点

（1）急性发作性的关节红、肿、热、痛，类似痛风，但是最易受累关节为膝关节，呈非对称性发作和慢性病程。

（2）确诊需要在关节滑液内找到典型阳性长方形或者斜方形双折光晶体。X线检查可以在半月板和关节软骨处发现线性不透X线的沉积物（软骨钙质沉着病）。

2. 治疗

类似痛风，首选萘普生（naproxen）；小剂量秋水仙碱可防止反复发作。

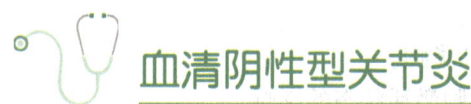
血清阴性型关节炎

血清阴性型关节炎指一组相似的关节炎，与类风湿性关节炎相比，其特点如下：类风湿因子阴性，多发于男性，有类似的关节炎临床表现，与 *HLA-B27* 等位基因有关，可能有相似的发病机理。

常见的四种类型见表8-1。

表8-1 血清阴性型关节病变概要

疾病	临床特征、诊断和治疗
强直性脊椎炎	临床特征：①主要受累的关节为中轴骨骼和外周关节；男性多于女性，起病在30岁左右。②慢性下部位腰背疼痛，晨僵，休息加重，活动可缓解症状。③体检：斯考伯试验（Schober test）阳性，脊柱活动度减低。④关节之外：眼色素膜葡萄膜炎，主动脉瓣关闭不全（引起慢性心力衰竭），3度房室传导阻滞。诊断：关键诊断标准为X线，早期表现为骶髂关节炎；后期骶髂关节融合和脊柱呈竹节样改变。组织兼容性抗原B27阳性。治疗：非甾体类抗炎药，理疗，运动锻炼
反应性关节炎	结膜-尿道-滑膜综合征［赖特氏（Reiter）综合征］的普通型：发生在非淋病性尿道炎（如支原体、衣原体感染）后，表现为结膜炎，关节炎和皮肤黏膜疾病（脓溢性皮肤角化症、环状龟头炎、口腔和生殖器溃疡）的一组综合征；艾滋病患者的表现会更为严重。其他类型：发生在感染性腹泻后，多由于弯曲杆菌（首位病因）、志贺氏杆菌、沙门氏菌感染。诊断：根据临床特征做出诊断。治疗：类似强直性脊柱炎，持续使用3到4周抗生素康复效果较佳
银屑病性关节炎	一般出现银屑病甲（指甲蚀损斑）常见累及远端指（趾）间关节，可有特征性的腊肠样指（趾）改变。诊断：根据临床表现做出诊断。治疗：对症处理，使用抗炎药
肠炎性关节病	多继发于溃疡性结肠炎、克罗恩病。患者可出现特征性的脓皮病损害。诊断：根据临床表现做出诊断。治疗：对症处理，使用抗炎药

自身免疫性结缔组织与关节病变

一、类风湿性关节炎

类风湿性关节炎（rheumatoid arthritis，RA）是一种以全身性自身免疫性疾病为特征的慢性、损毁性、对称性的关节和滑膜炎性病变。关节的严重炎症最终可导致软骨损毁、骨质侵蚀和关节畸形、功能障碍。

病因不明，可能与易感宿主的人类白细胞抗原决定簇（HLA-DR4）、感染（如支原体、细小病毒）和吸烟有关。女性发病约为男性的3倍，发病年龄多在35～50岁。

（一）发病机制

（1）初期：非特异性炎症。

（2）进展期：受T细胞激活状态的影响。

（3）晚期：慢性炎症和组织损伤。HIV感染将会减轻原有的类风湿性关节炎和其他免疫介导性疾病的症状，其原因是与HIV感染有关的T细胞功能低下。

（二）诊断要点

（1）2/3的患者在出现关节炎症状之前可伴有全身性症状：疲劳、虚弱、厌食、体重下降。

（2）典型关节表现为起病隐袭的晨僵持续30分钟以上，伴有持续6周以上三种关节的疼痛，温热和对称性肿胀——腕关节、掌指间关节和近端指关节（而非远端指关节）（图20）；其他关节（肘、踝、膝和肩关节）也可能受累。

（3）关节外表现：肌腱和韧带受损变形，如纽扣花畸形、天鹅颈畸形；类风湿性关节炎——脾肿大综合征［费尔蒂（Felty）综合征］；类风湿性关节炎——肺尘沉着综合征［卡普兰（Caplan）综合征］。某些患者有类风湿小结，出现在枕后部和跟腱。

（4）实验室诊断：类风湿因子（RF）阳性见于75%以上的病例；类风湿因子是针对IgG Fc片段的IgM抗体。红细胞沉降率增快，血红蛋白量减少。X线表现为早期软组织肿胀，关节侵蚀；后期关节间隙变窄。

（三）治疗

（1）非甾体抗炎药（NSAIDs）对炎性症状有效，但其使用受限于经常性引起消化道副作用。萘普生作用比阿司匹林强。

（2）治疗早期就服用疾病缓解性抗风湿药（DMARDs），或替代非甾体抗炎药物。

A．一线缓解性抗风湿药物包括甲氨蝶呤、羟氯喹、柳氮磺胺吡啶和硫唑嘌呤。其中，甲氨蝶呤在缓解炎症和类风湿结节方面非常有效。副作用：可引起肝炎和肝纤维化、肺炎等。每4～8周需行血细胞计数和肝酶学检查。羟氯喹可引起视网膜病变，因此需要常规性眼科检查。

B．二线缓解性抗风湿药包括环氧化酶-2（COX-2）抑制剂，利妥昔单抗（rituximab, anti-CD20）和来氟米特，对年老患者具有低毒性且耐受性较好。

（四）并发症

多见于疾病进展性状态，即弥漫性类风湿结节，特点为早期关节侵蚀，起病年龄大，高滴度的类风湿因子（RF），特殊亚型HLA-DR4（+）。

二、幼年型类风湿关节炎

幼年型类风湿关节炎（juvenile rheumatoid arthritis, JRA）是儿童时期发病的非游走性类风湿性关节炎，多持续3个月以上，95%的病例在青春期可以缓解，可分为以下3个亚型：

（1）全身型：高热，关节疼痛，红斑或者出现鲜红色皮疹、结节，心包炎，肝脾肿大，红细胞沉降率升高，白细胞和血小板升高。

（2）多关节型：多发性，炎性，对称性关节炎，多见于小关节，与成人类风湿性关节炎相似，缺少全身性症状。

（3）少关节型：慢性关节炎，常见于少数大承重关节。此型可分为二型：①对抗核抗体（ANA）阳性的女性患者虹膜睫状体炎发生率明显升高，如果不治疗可能会导致失明。②组织兼容性白细胞抗原（HLA）B27阳性的男性患者，患强直性脊柱炎的概率增高。

（一）诊断要点

对该病目前无特异性检测方法，主要靠临床经验诊断。红细胞沉降率增快，白细胞可能增高，但是75%患者类风湿因子阴性。

（二）治疗

（1）非甾体抗炎药或类固醇激素可作为初始用药。如无效，可给予甲氨蝶呤（二线用药）。

（2）关节强化锻炼，重要的是监测有无虹膜睫状体炎。

三、系统性红斑狼疮

系统性红斑狼疮（SLE）为多个器官组织因病理性自身抗体和免疫复合物沉积而导致的一种全身性自身免疫疾病。

（一）病因

病因不明，90%发生于女性。异常的免疫反应性多由易感宿主和环境因素之间的相互作用引起。紫外线B是诱发皮疹出现的常见因素。

（二）诊断要点

（1）皮肤（图22）：面颊部见蝶形或环形皮疹，有光敏现象，可出现口腔溃疡。

（2）关节炎：与类风湿性关节炎相似，但为非侵蚀性。

（3）浆膜炎：胸膜炎或心包炎。
（4）肾脏：蛋白尿。
（5）神经系统：癫痫或者精神症状。
（6）血液系统：溶血性贫血，白细胞减少症，血小板减少症。
（7）免疫系统：存在特异性抗双链DNA及抗SM抗体（抗组蛋白抗体、抗单链DNA抗体）。抗核抗体为高敏性抗体，但是特异性相对较低。补体C3、C4降低，梅毒血清学实验可出现假阳性。

（三）治疗

（1）避免阳光照射，必要时使用防晒品。
（2）非甾体抗炎药可作为初始用药治疗轻度的关节炎。抗疟药氯喹对皮疹也有效；类固醇激素对于伴有多关节受累的急性加重患者效佳；脉冲式静脉注射细胞毒性药物（如硫唑嘌呤、环磷酰胺）用于顽固性病例（特别是有肾损害的患者）效果较佳。

（四）鉴别诊断

药物诱导性狼疮：为某些特殊的药物引发的一种局限性的狼疮，如普鲁卡因酰胺、肼苯哒嗪、异烟肼、甲基多巴等。主要的临床表现仅为不规则皮疹和抗组蛋白抗体阳性，不累及主要器官系统，停药后症状会缓解。

血管炎综合征

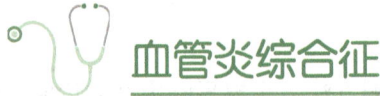

一、颞动脉炎（巨细胞动脉炎）

颞动脉炎（巨细胞动脉炎）多为大血管的亚急性肉芽肿性炎症，包括主动脉、颈外动脉（主要为颞动脉）和椎动脉。最严重的并发症是失明，因继发于视网膜中央动脉（颈内动脉的一分支）的阻塞。50%的患者和风湿性多发肌痛症同时存在；好发于50岁以上人群，女性多见。

（一）诊断要点

（1）新发单侧或双侧头痛，伴有颞部压痛、颌跛行、头皮疼痛，可能发生短暂或永久性的失明。
（2）实验室检查：红细胞沉降率升高（可达50～100 mm/h），颞动脉活检可以确诊（中膜、外膜炎性反应，伴有淋巴细胞、浆细胞、巨细胞浸润）。

（二）治疗

（1）立即给大剂量强的松（prednisone，激素）治疗（60 mg/d，1个月），以免并发失明，不用等待活检结果就可以直接用药。
（2）定期眼科检查。

二、风湿性多发性肌痛

风湿性多发性肌痛（polymyalgia rheumatica，PMR）是一种颈、肩和髋部伴有疼痛和木僵的肌纤维炎性综合征，50%的病例和巨细胞动脉炎共同存在。其有自身免疫反应因素，但病因不明确。

（一）诊断要点

（1）多见于中老年女性，具有相同的人类白细胞抗原单体基因和相似的发病机理。

（2）非对称性的肌肉疼痛、僵硬，在肩部和骨盆带区域；常伴有发热，苍白，体重减轻，乏力不适；患者典型主诉为"找不到舒服的体位"。50%的病例常新发单侧或双侧头痛（颞动脉炎）。

（3）实验室检查：红细胞沉降率显著升高，贫血。

（二）治疗

小剂量强的松治疗（5~20 mg/d）非常有效。如果伴有巨细胞动脉炎，则要给大剂量强的松治疗。

三、雷诺现象

雷诺（Raynaud）现象是一种阵发性指缺血综合征，最常由指小动脉对寒冷或情绪压力过度的血管收缩反应引起。这种现象的临床特征是手指皮肤颜色发生明显变化。原发表现主要影响年轻女性；继发性形式可能对男性影响更多，发病较晚，并与另一种（自身免疫）疾病相关。

（一）诊断要点

（1）初始阶段，血管过度收缩，导致指端明显苍白或发绀；随后的（恢复）阶段，因血管舒张，出现严重充血和红肿。因此，患者表现为阵发性双侧指趾苍白和发绀，随后出现红肿。

（2）寒冷或情绪压力会诱发症状，温暖可使症状缓解。

（3）原发型为良性；继发型可引起指端溃疡或坏疽。

（4）不存在特定的实验室异常指标，诊断根据临床经验。

（二）治疗

（1）注意身体保暖。

（2）药物治疗：钙阻滞剂（如硝苯地平、氨氯地平等）是一线治疗药物。其他有用的药物包括血管紧张素转换酶抑制剂、哌唑嗪、外用硝酸盐等。

四、网状青斑症

网状青斑症是一种常见的血管疾病，其特征是皮肤出现斑驳、花边状、紫色变色。它可能是正常的冷敏感性现象、特发性的，或继发于与循环受损相关的各种病理状况。网状青斑症是抗磷脂综合征最常见的皮肤表现。

（一）病因学

（1）可能是正常的冷敏感性现象，也可能是特发性的。

（2）继发于微血栓阻塞毛细血管，引起微静脉肿胀的各种病理情况：①自身免疫性血管炎（如青斑血管炎、结节性多动脉炎、SLE、皮肌炎、类风湿性关节炎）；②药物（如金刚烷胺等）也可引起。

（二）诊断要点

皮肤（主要是腿部）特有的网状青斑（蕾丝状斑驳和紫色变），通常会因暴露在寒冷中而加剧，并可能诱发中风（图23）。

（三）治疗

（1）识别并治疗潜在的继发性疾病。

（2）特发性网状青斑本身可能会随着腿部的温暖而改善，但一旦形成，皮肤变色可能会永久性存在。

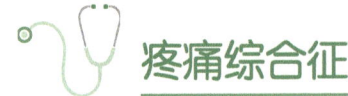

疼痛综合征

一、颈部疼痛

颈部疼痛是临床常见的一种症状，病因可能是落枕、颈椎病、颈椎间盘突出症、颈部纤维组织炎等。

（一）临床表现

（1）大多数慢性颈痛是由C4和C7之间的退行性关节疾病引起的，患者可伴有或不伴有四肢疼痛和神经功能障碍，多见于50岁左右的女性。

（2）"轴性颈痛综合征"有多种类型，包括颈椎劳损、颈椎病、颈椎间盘源性疼痛、颈肌筋膜疼痛、挥鞭性损伤、弥漫性骨骼骨质增生等。其中，颈部扭伤是最常见的颈部外伤类型。

（3）寰枢关节（C1至C2）的严重侵蚀性病变可能导致风湿性关节炎和强直性脊柱炎患者出现神经系统并发症。

（4）诊断和鉴别诊断可能很困难。对于有神经系统疾病进行性体征或症状，以及疑似感染或恶性肿瘤的患者，MRI应该是首选影像学检查。

（二）治疗

保守治疗适合大多数情况：休息、镇痛药和物理治疗。有效治疗是针对原发病因给予治疗。

二、纤维性肌痛

纤维性肌痛为一种慢性无炎症性的结缔组织疾病，特点为多发性肌肉疼痛和无力。多见于中年女性，伴有抑郁症、焦虑症和肠易激综合征（IBS）。

（一）诊断要点

（1）触诊时多达10个以上的弥漫性压痛点和"触发点"，同时伴有身体僵硬和疼痛、疲劳感或失眠。

（2）诊断主要是靠临床症状和排除性诊断。

（二）治疗

（1）支持性和物理性疗法（如舒展锻炼、热疗和电刺激神经法）。

（2）低剂量三环类抗抑郁症药很有效，特别是对伴有抑郁症的患者。不应使用非甾体类抗炎药，因为该疾病是非炎症性的。

（三）鉴别诊断

（1）肌筋膜疼痛综合征：少于10个压痛点，或者有特定性压痛点。

（2）慢性疲劳综合征：也被称为肌痛性脑脊髓炎或病毒后疲劳综合征。①可能与EB病毒或支原体感染有关。②持续性疲劳，注意力、记忆力下降及睡眠失调等表现超过6个月；低热、咽炎、躯体疼痛及抑郁症可有可无。③脑电图显示非恢复性睡眠（α波和δ波）。诊断：排外其他类似疾病。治疗：①心理支持治疗。②药物：抗抑郁症药、色氨酸（增加5-羟色胺，改善睡眠）、克拉霉素（针对支原体感染）也有帮助。

三、腕管综合征

腕管综合征（carpal tunnel syndrome）多由于腕管部正中神经长期受到挤压，导致沿正中神经分布的疼痛和感觉异常。多见于伴有以下危险因素者：过度使用腕关节（如计算机和手工作业者）、肥胖、妊娠、糖尿病、类风湿性关节炎、肢端肥大症、甲状腺机能减退症等。

（一）诊断要点

（1）腕部疼痛，放射至手臂，弯曲腕部可以加剧疼痛，持物困难，夜间加重。

（2）查体：①抓握无力，拇指对掌功能减退，伴第一至第三手指麻木和刺痛感。②整个手掌两点辨别觉减退（桡侧除外）。③可伴有鱼际肌萎缩。

（3）确诊依据：①神经传导速度减慢（最可靠的检查）。②Phalen征阳性：同时屈双腕90°1分钟以上诱发出疼痛者（特异性高，但敏感性低）。③Tinel征阳性：在手掌肌腱处用手指叩击正中神经部位诱发出刺痛者（特异性和敏感性均较低）。

（二）治疗

（1）纠正腕关节运动，严重的需要腕关节夹板固定。

（2）药物治疗：非激素类抗炎药减轻疼痛和炎症反应。如果无效，局部注射类固醇激素有帮助（二线用药）。

（3）如果症状持续不缓解，可选择外科手术切开腕横韧带。

（三）并发症

如果持续，手可能永久丧失感觉、力量和精细动作的技能。

四、筋膜间隔综合征

筋膜间隔综合征（compartment syndrome），是指局部损伤后四肢特定的筋膜间隔或骨筋膜室内的内容物和压力增加，导致软组织间隙血流灌注减少，神经、肌肉功能降低的疾病；由骨损伤引起的又称为骨筋膜室综合征（osteofascial compartment syndrome）。本病属于急症，多见于前臂掌侧和小腿胫前肌间隙，继发于骨折或肌肉损伤，若发展至中晚期，可能导致肢体缺血坏死，甚至危及生命。

（一）诊断要点

（1）典型的疼痛与体检发现不成比例。伤后肢体肿胀严重，被动牵伸指（趾）时可引起剧烈疼痛；表现为"5P"征：①感觉异常（parasthesias）；②苍白（pallor）；③温感异常（poikilothermia）；④麻痹（paralysis）；⑤无脉（pulselessness，晚期出现）。

（2）诊断：根据临床表现和测量筋膜间室的压力（大部分情况下压力大于30 mmHg）。

（二）治疗

紧急行筋膜切开减压，以增加组织灌注，避免组织坏死。

五、髌股疼痛综合征

髌股疼痛综合征是由于过度使用膝关节引起的膝前痛，多见于肥胖者、过度运动者和女性。

（一）诊断要点

（1）患者出现膝关节疼痛，膝关节伸展时可重现疼痛。查体会发现局部压痛、活动范围减少、红斑和水肿。患者可能有外伤或炎症病史。

（2）诊断基于临床症状和体检结果。仅当怀疑化脓性滑囊炎时，才需要进行针抽吸检查。

（二）治疗

（1）初始治疗：休息、抬高患肢、热敷和冰敷以及服用非甾体抗炎药。

（2）如果上述疗法不能缓解疼痛，可考虑滑囊内注射皮质类固醇，但怀疑化脓性滑囊炎时禁用。化脓性滑囊炎需用抗生素治疗7~10天。

腰背部疼痛

腰背部疼痛（low back pain，LBP）即"下腰部痛"，是一组源于棘突旁的肌肉、韧带、平面小关节、椎间盘和神经根等部位受损的常见多发性疾病。狭窄与肌肉损伤有关，扭伤涉及韧带损坏。诊断主要以临床表现加上排除法。治疗则根据病因，大部分病例不经治疗，也可在6周内自行缓解。

腰背部疼痛的鉴别诊断与处理如下：

一、椎间盘突出症

椎间盘突出症（inter vertebral disc herniation）是指髓核向后突出，导致神经根或者脊髓受压，出现颈部背部疼痛和感觉运动异常。最常见部位为腰椎。疼痛放射至大腿后侧，在打喷嚏、咳嗽或者变换体位时可以加重，特征为坐骨神经痛（疼痛向下放射到腿部L4至S3分布区），伴直腿抬高加强实验阳性。磁共振是最佳的确诊方法。

（一）脊神经根压迫的水平与表现

（1）L4：足背屈无力、小腿内侧感觉障碍、髌腱反射减弱。
（2）L5：大趾背屈无力和足背侧感觉减退。
（3）S1：跖屈无力、跟腱反射减弱、足底和背侧皮肤感觉减退。
（4）大的中线方向的膨出可以导致马尾症候群：伴有下肢和鞍区运动和感觉障碍，大小便失禁；需要行紧急外科解压手术（椎板切除术）加激素治疗。如果疼痛减轻但运动障碍反而加重，提示神经压迫加重。

（二）治疗

（1）卧床休息，服用非甾体抗炎药，局部热敷，理疗和早期活动。大部分患者在2～3周内恢复。
（2）症状持续或者肢体功能障碍，可行外科手术切除椎间盘。

二、脊髓压迫

肿瘤或硬膜外脓肿（多由金黄色葡萄球菌引起）等可能会压迫脊髓，导致紧急状况，从而引起脊髓压迫（spinal cord compression）。脊柱叩击痛和椎骨点状压痛高度提示脊髓受压。压迫水平以下通常会出现局灶性神经功能缺损，如感觉减退或反射亢进。

治疗

大多数实体恶性肿瘤用放射治疗，淋巴瘤用全身糖皮质激素和化疗，硬膜外脓肿用抗生素（万古霉素、利奈唑胺或奥沙西林）和类固醇疗法。如果这些疗法无法缓解症状，则需要进行手术减压。

三、背部扭伤和劳损

背部扭伤和劳损（back sprain or strain）患者通常表现为棘突旁的肌肉疼痛和痉挛，有外伤史或者劳损病史，急性腰肌劳损很常见；X线影像学检查正常。骶髂关节扭伤症候群多由于脊椎过度的伸展（通常见于健身房）导致。

治疗

（1）非类固醇抗发炎药（急慢性疼痛）；休息2～3天，早期活动；理疗（局部热敷）。

（2）如症状持续4～6周，需进行脊髓MRI或CT增强扫描以确认是否有压迫。

四、椎管狭窄

椎管狭窄（spinal canal stenosis）患者腰部伸直时出现腰背痛，会放射到臀部和下肢（麻木、无力），腿部伸展、行走和持续站立（假跛行）时加重，腿部屈曲而缓解。这通常是由60岁后关节退化和神经根受压所致。X线检查可见椎间盘和椎管狭窄。MRI或CT增强影像是确认椎管狭窄的最佳检查。

五、椎关节僵硬或关节退化性变

椎关节僵硬或关节退化性变（spondylosis or spinal osteoarthritis）是由非移位性关节盘内的施压或者创伤/骨折、脊椎过度伸展或者关节退化性变引起，腰椎为常发部位。下腰部疼痛无放射，休息时减轻，活动加重。X线显示骨硬化，透亮或"皮蓬狗（Scotty Dog）"样影像。

六、僵直性脊椎炎

僵直性脊椎炎（ankylosing spondylitis）患者的腰背痛症状在活动时改善，休息时加重。X线显示骶髂关节炎（早期）和骶髂关节融合，竹节样变（晚期），HLA-B27多为阳性。

七、肿瘤

最常见的脊柱肿瘤（neoplasm）是转移性癌（通常是从肺癌、乳腺癌、前列腺癌、胃肠道及泌尿道癌肿而来）。多发性骨髓瘤罕见。脊椎肿瘤的临床特点是进行性背痛，并在夜间加重，休息也不能减缓；发病年龄大；伴有高血钙、癌症等危险因素等。MRI或者增强性CT是最佳诊断方式。

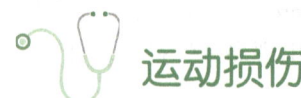

运动损伤

一、滑囊炎

它是一种继发于外伤、过度使用、感染或系统性疾病的滑液囊的炎症反应。常发生部位是肩峰下（最常见）、尺骨鹰嘴、股骨大转子和髌骨前的滑液囊。感染可导致化脓性滑膜炎（多数表面滑囊）。

（一）诊断要点

（1）有外伤、过度使用、感染的病史，伴有局部的压痛、红斑、水肿和活动范围受限。

（2）肩峰下滑囊炎：主要发生于运动员，由肩关节过度或不当使用引起。肩外展、外旋和前屈等高于头的动作时疼痛，肩关节活动受限。尼尔（Neer）征阳性（被动性内旋转肩部疼痛）。

（3）尺骨鹰嘴滑囊炎：肘关节有肿胀和疼痛点；肘关节伸面有海绵样"流体袋"。

（4）髂腰关节滑囊炎：有较大腹股沟肿块覆盖于髂腰关节囊，需要与腹股沟疝、鞘膜积液、脓肿进行鉴别。

（5）坐骨粗隆滑囊炎：是髋关节外侧疼痛的常见原因；触诊股骨大转子时有明显疼痛。

（6）坐骨结节滑囊炎：肿胀滑囊覆盖在坐骨结节而致臀部疼痛，尤其是屈髋端坐时。

（7）跟骨后滑囊炎：病变位于跟骨与跟腱之间。

（8）诊断根据临床表现，如果怀疑是化脓性滑囊炎，需要穿刺抽液分析。

（二）治疗

（1）休息至少数周，制动（除肩峰下滑囊炎外予以制动，以免导致冻结肩）、理疗（热敷或冰敷）、适度锻炼和非甾体抗炎药等联合治疗。

（2）滑液囊内类固醇激素注射保留用于严重病例效果佳。化脓性滑囊炎需抗生素治疗7~10天。

（三）鉴别诊断

1. 肩周炎（冻结肩，五十肩，粘黏性肩关节囊炎）

（1）临床特征是渐进性肩关节疼痛，僵硬引起肩关节向各个方向运动受限，被动和主动运动均受累，局部无炎症性红肿热痛和压痛点；影像上仅见骨质密度减低。

（2）诊断：关节镜检查可确诊，显示关节腔狭窄，失去正常腋窝结构。

（3）治疗：使用非类固醇抗炎药物，局部注射类固醇激素和利多卡因，以及理疗。严重病例可考虑关节囊松解手术。

2. 肩袖撕裂

（1）肩关节外展度降低，患者因疼痛不能上抬手臂到肩关节水平，肩坠落试验阳性。

（2）诊断：关节镜检查。

（3）诊断性治疗：利多卡因局部麻醉治疗无效。有效治疗：非甾体抗炎药或手术。

3. 肩袖肌腱炎

见下文"二、肌腱炎"相关内容。

二、肌腱炎

肌腱炎是指由于骨与肌腱连接处过度使用或使用不当而引起的炎症、肿胀和疼痛症状。常发生部位包括肱二头肌腱、冈上肌肌腱、腕伸肌肌腱、髌腱和跟腱等。

（一）诊断

根据临床经验。

（二）治疗

（1）休息，夹板固定或制动，理疗（热敷和冷敷），适度锻炼和使用非甾体类抗炎药等综合治疗。

（2）如果上述治疗无效，可局部注射利多卡因和长效类固醇激素。避免重复注射和跟腱部位注射，以免引起肌腱断裂。

（三）鉴别诊断

1. 肩袖肌腱炎

（1）肩关节外展度降低，患者因疼痛不能上抬手臂到肩关节水平；通常位于肩关节外侧，但也可以是难以定位之痛；疼痛程度常弱于肩峰下滑囊炎。肩坠落试验阳性。

（2）常见于老年患者（肌腱退化）和频繁做手提及投掷动作的年轻患者。

（3）诊断性治疗：局部注射类固醇激素或利多卡因有效；确诊可用关节镜检查。可手术治疗。

2. 二头肌肌腱炎

抗阻力下前臂旋后伸肘而肩关节屈曲时的肩前疼痛。

3. 网球肘

侧向外展位肱骨外上髁炎：

（1）由于过度旋前/内旋而引起的前臂伸肌腱炎症或变性。

（2）抵抗性手腕背屈时疼痛加剧。

（3）治疗：前臂夹板（非肘部）是初始治疗。

4. 高尔夫球肘

前臂肱骨内上髁炎：

（1）由于过度使用屈肌旋前肌组而致屈肌总腱损伤。

（2）肱骨内上髁远程疼痛，腕关节屈时加剧。

5. 桡骨茎突狭窄性肌腱炎（De Quervain tendonitis）

（1）为拇长展肌和拇短伸肌肌腱的炎症。

（2）常见于产后女性，由于反复环抱婴孩，引起桡侧腕关节的疼痛和压痛；常有芬克尔斯坦（Finkelstein）征阳性（拇指向尺侧方向活动受限）。

第八章 骨骼、关节、肌肉与自身免疫性疾病

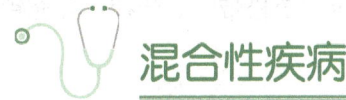
混合性疾病

一、骨质疏松症

骨质疏松症是一种常见的骨代谢疾病,其特点为骨质减少(骨含量减低),伴骨矿物质正常。主要发生在消瘦者、绝经后妇女,以及老年男性。其基本病理机制是30岁前未能形成最佳骨质状态,和/或在骨质形成达到峰值后骨吸收速率超过骨质形成率。

(一)危险因素与促发因素

女性,雌激素缺乏,吸烟,长期类固醇治疗或肝素治疗,缺乏运动,维生素D缺乏症,皮质醇增多症,甲状腺功能亢进症,男性性功能减退。

(二)分类

(1)原发性骨质疏松症:①Ⅰ型,过多的骨小梁损失。常见于椎体压缩性骨折和科立氏骨折,50~70岁女性。②Ⅱ型,骨皮质及骨小梁同等损失。常见于股骨颈,肱骨近端和骨盆骨折,多见于70岁以上人群。

(2)继发性骨质疏松症:由上面所列的危险因素所致如吸烟、长期使用肝素和类固醇激素等也为诱发因素。

(三)诊断要点

(1)可长期无临床症状,直到出现轻微外力导致的常见骨折,如脊柱压缩性骨折(最常见部位,可伴或不伴身长缩短)、髋部骨折,或桡骨末端骨折;尤其是伴有上述危险因素的患者。相关表现包括严重的背部疼痛,脊柱活动受限,并可能伴畸形(脊柱后凸,腰椎前凸,肢体变形等)。

(2)双能X线吸收测量仪(dual energy x-ray absorptiometry,DEXA)扫描为首选检查方法,在骨密度降低大于30%的患者或与30岁患者比较,骨质疏松症患者可以看到明显的骨质减少。普通X光简单方便,但对一些早期骨质疏松的检测能力有限。骨盆骨质疏松症见图24。CT能够提供更为详细的骨骼结构信息,但辐射剂量较大。多数实验室检查均为正常,除外继发性骨质疏松症(它可能表现出有关缺陷症)。

(四)治疗

预防性治疗以抑制溶骨过程是关键。

(1)戒烟,承重关节锻炼,补充成人期钙剂加维生素D_3,以保证骨密度。

(2)激素替代疗法(HRT)对绝经期妇女是最为有效的治疗方法。

(3)阿伦膦酸盐和降钙素(经鼻用药)可增加骨密度。

(五)鉴别诊断

维生素D缺乏和骨软化症:

骨矿物质减少和骨密度下降，但是骨含量正常。检查：血清钙和磷含量降低，甲状旁腺激素升高，骨X线检查显示"疏松带"。治疗：补充钙、磷和维生素D_3。

二、变形性骨炎

变形性骨炎（又称佩吉特病，Paget骨病）是一种骨缺损性骨病，是由过度骨吸收和骨重建引起的骨变形，常伴随副黏液病毒感染。

（一）诊断要点

（1）一般无明显临床症状，或者有副黏液病毒感染的病史，表现为对称性小关节疼痛和短暂的晨僵现象（小于15分钟）。

（2）骨质软化导致胫骨弯曲，驼背，频繁发生骨折，骨重建可致前额隆起，严重者甚至耳聋。

（3）实验室检查：碱性磷酸酶升高（为最常见的无临床症状性病因）和尿羟脯氨酸升高，但是血钙和血磷正常。

（二）治疗

对无症状者无须特殊治疗。有症状者可长期使用阿仑膦酸盐（首选）或者短期使用降钙素。

（三）鉴别诊断

纤维囊性骨炎：由于甲状旁腺激素升高，引起血清高钙和低磷，同时碱性磷酸酶也升高。X线显示弥漫性骨质变薄，散在性局灶溶骨病灶。

（四）并发症

骨折，脊髓压迫症，关节炎，耳聋，心力衰竭，骨肉瘤。

三、脊柱侧弯

脊柱侧弯指脊柱侧凸大于10°，主要见于胸椎、腰椎，常伴有脊椎的旋转和过度的前凸或后凸。大多是青年早期的特发性病变，也可能是先天性或与神经肌肉的病变有关；女性多于男性。

（一）诊断要点

（1）主要在学校体检时发现，也可通过前屈试验发现可能的脊椎和肋骨的旋转变形。

（2）脊椎X线检查（前后全长片）可以明确诊断。

（二）治疗

（1）小于20°弯曲，定期观察。

（2）20°～45°弯曲，用脊柱支架，但它不一定能完全阻止病情进展。

（3）大于50°弯曲，需要手术矫正。

（三）并发症

（1）高位脊柱后凸：约占60%的病例。

（2）低位脊柱后凸：占比少于40%，可伴有限制性肺病等。

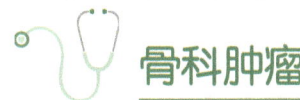

骨科肿瘤

一、骨肉瘤

骨肉瘤又名成骨性肉瘤，为最常见的原发性恶性骨肿瘤（占20%）。多见于青春期男孩。多发部位在股骨远程，胫骨和肱骨的近端，且易转移到肺。病因不明。有双侧白色反射性眼病（白瞳症）者可增加患此病的风险。

（一）诊断要点

（1）邻近膝和大关节处肢体进行性骨痛，可伴有肿块；早期全身症状不明显。

（2）辅助检查：常有碱性磷酸酶增高；X线（图25）表现为典型的日光放射样骨赘生物或科德曼三角（Codman triangle）瘤影，为病灶骨干末端骨膜下新骨与破骨形成。磁共振和活组织检查能较好地帮助确定肿瘤范围、性质和治疗方案。

（二）治疗

大部分病例治疗以化疗为主，加上保留部分肢体切除术；截肢手术则针对较大的肿瘤。预后不良，5年生存率大约60%。

（三）鉴别诊断

巨细胞骨瘤等。

二、巨细胞骨瘤（破骨细胞瘤）

巨细胞骨瘤（破骨细胞瘤）是由多核巨细胞和卵圆形或纺锤形细胞组成的骨肿瘤，大部分为良性，但有时为恶性溶骨性肿瘤。

（一）诊断要点

（1）有长骨局部侵蚀性良性肿瘤特点，多见于20～40岁女性，表现为膝关节附近区域疼痛。

（2）X线表现为骨骺端呈"肥皂泡"样改变；骨扫描在诊断中的作用不大。

（二）治疗

关键是早期诊断（但不容易），通常采用矫形外科手术治疗。

第九章 神经系统与特殊感官疾病

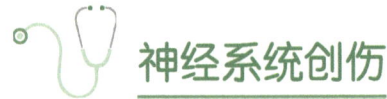
神经系统创伤

一、头颅创伤

（1）穿透性头颅创伤：症状和CT扫描结果各不相同。通常需要手术修复损伤。

（2）开放性骨折：需要闭合伤口。如果颅骨凹陷，需在手术室治疗。潜在的创伤性脑损伤（traumatic brain injury）可能需要进一步诊断和治疗。

（3）颅骨线性骨折：如果是闭合性骨折，只需观察。

（4）颅底骨折：体征包括"熊猫眼"征，脑脊液鼻漏、耳漏或耳后瘀血。需进行颈椎X线片或CT检查，尤其是有外伤病史者。通常选择观察，不需要使用抗生素。

（5）创伤性神经系统损害常由以下原因引起：①初始暴力打击。②继发性血肿使中线结构偏离。③继发性颅内压（intracranial pressure，ICP）增高。

重要提醒：在检查脑脊液之前，务必检查双侧视乳头，如果有水肿，表明颅内压增高。单侧视乳头水肿可能表明眼睛本身存在疾病，如视神经胶质瘤。

（6）头颅创伤的重要诊断和治疗指南：①先要进行头部CT扫描（无造影剂）来寻找颅内血肿。如果24小时内CT扫描和神经系统体征为阴性，则患者可在接下来的24小时内由家人照顾，在家中密切观察，以确保不会再次发生颅内出血和昏迷，至关重要。有很多人（家）因为没有遵此医嘱而丧失生命！通常对有症状但CT结果呈阴性的患者进行MRI检查，以准确诊断是否是TBI。②轻度受伤可无须处理。③手术可解除继发性血肿。④药物治疗可以预防或减轻颅内高压。

二、脑创伤

脑创伤即创伤性脑损伤（traumatic brain injury，TBI），是一种常见的复杂损伤，包括闭合性、穿透性和爆炸性损伤，有原发性和继发性损伤阶段。TBI在大多数国家是造成平民和军事人员死亡和残疾的主要原因，损失巨大。始终需要进行头部初始CT扫描。

（一）脑创伤种类

（1）脑震荡：被定义为标准神经影像学上没有结构损伤的创伤性脑功能障碍。它被认为是一种轻度TBI，占TBI的80%。大多数患者的精神状态可能正常或改变；多无局部神经功能缺损；CT扫描结果正常，通过期待性治疗预后良好。

（2）脑挫伤：由头部外伤引起，主要导致局部瘀伤、出血和皮肤肿胀。局部神经功能缺损可能仅偶尔存在。CT扫描结果可能显示渗血。用无菌纱布压迫伤口进行治疗。

（3）弥漫性轴突损伤（diffuse axonal injury，DAI）：这是一种常见的以广泛白质毁损性病变为主的严重创伤性脑损伤（TBI）。它是造成头部外伤后意识丧失及持续性植物状态的主要原因。几乎半数的严重头部外伤都会出现弥漫性轴突损伤。脑震荡可能是其较轻型表现。

（二）临床特点和诊断

（1）患者可能仅显示严重外伤后出现昏迷。诊断可能很困难。

（2）MRI扫描通常显示典型的灰白质界面弥漫性模糊和多个点状或小片状出血，优于CT。如果结果为阴性，扩散张量影像（diffusion tensor imaging，DTI）等最新研究可以证明白质纤维束损伤的程度。

（三）治疗

大多数严重TBI患者需要积极的支持治疗，以维持氧合、通气和血压，旨在预防颅内压增高造成的进一步损害。建议使用抗惊厥药来预防早期创伤后癫痫发作，并使用甘露醇来防止颅内压升高造成的进一步损害。手术基本没有帮助，只有出现血肿才需要。本病预后不良。

三、颅内血肿

（一）急性硬膜外血肿

硬膜外血肿（EDH）是在颅骨和硬脑膜（覆盖大脑的最外层保护膜）之间形成的血液聚集。

1. 临床特点和诊断

（1）年轻患者多见，有患侧颅盖部，特别是颞部的直接暴力伤史（如猛烈击打或跌倒），呈典型的脑创伤序列表现，如意识丧失、中间清醒期、再度昏迷。

（2）病情进一步发展：瞳孔散大固定（90%发生于患侧），去大脑僵直，对侧偏瘫。

（3）CT是颅内出血/血肿最好的诊断工具，典型者显示双凸镜形血肿（图26）。

2. 治疗

紧急开颅手术对于治愈和挽救生命至关重要！

（二）急性硬膜下血肿

硬膜下血肿（subdural hematoma，SDH）是指硬脑膜和蛛网膜之间出血的结果。

1. 临床特点和诊断

（1）发生硬膜下血肿的创伤性质比硬膜外血肿更严重，主要是老年和体弱多病者，其神经体征更重，多伴有昏迷。

（2）CT是诊断颅内血肿的最好工具，典型者表现为半月形影像。

2. 治疗

（1）如果出现中线结构偏离，行开颅手术，但预后较差。

（2）如果没有中线结构偏离，治疗的重点是预防颅内压增高引起的进一步损伤。监测颅内压，抬高头部，增加换气，并给予甘露醇、呋塞米（furosemide）进行利尿降压和镇静。避免输液过量或过度治疗颅内高压（可能减少脑血液灌注）。

（三）慢性硬膜下血肿

1. 临床特点和诊断

（1）多见于高龄或/和严重酗酒者。患者常有脑萎缩，更易因轻微创伤引起静脉窦撕裂。

（2）病情缓慢，数天或数周才出现神经症状；血肿形成可使心理功能恶化。

（3）CT显示半月形影像即可确诊。

2. 治疗

手术清除血肿为有效治疗。如果中线结构偏离，手术预后较差。

四、脊髓损伤

创伤性脊髓损伤（spinal cord injury，SCI）通常因为机动车事故、跌倒或暴力而影响年轻男性。大多数事故发生时因为脊柱损伤，对脊髓产生机械压迫或扭曲，并伴有缺血、炎症等引起的继发性损伤；多数还涉及大脑、四肢和/或内脏损伤，这可能会掩盖其症状。大约一半的脊髓损伤累及颈脊髓并导致四肢瘫痪。

（一）常见类型

1. 完全横断

典型的完全横断患者其损伤部位以下无感觉和运动功能，比较容易诊断。

2. 脊髓半切综合征

脊髓半切综合征（Brown-Sequard综合征）主要由切割伤引起，表现为病侧受损平面以下瘫痪和本体感觉消失，受损部位以下对侧的痛、温觉消失。

3. 脊髓前角综合征

脊髓前角综合征通常见于椎体的粉碎性骨折，受损部位以下两侧的运动功能丧失，痛、温觉消失。振动和位置感存在。

4. 脊髓中央损伤综合征

脊髓中央损伤综合征主要发生在老年人颈部强迫过度后伸（后方碰撞）。患者呈现上肢瘫痪和烧灼样疼痛，下肢大部分功能保留。

5. 脊髓后索（背柱）综合征

这是一种少见的脊髓后索的损伤，其特征是在病变水平以下的感觉和运动功能损害程度不一，它也可能表现为脊髓半切综合征，它可由脊柱后动脉供应中断、脊髓损伤等引起。

（二）脊髓损伤的处理

（1）所有患者在进入ICU时均应进行"ABCD"（气道、呼吸、循环支持和制动处理）评估，以确定受伤程度，并固定可能受伤的脊柱。

（2）所有疑似脊髓损伤（颈部疼痛或神经功能缺损）的患者均应接受完整的脊柱影像学检查，包括X光平片或螺旋CT扫描，并继续固定直至影像学检查排除不稳定的脊柱损伤。

（3）影像学检查结果异常且疑似脊髓损伤残留的患者应进行CT扫描，对疑似区域进行细切（基于局部疼痛和/或神经系统体征）。MRI可以进一步地确定脊髓损伤的范围，并且应该对稳定的脊髓损伤患者及尽管CT扫描正常但可疑的脊髓损伤患者进行检查。

（4）确诊的脊髓损伤需要紧急神经外科评估和会诊，以进行减压和稳定工作。脊髓损伤患者还应接受预防措施，以预防深静脉血栓和肺栓塞。

（5）类固醇治疗：对于使用类固醇会有明显风险的病例，如穿透性损伤、多系统创伤、中度至重度创伤性脑损伤和其他合并症，不建议使用糖皮质激素治疗。

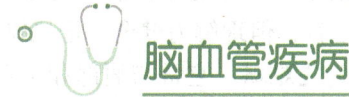

脑血管疾病

概念与病因学：中风（卒中，stroke）是由于脑血液循环中断而引起的急性局部神经功能缺损。80%的中风病例是缺血（血栓）性的，20%为出血性的。引起周围血管疾病的危险因素（如家族史、冠心病、血液高凝状态、吸烟、高血压、糖尿病等），同样是脑血管疾病的危险因素。大血管性中风包括颈动脉、椎动脉中风等。小血管性中风包括裂隙性、颅内栓塞性中风等。

诊断指南：以病史、查体及影像学结果为基础。MRI对于栓塞性（缺血性）中风的诊断效果最好，而CT则是出血性中风的最佳诊断手段。

对于任何可疑的占位性病变，最好考虑立即进行头部CT扫描：①局灶性神经功能缺损，伴或不伴意识模糊；②有脑疝或颅内压升高的表现，如头痛、呕吐、瞳孔改变、视乳头水肿、癫痫发作等。

一、缺血性中风

缺血性中风（脑缺血）比出血性中风（脑出血）更为常见。有四个常见原因：①动脉血栓形成（局部血液凝结，最常见）；②动脉栓子（心源性，如心房颤动）；③全身循环灌注不足（如休克）；④静脉血栓形成。缺血性中风的功能缺陷在疾病的初始期即可达到最严重程度，但是某些情况下也可以呈逐渐进展型。大脑栓塞只占全身性栓塞性疾病的40%。

重要特点：复发性短暂性脑缺血在同一动脉分布区发作提示脑内较大动脉的狭窄；短暂性脑缺血在不同的动脉分布区发作则提示脑栓塞。

（一）大动脉中风——颈内动脉中风

颈内动脉中风大部分合并皮层功能、认知/意识及视野等缺陷。可能表现为类似短暂性脑缺血发作的"固定型症状"，如单瘫、偏瘫、偏身感觉障碍、失语、视野缺陷等。

多于24小时内恢复。

导致颈内动脉狭窄的周围血管疾病也可诱发冠状动脉、腿部大动脉、肾动脉等动脉的狭窄。因此，颈内动脉狭窄的患者经常会伴有心绞痛、跛行和高血压等。

（二）大脑中动脉中风

大脑中动脉（middle cerebral artery，MCA）中风典型特征是对侧颜面和手背麻木，同侧偏盲；还可伴有失语或"半侧忽略症"。

（1）优势大脑半球中风：多为左侧大脑中动脉中风伴失语症。表达性失语：位于额下回的布罗卡语言区受损。感觉性失语：位于颞叶的韦尼克区受损。

（2）非优势半球中风：多为右侧大脑中动脉中风伴"半侧忽略症"（患者可能会否认半侧中风），结构性运动障碍，感觉缺失，以及对侧（左侧）感觉-运动功能的缺损。

失语（语言障碍）的鉴别如下：

（1）布罗卡（Broca）失语症——运动性失语。这是一种语言表达、产生的障碍，即患者不能说出或写下流畅的语言，但理解力健全。记忆符："Broca=Broken speech"。患者通常知道自己的缺陷并且为之难堪。它常与面部和手臂的半侧瘫痪、麻木，以及口动障碍相关联。损伤部位多在布罗卡氏区额下回。常见于MCA左上支中风。治疗：专业机构语言疗法，结果因具体情形而定。

（2）韦尼克（Wernicke）失语症——理解性失语。这是一种语言理解力的障碍，即理解障碍性失语。患者通常有理解力障碍，说出流畅而无意义的语言，并且不知道自己的缺陷。半侧瘫痪少见。损伤部位多在左后上颞叶（Sylvian侧裂），常继发于MCA左下支中风。治疗：专业机构语言疗法，结果因具体情形而定。

（三）裂隙性中风

裂隙性中风（lacunar stroke）定义为皮质下白质区、基底神经节和脑桥的小血管（裂隙性）中风。常有高血压病史，有急性发作的有限而波动性的神经缺陷，伴"口吃"而认知完整。常见有以下4种类型：

（1）单纯运动性障碍或偏瘫：对侧内囊后枝损害。

（2）单纯半侧感觉障碍：对侧丘脑损害。

（3）偏身舞蹈症，即笨手笨舌综合征，一种无法控制的剧烈的四肢舞动加上构音困难，为对侧丘脑下核损害。

（4）共济失调（震颤）性偏瘫：脑桥损害。

（四）短暂性脑缺血发作

短暂性脑缺血发作（transient ischemic attack，TIA）定义为短暂性24小时内的晕厥（syncope）和脑神经功能缺损（大部分不超过1小时），TIA固定型症状为单瘫、偏瘫、偏身感觉障碍、失语、视野缺陷等。导致短暂性脑缺血发作的危险因素也同样是诱发冠心病的因素。大部分短暂性脑缺血患者最终通常是死于心脏疾病而非中风。TIA有3种类型：

（1）栓塞型：动脉-动脉源性或心脏-主动脉源性。

（2）大动脉栓塞型。

（3）小动脉栓塞型（因低流量）。

（五）可逆性缺血性神经功能缺损

可逆性缺血性神经功能缺损（reversible ischemic neurologic deficit，RIND）指缺血性神经功能缺损在1～7天（超过24小时）内恢复。如是完全性栓塞（严重中风）则恢复时间会更长。RIND主要由动脉粥样硬化血栓形成引起，被认为是一种轻微的缺血性中风。RIND会增加患者随后发生严重中风的风险。其他方面与TIA类似。大多数TIA或RIND患者最终死于缺血性心脏病，而不是中风。对血脂异常者，最好的预防性治疗是每日服用小剂量阿司匹林，若与双嘧达莫（dipyridamole）联用，效果更好。

（六）栓塞性中风的治疗指南

（1）控制危险因素：吸烟、高血压、糖尿病、冠心病等。尤其是长期的血压控制最为有益。在栓塞发生的初始几天，最好将血压保持在正常范围的高值，以避免灌注压逐渐降低。

（2）药物治疗：阿司匹林，噻氯吡啶（ticlopidine），Aggrenox（抗中风药，阿司匹林加双嘧达莫），氯吡格雷（clopidogrel，抗凝药）。如血栓复发时常加用华法林。

（3）动脉内膜切除术：适用于狭窄面大于血管管径60%，发生溃疡，或药物治疗效果不佳者。

（4）组织纤溶酶原活化因子（tissue plasminogen activator，t-PA）：最好在出现症状后3小时内应用，有助于降低梗塞带来的残障缺陷（如无颅内出血史），但增加颅内出血的危险性。要求先行脑CT检查以排除颅内出血。禁忌证：近期有出血性疾病、失控性高血压。

二、出血性中风

出血性中风包括由于脑（实质）出血和/或蛛网膜下腔出血而引起的神经功能缺陷（图27）。它比缺血性中风少见，但对生命的危险性更大。脑出血持续时间大多不超过24小时。通常前循环存在局灶性神经功能缺陷，即同侧感觉、运动或视觉缺陷。后循环缺陷（椎基底动脉）可能表现为眩晕、复视和关节痛。严格控制血压，发病率有所下降。

（一）脑出血

脑出血多指脑实质出血，具有高死亡率（30天时约50%）和显著的神经功能缺损的特点。脑出血后形成的脑疝和水肿可能导致局部损伤、颅内压升高和神经功能紊乱。

1. 病因

（1）高血压是脑出血最常见的病因（高达50%的病例）。血压突然升高会导致脑实质内的深部血管破裂。

（2）缺血性中风可能会转化为出血性中风。

（3）其他原因：抗凝或抗溶栓药物的使用、淀粉样血管病、脑肿瘤和动静脉畸形。

2. 部位

常见出血部位见于基底神经节（占66%）、脑桥、小脑等。

3. 诊断方法

（1）CT扫描可以做出95%的诊断。

（2）实验室凝血指数和血小板计数检测。

4. 并发症

颅内压升高、癫痫发作、再出血、血管痉挛、脑积水等。

5. 治疗

（1）入住ICU后立即接受ABCs护理。

（2）降压和血压监测。

（3）降低脑内压：静脉输注甘露醇等。

注意：在大多数情况下，手术清除血肿和使用类固醇没有帮助。

（二）蛛网膜下腔出血

蛛网膜下腔出血（subarachnoid hemorrhage，SAH）典型病例最常见于有高血压史的年长患者，由贝里（Berry）动脉瘤破裂所致，也可因动-静脉畸形出血至蛛网膜下腔；表现为急性剧烈头痛伴颈强直。通常通过CT（优于MRI）或腰椎穿刺诊断。

1. 治疗

手术钳夹未破裂的动脉瘤比钳夹破裂动脉瘤的风险要低。

2. 预后

破裂的动脉瘤患者预后常较差，有75%的死亡或残障的可能性（50%的人会在初始阶段就死亡，有一半幸存者将会残障）。发病3~5天后可能发生因血管痉挛引起的缺血性中风。

（三）小脑出血

患者常有高血压或头后部外伤史，表现为共济失调、呕吐、枕部头痛、凝视麻痹、对侧面部无力，无偏瘫。早期诊断和手术减压或清除，对于挽救小脑出血患者的生命至关重要。

（四）格拉斯哥昏迷评分法

格拉斯哥昏迷评分（Glasgow coma scale，GCS）是临床上最早、应用最广泛的评估脑损伤和脑卒中后状态的方法。根据睁眼、运动和语言三项功能评分：最高分为15分，表示意识清楚；13~15分为轻度意识障碍；9~12分为中度意识障碍；8分以下为昏迷；13~15分为轻型脑损伤，9~12分为中型脑损伤，3~8分为重型脑损伤。

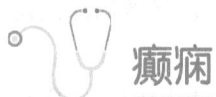

癫痫

惊厥（seizure）是因大脑皮层神经元过度放电，而造成的短暂的局灶性或系统性神经功能紊乱伴肌肉抽搐。癫痫（epilepsy）是复发性和自发性发作的惊厥。在对首次癫痫发作实施治疗之前，应进行病因评估。50%以上的患者发作前有先兆感（发作前异常感）。脑电图（electroencephalogram，EEG）是诊断癫痫最重要的检查手段。并非所有的惊厥发作都是癫痫；并非所有的癫痫发作都有惊厥。很多惊厥发作与其他疾病有关。

癫痫分类如下：①特发性癫痫，无明确病因，常由于遗传性原因，始于儿童期。②继发性癫痫，常继发于器质性病变（如中风、肿瘤、外伤等）。③全身性发作，同时于全脑区域异常放电发作。④部分性发作，于大脑局部发作，可能播散也可能不播散，为最常见的类型。

不同年龄段患者发生癫痫的病因见表9-1。

表9-1 不同年龄段引起癫痫的病因

	婴儿	2~10岁	青春期	18~35岁	35岁以上
首要病因	围产期损伤	感染	外伤	外伤	外伤
其他	感染、代谢性疾病、遗传	发热、外伤、特发性疾病	药物撤退、特发性疾病、动静脉畸形	饮酒、脑肿瘤	中风、代谢性疾病、饮酒、脑肿瘤

癫痫诊断指南：既往史和体格检查最为重要。脑电图常被用来确诊，但脑电图阴性并不能排除癫痫。证人是大部分病史中最好的诊断证据。对于复杂性部分性发作，需要做脑部MRI检查。对迁延性发作则需要实施脑电图监视。

一、全身性癫痫发作

（一）癫痫大发作（强直性阵挛）

多为特发性癫痫，但也可由部分性发作而来。始于意识丧失和背部及四肢肌肉的强直性伸展，然后每1~2分钟复发一次对称性肌阵挛，常合并发作后意识混浊。继发性发绀、舌咬伤、头痛、肌肉疼痛及大小便失禁也可能发生。

1. 鉴别诊断

（1）假性惊厥及其他型惊厥发作：癫痫大发作后血清催乳素增加，可以与其相鉴别。

（2）晕厥（syncope）：渐进性昏迷和意识丧失，缓慢性四肢抽动，持续时间大于15秒，能迅速恢复清醒。

2. 治疗

成人患者首选苯妥英钠，儿童患者首选苯巴比妥；次选卡马西平。

（二）失神性小发作（癫痫小发作）

多有家庭病史，始于儿童期并在成人期前消退，常有家族史。典型表现为数秒钟难以觉察的意识缺损（失神或"做白日梦"），继以短暂的记忆缺损、眼闪动或舔唇动作。类似发作可每天突然发生、迅速终止，或多次类似发作而无意识缺损。

1. 诊断

脑电图显示3 Hz棘型波与慢波的合成波。

2. 治疗

首选药物乙琥胺（ethosuximide）。

（三）肌阵挛性发作

肌阵挛性发作包括脸部、手臂颤搐性短暂发作，持续1～2秒钟；青少年常见，易发于上午。

治疗

首选药物苯妥英钠。

（四）婴儿肌阵挛症（West综合征）

婴儿肌阵挛症（West综合征）是一种常始于6个月以内婴儿的癫痫大发作类型。它可以是特发性的，或继发于某些疾病，如围产期感染、缺血性损伤、苯丙酮尿症等。常伴有家族史，男性多于女性。婴儿通常表现为头部、四肢和躯干的对称性肌阵挛发作。多数病儿在发作后会出现精神运动性发育停滞与智力障碍。

1. **诊断**

典型的脑电图显示睡眠波紊乱。

2. **治疗**

首选促肾上腺素（首选）或泼尼松，加上氯硝西泮（clonazepam）或丙戊酸（valproic acid，VC），对肌阵挛发作甚为有效，但对长期预后无显著差别。

二、部分性（局灶性）癫痫发作

（一）单纯局灶性发作

单纯局灶性发作通常呈现出局限性分布的肌肉抽搐（如仅有手或足的抽动）；无记忆缺失或意识丧失。

治疗

首选苯妥英钠。

（二）复杂局灶性发作

80%源于颞叶病变。发作通常呈现为数秒短暂的先兆期或视听幻觉；发作期可见局部抽搐或自动症，持续1～2分钟；发作后意识错乱或记忆缺失。

1. **诊断**

脑电图显示紊乱电波。任何局灶性发作可能均需MRI检查，以排除占位性病变。

2. **治疗**

首选卡马西平，其次为苯妥英钠。顽逆性单颞叶病变性癫痫，可用选择性前切除术，且不遗留功能缺陷。

三、癫痫持续状态

癫痫持续状态包括持续性（超过10分钟）或反复性的惊厥发作，但意识不能恢复到基本水平的状态。这是一种临床急症，因其死亡率可达10%～20%。

常见病因：抗惊厥药物的停用或不遵医嘱、缺氧性脑损伤、酒精中毒或撤退、代谢紊乱（如低钠血症）、外伤、感染等。

治疗

（1）保证"ABC"——通气、呼吸和循环。对于酒精或阿片类中毒者，通常静脉注射右旋葡萄糖+维生素B_1+纳洛酮。

（2）静滴地西泮（安定）加负荷剂量的苯妥英钠为主要治疗。

（3）如果发作继续，静滴负荷剂量的咪达唑仑（midazolam）或苯巴比妥钠，进行麻醉疗法。注意行气管插管及EEG监测。

四、惊厥发作治疗要点补充

（1）尽量施行单一药物治疗：因副作用较少，患者配合较好。

（2）发热性惊厥：使用口服或直肠用地西泮（安定），以预防继发性的发作。

（3）丙戊酸（VC）：对大多数发作、偏头痛和双相性精神障碍有效，耐受性好。

（4）抗惊厥药常见副作用有体重增加、体毛丢失、震颤；不常见副作用有肝脏和胰腺的毒性作用。

（5）丙戊酸和卡马西平都有低风险的致畸作用，使用叶酸可降低此风险。

（6）苯妥英钠和卡马西平：可有干扰口服避孕药的效应。

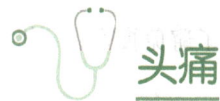

头痛

大部分头痛是功能性的，可自动恢复，但病史和体征对于鉴别头痛的性质很重要。如果怀疑有脑实质或蛛网膜下腔出血，CT检查最敏感。非出血性病变，如脑肿瘤、动脉瘤、脑梗死、脓肿、炎症或感染等，MRI诊断最敏感。

一、偏头痛

偏头痛（migraine）病因包括遗传因素（约占70%）、激素紊乱（女性发病率是男性的3倍）、环境诱因等。非甾体抗炎药物对50%的病例有效。

（一）临床特征与诊断

（1）无前兆偏头痛：占80%的病例，也称为普通偏头痛或者病理性头痛。头痛可为双侧性的，常伴有恶心、呕吐及畏光；常持续2~24小时。患者经常出现自我制动，躲避声音和光线。

（2）前兆性偏头痛：即经典偏头痛。通常为单侧性的，头痛之前有15~20分钟的视觉性前兆（如闪光灯感或视野缺损），继而发生的头痛其强度和持续时间均不同。

（二）治疗

（1）顿挫性治疗：舒马曲坦（sumatriptan）和麦角碱合用效果很好；甲氧氯普胺

（metoclopramide）和其他非甾体类抗炎药物也可能有效。副作用：舒马曲坦和麦角碱可收缩血管，因而对怀疑有冠心病或中风的患者要慎用。

（2）预防性治疗：①避免发作诱因。②当头痛发作频率大于2～3次/月，影响工作或者生活质量时，应用β受体阻滞剂（首选）、钙离子阻滞剂、三环类抗抑郁药（如阿米替林）、抗惊厥药（如丙戊酸）。

二、丛集性头痛

丛集性头痛（cluster headache）特点为单侧性，集中于某眼中央，呈刀刺样剧痛，持续30～90分钟；常合并结膜充血，流泪，鼻充血。大部分发作呈周期性（"丛集样"）、夜间性的（男性多见）；饮酒与压力因素可诱导其发生。它通常会间歇性地发作，持续2～3个月（约90%的病例），并有数月至数年的缓解期。

（一）治疗

（1）首选药物舒马曲坦（sumatriptan）与100%浓度氧疗联合使用，效果较好。

（2）二羟基麦角胺、奥曲肽或利多卡因（作为最后选择）。

（3）预防性用药（如麦角新碱、锂盐）非常重要，因为丛集性头痛的持续时间相对较短，顿挫性治疗可能为时过晚。

（二）治疗副作用

应用舒马曲坦之后的几个月，为了避免腹膜后纤维变性，应给予一个"停药期"。

三、紧张性头痛

紧张性头痛（tension headache）的特点为弥散性、带状分布的头痛，每日或周期性发作，发作随一日的展开而加重，常伴有压力、焦虑或抑郁情绪。轻度紧张性头痛和偏头痛可能会相互混淆。

治疗

（1）首先尝试查找并阻止原因或触发因素。减少可能引起压力、抑郁或焦虑的因素很重要。

（2）非甾体抗炎药物与咖啡因联合使用是治疗轻度至中度头痛的有效标准疗法。如果严重，可以使用氯丙嗪或甲氧氯普胺（加苯海拉明）。避免因药物过度使用引起的头痛。

（3）抗抑郁症药（如TCA）或肌肉松弛剂可能具有预防作用。

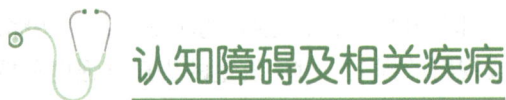

认知障碍及相关疾病

认知障碍包括木僵或昏迷、谵妄、痴呆、记忆缺失等，由一般医学病因或/和药物中毒（可两者皆有）引起的一组综合征。危险因素包括年龄过小或过大、消耗性疾病等。广义的认知障碍包括焦虑性障碍、情绪障碍和精神障碍。

（1）诊断指南：①有健忘症（尤其是近期记忆）、失语症、失用症（丧失复杂运动能力）、失认症（丧失识别人或物的能力），和/或一般执行功能障碍（思维、计划和完成任务的能力出现障碍）。②体格检查可能发现中枢神经功能缺陷的证据，如运动障碍、动作失调、震颤、局灶性运动/感觉缺陷，或者药物戒断症状。③脑电图可能显示全脑电波减慢，快波性活动或者局灶性异常。可能同时有神经系统的影像学异常。

（2）鉴别诊断：认知障碍应与痴呆、谵妄、药物中毒或戒断症状、精神紊乱相鉴别。

（3）治疗原则：①纠正原发病因是治疗的关键。②经常性进行定向力指导，确保性精神安慰及情感支持很有帮助。

一、记忆缺失症

记忆缺失症（amnesia）指有显著的记忆缺损而无定向障碍及其他认知性障碍（如谵妄或痴呆）为特点的记忆障碍。

（一）病因

酗酒可能最为常见，常合并双侧间脑和中颞叶的结构损害（如乳头体、穹窿、海马）。其他病因包括维生素B_1缺乏、脑血管疾病、缺氧、局部感染、手术、头颅创伤和惊厥发作。

（二）诊断要点

（1）近期记忆缺失：突然或渐进性的，常伴有虚构症（如患科萨科夫综合征时那样），一般无定向力障碍。

（2）病史和体检通常提示存在慢性酒精滥用。

（3）脑电图可能显示广泛、异常的慢波活动或快波活动。

（三）鉴别诊断

分离性遗忘症

这是一种潜在的可逆性记忆障碍，主要影响自传体记忆（自我定向障碍）。患者大多无法回忆起重要的个人信息，这些信息通常具有创伤性或压力性，但仍然可以学习新信息，并选择性地回忆起过去的事情。

（四）治疗

纠正潜在性病因（原发病）是治疗的关键。经验性静脉注射维生素B_1加葡萄糖，对于酒精诱发的记忆缺失症非常有效。

二、痴呆综合征

痴呆症是一种以显著的记忆缺失，伴其他认知性损害而无谵妄表现为特点的病理状态。大部分病例继发于中枢神经系统损伤和神经退行性疾病。痴呆综合征（dementia syndrome）主要包括阿尔茨海默病、血管性（多发梗死性）痴呆、路易体痴呆、帕金森病伴痴呆和额颞叶痴呆。早期诊断通常很困难。

鉴别诊断如下：

（1）假性痴呆：由抑郁症、谵妄或癫痫发作引起，记忆力随着抑郁症、谵妄或癫痫发作的改善而改善。在老年人中很常见。

（2）药物（毒性）效应：常伴有感觉缺失（如白内障性视力、听觉缺失）。

（3）代谢性疾病：维生素B_{12}缺乏、甲状腺功能减退。

（4）中枢神经系统感染：神经性梅毒、HIV感染、克罗伊茨费尔特–雅各布氏病。

（5）结构性疾病：硬膜下异常、正常脑压性脑积水（表现为痴呆、大小便失禁、共济失调）。

（一）阿尔茨海默病

1. 病因与发病机制

阿尔茨海默病（Alzheimer disease，AD）是一种发病进程缓慢、以进行性记忆和认知障碍为特征的神经退化性疾病，为最常见的一种原发性痴呆症，常被误称为"老年性痴呆"，实际上，该病并非因为年老发病，而是五十多岁就可能开始发病。其病因不明，可能是由遗传倾向加上环境因素共同引起。体内有第21和14号染色体缺陷，以及载脂蛋白（Apo）E_4纯合子型的患者具有较高的发病率，这类患者胆碱能神经元更容易被淀粉样蛋白破坏，造成灰质中淀粉样斑块形成（神经纤维性缠结）。21三联体综合征（唐氏综合征）的患者，在30~40岁后其患阿尔茨海默病的概率增加，并有相似的病理表现。

2. 诊断要点

（1）50岁后近期记忆缺失为早期症状。长期记忆缺失常发生在晚期阶段，呈现缓慢进展性认知缺陷、定向障碍、焦虑、抑郁、激惹性、偏执、幻觉和运动功能受损。

（2）很多原发性痴呆患者都是久经世故的，他们能够"掩饰"其痴呆症状直到晚期，并且在住院之后才被诊断出来。

（3）神经精神测试可帮助鉴别痴呆与抑郁症。MRI或CT检查可能提示脑萎缩，并排除其他疾病。诊断是靠排除法，确诊只能靠尸检。

（4）如某一患者抱怨："记忆差，可能患了老年性痴呆。"他/她未必真患有该病；但如果其家人坚持说患者记忆很差而患者予以否认，则患者可能真患有原发性痴呆。

3. 治疗

（1）防止原发性痴呆（阿尔茨海默病）进展的有效首选药物是胆碱酯酶抑制剂，即多奈哌齐（donepezil）、利凡斯的明（rivastigmine）和加兰他敏（galantamine，NMDA受体拮抗剂）。它们能增加中枢神经系统中的乙酰胆碱浓度，改善症状而副作用较少。维生素E也可帮助减缓阿尔茨海默病的进展。

（2）对症和支持治疗神经精神功能障碍。促进身心健康的运动如乒乓球等是专家们的推荐。

（二）血管性痴呆症

血管性痴呆症为最常见的继发性痴呆症，通常由脑血管疾病或中风而引起。危险因素与中风患者相似（如高血压、高血脂、糖尿病、吸烟、高龄等）。

1. 诊断要点

（1）突发性与中风相关的局部神经功能缺损，皆为痴呆表现。

（2）CT或MRI检查可发现脑内陈旧性梗死灶或继发于慢性缺血的广泛性白质损伤的证据。

2. 治疗

与中风相同（控制血压、血脂等），加上多奈哌齐和美金刚治疗痴呆症状，对阿尔茨海默病有预防作用。促进身心健康的运动如乒乓球等也是专家们的推荐。

（三）路易体痴呆症

路易体痴呆症（Lewy body dementia，LBD）是继阿尔茨海默病之后第二常见的退行性痴呆，尤其是在老年人中。LBD的特点是注意力和视觉空间功能缺陷、认知波动以及具有帕金森病的自发运动特征。其病理特征是弥漫性路易体——大脑中蛋白质α-突触核蛋白的异常沉积，且远多于"帕金森病伴痴呆"患者。对症和支持治疗可改善神经精神功能障碍。

（四）正常脑压性脑积水

正常脑压性脑积水（normal pressure hydrocephalus，NPH）是一种可治性痴呆，可能是由脑内脑脊液外流障碍引起。

1. 诊断要点

（1）典型三联征：痴呆、步态失调（表现为曳行步态）和尿失禁。通常无颅内高压症状及头痛。

（2）诊断多基于临床特征和腰穿结果。腰椎穿刺通常显示脑脊液压力正常或略高，且该操作能改善症状。CT或MRI检查可能提示与脑回萎缩不成比例的脑室增大。

2. 治疗

（1）首先予反复腰椎穿刺释放大量脑脊液是有效疗法。

（2）确切疗法是脑室-腹腔分流术。

三、颅内高压症

（一）急性颅内高压症

1. 病因

肿瘤、脑积水等。

2. 诊断要点

典型症状有恶心、头痛、易受激惹、记忆缺损，以及视力减退；严重病例还可伴有意识混浊、共济失调、肌痉挛、惊厥或昏迷。查体可见视乳头水肿（视盘边缘不规则，血管迂曲）。CT/MRI检查可显示肿瘤或脑室扩大/缩小。腰椎穿刺可确定颅内压增高（压力大于500 mmH$_2$O），行腰椎穿刺时应注意有无肿瘤或其他占位性病变存在。

3. 治疗

（1）气管插管/增加换气（速效）。

（2）抗惊厥药物。

（3）渗透性利尿剂（如甘露醇加/减利尿酸）。

（二）慢性颅内高压症

1. 病因及诊断要点

与急性者相似。

2. 治疗

类固醇激素对（肿瘤性）血管性水肿疗效甚佳，但对（梗死性）细胞毒性水肿效果不佳。

四、特发性颅内高压状态

特发性颅内高压状态（又称假性脑瘤、良性颅内高压状态）大多数是一种自限性特发性颅内压升高状态，患者伴一定的神经功能缺损。危险因素包括肥胖、长期使用口服避孕药等。

（一）诊断要点

（1）大多数患者有波动性恶心、呕吐、头痛、耳鸣、易受激惹、记忆缺损，以及视力减退等症状。查体可见眼外展障碍、视乳头水肿等。

（2）首选诊断检查为腰椎穿刺，显示颅内压增高可大于500 mmH$_2$O（而多数肥胖者的颅内压虽高于基础水平但低于300 mmH$_2$O），而脑脊液内容物则正常。次选检查用MRI或脑血管造影术，以排除血栓栓塞性疾病或动静脉畸形；MRI还可显示脑室扩大或缩小。

（二）治疗

（1）急性：乙酰唑胺有效。利尿剂与类固醇多无效。

（2）慢性：减轻体重，少量腰椎穿刺引流。

（3）若症状持续存在，可行视神经开窗术或腰椎-腹腔分流术。

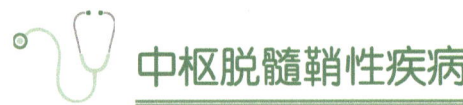

中枢脱髓鞘性疾病

多发性硬化症

（一）病因与发病机制

多发性硬化症（multiple sclerosis，MS）也被称为多发性脑脊髓硬化症，目前被认为是一种自身免疫性中枢神经脱髓鞘性疾病。遗传倾向加环境诱因（如病毒感染等）可能是其病因。同卵双胞中，如有一胞患有此疾病，另一方患病的概率为40%。生活在寒冷北部者和白种人群体更容易患MS。多重硬化斑块是由白质区的损伤胶质细胞聚集在侧脑室、脊髓、脑干和小脑周围而形成。

(二)诊断要点

(1)典型表现为"时间和空间上的弥漫性损伤":涉及一次以上损害及数个白质区域的损伤。病史和体检通常显示患者有视神经炎、核内眼肌麻痹、偏侧共济失调、偏身感觉障碍、偏瘫、三叉神经痛的证据。

(2)辅助检查:MRI对检查白质性疾病最为敏感(敏感性大于90%)。脑脊液:少克隆带为其病理特征。激发电位涉及视觉,听觉和脑干方面的。

(3)诊断:对于大部分病例,既往病史、查体加上MRI扫描可建立对MS的准确诊断。

(4)复发型:偶尔发作,接以近完全的恢复。可能发生渐进性缺陷和残障。

(三)鉴别诊断

其他脱髓鞘病变:维生素B_{12}缺乏、维生素E缺乏、无β脂蛋白血症、脊髓空洞症、肾上腺白质营养不良、脊髓痨(共济失调)等。

(四)治疗

(1)急性发作:静注类固醇激素可缩短发病期,并延迟第二次发作。

(2)对症治疗:巴氯芬/替扎尼定(baclofen/zanaflex)用于肌痉挛状态,酰胺咪嗪(卡马西平,carbamazepine)用于治疗神经痛,阿米替林用于改善抑郁症伴疲劳,胆碱活性药用于尿潴留,抗胆碱药用于尿失禁。避免高温环境以免加剧患者的虚弱状态。

(3)对恶化复发性病例:可用免疫抑制剂(如环磷酰胺等),静注免疫球蛋白,血浆置换疗法等。

(4)预防与减少复发:免疫调节剂可能有助于改善疾病进程,如α-1α-干扰素、α-1β-干扰素,或多聚体-1。

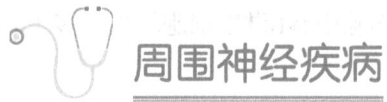

周围神经疾病

大部分周围神经疾病为脱髓鞘病变,而非轴索性病变。在神经传导测试中,脱髓鞘疾病多显示神经传导速率变慢但幅度(强度)正常;而轴索性病变则显示神经传导幅度减小。常见病变类型如下:

(1)感觉神经病变:麻木感,烧灼痛感。

(2)运动神经病变:肌无力,萎缩。

(3)自主(内脏)神经病变:血管舒缩障碍,阳痿,心律失常。

(4)单一神经病变:只有单一神经受累。常有压迫性损伤,如腕管综合征、坐骨神经痛等。

(5)多发性单神经炎:多发性血管炎随机造成所供应单一神经的血流中断。常见于结节性多动脉炎、狼疮等。

（6）多发性神经病变：常为感觉性/运动性。长袜/手套分布征是最常见的特点。最常见的病因是糖尿病，其次是酗酒。对因治疗是基本疗法；神经痛最好用加巴喷丁（gabapentin）治疗。

一、格林-巴利综合征

格林-巴利综合征（Guillain-Barré Syndrome，GBS）是一种周围神经的急性脱髓鞘疾病，同时伴有多发性神经根炎性病变。其发病可能与弯曲杆菌感染，针对周围神经髓鞘的抗体作用，以及周围神经系统和运动神经的局部节段性脱髓鞘病变有关。该病常发生于疫苗接种或病毒性感染数周之后。

（一）诊断要点

（1）近期病毒感染，免疫接种或腹泻史，继而发生上行性麻痹（肌无力首先发生于远程，然后至近端）、步态障碍、颅神经症状、呼吸抑制等。

（2）体格检查：四肢无力，反射消失；感觉功能大部分正常。

（3）实验室检查：脑脊液蛋白增加（大于55 mg/dL）而细胞稀少（蛋白-细胞分离象）。

（二）治疗

快速血浆置换术或者静注免疫球蛋白，不可用类固醇激素。合并IgA免疫缺陷症是静注免疫球蛋白的禁忌。预后：多数于1年内逐渐完全恢复，35%的患者可能留下永久性残疾。

二、重症肌无力

重症肌无力（myasthenia gravis，MG）是一种自身免疫性神经-肌肉疾病，针对神经-肌肉接头的抗体直接作用于突触后神经-肌肉接头处，使80%的受体处于饱和状态，导致肌肉无力。在类淋巴器官和胸腺中有B淋巴细胞增加。多于40岁之前发病，女性发病率是男性的3倍。

（一）诊断要点

（1）典型的波动性肌无力，首先是眼部肌肉，然后是四肢和面部的肌无力。

（2）胆碱能药物应用之后症状快速反转（静注依酚氯铵试验）。检测到抗胆碱能受体的抗体存在的证据（通过结合，阻断和通道调节法）。

（3）肌电图（electromyogram，EMG）：反复刺激后复合性肌肉动作电位波幅减小。

（4）眼部肌无力症：为普通变异型，仅表现为复视和上睑下垂。

（二）治疗

（1）口服胆碱能药物具有缓慢而长久之效。血浆置换术或静注免疫球蛋白可发挥迅速逆转肌无力的作用。类固醇激素或免疫抑制剂可用于严重病例。

（2）胸腺切除术是该病最终且最有效的治疗，但是可能需要数周至数月才能显效。

第九章　神经系统与特殊感官疾病

（三）并发症

肌无力危象：指肌无力严重发作，患者可因肌无力、感染或过度治疗而继发呼吸衰竭等状况。

（四）鉴别诊断

兰伯特–伊顿（Lambert-Eaton）综合征：是由于突触前神经–肌肉接头阻断而引起的肌无力。反复神经刺激后引起反应性肌张力增强，尤其是在短暂的间歇之后（与MG相反）。常与小细胞型肺癌并存。

肉毒毒素中毒：通常源于肠道感染，也是因为突触前神经–肌肉接头阻断，导致肌无力或肠麻痹。

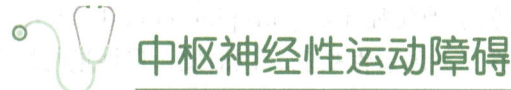

中枢神经性运动障碍

一、帕金森病

帕金森病（Parkinson disease，PD）是一种特发性中枢神经性运动障碍，是由于脑中黑质–纹状体中多巴胺递质耗竭而引起的，通常在50岁以后发病。

（一）诊断要点

（1）典型表现为帕金森征（Parkinsonism）：静止性震颤，肌肉僵直，运动不能和"面具脸"（无表情）。步态缓慢，紧张，僵硬。书写呈微缩状字。

（2）病理学标志：路易小体（为嗜酸性浆内包涵体）和高张力低动能性运动障碍综合征。

（二）鉴别诊断

（1）帕金森综合征（Parkinson syndrome）：包括威尔森（Wilson）病、亨廷顿（Huntington）病、夏–德雷格综合征、克–雅二氏病、药物诱发性帕金森征（如神经镇定剂、甲氧氯普胺）或毒素诱发性帕金森征（如一氧化碳、氰化物）。与帕金森病相比，帕金森综合征的发病年龄更早，进展更快，并且对左旋多巴的治疗反应不佳，目前无法根治。

（2）夏–德雷格（Shy-Drager）综合征：是一组神经退化性综合征，包括：①帕金森综合征；②自主神经功能失调（如血压下降、尿失禁、阳痿、多汗等）；③广泛性神经失调征（涉及小脑、锥体系等）。目前无法根治。

（三）治疗

可以缓解但无法根治。

（1）左旋多巴/卡比多巴：首选药物，长期应用。副作用：有可能导致黑质–纹状体通路的损伤。

（2）多巴胺激动剂：溴隐亭，培高利特（pergolide），普拉克索（pramipexole）等；更适于年轻患者。

（3）单胺氧化酶B（MAO-B）抑制剂［如司来吉兰（selegiline）］和选择性5-羟色胺重吸收抑制剂（selective serotonin reuptake inhibitor，SSRI，如舍曲林）：对帕金森氏病合并抑郁症患者疗效更好。

（4）手术：包括苍白球切开术、丘脑切开术或者刺激疗法。只有当药物治疗失败后才使用，且效果有限。

药物治疗的一般副作用：任何抗帕金森病的药物都可能引起意识混浊、失眠、运动障碍等。

二、（肌萎缩性）脊髓侧索硬化症

（肌萎缩性）脊髓侧索硬化症（amyotrophic lateral sclerosis，ALS）俗称"渐冻症"，是一种中枢神经性运动障碍性疾病，以散发、慢性进行性脊髓侧索淀粉样硬化，皮质脊髓束的退化，脊髓、脑干和皮质运动区的运动神经元丧失，以及进行性肌萎缩为特征。病因未明，患者常因进展为呼吸衰竭而死亡。

（一）诊断要点

（1）混合性上位神经元征（痉挛状态、深部腱反射亢进）和下位神经元征（弛缓性麻痹、深部腱反射消失），常有延髓受累表现（舌肌颤动和萎缩）；无感觉和膀胱障碍症状。

（2）脑电图：显示四肢和舌部存在广泛的肌束震颤和纤维性颤动波。

（二）治疗

（1）利鲁唑（riluzole）是首选药，可能通过减少突触前谷氨酸的释放来推迟疾病的进展。

（2）支持治疗，给予患者教育，积极预防肺部感染（如清除分泌物等）。

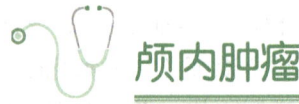

颅内肿瘤

一般临床特征：①通常在尸检中有2%的人被发现有颅内新生物。脑肿瘤多呈现占位效应，如脑水肿、颅内压增高和脑室梗塞。患者多表现为持续性头痛、恶心、呕吐、嗜睡、抽搐、神经功能障碍、记忆减退和性格/情绪改变。②原发性脑肿瘤很少发生颅外转移。成人脑肿瘤大部分为小脑幕上性肿瘤，儿童肿瘤则大部分为小脑幕下肿瘤。转移性脑瘤比原发性脑瘤更为常见，多由肺、乳房、肾脏、胃肠道癌肿和黑色素瘤转移而来，更多表现为小脑幕上肿瘤，且更具有侵袭性和破坏性（坏死）。③MRI是诊断脑肿瘤的最佳手段；对比性CT扫描和活组织检查次之。

常见原发性脑肿瘤的临床特征与治疗见表9-2。

表9-2　常见原发性脑肿瘤总结

胶质母细胞瘤（第4级星状细胞瘤，图28） （1）临床特征：①为成人最常见的原发性恶性肿瘤。②主要表现为进行性头痛、呕吐和颅内高压征（视乳头水肿、瞳孔改变等）。MRI联合活检具有诊断作用。③进展快速且预后不良（确诊后存活时间少于1年）。 （2）治疗：手术切除加放疗/化疗（替莫唑胺temozolomide）
星状细胞瘤 （1）临床特征：①属于低恶度胶质瘤，为最常见的儿童原发性肿瘤，大多数为小脑弥漫性星形细胞瘤。②常有慢性头痛、呕吐、新发作惊厥、共济失调、颅内高压症，还可能有三叉神经和面神经缺损征（眼面口歪斜）。③迁延性进展，预后较好。 （2）治疗：手术切除加/减放疗
脑膜瘤 （1）临床特征：①为最常见的良性脑瘤。起源于硬脑膜或蛛网膜；发病率随年龄增长而增高。②慢性头痛为最常见症状。可能有标志性神经缺损征。③慢性进展，预后较好。 （2）治疗：观察，手术切除加/减放疗
髓母细胞瘤 （1）临床特征：①为儿童次常见的恶性脑瘤。起源于小脑蚓部和第四脑室。②常表现为进展性头痛和呕吐，颅内高压症。③恶性程度高并可能占据蛛网膜下腔；预后较差。 （2）治疗：手术切除加放疗/化疗（较敏感）
垂体腺瘤 （1）临床特征：①可能有一些与颅咽管瘤类似的症状(如视神经缺损征、视乳头水肿、多尿)，但多发于女性并常伴发泌乳素瘤，表现为催乳素，生长激素和促肾上腺皮质激素增加。②极少有钙化。 （2）治疗：①对于泌乳素瘤，多巴胺受体激动剂（如溴隐亭、卡麦角林、喹高利特）可缩小肿瘤，缓解症状。②顽逆肿瘤手术切除。

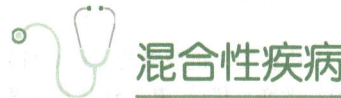

维生素缺乏性神经失调

与维生素缺乏相关的神经综合征见表9-3。

表9-3　与维生素缺乏相关的神经综合征

维生素-B_1（硫胺素）缺乏 Ⅰ．韦尼克脑病：危险因素有酗酒、过度饥饿、过度呕吐、肾透析、艾滋病、大剂量葡萄糖静注等。特征为典型三联征：①脑病变（定向障碍、意识混浊）；②共济失调（多神经炎、小脑与前庭功能障碍）；③眼肌麻痹（震颤、凝聚性麻痹、外直肌麻痹）。治疗：立刻静注维生素B_1后即缓解（如给予葡萄糖，应在静注维生素B_1之后，以免症状恶化）

续表9-3

Ⅱ．科萨科夫式痴呆：与韦尼克脑病同样的危险因素与三联征，加上前瞻性和追溯性失忆，编造故事，及不可逆性水平震颤。长期酗酒可导致小脑退变
维生素B_{12}（氰钴铵）缺乏与恶性贫血、脊髓背柱与侧柱退变 危险因素：严格素食者和胃/回肠切除者。特征：渐进性对称性感觉缺失，呈袜子-手套型分布，同时伴有肌痉挛、截瘫、腿肌僵硬、肠道及膀胱功能障碍、痴呆等。实验室检查显示全血细胞减少，伴有椭圆形大红细胞和多分叶白细胞。治疗：维生素B_{12}肌注或大剂量口服
叶酸缺乏与恶性贫血 危险因素：酗酒、绿色蔬菜缺乏等。特征：贫血征，易受激惹，性格改变；无神经缺损症状。实验室检查显示全血细胞减少，伴有椭圆形大红细胞和多分叶白细胞。治疗：早期补充叶酸可逆转病程

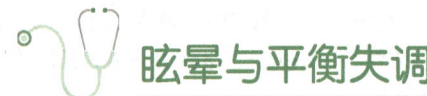

眩晕与平衡失调

眩晕（vertigo）是一种异常的运动感觉。它可能在没有运动或不准确地感测到运动时发生。旋转性眩晕通常源于内耳病变。

平衡失调（disequilibrium）是指即将跌倒或需要获得外部帮助才能维持正常平衡。眩晕和平衡失调是神经系统疾病的常见症状。

平衡失调常见原因总结见表9-4。

表9-4 平衡失调常见原因总结

周围性前庭疾病 药物中毒（如酒精、氨基糖苷类、水杨酸盐），良性阵发性体位性眩晕，美尼尔氏病，急性周围性前庭病变，听神经病变，耳石症，小脑脑桥角肿瘤等
中枢性共济失调 药物中毒（如酒精、苯二氮䓬类、巴比妥类、抗惊厥药、致幻剂），韦尼克脑病，中枢神经系统感染（如病毒、细菌），小脑出血/退行性变，椎体-基底动脉缺血/梗塞，颅后窝肿瘤，多发性硬化，共济失调-肢端毛细血管扩张症，威尔森氏病，克雅-雅各布病，皮层-神经基底节-脊髓变性综合征，弗里德共济失调

一、体位性眩晕

良性阵发性体位性眩晕（benign paroxysmal positional vertigo，BPPV）是体位性眩晕的一种常见类型，属周围性（终端器官性）眩晕，由于耳石移位而引起的半规管平衡功能障碍。近期颅脑外伤是最常见的原因。

（一）诊断要点

（1）短暂性、发作性眩晕（持续时间小于1分钟），眼球震颤和特殊头位诱发的恶心呕吐并因体位改变而加剧（多于躺下或坐起时）。

（2）存在眩晕或震颤的适应性（经反复运动测试后眩晕或震颤减低）。

（二）治疗

理疗：粒子重新定位治疗有效。通过家庭锻炼进行自我治疗也很有帮助。

二、美尼尔病

美尼尔病（Meniere disease，内淋巴积液）是一种由于内淋巴室扩大、内淋巴流阻断并积液而引起的慢性周围性或迷路性眩晕。常为特发性，但也可起因于头颅外伤、内耳膜破裂等引起。

（一）诊断要点

（1）年龄多在40岁以上，表现为发作性眩晕和耳鸣，常伴恶心呕吐、双侧听觉丧失，持续数小时至数天。若长年多次复发，则可能产生永久性听觉丧失。

（2）听力测试显示波动性的低频段和纯音性听觉呈波动性丧失。

（二）鉴别诊断

（1）听神经瘤：可能有相似类型的眩晕和听觉丧失，但同时伴有面神经和角膜反射缺损（与美尼尔病不同之处）。

（2）迷路炎：患者表现为急性迷路性眩晕和眼球震颤；通常无听觉丧失、耳鸣或脑干功能障碍；可伴有病毒感染和炎症；多为自限性。

（3）其他：良性阵发性体位性眩晕，甲状腺功能减退，或利尿酸引起的毒性反应等。

（三）治疗

（1）首先限制盐、咖啡因、尼古丁和酒精的摄入，并用乙酰唑胺（acetazolamide）进行治疗。

（2）急性发作：用抗组胺剂、止吐剂和/或地西泮（diazepam）。

（3）外科减压（内淋巴乳突分流术）作为治疗顽固性病例的最后手段。

三、原发性震颤

原发性震颤（essential tremor，ET）曾被称为良性原发性震颤，是一种神经性运动失调，以某部分肢体（特别是头部和上肢）的微节奏性震颤为特征。它可能与常染色体显性遗传和酗酒史有关。与生理性震颤不同，咖啡因不会加重ET，少量饮酒可暂时缓解ET。ET可能是继发性酗酒的一个原因。

（一）诊断要点

（1）患者可能有家族病史和酗酒史，表现为头部和上肢震颤，尤其是伸手拿东西时更加明显。指鼻试验通常阳性，而腿部征阴性。

（2）诊断根据临床特点及排除其他疾病。

（二）鉴别诊断

（1）生理性震颤、帕金森性震颤等。

（2）急性间歇性卟啉病：有腹痛、头痛、头晕、意识错乱和幻觉等症状。尿胆素原测试阳性是必要的鉴别手段。

（三）治疗

首选β受体阻滞剂［如普奈洛尔（propranolol，心得安）］治疗。其次可用扑米酮（primidone）。少量饮酒和地西泮（diazepam）可以作为二线疗法。

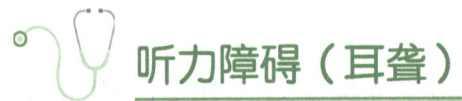

听力障碍（耳聋）

常见听力障碍见表9-5。

表9-5 常见听力障碍小结

疾病	临床特点，诊断与治疗
传导性耳聋	病因：外耳道损害（如耳垢、炎症），鼓膜穿孔，或中耳损害（如炎症、积液、耳石症）。 耳石硬化症：①显性与变异性遗传，是最常见的传导性耳聋。30岁以上发病，有家族病史。②听力损失通常发生于低频音（能听到喧哗声）。③骨性营养不良限于颞骨，镫骨反射消失。④韦伯试验：声音偏向患侧。 治疗：①治疗原发病因。耳垢嵌塞：用过氧化脲或三乙醇胺灌流软化耳垢是最好的疗法。②多数病人需要助听器。③严重病例需要做镫骨切除术
感觉性耳聋	病因：耳蜗病变或位听神经损害，以老年聋最常见；也见于噪音、药物、感染、损伤、中枢神经系统病变、美尼尔病等。 老年聋：①老年性感觉性听力损失，典型为对高频音（如铃声、孩童声、女声、喧哗声）的听力丧失；耳鸣可能存在。②韦伯试验：声音偏向健侧。 治疗：①治疗原发病因。②使用助听器。③人工植入耳蜗传感器以刺激位听神经

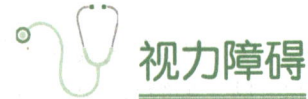

视力障碍

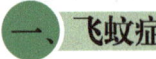

一、飞蚊症

飞蚊症指视线中出现黑灰色的斑点、细线或蛛网状物，且随眼球移动。大部分飞蚊症是由于年龄增长，眼球中的凝胶状物质（玻璃体）逐渐液化和缩小而引起。分为生理性飞蚊症和病理性飞蚊症。生理性飞蚊症是由眼睛老化引起的，常发生于中老年人，一般不会对眼睛产生有害影响。病理性飞蚊症则是其他严重疾病的表现，如视网膜脱离、玻璃体出血、葡萄膜炎等，需要对因治疗。

二、青光眼

青光眼是全球范围内导致老年人失明的重要原因之一。其特点是眼内压（intraocular pressure，IOP）增加（大部分）、视神经损害、不可逆的视力丧失。其发病机制尚不完全清楚。缺血导致视盘萎缩（"cupping"）可能在发病过程中起着重要作用。临床上，青光眼可分为两大病理类型。

（一）开角型青光眼

这是最常见的青光眼类型，大部分累及双侧，好发于40岁以上人群。

1. 病因与发病机制

危险因素：年龄（＞40岁），家族青光眼病史，糖尿病，近视，眼外伤或炎症，类固醇药物等。

基本病理机制是因小梁网病变和循环阻塞而引起渐进性眼内压升高，造成由周围视野到中央视野的进展性视力丧失。

2. 诊断要点

（1）40岁以上患者，因渐进性视力下降而频繁更换（角膜）眼镜（早期视力下降出现在鼻周围侧，常见于光线较暗时），伴进展性头痛及无痛性眼压增加。在诊断明确之前可能已有多年的病史。眼底镜检查常可见视神经盘杯状征。前房角镜检查用于直接窥视前房，以帮助确定青光眼的病因。

（2）辅助检查：①眼压测定指标可能正常或增加（正常为10～21 mmHg）。②若眼压正常，可行视力测试，将显示外周视野下降（在早期）。中央视野测试对评价病情进展具有重要意义；阳性结果提示青光眼后期。

3. 治疗

（1）预防是最重要的治疗：①所有年龄大于40岁者应该每3～5年做一次眼科检查。②有危险因素的患者应该每年检查一次。

（2）大部分患者的高眼压可通过应用β受体阻滞剂（如噻吗洛尔、倍他洛尔，可以减少房水形成），或者毛果芸香碱（pilocarpine，可增加房水流出）而得到控制。当使用上述眼药无法控制眼内压时，可用碳酸酐酶抑制剂（如乙酰唑胺）。

（3）如果药物治疗失败，可行激光小梁成形术，以促进房水排出。

（二）闭角型青光眼

闭角型青光眼是一种由于前房角狭窄、急性闭合而引起的医学急症，多见于亚洲老年患者。病因通常为瞳孔散大（持续长时间处于暗处、药物原因、压力），前葡萄膜炎和晶状体脱位。远视也是危险因素之一。

1. 诊断要点

突发的严重痛性红眼伴视力模糊、头痛、恶心/呕吐，眼球坚硬、瞳孔扩大、对光反射消失；角膜呈薄雾状和眼内压增高。眼底镜检查：视凹陷与视盘比值（cup：disk）增加。

2. 治疗

（1）降低眼内压：①乙酰唑胺；②毛果芸香碱；③若病情紧急可用甘露醇。

（2）激光虹膜切开术可治愈。

三、黄斑退化

这是老年患者最常见的导致永久性双侧视力丧失的病变，以中央视野视觉丧失为特点。危险因素包括高龄、女性、吸烟、高血压、糖尿病以及家族病史。

（一）诊断要点

（1）萎缩性黄斑退变（"干性退变"）：较多见型，造成渐进性、无痛性中央视觉缺失，外周视野和眼球运动多正常。

（2）渗出性黄斑退变（"湿性退变"）：较上少见，但为更迅速和严重的无痛性中心视力丧失（由于浆液性液体漏至视网膜，并继发新生微血管形成）。

（3）眼底镜检查：在黄斑退变区显示色素或出血性损伤（中央盲点区和线性扭曲），以及玻璃膜形成（黄白色沉淀）。

（二）治疗

（1）萎缩性黄斑退变：①建议进行年龄相关眼病研究治疗2（age-related eye disease study 2，AREDS2），因为它含有高剂量的维生素A、维生素C、叶黄素和玉米黄质，可代替β-胡萝卜素（降低肺癌风险）。②戒烟。

（2）渗出性黄斑退变：①对新生微血管，最佳初始治疗是血管内皮生长因子（vascular endothelial growth factor，VEGF）抑制剂，如兰尼单抗（ranibizumab）、贝伐单抗（bevacizumab），将其注入玻璃体内，能有效减缓疾病进展。②激光光凝术可能有限地推迟增生性视网膜病变者中央视野的视觉丧失。

四、视网膜剥离

视网膜剥离/脱离是一种急诊，为眼睛后部的薄层组织（视网膜）脱离其正常位置。视网膜脱离后治疗越晚，受累眼睛永久性视力丧失的风险越高。

视网膜脱离的警示征可能包括：视力减退，以及突然出现的飞蚊症和闪光感。患者会突发单眼无痛性视力模糊，并呈现进展性恶化，患者感到"突然有幕帘垂盖于眼前"。该病常为自发性的，但也可继发于外伤或外科手术。应立即联系眼科专家，以及时挽救患者视力。

常见的危险因素有外伤、严重的近视眼病史、白内障摘除史（老年患者）。

（一）诊断要点

眼底镜检查可发现玻璃体内悬有灰色云状物或暗红色视网膜碎片。

（二）治疗

采用机械方法紧急关闭撕裂的视网膜，可通过手术、激光、冷冻疗法，或注入膨胀性气体来实现。

五、视神经炎

这是一种视神经的急性炎症性脱髓鞘病变。急性期病例通常表现为单眼周边视力丧失，动眼性疼痛，持续数小时至数天。慢性期症状包括传入瞳孔缺陷和中央区盲点、颜色去饱和和视神经萎缩。尽管视力恢复，这些迹象通常仍然存在。视神经炎在多发性硬化症（MS）、复发病史患者和年轻女性中更为常见。

治疗：以改善视力和预防/改善多发性硬化症的发展为目标。急性期病例可考虑皮质类固醇加静脉使用免疫球蛋白。慢性免疫调节疗法，如β-干扰素或醋酸格拉替雷可用于多发性硬化症的高危患者。

六、近视

近视（myopia）是指平行光线经眼球屈光系统后聚焦在视网膜之前导致的视物模糊，患者无法看清远处物体，必须将物体不断移近才能看清楚。近视是屈光不正的一种，其形成的原因目前尚未明确，但常与遗传因素、不良的用眼习惯等有关。近视的高危人群主要包括青少年、长期从事近距离用眼工作者等。

看远模糊、看近清晰是近视眼最经典的症状，眼睛经常出现疲劳的现象，用眼过度后会出现重影、畏光以及眼干等。近视度数较高者，还可出现外隐斜、外斜视等眼部表现。

根据近视度数，可将近视分为低度近视、中度近视和高度近视；根据其屈光成分，可分为轴性近视和屈光性近视；而根据其病程进展，又可分为单纯性近视和病理性近视。伴有散光的情况下，屈光不正在水平轴和垂直轴上相异。视力检查时，应用睫状肌麻痹剂（阿托品），以获得准确结果。

治疗：近视眼需用负性/凹透镜（眼镜）、角膜塑形镜或者屈光手术进行矫正。准分子激光（excimer laser）手术治疗正在成为广泛应用的治疗方法。角膜塑形镜，除了可以提高裸眼视力外，它在矫正近视的基础上，还具备延缓近视度数增长的作用。

近视可以通过养成良好的用眼习惯、适当进行户外活动等方式来预防。近视程度也会随着年龄的增长而部分减轻。

七、远视

远视（hyperopia）指患者因视力调节能力下降，眼球的屈光力不足或其眼轴长度不足而无法看清特远处或近距离的物体，是成像于视网膜之后的一种屈光不正状态。由于远视眼经常处在调节状态，易发生眼疲劳和头痛，并多见于有家族病史的儿童。视力检查时应用阿托品（属睫状肌麻痹剂）以获得准确结果。

治疗：远视眼需用正性/凸透镜（眼镜）进行矫正。

八、老视

老视（presbyopia）指眼调节能力随着年龄的增长而自然减退，常被称为"老花眼"或"老年性远视"，个体常诉"需要在一臂的距离来阅读"。老视是因为晶状体逐渐硬化，丧失聚焦近距离物体的能力，是正常衰老过程之一，不属于典型病理状态或屈光不正。

治疗：需要视近物时可使用凸透镜（佩戴老视眼镜）来进行矫正。

九、弱视

弱视（amblyopia）是一种发育性疾病，指在视觉发育期内，由于单眼斜视、屈光参差、高度屈光不正以及形觉剥夺等异常视觉经验，引起的单眼或双眼的最佳矫正视力低于相应年龄的正常儿童，且眼部检查无器质性病变。弱视按照矫正视力可分为轻、中、重三个程度。斜视是首要病因。如果不及时矫正，将可能造成视觉丧失。

治疗：持续性遮盖健侧眼，使用弱侧眼。开始治疗的年龄越小，治愈率越高；成年后治愈的可能性很小。

十、白内障

白内障（cataract）是眼球晶状体混浊，导致视力模糊，通常是双侧性的。大多数白内障发展缓慢，早期不会影响视力。但随着时间的推移，白内障最终会影响视力。老年性白内障是最常见的类型。其病因和危险因素：先天性（如风疹或巨细胞病毒感染、半乳糖血症等）、外伤、长时间的紫外线照射、吸烟、酗酒、长期使用类固醇激素、糖尿病、威尔逊病等。

（一）诊断

（1）无痛性视力模糊或昏暗，尤其夜间和单眼视物困难。慢性进展于数月至数年之间。

（2）眼科检查证实晶状体混浊。

（二）治疗

主要疗法是外科手术切除混浊的晶状体，并植入人工晶状体，能有效改善视力。目前，此手术已经成熟，疗效良好。药物治疗仅适用于症状轻微、尚未达到手术标准的患者。此外，补充多种维生素有帮助。

第十章　感染性疾病

感染性疾病是人类日常生活中最常见的疾病之一。它们可以影响任何人的任何器官或系统，给患者带来重大损失。然而，大多数是可以预防和治愈的。虽然引起特定疾病的主要微生物近年来变化不大，但这些微生物对抗生素的敏感性模式发生了显著变化。因此，病原体培养结合药敏试验仍是感染性疾病治疗的最佳临床指导。

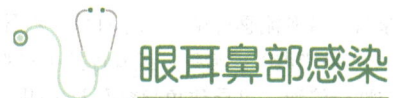

眼耳鼻部感染

一、眼部感染

常见眼部感染总结见表10-1。

表10-1　常见眼部感染的临床特征、诊断与治疗

眼部感染	临床特征、诊断与治疗
感染性结膜炎	见表10-2
细菌性角膜炎	特征：由异物、隐形眼镜、外伤等引起的角膜感染；角膜模糊伴中央溃疡和邻近基质脓肿。治疗：立即转眼科专家诊治
眼眶蜂窝织炎	特征：眼窝后眶隔的感染，儿童多见。症见突然发热、眼球突出、疼痛及眼球运动下降，眼睑红肿。治疗：全身性抗生素治疗
泪囊炎	特征：主要由金黄色葡萄球菌和B族链球菌引起的泪囊感染，多与不卫生的用眼习惯有关。大于40岁的患者突然发热、疼痛及眼内眦中央发红，常伴流脓和白细胞升高。治疗：全身性应用抗金黄色葡萄球菌和B族链球菌的抗生素治疗
睑腺炎（麦粒肿）	特征：是一种急性眼睑腺体化脓性炎症，主要由金葡菌感染引起，眼睑局部触痛肿胀。多与眼部不卫生习惯有关（图30）。治疗：加压热敷和用抗金葡菌的抗生素治疗。如果无效就切开排脓
睑板腺囊肿（霰粒肿）	特征：因睑板腺排出分泌物受阻滞留而形成的睑板腺慢性炎性肉芽肿，非感染性。眼睑从疼痛、肿胀发展成坚实的无痛结节（图31）。常与酒糟鼻或眼睑炎共存。诊断：依据临床特征做出诊断。治疗：先清洁及挤压；必要时切开引流；如持续或复发并怀疑鳞癌，须做活检

二、感染性结膜炎

感染性结膜炎俗称"红眼病",大多是由细菌或病毒引起的。结膜炎也可由化学物质、过敏、真菌或寄生虫引起。因此,病因鉴别是正确诊断和治疗、避免可能的视力丧失的关键。常见的感染性结膜炎总结见表10-2。

表10-2 感染性结膜炎总结

病因	临床特征、诊断和治疗
病毒	腺病毒为最常见病毒,经接触而传染,可发生流行性传播;有严重的眼睛刺激感,流大量水性分泌液,耳前淋巴结肿大(图29)。 治疗:本病多为自限性,可自愈,但应注意有接触传染性;严重者可局部使用皮质类固醇
细菌	(1)葡萄球菌、链球菌、嗜血流感杆菌、绿脓杆菌:有异物感和脓性分泌液。诊断:革兰氏染色及细菌培养(如果严重)。治疗:经验性抗生素眼药水和眼药膏治疗。 (2)淋球菌:大量脓性分泌液。可导致角膜穿孔及失明。诊断:革兰氏染色显示细胞内革兰氏阴性双球菌。治疗:急诊!肌注头孢曲松;口服环丙沙星或氧氟沙星;严重患者住院治疗
衣原体	沙眼衣原体A~C是导致慢性结膜炎和可预防性失明的主要病因。在儿童表现为复发性角膜上皮炎伴倒睫、角膜瘢痕和睑内翻。 诊断:姬姆萨染色,衣原体培养。治疗:用阿奇霉素、四环素或红霉素治疗3~4周

三、中耳炎

中耳炎为位于咽鼓管与鼓膜间的中耳感染。最常见的病原体是肺炎链球菌;其他有嗜血流感杆菌和卡他莫拉菌,与引起支气管炎和鼻窦炎的病原体相似;其余引起中耳炎的病原体主要是病毒。

(一)诊断要点

(1)耳痛病史,有发热和听力减退表现。

(2)体检常有鼓膜发红、凸出、光反射消失,且在移动时有空气注入。鼓膜穿孔罕见。耳部检查是诊断的重要手段。

(二)治疗

(1)口服阿莫西林仍是最佳初始治疗。

(2)如果近期用过阿莫西林或耐药,就用大剂量阿莫西林加克拉维酸钾治疗,其他可供选择的是第2代或第3代头孢菌素。

(3)伴有严重青霉素过敏的患者应该避免用头孢菌素,而用大环内酯类抗生素(阿奇霉素或克拉霉素)。

第十章 感染性疾病

（三）并发症及鉴别诊断

（1）鼓膜穿孔或/和听力丧失：常见，尽早治疗可降低风险。

（2）复发性中耳炎：治疗用抗生素加鼓膜切开术和置入通风管。

（3）伴渗出的中耳炎：长久流液但很少有症状，通常在3个月内清除。治疗用抗生素加鼓膜切开术和置入通风管。

（4）乳突炎：乳突骨上发红和压痛，伴外耳向外及向前移位。用同样的抗生素治疗。

（5）脑膜炎或脑脓肿：为常见的颅内并发症。

（6）内耳迷路炎：眩晕、眼球震颤、耳鸣、听力丧失及呕吐。

四、外耳炎

外耳炎也被称为"游泳者耳炎"，是耳道内衬皮肤及周围软组织的炎症，耳道潮湿和局部外伤增加患病的危险性。绿脓杆菌和金黄色葡萄球菌是最常见的病原体。

（一）诊断要点

（1）耳瘙痒和疼痛，并在牵动耳道时加剧，发炎、肿胀及浸透伴有脓液流出。

（2）全身症状可有可无。

（二）治疗

（1）局部抗生素治疗：多黏菌素B、新霉素及氢化可的松滴耳液非常有效。双氯青霉素对急性感染效果好。

（2）伴糖尿病的患者有恶性外耳炎和颅骨骨髓炎的危险，要求入院治疗并静脉滴注抗生素。

（3）预防：对经常游泳者，游泳后迅速在外耳道内滴入稀释的酒精。

五、鼻炎与鼻窦炎

鼻炎是鼻内黏膜的常见炎症。非过敏性鼻炎可由病毒（鼻病毒、冠状病毒）和细菌（肺炎球菌、嗜血流感杆菌）引起。过敏性鼻炎是由刺激物或过敏原（如花粉、灰尘或动物皮屑）引起的IgE诱导的免疫炎症。这是最常见的鼻炎类型。

鼻窦炎通常是指由感染引起的副鼻窦炎症。上颌窦是其最常见部位，其次是筛窦、额窦和蝶窦。其大多数病原体与导致中耳炎的相似，如肺炎球菌（最常见）、嗜血流感杆菌和卡他莫拉菌。黏膜水肿妨碍鼻窦开口，造成鼻窦分泌物受阻。大多数急性鼻窦炎是普通感冒或其他上呼吸道感染的少见并发症。鼻窦炎和鼻炎常并存。

（一）诊断要点

（1）过敏性鼻炎：周期性、季节性发作的流鼻涕、鼻和眼发痒、打喷嚏，但不发热。体检：鼻黏膜肿胀、湿润，鼻甲和鼻息肉苍白。

（2）急性鼻炎鼻窦炎：有新近急性上呼吸道感染（简称上感）的病史，继发鼻塞和脓涕（如有细菌感染）。鼻窦压力感或痛感，敲击或弯曲低头使之恶化。因鼻窦与牙齿邻近，常伴牙痛。大约半数患者有发热和咳嗽。体检发现鼻窦压痛点。

（3）慢性鼻炎鼻窦炎：可以是急性鼻炎鼻窦炎的复合型，有反复性上感或鼻窦炎的病史，继发鼻塞和鼻后分泌物；鼻窦痛、头痛和发热轻微或缺如。症状应持续2~3个月方可诊断。如果有确诊必要，上颌窦X线或CT扫描能提供更详细的诊断。患者如果对药物治疗无反应或频繁复发，偶尔需做鼻窦穿刺来确定特殊的病原体，有增加金黄色葡萄球菌和革兰氏阴性杆菌感染的危险。

（二）治疗

（1）鼻炎：治疗根本原因和症状。过敏性鼻炎：类固醇鼻腔喷雾剂对中度症状最有效且足够。如果更严重，可以使用抗组胺剂喷鼻剂（氮卓斯汀、奥洛他定）或口服抗组胺剂（第二代西替利嗪、左西替利嗪）。色甘酸喷鼻剂对儿童更安全。预防措施是避免诱发过敏原。

（2）急性化脓性鼻窦炎：①支持治疗：避免吸烟，用生理盐水喷雾剂（帮助排液），充血减缓剂（假麻黄碱、羟甲唑啉喷雾剂）。②抗生素（同中耳炎）：阿莫西林+克拉维酸、复方磺胺甲噁唑（TMP-SMX）或左氧氟沙星是有效的选择。

（3）慢性鼻炎鼻窦炎：①最初治疗使用耐青霉素酶广谱青霉素（苯唑青霉素、奈夫西林等），或长期大环内酯类抗生素治疗。②如果症状持续，可转耳鼻喉科进行内窥镜排液。

（三）并发症

黏膜囊肿、息肉、眼眶蜂窝织炎（筛鼻窦炎）、海绵窦血栓、骨髓炎等。

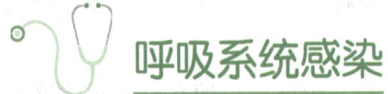

呼吸系统感染

大多数上呼吸道感染（简称上感，upper respiratory tract infection，URTI）是由病毒引起的，如鼻病毒、腺病毒、冠状病毒、柯萨奇病毒、流感病毒和副流感病毒。引起下呼吸道感染（lower respiratory tract infection，LRTI）的病毒常见的有甲型流感病毒、乙型流感病毒、腺病毒、H1N1、呼吸道合胞病毒、副流感病毒和冠状病毒。

一、咽炎

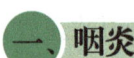

咽炎多数由病毒感染所致，属上呼吸道感染，但反复性化脓性A族链球菌感染（占咽炎的15%~20%）因有导致风湿热和肾小球肾炎的潜在可能性而更为重要，尽量避免。其他微生物包括衣原体、支原体、淋球菌（口交患者）、白喉杆菌、白色念珠菌（免疫抑制者）等。

（一）诊断要点

（1）发热、咽喉红肿疼痛，伴有扁桃体和颈淋巴结肿大及有渗出物时，高度提示化脓性链球菌感染（图32）。轻度的化脓性链球菌感染可能无渗出物，多数病毒感染也无渗出物；但EB病毒感染除外（有渗出液）。

（2）咽分泌物快速链球菌检测是最佳初始诊断手段，敏感性和特异性均较高。检测结果阳性相当于培养结果阳性；当检测结果阴性时应该通过培养来证实。咽分泌物培养需要24小时，但对揭示特定病原体比快速链球菌测试更准确。

（二）治疗

青霉素仍然是首选治疗，大环内酯类抗生素和第2代头孢菌素供青霉素过敏患者选用。

（三）鉴别诊断

喉炎：通常由病毒引起，但也可能由嗜血流感杆菌和卡他莫拉菌引起。患者通常表现为声音嘶哑；咳嗽等其他URTI症状也可能存在。喉炎大多是自限性的，患者只需要对症治疗和声带休息。

二、普通感冒

普通感冒是最常见的上呼吸道感染（URTI）。易感性取决于预先存在的抗体水平。大多数病原体是病毒。鼻病毒占50%以上的病例，并有100种以上的病原型，血清型之间没有交叉免疫，因此，缺乏有效疫苗，其他血清型可再感染而引起类似症状。其临床特点、诊断和治疗如下：

（1）流涕、喉痛、鼻塞、弱咳、乏力。发热可有可无。

（2）多数病例无论治疗与否均在5~7天痊愈。症状重者予对症支持治疗：保暖，适当运动，适当用非激素类抗炎药，止咳药，多种维生素（尤其是维C）对减缓症状和呼吸道损害、加快康复肯定有益。避免滥用抗生素。

（3）主要是通过呼吸道和手接触的途径传播。较长期感染可导致继发性细菌感染，如鼻窦炎、肺炎（免疫抑制性患者）。最好的预防方法是常规性锻炼。

三、流行性感冒（流感）

流行性感冒（流感）是由甲、乙、丙三型流感病毒通过呼吸道飞沫传播引起的急性全身感染性疾病。它具有传染性强、传播快、可在人群中形成流行的特点。流感可引起呼吸道上皮的损害，导致鼻窦炎、中耳炎、支气管炎和肺炎等并发症，对老年患者威胁很大。疫苗有效性虽然约50%，但接种仍然重要。

（一）诊断要点

（1）常见表现：全身症状有发热、头痛、肌肉疼痛及疲乏等。上呼吸道症状主要是流鼻涕、干咳、咽喉痛和结膜充血。

（2）局部拭子或冲洗液的快速抗原检测是最佳初始诊断。病毒培养最准确，但较慢，无法及时显现培养结果，因此很少使用。

（二）治疗

（1）对甲型和乙型流感病毒都有效的特异性抗病毒药是奥司他韦（oseltamivir）和

扎那米韦（zanamivir，抑制病毒的复制、释放和传播）。如在48小时内使用，可有效缩短症状期。金刚烷胺和金刚乙胺只抗甲型流感病毒，是对多数流感病例疗效-价格比较好的药物。对症-支持治疗：保暖，适当运动，适当用非激素类抗炎药、止咳药、多种维生素（尤其是较大剂量维C增强免疫力）对减缓症状和呼吸道损害，加快康复肯定有益。有脓性分泌物提示有细菌感染，应该及时用抗生素（但避免滥用）。

（2）每年进行疫苗接种是重要的预防措施。建议接种对象：50岁以上人群、慢性呼吸系统疾病和心脏疾病患者、免疫缺陷病患者、妊娠6～9个月的孕妇、医务工作者或接受激素或免疫抑制剂治疗的患者。不宜接种的人员：妊娠3个月内的孕妇、急性感染性疾病患者或严重蛋类过敏体质者。

四、特殊病毒：冠状病毒感染

冠状病毒是感染人类和动物的重要病原体，占成人获得性上感的5%～10%，且可能在严重的下呼吸道感染中发挥作用，特别是在免疫功能低下的患者中，主要发生在冬季。

（一）病毒学

中型包膜正链RNA病毒作为套式病毒（nidovirales）目中的一个家族。严重类型包括严重急性呼吸综合征冠状病毒（SARS-CoV）、中东呼吸综合征冠状病毒（MERS-CoV）和新型冠状病毒（SARS-CoV-2，可引起COVID-19）。

（二）传播途径

与鼻病毒类似，通过直接接触受感染的分泌物或大的气溶胶飞沫传播。免疫力在感染后很快产生，但随着时间的推移逐渐减弱。再次感染很常见。

（三）临床表现及诊断

（1）冠状病毒多引起呼吸道症状（鼻塞、流涕、咳嗽）和流感样症状（发热、头痛）。

（2）重症（SARS-CoV-2、MERS-CoV和SARS-CoV）：通常伴有肺炎，有发烧、咳嗽、呼吸困难症状和胸部影像学双侧浸润，+/-小肠结肠炎（腹泻），特别是在免疫功能低下的宿主中（HIV阳性、老人、儿童）。

（3）大多数社区获得性冠状病毒感染是通过临床诊断的，适用于呼吸道分泌物的RT-PCR是首选的诊断测试。

（四）治疗

（1）主要确保对感染和症状的适当控制，对败血症和急性呼吸窘迫综合征的支持治疗（如吸氧、间歇强制性呼吸等）。

（2）临床试验：氯喹对SARS-CoV、HCoV-229E、HCoV-OC43均有一定效果，瑞德西韦等对2019-nCoV有一定效果。地塞米松在严重病例中具有临床益处。

（五）预防

（1）对于大多数冠状病毒：与预防鼻病毒感染相同，包括洗手和小心处理被鼻腔感染的物品。

（2）对于新型冠状病毒（SARS-CoV-2）、MERS-CoV和SARS-CoV：①通过勤洗手、做好呼吸道卫生以及避免与活的或死的动物和患病个体密切接触来防止暴露。②对疑似或确诊病例感染的控制：佩戴医用口罩，抑制呼吸道分泌物，及时就医；标准接触和空气传播预防措施，戴眼睛保护装置。

五、支气管炎

支气管炎是指发生于支气管树和累及局部肺实质的感染或炎症。可分为急性与慢性支气管炎，其病因、病理与治疗各不相同。

（一）病因与分类

（1）急性支气管炎：多数由传染性病原体（病毒）引起；常见病毒为鼻病毒、腺病毒、呼吸道合胞病毒与流感病毒等；细菌病原体为类似于致鼻窦炎的肺炎链球菌、嗜血流感杆菌等。其他病原体还有支原体、衣原体等。

（2）慢性支气管炎（简称慢支炎）：多因吸入刺激性物质反复引起呼吸道损伤而致。吸烟是第一位病因，然后是空气污染、职业性刺激物质及冷空气等。慢支炎可引起慢性阻塞性肺病（COPD，简称慢阻肺），因此慢支炎被认为是COPD的一种形式。

（二）诊断要点

（1）急性支气管炎：通常由普通感冒或流感所诱发。咳嗽、咳痰可有可无。变色痰提示细菌感染；可有全身症状。体检可闻及肺部啰音。胸部X线多正常，借此可确诊且可与肺炎相鉴别。

（2）慢性支气管炎：俗称"吐绿痰者"，咳嗽、咯痰每年超过3个月，且病程超过2年者。胸部X线通常显示支气管壁增厚与纹理增加（被称为"肮脏肺"）。

（三）治疗

（1）轻度急性感染常由病毒引起，且可自行缓解恢复，通常不需要治疗。

（2）较严重的病例初治用阿莫西林，也可加用强力霉素或复方磺胺甲噁唑。如果无反应，可用以下方式：阿莫西林加克拉维酸钾、克拉霉素、阿奇霉素或新氟喹诺酮类（加替沙星或左氧氟沙星）。类固醇激素和支气管扩张药通常有效。

六、肺炎

肺炎是指肺组织的感染和炎症，特征为终末气道、肺泡和肺间质的炎症并形成液体充填肺泡（实变和渗出）。肺炎是由感染性疾病导致任何年龄段人群死亡的主要原因。

（一）主要病因与药物选择（重要！）

肺炎可分为典型性肺炎（大叶性，细菌性，约占50%）和非典型性肺炎（间质性，病毒、支原体、衣原体、军团菌、卡氏肺囊虫肺炎等，占20%～30%）。易感因素为吸烟、糖尿病、酗酒、营养不良、肺癌和免疫抑制等。

（1）肺炎链球菌：是导致急性社区获得性肺炎（如大叶性肺炎）的最常见细菌。选用大环内酯类抗生素、新喹诺酮类或第3代头孢类抗生素治疗。

（2）革兰阴性杆菌（大肠杆菌、绿脓杆菌或肠道杆菌属）：常见于医院获得性肺炎或人工呼吸机相关性肺炎。选用第3代头孢类和/或碳青霉烯类抗生素治疗。

（3）金黄色葡萄球菌：通常紧随病毒感染/支气管炎，尤其是流感后。选用半合成青霉素（如苯唑青霉素、乙氧萘青霉素等）。

（4）嗜血流感杆菌和肺炎克雷伯氏菌：前者常见于吸烟者和慢性阻塞性肺病，后者常见于酗酒者。选用第2代或第3代头孢类抗生素治疗。

（5）支原体：对年轻和健康的患者可选用大环内酯类抗生素（红霉素等）。

（6）军团菌：革兰阴性菌族，在老年吸烟者中流行感染，或在特殊环境下（如水源和空调系统受污染）感染。选用大环内酯类抗生素。

（7）卡氏肺囊虫（致PCP）：HIV阳性患者CD4细胞小于200 μL时未预防用药。用复方新诺明。

（8）贝氏柯克斯体（立克次体，致Q型热）：因接触动物而感染，特别是在动物产仔时。选用强力霉素，红霉素作为次选。

（9）鹦鹉热衣原体：通过鸟类的粪便和上呼吸道分泌物传染给人类。选用大环内酯类。

（二）诊断要点

（1）有高热、咳嗽、咯痰、胸痛的病史，严重的有呼吸困难。典型细菌性肺炎通常产生脓痰；非典型肺炎通常为无痰性干咳。体检常显示呼吸频率增加和肺部啰音。

（2）辅助检查：①通常有白细胞升高。②胸部X线是性价比最高的初期检查（图10），以鉴别是大叶性的（多为细菌性）还是间质性的（其他病原体）肺炎。③痰液革兰氏染色及培养是对典型肺炎和非典型肺炎最特异的诊断和鉴别手段。

（3）大叶性肺炎（"典型肺炎"）特殊病原体：显著脓痰表明是肺炎链球菌（有铁锈色痰）、克雷伯氏菌（有醋栗果酱痰）或嗜血杆菌感染。体检通常有呼吸频率加快，干、湿啰音或肺实变体征，通过呼吸急促和困难程度频率而确定肺炎的严重性。

（4）非典型肺炎的特殊病原体：

A．支原体：轻微干咳及胸痛。如必要，血清抗体效价检查是特异性诊断；冷凝集素试验特异性和敏感性都有限。通常在门诊诊断和治疗即可。

B．军团菌：无痰性干咳，中枢神经系统症状（精神错乱、头痛和嗜睡）加之胃肠道症状（腹泻及腹痛）。特异性诊断：首选尿液抗原检测。其他特异性检查（所需时间较长）：用木炭酵母提取物的专门培养基培养，直接荧光抗体效价检测等。白细胞计数可正常或伴有核左移的升高。

C．肺炎衣原体、鹦鹉热衣原体、Q型热贝氏柯克斯体、球孢子菌病、鹦鹉热衣原体：对所有这些病原体的诊断用特异性抗体效价检测。

（三）治疗

根据病原体和病情的严重性确定是住院或门诊治疗。因临床上往往难以确定特定的病原体，故早期的经验性治疗非常重要。

1. 社区获得性肺炎

经验性治疗应针对"典型"细菌和"非典型"病原体。

（1）门诊患者：针对肺炎链球菌、支原体或衣原体首选大环内酯类（红霉素、阿奇霉素或克拉霉素，也包含抗嗜血流感杆菌）。替选药：新氟喹诺酮类（左氧氟沙星、莫西沙星、加替沙星）。

（2）住院患者：首选新氟喹诺酮类（左氧氟沙星、莫西沙星、加替沙星）或第2、第3代头孢类（头孢曲松或头孢曲松）加强力霉素或一种大环内酯类，或β-内酰胺类/β-内酰胺酶的组合（氨苄青霉素/舒巴坦，替卡西林/克拉维酸钾，哌拉西林/他唑巴坦）联合强力霉素或一种大环内酯类。

2. 医院获得性肺炎

如果住院超过5天或年龄超过60岁，伴慢性阻塞性肺疾病、糖尿病、心血管疾病、肾疾病等，就增加耐药革兰阴性杆菌感染的机会。经验性治疗用第3代头孢类（头孢他啶或头孢噻肟）、碳青霉烯类（如亚胺培南）或用β-内酰胺类/β-内酰胺酶抑制剂联合（如哌拉西林/他唑巴坦）。

3. 支持疗法

氧疗根据严重程度和缺氧情况：需要给氧的情况是在室内空气状态下伴动脉血氧分压小于70 mmHg，氧饱和度小于94%或呼吸频率大于24次/分。如患者伴严重潜在疾病需住院治疗，静脉给类固醇激素和其他药物更好。

（四）预防性肺炎链球菌疫苗

（1）对患肺炎的高危人群预防性应用肺炎链球菌疫苗是重要的。高危人群包括所有年龄超过65岁者，伴有严重潜在肺、心、肝或肾疾病患者，以及糖尿病或免疫功能低下的患者（早产儿、长期使用类固醇激素者、糖尿病或脾切除患者、癌症、艾滋病毒阳性者）。

（2）65岁以上人群，单剂量接种疫苗可获得长久免疫。疫苗的效价在70%左右。只给伴严重免疫抑制或在65岁前已接种的人群5年后再加强接种一次。

七、肺结核

肺结核（tuberculosis，TB）是指发生于肺部的结核分枝杆菌的感染，为结核病最常见的类型。在许多发展中国家，肺结核仍然是导致死亡的重要原因之一，在中国贫困地区也有一定发病率和死亡率。在美国的结核病例中，新移民占50%以上，其余绝大多数发生在伴高危因素的人群中，如酗酒者、医务工作者、囚犯、无家可归者和慢性疾病患者等长期衰弱患者。易感人群多数有T细胞免疫力低下，导致结核病的感染或复燃。营养不良、免疫功能低下（特别是T细胞功能）是导致结核病发病或复燃的重要原因。如果检测，约占世界人口1/4的人结核菌素试验阳性。肺结核通常是经感染者呼吸道飞沫传播。卡介苗（Bacillus Calmette-Guérin，BCG）接种在美国以外的世界许多国家使用，但通常只有50%的效果。

（一）诊断要点

（1）低热、盗汗、长期咳嗽、咯痰、体重减轻的病史和肺部检查异常。肺外结核小于20%，通常累及淋巴结、胃肠道或泌尿生殖系统。

（2）胸部X线：是最佳初始检查，通常显示肺尖浸润、淋巴结肿大、渗出、慢性空洞或钙化结节。冈氏原发综合征（Ghon complex）为原发型肺结核的特征病变，包括肺内原发性钙化灶及肺门淋巴结增大（多见于儿童）。肺内原发病灶、结核性淋巴管炎及肺门淋巴结增大三者在胸部X线上呈哑铃形阴影。

（3）痰检查。

A．痰染色查抗酸杆菌是既快速又特异的诊断，染色阳性是开始抗结核治疗的指征；但敏感性低，需3次痰检阴性才可排除结核。

B．痰培养是最特异的检查，是确诊菌种的金标准，但费时（通常需要4~6周），不能用于指导初始治疗，而痰培养对药物敏感试验是必要的。

（4）结核菌素（PPD）试验：皮内注射48~72小时后，硬结（非红斑）的测量大于15 mm为阳性。用于有结核病风险的人群或可疑无症状者的早期筛查，有参考价值，以鉴别是否有感染结核杆菌和结核病重新活动的可能。但不用于诊断急性结核病，因为对急性患者既不敏感也无特异性。

A．PPD阳性表明有结核患者接触史，需要做胸部X线检查；如果胸部X线检查也异常，就应做3次痰染色查抗酸杆菌，看是否有活动性结核。抗酸杆菌染色阳性表明有活动性结核，需要开始抗结核治疗。

B．如抗酸杆菌染色阳性及PPD阳性但无结核活动的证据（如胸部X线正常），应接受9个月的异烟肼和维生素B_6治疗（维生素B_6防止周围神经炎）。

（二）治疗

（1）所有结核病例应向当地卫生部门报告。所有胸部X线阳性的病例应用四联药物（异烟肼、利福平、吡嗪酰胺和乙胺丁醇）做初期治疗2个月（得到药物敏感试验结果前）。其后，再用异烟肼（isoniazid，INH）加维生素B_6和利福平继续治疗4~7个月（共6~9个月）。

副作用：所有抗结核病药物都可能导致肝脏毒性；异烟肼还可造成周围神经炎，但补充维生素B_6可降低其发生率；利福平可引起体液颜色改变，呈橙色/红色（仅对角膜透镜有害）。

（2）根据PPD试验结果（+）治疗隐性结核感染：任何年龄均应用9个月的异烟肼和维生素B_6治疗。注意是测定硬结（induration）而不是红斑（erythema）的直径大小。

中枢神经系统感染

一、脑膜炎

定义：脑膜炎为发生于覆盖全脑的脑膜结缔组织的感染或炎症，通常被视为急诊。

（一）病因（重要）

（1）肺炎链球菌：为除新生儿期外所有患者最常见的致病菌。

（2）B族链球菌或大肠杆菌：是新生儿到6个月的婴儿最常见的致病菌。

（3）脑膜炎球菌：青少年最常见，通过呼吸道飞沫传播。

（4）嗜血流感杆菌：曾在儿童中很常见，现在由于儿童接种嗜血流感杆菌疫苗，已显著减少。

（5）李斯特氏菌：多见于存在伴免疫缺陷症（特别是T细胞和嗜中性粒细胞缺乏症）者，包括使用类固醇、白血病、淋巴瘤、化疗、艾滋病阳性及新生儿和老年人（伴T细胞功能降低）的状况。即使如此，肺炎链球菌仍然是脑膜炎伴免疫缺陷最常见的致病菌。

（6）金黄色葡萄球菌：更多见于有神经外科手术病史的患者。

（7）球菌、弓浆虫、巨细胞病毒：更常见于T细胞严重减少的疾病（如艾滋病患者CD4细胞少于100/μL时）。

（二）诊断要点

（1）患者可能有局部感染的病史（如中耳炎、鼻窦炎、乳突炎、牙齿感染）或全身性感染的病史（如心内膜炎、肺炎等）。

（2）典型表现为高热、畏光、头痛、恶心、呕吐、神志错乱、颈强直、克尼格（Kernig）征和布鲁津斯基（Brudzinski）征阳性。

（3）皮疹：瘀点红疹提示奈瑟菌属感染（可呈现暴发性感染）；向心性蔓延皮疹提示落矶山斑疹热；靶样游走性红斑皮疹和三叉神经麻痹提示莱姆病。

（4）辅助检查：白细胞增高伴中性粒细胞及多叶为主。腰椎穿刺（LP）做脑脊液生化检测及病原菌培养与药敏试验是诊断与治疗的关键，但在等待结果期间应开始经验性注射抗生素（头孢曲松或头孢噻肟）。

（5）若患者出现颅内高压症（表现为呕吐、视乳头水肿、局部运动障碍或严重神志错乱），则头部CT是最佳初始诊断手段，而不是腰穿。建议先注射头孢曲松，再做CT扫描。脑脊液特征见表10–3。

表10–3 脑膜炎的脑脊液特征

病因	脑脊液生化检验
细菌	颅内压＞180 mmH$_2$O，中性粒细胞增高，蛋白＞40 mg/dL，葡萄糖＜40 mg/dL

续表10-3

病因	脑脊液生化检验
病毒、梅毒、恙虫病	颅内压正常/增高，淋巴细胞增多，蛋白和葡萄糖多数正常
结核、真菌（隐球菌）	颅内压＞180 mmH$_2$O，淋巴细胞增多，蛋白＞40 mg/dL，但葡萄糖＜40 mg/dL

（三）治疗

（1）细菌性脑膜炎的经验性治疗最好用头孢曲松或头孢噻肟抗肺炎球菌、脑膜炎球菌或B族链球菌（常常在等待CT或腰椎穿刺结果期间就立刻使用）。

（2）对怀疑耐青霉素的肺炎球菌或神经外科手术后的葡萄球菌引起的严重感染，应加用万古霉素和类固醇激素。

（3）对伴免疫力低下的患者应添加氨苄青霉素以抗李斯特菌感染，包括非常年幼或年老者、HIV阳性者、使用类固醇激素者、妊娠期妇女或严重癌症的患者。

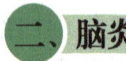二、脑炎

脑炎是指发生于脑实质的感染和炎症。脑炎与脑膜炎并存称为脑膜脑炎。

（一）病因

虽然任何细菌、原虫或立克次体感染都可导致脑炎，但脑炎大多数由病毒引起。单纯疱疹病毒居首位；其他可引起脑炎的病毒包括水痘病毒、巨细胞病毒、肠道病毒、虫媒病毒（如东方和西方马脑炎病毒、加利福利亚脑炎病毒和圣刘易斯脑炎病毒，参看第十五章"常见儿科疾病"）等也可引起。

（二）诊断要点

（1）患者常有发热、头痛、神志改变或神志不清（表现为错乱、嗜睡或昏迷）等症状；可发生神经功能缺陷，包括局部功能缺陷、抽搐、颈项强直。

（2）腰椎穿刺（LP）是诊断和鉴别诊断的关键；脑脊液聚合酶链反应（CSF-PCR）是最新的病因诊断手段，对单纯疱疹病毒等有较高的敏感性和特异性。

（3）头颅CT或磁共振（MRI）扫描有助于鉴别诊断，但均不能做出特异性病因诊断。单纯疱疹病毒倾向于侵袭颞叶，常可在对比性（增强）CT扫描时看到病变。

（三）治疗

对于单纯疱疹病毒脑炎，最佳治疗方案是静脉注射阿昔洛韦。泛昔洛韦和伐昔洛韦虽然也有疗效，但不适用于静脉给药。羟甲基无环鸟苷（又称更昔洛韦）或膦甲酸对巨细胞病毒有效。膦甲酸也用于阿昔洛韦无效的病例。其他治疗以支持疗法为主。

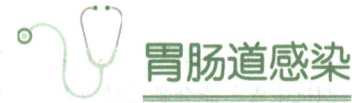

胃肠道感染

感染性腹泻与食物中毒

（一）定义和病因

感染性腹泻是由各种病原体引起，以腹泻为主要表现的一组常见肠道传染病。多数感染性腹泻由摄入和饮用各种细菌污染的食物和水所致。细菌性食物中毒是由进食被细菌或其毒素污染的食物引起的急性感染中毒性疾病。两种疾病在概念上常有重叠，集体发病者多称为食物中毒，散发病例多称为感染性腹泻。

常见各种病原体引起的感染性腹泻和食物中毒的临床特征及治疗见表10-4。

表10-4 常见的感染性腹泻和食物中毒

空肠弯曲菌 来源：污染的食物、牛奶等，人与人之间的传播。特征：最常见的细菌性腹泻/结肠炎，发热、严重的右下腹绞痛、腹泻带血/脓。很少与格林-巴利综合征有关。多数为自限性的。治疗：通常只需给支持疗法（补充液体，半流质饮食）；如病情严重，用环丙沙星或红霉素（特效）
产肠毒性大肠杆菌 来源：未煮过的食物及粪便污染，最常见于"旅行者腹泻"。特征：突然水样泻（很少带血），腹部绞痛，少见呕吐。治疗：①多为自限性，大便<3次/天，可不治疗或用洛哌丁胺。②若病情严重，大便>3次/天，则使用支持疗法加1~3天环丙沙星
肠溶血性大肠杆菌O157：H7 来源：污染肉类/未煮熟牛肉和水果等，可引起溶血尿毒综合征（hemolytic uremic syndrome，HUS）。特征：突发性血性腹泻，较重病容，可伴出血性结肠炎和HUS的表现。治疗：多为自限性；若病情严重，用支持疗法加环丙沙星治疗1~3天
金黄色葡萄球菌 来源：未煮熟的肉类、牛奶等，有预先产生的毒素。特征：多于进食后2~4小时突然出现剧烈呕吐，罕见腹泻。多为自限性。治疗：通常只需给支持疗法
蜡样芽孢杆菌 来源：被芽孢杆菌孢子污染的剩饭。有预先产生的毒素。特征：多于进食后2~4小时突然出现呕吐，接着于进食7~8小时后出现水样泻。多为自限性。治疗：支持疗法，如病情严重可给予环丙沙星
痢疾杆菌 来源：通过"4F"——食物（foods）、手指（fingers）、粪便（feces）和苍蝇（flies）传播。特征：多于进食被污染的食物数小时后，突然有下腹部绞痛，继而出现带血和黏液的炎性腹泻；严重者可出现发热和溶血性尿毒综合征。治疗：通常需用环丙沙星和支持疗法

续表10-4

沙门氏菌属 来源：进食生的/未煮熟的鸡或鸡蛋等。特征：高热、相对缓脉、恶心、呕吐和炎性腹泻，通常为自限性。治疗：多为支持疗法。短期抗生素可能会延长携带者细菌的状态，并增加复发的概率。因此，如果需要用抗生素，需延长疗程，否则可能增加带菌状态并提高复发率
产气荚膜杆菌和难辨杆菌（梭菌） 来源：C型产气荚膜梭菌来源于被孢子污染的剩肉类（未放进冰箱），有预先产生的毒素；难辨梭状芽孢杆菌：多因长期使用广谱抗生素产生。特征：进食7～8小时后突然出现大量的水样泻。诊断：通过粪便中的毒素检查。治疗：静脉滴注甲硝唑或万古霉素
肉毒（芽孢）杆菌 来源：蜂蜜、罐装肉；有预先产生的强烈毒素。特征：起病1～4天内后出现弛缓性麻痹，腹泻少见。治疗：早期用特异多价抗毒素和静脉滴注青霉素是必要和有效的。A、B、E型对本病有特效。静脉滴注青霉素杀灭肉毒杆菌

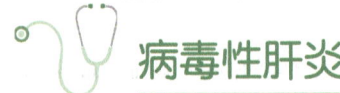

病毒性肝炎

病因与发病机制：病毒性肝炎是由多种肝炎病毒引起的，以一组急慢性肝脏的感染和炎症性损害为特征的疾病，更多见于亚洲国家，危害甚广。目前，按病原学分为甲、乙、丙、丁、戊五型。除乙型肝炎病毒（hepatitis B virus，HBV）为DNA病毒外，其余都是RNA病毒。主要的病理机制是病毒诱导肝细胞免疫性炎症和坏死，从而引起一组相似的表现，包括发热、乏力、食欲减退、黄疸（部分患者）、肝酶升高等（典型为ALT与AST比值大于2，与酒精性肝炎相反）。

甲型、戊型肝炎主要通过消化道途径传播（餐馆和食物），疾病趋于自限性。乙型、丙型肝炎主要经血液（输血和静脉药物滥用）和体液等途径传播，疾病趋于慢性化。少数患者发展为肝硬化甚至肝癌。暴发性肝坏死与肝衰竭罕见，可由任何一型病毒性肝炎或醋氨酚过敏等引起。哺乳期妇女感染病毒性肝炎后可以哺乳，因为其婴儿被感染的风险较低。

在血清学上，出现针对甲、乙、丙、丁、戊型肝炎病毒的IgM抗体表明急性感染；而出现IgG抗体表明处于慢性感染或修复状态。目前对急性肝炎尚无有效治疗。然而，近年来对慢性乙型和丙型肝炎的有效治疗明显降低了肝硬化和肝癌的发病率。肝移植是晚期肝病或肝衰竭的最后治疗手段。

 一、甲型肝炎

甲型肝炎病毒（hepatitis A virus，HAV）是一种单链RNA病毒，主要通过粪—口途径传播而引起急性肝炎，也可经性传播。卫生状况差或摄取受污染的食物都是危险的流行因素。甲型肝炎（hepatitis A，HA，简称甲肝）潜伏期为15～50天。感染后呈现终身免疫，无慢性甲型肝炎状态。暴发型肝炎的危险性仅为1%。

（一）诊断要点

（1）肝炎一般表现包括发热、乏力、恶心、食欲减退、黄疸、肝酶升高等。抗-HAV IgM阳性显示近期或急性感染。

（2）抗-HAV IgG阳性提示曾接触或感染过HAV，现产生了保护性抗体，可获终身免疫。无慢性甲型肝炎状态。

（二）治疗

仅需休息和支持治疗。

（三）预防

（1）建议给前往疫区的旅游者注射甲型肝炎灭活疫苗（或减毒活疫苗），以获得主动免疫，有效率95%，保护期多年。

（2）如果4周内要往疫区旅行，可注射人丙种球蛋白，获得被动免疫，保护期2~3个月。也建议给慢性肝病患者注射甲型肝炎疫苗。

二、乙型肝炎

乙型肝炎（hepatitis B，HB，简称乙肝）由乙型肝炎病毒（HBV）——一种DNA病毒引起，主要经血液传播。已证实HBV存在于所有体液中，如血液、唾液、关节液、乳汁、腹水、脑脊液、精液等。潜伏期为1~6个月。大约50%暴发型肝炎是由乙肝病毒引起的。婴儿急性HBV感染后，约90%发展成慢性肝炎。而成年人急性乙型肝炎约有90%可自愈，仅有5%~10%转为慢性。乙型肝炎也是导致肝癌的一个主要原因。

（一）诊断要点

（1）肝炎的一般表现。乙肝表面抗原（HBsAg）在急性期阳性但很快转为阴性（"窗口期"），接着乙肝核心抗体（抗-HBc IgM）为阳性。

（2）乙肝e抗原（HBeAg）阳性是有感染力的指标（乙肝活动）。

（3）乙肝表面抗体（抗-HBs）单项阳性表明曾通过疫苗接种获得免疫；加乙肝核心抗体阳性指先前感染并获得免疫力。

乙型肝炎病毒感染的重要血清学指标与解释见表10-5。

表10-5 乙型肝炎病毒感染的重要血清学指标与解释

表面抗原	表面抗体	核发抗体	e抗原	e抗体	解释
+	−	IgG+	+	−	急性乙肝（乙肝核心抗体无保护）
−	−	IgG+	+/−	−	急性乙肝，窗口期
+	−	IgG+	+	−	慢性乙肝，病毒复制活跃
+	−	IgG+	−	IgG+	慢性乙肝，病毒复制低

续表10-5

表面抗原	表面抗体	核发抗体	e抗原	e抗体	解释
+	IgG+	IgG+	+	IgG+	慢性乙肝，伴异型表面抗体（10%病例）
−	IgG+	IgG+	−	IgG+/−	乙肝已康复，有免疫力
−	IgG+	−	−	−	疫苗接种，有免疫力

（二）治疗

（1）在急性期：用支持疗法。

（2）慢性乙肝：用α-干扰素和核苷酸类似物（拉米夫定，缩写3TC）（至少6～12个月）为有效抗病毒疗法，但α-干扰素可引起抑郁症。治疗指征：存在炎症活动或病毒（HBV）复制的证据，如HBeAg、HBV-DNA或抗-HBc IgM阳性等。

（3）暴发性肝炎或肝衰竭：肝移植是最后的选择疗法。

（三）预防（重要！）

乙型肝炎病毒疫苗（重组乙肝表面抗原）可有效预防HBV感染，降低肝癌发病率。接种疫苗后从未见乙肝核心抗体产生。接种对象如下：

（1）所有新生儿及高危人群（医务工作者和其他慢性肝病患者），每10年接种1次，保护率约95%。

（2）除65岁以上的非高危人群外，建议所有人接种疫苗。

（3）如果接触了乙型肝炎病毒（如通过针头刺破）而先前未接种过疫苗者，需要在24小时内注射乙型肝炎免疫球蛋白（HBIG）加疫苗注射，共享3次疫苗接种。

（4）如果患者曾接触过乙型肝炎病毒，或9年内注射过乙型肝疫苗并已产生免疫应答（即乙型肝炎表面抗体阳性），即使乙型肝炎表面抗原也呈阳性，仅需给患者安慰性解释（reassurance）。

（5）如果患者接触过乙型肝炎病毒，并且对先前数次接种的疫苗无应答，乙型肝炎表面抗体阴性，则需要在24小时内注射乙型肝炎免疫球蛋白预防。

（6）如果妊娠期妇女HBsAg阳性、HBeAg阳性，则母婴垂直传播危险性有95%。因此，产后12小时内需给新生儿注射乙型肝炎免疫球蛋白（HBIG），并于产后尽快给母亲注射乙肝疫苗。母亲24小时内第一次注射乙型肝炎疫苗，以后按期注射2次疫苗。产后实施联合免疫注射，既可阻断母婴传播，又可接受HBsAg阳性的母亲哺乳。

三、丙型肝炎

丙型肝炎病毒（HCV）主要通过血液及其制品传播，丙型肝炎（HC，简称丙肝）是静脉药物滥用（intravenous drug abuse，IVDA）及输血后最常见的肝炎类型，占所有肝炎病例的60%。丙型肝炎的性传播率远低于乙型肝炎（少于5%）；围产期母婴传播占5%；针刺传播占5%～10%。潜伏期2周至6个月，多数患者无症状或症状轻；罕见单纯HCV感染引起重型肝炎（肝衰竭）；肝衰竭多因合并HBV感染导致。急性期抗-HCV IgM（+），无保护作用。急性丙型肝炎80%以上的病例发展为慢性肝炎，也是肝硬化的重要原因之一（占20%）；部分患者发展为肝癌。丙型肝炎具有"4C"特征：易发生慢性化（chronic）、肝硬化（cirrhosis）、癌症（carcinoma）和冷球蛋白血症（cryoglobulinemia）。

丙型肝炎相关性肝外疾病：混合型冷球蛋白血症、结节性多动脉炎、干燥综合征、桥本甲状腺炎、膜性肾小球肾炎、特发性血小板减少性紫癜、B细胞淋巴瘤、浆细胞瘤。

（一）诊断要点

（1）多数患者无症状，仅25%病例有轻度乏力、纳差，约5%有轻度黄疸。

（2）实验室检查：肝功能异常（肝酶升高），抗HCV抗体常阳性（但无保护作用），用PCR法检测HCV-RNA的病毒载量是最敏感的诊断指标（小于8周）。

（二）治疗

（1）多数无症状或无肝功能异常者：不需要治疗，复查肝功能即可。

（2）有症状或肝功能异常者：有效治疗为使用长效α-干扰素联合利巴韦林（IFN+RBV）治疗0.5～1年。易治型（低病毒载量加快速应答），疗程24周；难治型（高病毒载量加延迟应答），疗程72周。出现持续性应答为治愈标准。

（三）预防

切断血源传播途径，同乙型肝炎，疫苗正在研究中。

四、丁型肝炎

丁型肝炎（hepatitis D，HD）由丁型肝炎病毒（hepatitis D virus，HDV）和HBV共同感染或在HBV预先感染后引起。HDV为一种缺陷病毒，无外壳，需有HBV为它提供HBsAg才能复制，引起肝损害。因此不存在单独的HDV感染，通常同时或重叠感染HBV，有引起重型肝炎的高风险。主要通过患者接触血液及其制品（输血）或静脉药物滥用而感染。乙肝表面抗体（抗HBs）阳性可预防乙型肝炎和丁型肝炎。

记忆："DDV"特征：缺陷性（defective）、依赖性（dependent）、病毒（virus）。

（一）诊断要点

（1）无症状HBV携带者突然出现急性重型肝炎症状，或慢性乙型肝炎病情突然恶化而出现肝衰竭表现者。此时均应想到HBV合并HDV感染的可能。

（2）实验室检查：肝酶升高，有现症HBV感染，同时血清或肝组织中HDAg或HDV-RNA阳性，或血清检出抗-HD IgM或高滴度抗-HD IgG，进而确诊。

（二）治疗

同乙型肝炎。

（三）预防

同乙型肝炎，注射乙肝疫苗。

五、戊型肝炎

戊型肝炎（hepatitis E，HE）由戊型肝炎病毒（hepatitis E virus，HEV）引起；HEV有4种基因型和1种血清型，是一种人畜共患的疾病。其与甲型肝炎相似，常通过粪—口传播——食用被感染动物的生肉或接触动物粪便。戊型肝炎通常为自限性，罕见慢性。但妊娠期的戊型肝炎可能引起重型肝炎（占20%），病死率高，值得重视。

记忆："EF-Mom"特征：肠染性（enteric）、暴发性（fulminant）、孕母性（Mom）。

（一）诊断要点

（1）与甲型肝炎症状相似，有乏力、纳差、肝区胀痛等消化道症状；部分患者可有肝脾大。老年人患肝炎常为戊型肝炎，多有胆汁淤积表现。孕妇患戊型肝炎时病情常加重，可转为重型肝炎。

（2）实验室检查：肝功能异常，有胆汁淤积时，胆红素升高以直接为主。血清抗HEV-IgM或/和IgG阳性，或/和HEV-RNA阳性。

（二）治疗

同甲型肝炎。讲究个人卫生并采取预防措施。

（三）预防

讲究卫生，切断消化道传播途径，同甲型肝炎；目前疫苗正在临床试验阶段。

泌尿生殖器感染与性传染病

一、下尿路感染

下尿路感染（lower urinary tract infection，LUTI）为下尿路的感染和炎症，包括尿道炎和膀胱炎。其分为淋球菌与非淋球菌感染。

（一）病因

通常大肠杆菌是首见病原体。在女性，感染常常与性生活有关；在男性，多与前列腺增生有关。若患者为有多个性伴侣，最常见的是衣原体和/或淋球菌感染。其他病原体包括腐生葡萄球菌、克雷伯菌、变形杆菌、肠球菌、支原体、阴道毛滴虫或单纯疱疹病毒。

（二）诊断要点

（1）尿道刺激症状（尿频、尿急和排尿困难），但无发热。淋球菌感染者排脓尿，衣原体感染者尿中有黏液。大肠杆菌感染的诊断依据临床经验。

（2）尿道涂片检查：氮化物阳性提示肠菌感染，酯酶阳性提示白细胞增多。

（3）淋病：分泌物涂片显示细胞内豆状革兰氏阴性双球菌，病原体培养是淋病最特异的检测。

（4）衣原体：新的特异检测法为用尿道拭子或尿液做PCR。其余方法包括用涂片做免疫荧光抗体检测和衣原体培养，但培养的敏感性较低，如果结果为阴性尚不能排除衣原体感染。

（三）治疗

（1）对大肠杆菌性尿道炎：首选复方新诺明，口服3～7天；次选呋喃妥英或环丙沙星。

（2）对淋球菌和衣原体：肌内注射单剂量头孢曲松加单剂量阿奇霉素，或肌注单剂量头孢曲松加口服强力霉素7天。淋病也能用单剂量口服环丙沙星或头孢克肟治疗。

（3）同样的治疗也用于子宫颈炎和附睾炎。

（四）预防

正常尿道是无菌的，阴道是有菌的（有乳酸杆菌保护，如果分泌物有异味，可能是其他细菌感染）。女性尿道与阴道之间距离较近，容易受阴道分泌物感染，因此每日早晚应用水或湿纸巾清洗局部。有痔疮者也容易藏匿细菌，每日应用水或湿纸清洗。

二、肾盂肾炎

肾盂肾炎是一种肾盂和肾实质的弥漫性致热源性感染，又称为上尿路感染。成年人肾盂肾炎常由下尿道逆行感染引起，常见的病原体有大肠杆菌、变形杆菌和克雷伯菌。儿童肾盂肾炎，则大多数由膀胱尿道梗阻引起。复发可能导致瘢痕形成和慢性肾盂肾炎。

（一）诊断要点

（1）症状：发热、寒战、恶心、呕吐、腰痛及尿道刺激征。

（2）查体：显示患者在感染的肾区有触痛与叩痛。

（3）实验室检查：尿液涂片检查示氮化物和酯酶阳性，可见白细胞管型；血液白细胞增加。

（二）治疗

（1）患者入院治疗，进行尿和血液的细菌培养，以及药敏试验，以排查潜在的败血症。

（2）经验性治疗采用静脉注射环丙沙星，或者静脉注射氨苄青霉素加庆大霉素，疗程7～14天。如果病情稳定，无并发症，可采用口服增效磺胺甲基异噁唑2周。如果用药3天无效，进行超声或CT检查是否存在梗阻、脓肿或肿块。

三、前列腺炎

细菌性前列腺炎

细菌性前列腺炎，在老年人常由于泌尿道感染的革兰氏阴性细菌（大肠杆菌）引起；在青年人大多数由于危险的性行为引起（淋球菌和衣原体）。

细菌性前列腺炎的临床特征、诊断和治疗如下：

1. 急性前列腺炎

临床特征：高热、寒战、低位腰背痛、尿道刺激征和会阴部不适。

查体：直肠指诊显示前列腺肿大，局部温度升高，压痛和硬结；尿道分泌物阴性。对于急性期感染的患者禁止前列腺按摩，以避免细菌播散引起败血症。

实验室检查：应做尿液检查和尿细菌培养。

治疗。①入院治疗：如果存在尿道阻塞，则要进行败血症监测。②复方新诺明和环丙沙星（二者具有较好的前列腺渗透性）：如果怀疑存在败血症，可静脉注射氨苄青霉素和庆大霉素。

2. 慢性前列腺炎

临床特征：病史中有反复发作的泌尿道感染（相同的病原体），低位腰背痛，睾丸痛（附睾炎），尿道刺激征，常无发热。

查体：直肠指诊显示前列腺肿，无压痛或炎症。

实验室检查：对慢性前列腺炎的患者应做3次尿培养；通过前列腺按摩得到分泌液培养细菌的阳性率比尿液培养的阳性率高。

治疗：首选环丙沙星。

前列腺炎病因比较见表10-6。

表10-6 前列腺炎病因比较

病因	临床特征，诊断和治疗
前列腺痛	无发热；有尿道刺激征，前列腺压痛；尿液检查正常；分泌物细胞数<10/高倍镜；细菌培养（−）。老年患者需要行泌尿系统超声检查和尿细胞学检查，以排除肿瘤和肿块
无菌性炎症	症状相似；前列腺分泌物细胞数>10个细胞/高倍镜；细菌培养（−）；为最常见型，多见于年轻人。治疗：坐浴，非甾体抗炎药，抗副交感神经药物，阿奇霉素等
淋球菌	有危险性生活史；除上述相似症状外，还有脓性分泌物；中段尿白细胞>10个细胞/高倍镜；淋球菌培养（+）。禁忌前列腺按摩，以免引起败血症。治疗：头孢曲松+红霉素（包含抗衣原体）
衣原体	与淋球菌前列腺炎的症状相似；有黏液分泌；细菌培养（−）；衣原体培养阳性困难，故诊断性治疗很有用。治疗：阿齐霉素+/−头孢曲松（包含抗淋球菌）

四、衣原体性病

衣原体性病是最常见的性病。病原体是细胞内生物。潜伏期为1～3周。许多病例与淋病合并感染。

（一）诊断要点

（1）大约80%的女性和50%的男性没有症状。

（2）男性的症状可能包括排尿困难、尿道脓性分泌物、阴囊疼痛和肿胀以及发烧。

（3）女性的症状可能包括排尿困难、尿道脓性分泌物以及经间期或性交后出血。

（4）实验室检查：衣原体培养敏感性低，已被PCR取代，PCR成为最敏感的筛查试验。ELISA是最具特异性的诊断测试。血清学检查意义不大。

（二）治疗

（1）口服阿奇霉素1剂或多西环素7天有效。

（2）所有的性伴侣都应该得到治疗。应对无症状、性活跃的青少年进行衣原体筛查。

五、淋病

淋病是由淋病奈瑟菌（一种革兰氏阴性双球菌）引起的第二常见的性病。淋病通常在男性中有症状，在女性中无症状，但若延误治疗，女性会出现更多并发症。它几乎总是通过性传播，许多病例合并衣原体感染。

（一）诊断要点

（1）男性多有尿道症状：尿痛、尿频、脓性分泌物、尿道口红斑水肿。

（2）大多数女性无明显症状。少数病例可出现宫颈炎或尿道炎症状——排尿困难、脓性分泌物、经间期出血或性交疼痛。

（3）播散性淋病很少见（1%～2%，在女性中更常见），可能表现为发烧、皮疹、关节痛、游走性/化脓性关节炎，甚至脑膜炎。

（4）实验室检查：①尿道分泌物革兰氏染色显示白细胞内有革兰氏阴性双球菌，对淋病具有高度特异性。②在所有病例中获得样本并培养——男性从尿道获得样本，女性从宫颈内获得。在等待培养结果时（需要1～2天）可以开始经验性治疗。③考虑对疑似梅毒和HIV进行检测，对播散性淋病进行血培养。

（二）治疗

（1）最好的治疗方法是头孢曲松单剂肌内注射，其对淋球菌和梅毒均有效，加上阿奇霉素（单剂）或多西环素（7天）以覆盖共存的衣原体感染。

（2）淋球菌的其他选择包括口服头孢克肟、环丙沙星或氧氟沙星。对于播散病例，患者应住院并接受头孢曲松静脉注射治疗7天。

六、梅毒

梅毒是由性接触梅毒螺旋体感染引起的全身性传染性疾病。特点是有静息期和活动期表现形式。分为先天性和获得性梅毒。

（一）诊断要点

1. 梅毒分类

（1）先天性梅毒：出生时由感染母亲传染。早期症状：见于婴儿期到2岁幼儿，可无症状或呈现哺乳困难和流涕。晚期症状：哈钦森齿、角膜炎和瘢痕、骨异常（军刀胫）。

（2）获得性梅毒。

A. 早期：一期梅毒——硬性下疳。约在感染后3周时出现，约3个月内消失，通常见于生殖器、肛门处（甚至口腔）；局部淋巴结肿大，具有无痛性、橡胶似的、离散的特点，触诊无压痛。

二期梅毒：约在感染后2个月出现皮疹，通常是对称性的，更易见于身体屈面（桃红色或色素斑点）。淋巴结肿大及丘疹发生于皮肤黏膜交界处及潮湿部位（称为扁平湿疣，传染性强）。也可见脱发症。

B. 潜伏期：早期隐性梅毒：感染于1年内，无症状，血清学阳性，可能持续终身；晚期隐性梅毒：感染超过1年，无症状，血清学（+/–），约1/3患者发展成晚期梅毒。

C. 晚期或三期梅毒：多数是神经性梅毒。少见，特征是阿盖尔–罗伯逊二氏瞳孔（对光反射消失而调节反射存在）和"脊髓痨"（有疼痛、共济失调、感觉变化及腱反射消失）。三期良性症状（非传染性）：可发生于初期感染3～20年（平均10年）后，典型病变是树胶肿（一种慢性肉芽肿，可发生于任何器官，自愈并留下瘢痕）。

2. 辅助检查

（1）筛选测验：是性病研究实验室试验（venereal disease research laboratory test, VDRL）和快速血浆反应素（rapid plasma reagin, RPR，对梅毒螺旋体）试验。VDRL假阳性可见于结核病、EB病毒感染、胶原血管病及亚急性细菌性心内膜炎等。

（2）特异性测验：是荧光梅毒抗体吸收试验（FTA-ABS），梅毒螺旋体微量凝血试验（MHA-TP）和硬性下疳暗视野检查梅毒螺旋体。

（二）治疗

（1）青霉素是各期梅毒的首选药，一期梅毒肌内注射一次苄星青霉素$2.4×10^6$ U；二期梅毒用同样药物，每周1次，用3周。副作用：50%以上的患者可能发生吉海反应（Jarisch-Herxheimer reaction），在最初治疗的6～12小时后出现发热、头痛、多汗、寒战及短暂恶化。

（2）三期梅毒治疗：静脉输注青霉素$1×10^7$～$2×10^7$ U/d，持续10天。对青霉素过敏的第一、第二期梅毒患者用强力霉素代替，但对第三期梅毒患者必须经脱敏后用强效的青霉素治疗。妊娠期患者也需经脱敏后用青霉素治疗。

七、其他性传播生殖器病变

其他性传播生殖器病变见表10-7。

表10-7 其他性传播生殖器病变

疾病	临床特征、诊断和治疗
软性下疳	（1）临床特征：①是由杜克雷嗜血杆菌（革兰氏阴性菌）引起的急性性传染病。②不规则深部疼痛性生殖器丘疹/溃疡（1cm），腹股沟淋巴结化脓、伴恶臭。（2）诊断：据临床表现及涂片革兰氏染色；细菌培养困难。（3）治疗：阿奇霉素（1剂）或头孢曲松（1剂），红霉素（7天）或环丙沙星（3天）

续表10-7

疾病	临床特征、诊断和治疗
生殖器疱疹	（1）临床特征：①由2型单纯性疱疹病毒引起。②生殖器/会阴部瘙痒性、疼痛性红色疱疹和圆形瘢痕溃疡，可有腹股沟淋巴结肿大。 （2）诊断：依据赞克（Tzanck）试验和培养。 （3）治疗：阿昔洛韦、泛昔洛韦或万乃洛韦。有性接触时可复发
生殖器疣	（1）临床特征：①也称尖锐湿疣，由人类乳头瘤病毒6、11、18等型引起。②柔软肉红色无痛性小丘疹（1~5 mm）长在温暖、潮湿的生殖器表面；快速生长形成赘生物（菜花状）。 （2）诊断：据临床特征。 （3）鉴别：扁平湿疣。 （4）治疗：冷冻疗法，刮除术，三氯醋酸（TCA），或激光切除
传染性软疣	（1）临床特征：①多发于年轻患者、免疫力低下或艾滋病患者；由痘病毒引起，可由性接触或其他途径传染。②长在面部、躯干、生殖器或四肢的单个或多个卵圆形新鲜或肉质有光泽的无痛性丘疹。 （2）诊断：据临床特征加氢氧化钾涂片或姬姆萨染色。 （3）治疗：冷冻疗法或三氯醋酸

八、免疫缺陷性感染

获得性免疫缺陷综合征（简称艾滋病，AIDS）是由人类免疫缺陷病毒（艾滋病病毒，HIV）感染而引起的免疫缺陷综合征。HIV是一种反转录病毒，可潜伏多年后迅速复制，特别攻击、破坏T淋巴细胞亚型即CD4细胞，引起CD4细胞数量显著降低，人体细胞免疫功能显著下降，从而导致各种危险的机会性感染或/和肿瘤，即艾滋病。HIV本身并不直接伤害人体。

（一）病因与危险因素

危险行为，如静脉药物滥用、同性间性行为和无保护性交，是艾滋病最主要的危险因素。其他危险因素包括输血、针头刺破、母亲感染HIV等。从感染HIV到发展成为艾滋病的最初症状大约有10年，此期间内患者的CD4细胞从正常水平（大于700/μL）降到200/μL或更低，并伴有病毒的快速复制。

（二）免疫系统变化的监测

（1）CD4细胞计数：指示免疫缺陷的程度，是协助医生鉴别患者面临何种感染或其他疾病的危险，是指导何时开始预防、治疗及如何调整治疗的最准确方法。若不治疗，CD4细胞计数每年降低50~75/μL。CD4细胞计数大于700/μL视为正常；HIV阳性加上CD4细胞计数小于200/μL或宫颈癌，可诊断为艾滋病。

（2）病毒载量：准确指示艾滋病进展速度，指导抗病毒治疗。

（三）诊断要点

（1）数年前有危险因素的病史，以后反复出现流感样症状（发热、全身乏力、皮疹、淋巴结肿大）、盗汗、体重减轻及恶病质等。

（2）实验室检查：①HIV初诊用酶联免疫吸附试验（ELISA），该方法有高度敏感性和中度特异性。酶联免疫吸附试验阴性不能排除艾滋病。②近来用检测艾滋病毒载量RNA的PCR试验比ELISA更敏感。③确诊需做2次免疫印迹检测（Western Blot），特异性高但敏感性为中度。

（3）评估HIV阳性患者：①详细询问病史和进行体格检查。②常规生化和血液病学检查。③CD4淋巴细胞计数和2次血浆HIV病毒载量RNA的检测。④梅毒筛查（性病研究实验室试验/快速血浆反应素试验）和结核菌素试验。⑤甲型肝炎和乙型肝炎血清病毒指针检测，如果检测阴性，给予疫苗接种；如果患者已经是甲肝/乙肝抗原阳性，无须给予疫苗；如果乙型肝炎和丙型肝炎病毒指针均阳性，只予甲肝疫苗。⑥应给所有HIV阳性者注射肺炎球菌疫苗（除非CD4细胞计数小于200/μL），每5年加强1次。⑦微型精神状态检查，医学咨询。

（四）治疗

（1）多数患者：有症状患者，当CD4细胞计数小于500/μL时，就开始抗病毒治疗；无症状患者，当CD4细胞计数小于350/μL或病毒载量（用PCR-RNA检测）大于55 000 μL时，开始用2种核苷类似物加1种蛋白酶抑制剂治疗。

目标：病毒载量小于400 μL。

A．核苷类逆转录酶抑制剂：替诺福韦（tenofovir）、阿巴卡韦（abacavir）、拉米呋啶（lamivudine）、去羟肌苷（didanosine）、齐多夫定（zidovudine）等。副作用：神经毒性、胰腺毒性、尿崩症。

B．非核苷类逆转录酶抑制剂：依非韦伦（efavirenz）、地拉韦啶（delavirdine）等。不良反应包括中枢神经系统毒性、皮疹、高脂血症和肝脏转氨酶升高。

C．蛋白酶抑制剂：洛匹那韦（lopinavir）、达鲁那韦（darunavir）、阿扎那韦（atazanavir）等，通常与非核苷类逆转录酶抑制剂联合用药，而不是单用。不良反应包括高血糖、消化道、肝脏和肾脏毒性。

（2）妊娠HIV阳性患者：所有新生儿出生时都会携带母体HIV抗体并有ELISA-HIV阳性，但仅有25%～30%将真正被继续感染。妊娠患者CD4低或病毒载量高时，应按照上面的配方充分治疗（通常用齐多夫定加其他药）。

（3）HIV暴露后预防：指所有直接暴露于HIV阳性患者的血液（包括针刺伤）或体液的人。

预防性药物：齐多夫定、拉米夫定和奈非那韦或任何其他抑制剂的三种药物，联合使用4周（齐多夫定单独使用就能降低80%的危险性）。

接种疫苗：所有HIV阳性者应接受肺炎球菌、流感和乙型肝炎病毒的疫苗接种。

九、免疫缺陷病或艾滋病所并发的机会性感染

临床特征、诊断和治疗见表10-8。

表10-8　免疫缺陷病或艾滋病的机会性感染

口腔和阴道念珠菌病（图33）
也称为鹅口疮，表现为舌、口腔或阴道黏膜上的白色渗出物斑块，引起灼痛和瘙痒。它由白色念珠菌引起，主要发生在免疫功能低下或HIV（+）患者中。在大多数情况下，白色念珠菌是一种口腔和阴道的正常微生物，抵抗力低下时才发病。诊断：临床印象。治疗：单纯口腔/生殖器念珠菌病可用外用康唑类治疗；伴有严重免疫抑制的复杂念珠菌病用口服氟康唑+/-外用康唑类治疗7-14天。性伴侣和无症状患者通常不需要治疗
（口腔）毛状白斑
舌头侧面的白色无痛斑块，外观呈波纹状或毛状。它由EB病毒引起，通常发生在免疫功能低下或HIV（+）患者中。白色病变无法刮掉。病变本身是良性的，一般不需要治疗

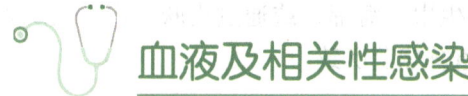

血液及相关性感染

一、败血症

败血症是因细菌在血液中引起严重感染并释放毒素而造成的一种全身炎症反应综合征（systemic inflammatory response syndrome，SIRS）。感染性休克为败血症诱发的低血压和因循环灌注不良所致的器官功能障碍状态。

（一）病因

（1）革兰氏阴性菌休克：通常继发于由大肠杆菌、绿脓杆菌、克雷伯菌或变形杆菌等释放的内毒素所致的血管舒张。老年患者更易受感染。

（2）革兰氏阳性菌休克：通常继发于由葡萄球菌、链球菌等释放的外毒素所造成的体液损失。所有成年人均可受感染。

（3）新生儿：链球菌B、大肠杆菌、李斯特菌和嗜血流感杆菌是最常见的引起新生儿败血症的病原体。

（4）儿童和无脾患者：带夹膜的细菌（包括肺炎链球菌、嗜血流感杆菌、脑膜炎双球菌、肺炎克雷伯菌）是最常见的病原体。

（5）静脉药物滥用和留置静脉输液管的患者：金黄色葡萄球菌和腐生性葡萄球菌是最常见的病原体。

（二）诊断要点

（1）通常有细菌感染的病史，接着突然发热、寒战、心动过速、呼吸急促和神志改变。早期阶段休克通常是"暖休克"，表现为温暖的皮肤和四肢。后期休克通常是"冷休克"，表现为低血压、皮肤和四肢冰冷，提示严重状态。瘀斑或出血点提示有DIC。

（2）实验室检查：白细胞增多或减少伴微带增加，血小板减少（50%病例）；肝酶及肌酐多升高。血、痰液或尿液培养可能阳性。CXR可能显示肺浸润影。如怀疑DIC，应进行凝血试验。诊断根据临床经验。

(三) 治疗

目标是保持血压和终末器官血液灌注。

主要治疗措施包括大量静脉输液、血管活性药物、经验性抗生素、外科引流感染液体，移除受污染的静脉输液管或导管，以及对器官功能不全进行适当支持，包括对肺功能障碍的机械通气、对肾衰竭者进行血液透析、输注血液制品，以及针对循环衰竭的药物和液体疗法。有必要者收住ICU进行治疗。长期患病时，确保足够的营养至关重要。

二、中毒性休克综合征

中毒性休克综合征（toxic shock syndrome，TSS）是主要由金黄色葡萄球菌的外毒素（TSST-1）引起的严重急性感染性疾病，以中毒性休克和多脏器功能障碍为特征表现。通常因女性月经期使用卫生巾、海绵，或通过皮肤、皮下组织和手术伤口感染而引起。少数可由上呼吸道感染A组链球菌所致。

(一) 诊断要点

（1）典型的中毒性休克表现，包括发热、心动过速、低血压、黏膜改变、猩红热皮疹及恢复期手足脱屑；可有胃肠道、肌肉、肝肾损害及中枢神经受累（神志改变等）的表现。

（2）实验室检查：细胞计数示白细胞增多伴嗜中性粒细胞优势。部分患者可发生低钙血症。

诊断多根据临床经验。确诊需从阴道、宫颈等感染灶中分离到金葡菌，或从咽拭培养中分离到链球菌；患者血培养则多为阴性。

(二) 治疗

（1）支持疗法：纠正低血容性休克，清除毒素和感染组织。

（2）应用抗β-内酰胺酶的青霉素（如乙氧萘青霉素或苯唑青霉素）进行病因治疗。

三、传染性单核细胞增多症

传染性单核细胞增多症（infectious mononucleosis，IM）是因EB病毒感染而引起的全身性单核细胞增多症，主要通过体液（如唾液）的密切接触而传播，也被称为"接吻病"，年轻成人多见。

(一) 诊断要点

（1）大多数患者出现发热、咽炎、扁桃体肿大伴渗出物、腭部淤点、颈淋巴结肿大与触痛；部分患者有双眼睑水肿、皮肤斑丘疹及肝脾大。A型链球菌携带者被误诊为IM的病例可达30%。

（2）实验室诊断：嗜异性抗体（monospot）测试是特异性手段，但它可能在起初数周为阴性。细胞计数通常显示淋巴细胞增多，大于10%的非典型T淋巴细胞，以及轻度血小板减少。此外还可能出现轻度肝酶升高。

（3）特别注意点：①在EB病毒感染期间使用氨卞西林可能会引起多日的瘙痒性皮肤斑丘疹，这不是对氨卞西林的过敏反应，在停药后会自行消失。②巨细胞病毒（cytomegalovirus，CMV）感染可能会引起IM症状但嗜异性抗体和EB病毒抗体测试阴性。

（二）治疗

（1）支持疗法为主；尚无有效的抗EB病毒治疗方法。

（2）如有气道阻塞（因扁桃体肿大）、严重自身免疫性溶血性贫血或血小板减少症，应静脉给予类固醇激素（而大多数情况无须使用）。

（三）鉴别诊断

A型链球菌、巨细胞病毒、人类疱疹病毒和艾滋病毒感染等。

（四）并发症

A型链球菌咽炎（常见，10%）、上呼吸道阻塞、自身免疫性溶血性贫血、中枢神经系统感染（如无菌性脑膜炎、脑炎、颅神经麻痹、神经炎等）、脾破裂（小于0.5%）及暴发性肝炎（罕见）。

四、疟疾

疟疾是由疟原虫属中的四种（恶性疟、间日疟、四日疟和卵形疟原虫）经雌性按蚊传播而引起的原虫病。其中恶性疟原虫导致的发病率和死亡率最高。虽然疟疾在北美和欧洲很大程度上已消除了，但在非洲和亚洲的某些地区仍然流行。因此，应该对流行地区的游客等进行药物预防和防蚊保护。

（一）诊断要点

（1）暴露于某一流行地区的病史，典型症状为定期发作的寒战、高热（体温高于41 ℃）和多汗超过4～5小时。其他症状包括头痛、头晕、乏力、消化道功能紊乱、肌痛、关节痛等。症状可每2～3天再现一次。

（2）体检：出现症状4～5天后通常发现脾肿大、皮疹以及淋巴结肿大等。如果中枢神经系统受累，可能有神志混乱、颈部僵硬和神经体征。

（3）实验室诊断：血细胞计数多示溶血性贫血，网织红细胞增多和白细胞降低或正常。姬姆萨/赖特血涂片（厚、薄片）送专家作特异性诊断。标本应间隔8小时收集，共收集3天，包括发作期和间歇期。

（二）治疗

（1）普通无并发症的病例口服氯喹或甲氟喹（mefloquine）。

（2）恶性疟和卵形疟通常对氯喹有耐药性，因此应加上伯氨喹以消除肝脏的休眠期虫卵。

五、病因不明的发热

病因不明的发热（fever of unknown origin，FUO）是指患者持续发热状态，但经医生适当诊查后仍未发现可解释的病因的情况。目前的标准是：①高于38 ℃（101 °F）发热数次。②持续3周发热而病因诊断无结果。③至少1周因发热住院但诊断无结果（或3次门诊加3天住院诊断无结果）。

（一）病因

在成人FUO病例中，感染和癌症占60%以上，而自身免疫性疾病约占15%。

（二）诊断与鉴别要点

（1）通常表现为发热、头痛、肌痛和不适。

（2）证实发热（测体温），并采集与发热相关的详细病史（如排除药物热）。获胸部X线，全血细胞计数与分类，多次血培养、痰革兰氏染色和培养，尿液与大便分析，以及PPD试验等。针对怀疑的病因进行特定的血清学检查。应尽早做胸部或腹部CT，加腹腔镜或结肠镜检查可能提供更有帮助的结果。

（3）病因鉴别。①感染：见于心内膜炎、结核、隐性脓肿、骨髓炎和导管感染。②癌症：见于淋巴瘤，白血病，肝、肾细胞癌等。③自身免疫性疾病：见于系统性红斑狼疮、斯蒂尔氏病、冷球蛋白血症、结节性多动脉炎、肉芽肿病。④其他：肺栓塞、药物热、酒精性肝炎、假造性发热等。

（4）部分病例是靠排除不太可能的因素而诊断。然而不能确诊的情况达10%～15%。

（三）治疗

努力针对最可能的病因。停止应用不必要的药物。对于重症患者经验性给予抗生素，直到病因确定为止；如果合理使用一定时间后无反应，则应停药。

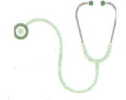骨骼、关节和肌肉组织感染

一、骨髓炎

骨髓炎指骨的任何一部分（包括骨髓、骨皮质及骨膜）的感染和炎症。可由急性血源扩散所致，多见于儿童下肢的长骨；或继发于慢性感染、糖尿病、外伤或老年血管疾病等。

（一）病因

与败血症病因相似：

（1）金黄色葡萄球菌是所有病例中最常见的致病菌。

（2）沙门氏菌属多见于伴镰状细胞疾病的骨髓炎。

（3）绿脓杆菌多见于伴静脉药物滥用、足穿刺伤者或慢性骨髓炎。

(4) 表皮葡萄球菌多见于髋关节置换术后的骨髓炎。

(二) 诊断要点

(1) 表现为发热、疼痛、感染骨上红斑、肿胀及压痛。伴血管疾病者，通常可见其上或附近有溃疡或伤口（有时可见窦道）。

(2) 早期检查用锝（^{99m}Tc）行骨扫描和磁共振成像。两者具有相似的高敏感性，磁共振成像有更高的鉴别性但方便性较小。X光平片也是一种简单的早期检查，可显示骨膜隆起，但敏感性不高。

(3) 骨髓活检或培养：最具特异性但为侵入性检查。红细胞沉降率无特异性，仅对后续治疗有指导性。

(三) 治疗

(1) 在分离出特殊病原菌前，经验性治疗可选用苯唑青霉素/乙氧萘青霉素加一种氨基糖苷类抗生素或第3代头孢类以抗金葡菌。

(2) 慢性骨髓炎需静脉输特效抗生素12周，之后继续口服8～12周。

二、感染性/化脓性关节炎

化脓性关节炎，亦称为"脓毒性关节炎"，是关节的细菌性感染和炎症，通常分为淋球菌性和非淋球菌性。淋球菌性关节炎多发生于年轻人，有性传染病的病史和症状。非淋球菌性关节炎感染常见于老年人，由金葡菌引起；与关节病史（痛风、风湿病或骨关节炎）、手术史、人工关节、静脉药物滥用或镰状细胞疾病有关。

(一) 诊断要点

(1) 淋球菌性关节炎：常见游走性多关节痛、腱鞘炎、瘀斑或紫癜。淋球菌很难培养，关节抽出液培养阳性率约50%，血培养阳性率小于10%；其他部位（子宫颈、尿道）培养的阳性率较高。关节抽液白细胞数通常大于60 000～70 000/μL（大多数是中性粒细胞）。

(2) 非淋球菌性关节炎：大多是单关节性的（膝关节最常见），有肿胀、触痛、关节发红及活动范围缩小等表现。罕见皮肤病变。关节抽出液分析：培养阳性率大于90%，革兰氏染色约50%阳性；白细胞数通常大于50 000/μL（大多数是中性粒细胞），葡萄糖含量降低。

(二) 治疗

(1) 淋球菌性关节炎：只要疑有淋球菌性关节炎就首选头孢曲松钠。

(2) 非淋球菌性关节炎：在特殊病原菌分离出来前，先予经验性治疗，即使用乙氧萘青霉素/苯唑青霉素加一种氨基糖苷类抗生素或第3代头孢类，以抗葡萄球菌或/和链球菌感染。万古霉素应留在重症时用。

三、破伤风

破伤风是由破伤风杆菌（一种革兰氏阳性梭状芽孢杆菌）及其毒素（神经毒素）感

引发的严重感染性疾病，通常在感染后1～7天发病。

（一）诊断要点

（1）1～7天前产生深而污染的伤口，接着出现随意肌强直痉挛（颈部僵硬、牙关紧闭、臂屈曲和腿/脚伸展）、吞咽困难、头痛、易受激惹及呼吸停止等症状，死亡率高。

（2）依据临床表现早期诊断和治疗是挽救生命的关键。

（二）治疗

（1）立刻静脉注射破伤风抗毒素（球蛋白）与大剂量青霉素（10～14天），加外科护理与伤口清创。

（2）预防性治疗：①对存在污染可疑伤口而疫苗注射超过5年者，应给予破伤风类毒素加静脉免疫球蛋白；②每10年应加强注射疫苗1次。

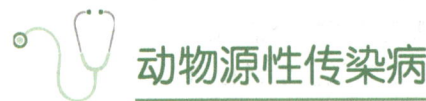

动物源性传染病

动物源性传染病亦称为人畜共患的疾病（zoonotic diseases），常见疾病见表10-9。

表10-9　动物源性传染病

疾病	临床特征、诊断和治疗
莱姆病	临床特征：①由伯氏疏螺旋体通过壁虱（黑脚硬蜱）叮咬传播。壁虱小，其叮咬常被遗忘。常于夏季流行于美国东北与中西部地区。②表现分三期，病程2个月或更长。早期局限性感染：呈典型的环形扩张性游走性红斑（图38），始于被蜱叮咬后3～30天，通常不经治疗在数周后消失。早期扩散性感染：50%的患者出现流感样症状、淋巴结肿大、关节疼痛、双侧面神经瘫痪和心脏受累（房室传导阻滞、心肌炎、心包炎）。晚期持续性感染：慢性多发性神经炎（放射痛，麻木）或脑-脊髓炎（记忆、情绪改变及精神症状）。 诊断：标准方法是酶联免疫吸附试验（ELISA法），初诊加联合免疫印迹试验确诊；但不能区别是现症感染还是既往感染。 治疗：①轻症患者可口服强力霉素或阿莫西林。②病情严重者（高度心脏传导阻滞、脑膜炎、心肌炎、心包炎）应静脉滴注青霉素G或头孢曲松，并进行对症治疗
蜂窝织炎	临床特征：①由金葡菌（多数）或巴斯德菌属引起，经动物（猫/狗/人）咬伤引起。②皮肤病变为红、肿、热及有触痛，边界不清（图39）。 诊断：细菌培养阳性。 治疗：阿莫西林加克拉维酸钾
"猫抓病"	临床特征：①由巴尔通体感染引起。②表现为皮肤病损和局部淋巴结肿痛，触痛可有可无，多为自限性淋巴结炎，但恢复慢。近半数患者有发热，可有肝脾大。少数患者可有急性脑、眼病变，心内膜炎和其他疾病。诊断：临床特征、皮内试验和血清学检测或聚合酶链反应阳性。治疗：氨基苷类抗生素

续表10-9

疾病	临床特征、诊断和治疗
狂犬病	临床特征：①一种罕见的破坏性、致命的病毒性脑炎，由受感染动物（最常见的是浣熊，其次是蝙蝠或狗）咬伤或抓伤引起。狂犬病只是偶尔在发展中国家发现，那里的动物狂犬病疫苗接种并不普遍。潜伏期从30～90天不等。一旦出现症状，几乎都是致命的！ 诊断要点：①被疑似狂犬病动物咬伤后出现典型症状，如喉咙痛、头痛、恶心、呕吐、发烧，脑炎（表现为混乱、好斗、多动、癫痫发作），恐水症（无法饮酒、饮酒时喉部痉挛、唾液分泌过多——"口吐白沫"），最终进展到昏迷和死亡。②实验室诊断：感染组织和唾液中分离出病毒。血清抗体滴度增加。 治疗和预防：①用肥皂彻底清洗伤口，准备生命支持护理。氯胺酮和咪达唑仑可能有助于控制症状。金刚烷胺可利用其潜在的抗病毒活性治疗。②对于已知的狂犬病暴露，应同时进行被动和主动免疫：被动，给患者静脉注射人狂犬病免疫球蛋白；主动，在28天内肌注3剂抗狂犬病疫苗。③对于被野生动物（首先是浣熊，其次是蝙蝠或野狗）咬伤的动物，应尽最大努力捕获并处死，并进行脑部免疫病理学测定

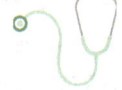

抗生素临床应用要点

一、抗革兰氏阳性球菌类抗生素（以抗葡萄球菌和链球菌为主）

（1）半合成或耐青霉素酶的青霉素。①静脉用药：甲氧西林（methicillin），苯唑青霉素（oxacillin），乙氧奈青霉素（nafcillin）。②口服：邻氯青霉素（cloxacillin），双氯青霉素（dicloxacillin）抗葡萄球菌和链球菌效佳。甲氧西林由于有导致间质性肾炎的风险而少用于临床，因此"耐甲氧西林金黄色葡萄球菌"（methicillin-resistant staphylococcus aureus，MRSA）实指"抗苯唑青霉素或抗乙氧奈青霉素金葡菌"。

（2）伴轻度青霉素过敏的替代抗生素。①第3代头孢菌素：头孢他啶（ceftazidime）、头孢噻肟（cefotaxime）、头孢曲松（ceftriaxone）。这些药强效抗革兰氏阴性菌。②第4代头孢菌素：头孢比肟（cefepime）、头孢唑兰（cefozopran）、头孢克定（cefclidine）。这些药对大多数革兰氏阴性菌和一些革兰氏阳性菌的作用比第二、三代头孢菌素更强。头孢比肟也抗葡萄球菌、链球菌和绿脓杆菌。用头孢类抗生素发生青霉素过敏交叉反应的危险性小于5%。③第5代头孢菌素：头孢比普（ceftobiprole）与头孢洛林（ceftaroline）。它们对耐青霉素性金黄色葡萄球菌和链球菌、绿脓杆菌和肠球菌均有强效。

（3）伴严重青霉素过敏的替代抗生素：大环内酯类抗生素，如红霉素、克拉霉素（clarithromycin）、阿奇霉素（azithromycin）；氟喹诺酮类，如左氧氟沙星（levofloxacin）、加替沙星（gatifloxacin）、莫西沙星（moxifloxacin）；克林霉素（clindamycin）。

大环内酯类抗生素不适用于严重葡萄球菌感染；新喹诺酮类对葡萄球菌和链球菌都非常有效；但环丙沙星对肺炎链球菌效果微弱。

对于威胁生命的耐甲氧西林金黄色葡萄球菌及B族乙型链球菌感染，伴严重青霉素过敏者，最强效的药物为万古霉素（vancomycin）、链阳菌素（synercid）和利奈唑胺（linezolid）。

（4）青霉素G（PG）、青霉素V/K、氨苄青霉素（ampicillin）和阿莫西林（amoxicillin）：抗链球菌（产脓链球菌、草绿色链球菌和肺炎链球菌）和革兰氏阴性细菌有效，但对葡萄球菌效微。氨苄青霉素和阿莫西林只有与舒巴坦（sulbactam）或克拉维酸（clavulanate）合用时，才对葡萄球菌有效；两者均对肠球菌和李斯特氏菌有效。

二、抗革兰氏阴性杆菌类抗生素

（1）青霉素：如氧哌嗪青霉素（piperacillin）、羧噻吩青霉素（ticarcillin）、硫苯咪唑青霉素（mezlocillin），可抗肠杆菌科（包括大肠杆菌、变形杆菌、产气肠杆菌、柠檬酸杆菌、摩根氏菌、沙雷氏菌、克雷伯菌）和绿脓杆菌。

（2）头孢菌素（头孢类抗生素）。①第3代头孢菌素：头孢他啶、头孢噻肟、头孢曲松：它们抗革兰阴性菌效果佳，也是治疗对青霉素不敏感的肺炎球菌性脑膜炎或肺炎的最佳选择之一。②第4代头孢菌素：只有头孢比肟抗绿脓杆菌。

（3）喹诺酮类（如环丙沙星、左氧氟沙星、加替沙星、莫西沙星、氧氟沙星）：抗大多数肠道杆菌；仅环丙沙星抗绿脓杆菌。新氟喹诺酮类（如莫西沙星、左氧氟沙星和加替沙星）对肺炎球菌、支原体、衣原体和军团菌都很有效，因而是治疗肺炎的一线经验性抗生素。

（4）氨基糖苷类［如庆大霉素、妥布霉素（tobramycin）、丁胺卡那霉素（amikacin）］和单内酰环类（monobactams）氨酸羧单胺菌素（aztreonam）：抗上述革兰阴性菌。

（5）碳青霉烯类（carbapenems）［如亚胺培南（imipenem）、美洛培南（meropenem）］：强效抗肠道杆菌、绿脓杆菌、葡萄球菌和厌氧菌。抗多种微生物感染，但抗重症革兰氏阴性菌感染效果最佳。

（6）抗绿脓杆菌类：绿脓杆菌类是一种机会性病原菌，易感染免疫抑制状态的患者。首选抗生素为：①氧哌嗪青霉素+庆大霉素；②头孢他啶或头孢比肟。

三、抗厌氧菌类抗生素

（1）甲硝唑（灭滴灵）是腹部及生殖器厌氧菌感染的首选药。

（2）克林霉素是胸腔厌氧菌（链球菌）感染的首选药。

（3）其他：碳青霉烯类、氧哌嗪青霉素加他唑巴坦，替卡西林加克拉维酸钾，氨苄西林加舒巴坦钠，以及阿莫西林加克拉维酸钾都是强效抗厌氧菌类的药物。此外，第2代头孢菌素也有效。

第十一章 常见皮肤病

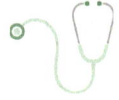
皮肤病学常见术语与损伤

皮肤由表皮、真皮和皮下组织层层叠加而构成。皮肤病学常见术语与损伤归纳于表11-1。

表11-1 皮肤病学常见术语与损伤

术语/损伤	定义
水疱（vesicle）	较小的充满液体的隆起性皮损（直径小于0.5 mm）
大疱（bulla）	较大的水疱（直径大于5 mm）
斑疹（macule）	一种扁平的与周围皮肤相比无隆起的皮肤颜色改变
丘疹（papule）	皮肤的一种小型实性隆起（直径小于5 mm）
斑片（patch）	与周围皮肤相比周界清楚，颜色或结构不同的小片皮损（直径大于1 cm）
囊肿（cyst）	内衬上皮，含液体或半液固体物的囊性皮损
风团/荨麻疹（wheal/hive）	伴随血管渗漏的皮肤局部水肿，通常在数小时内消失
糜烂（erosion）	因表皮部分或全部缺失导致的局部皮肤表浅凹陷性损伤
溃疡（ulcer）	因表皮和真皮浅层毁损而引起的较深凹陷性缺损
鳞屑（scale）	皮肤最外层的薄片样鱼鳞病变；为表皮角质层干糙剥脱或片状堆积物
瘢痕（scar）	一种表面损伤/创伤愈合后留下的皮损痕迹，通常在真皮层
结痂（crust）	是血液，脓液或皮肤渗出液聚于皮肤表面的干燥性沉积物
苔藓样斑（lichen）	有正常皮肤标志的表皮粗糙增厚；通常由搔抓或摩擦所致
灰白叶形斑（ash leaf spot）	一种躯干上的色素减退斑，是结节性硬化症的一种早期病理性标志
皮脂腺瘤（sebaceous adenoma）	一种油性物，固化在颜面和头皮而成的黄色小瘤结（错构瘤）

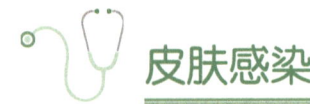

皮肤感染

一、病毒感染

（一）传染性软疣

传染性软疣是一种由痘病毒感染引起的皮肤病，通过身体或性接触而传播，多见于儿童和自身免疫缺陷的患者。

1. 诊断要点

（1）年轻患者或伴免疫力低下患者出现单发或多发性的卵圆形，肉质性，带光泽，有蜡样光泽的无痛性小丘疹，多长在面部、躯干或成人生殖器部位（儿童多见于手足部）（图36）。较大的病变常见于免疫缺陷患者的面部。

（2）诊断：以上临床特征结合氢氧化钾涂片或姬姆萨/瑞氏染色检查，其检查结果显示胞质内的大包含体或软疣小体。

2. 治疗

采用冷冻疗法或三氯乙酸进行局部破坏有效。对于儿童患者，病变通常在数月到数年间自行消退而无须治疗。

（二）寻常疣及尖锐湿疣

寻常疣是由不同类型的人类乳头状病毒引起的最常见皮肤感染，通过直接接触而传播，可发生于皮肤、黏膜或其他上皮组织。通常为良性，但一些亚型（特别是16、18和31型）可导致感染细胞过度增殖和鳞状细胞癌（包括宫颈癌）。

1. 诊断要点

（1）寻常疣多长于手上。年轻成人以生殖器疣（尖锐湿疣）常见，典型的菜花样丘疹或结节，柔软光滑呈白色，生长在生殖器或肛门周围（图37）。

（2）婴儿喉疣：经过有乳头状病毒感染的母亲产道而被感染。潜伏期可长达数月或数年。

（3）诊断：根据临床特征，醋酸白试验特异性地辅助显现黏膜病变。

2. 治疗

（1）治疗主要依靠冷冻疗法、刮除术，或使用三氯乙酸、盾叶鬼臼树脂、咪喹莫特或5-氟尿嘧啶破坏病变组织。

（2）若人类乳头状病毒感染宫颈，必须通过细胞学检查以寻找其恶变的迹象。

（三）单纯疱疹

单纯疱疹是由单纯疱疹病毒（herpes simplex virus，HSV）感染引起的皮肤黏膜表面的复发性痛性小水疱。单纯疱疹病毒Ⅰ型通常引起口腔的病变；单纯疱疹病毒Ⅱ型主要引起生殖器的病变。单纯疱疹病毒通过直接接触传播，病毒在局部神经中保存，通过表皮细胞扩散，形成巨细胞，并导致局部产生红斑、肿胀等炎症反应。

1. **诊断要点**

（1）单纯疱疹病毒Ⅰ型（图34）：主要感染婴幼儿及少年人群，表现为广泛而严重的疱疹性糜烂性龈口炎。

（2）单纯疱疹病毒Ⅱ型：主要感染成年人，表现为生殖器部位对称性的糜烂性小水疱，可能伴有水肿和淋巴结肿大。最初的感染可能会被患者疏忽。

（3）首次病变通常比复发病变的时间长且更严重。表现因类型和分期的不同而异。

A. 复发性口腔疱疹：通常为"唇疱疹""冷口疮"，伴有红斑基底的群集性水疱结痂，常因日晒和发热而触发。

B. 复发性生殖器疱疹：通常是单侧红斑基底上的群集性水疱，疼痛轻于首次病变。

（4）诊断：根据临床表现和水疱底部细胞涂片（显示多核巨细胞）。需要注意的是，水痘-带状疱疹病毒感染也会出现该细胞，因此鉴别诊断需要做病毒培养或荧光抗体染色检查。

（5）免疫缺陷或艾滋病患者，尽管进行抗单纯疱疹病毒的治疗，但单纯疱疹病毒感染病变可持续超过1个月，这通常是艾滋病的一个征兆。

2. **治疗**

大多数患者采用口服无环鸟苷（阿昔洛韦），严重者或免疫缺陷的患者静脉给药。对于既严重又频繁复发的患者，可减少每日的口服剂量，而阿昔洛韦软膏只能有效减少病变持续时间，对治疗复发无作用。

3. **鉴别诊断**

疱疹样皮炎：成群分布于体表（肘、膝）的瘙痒性丘疹和水疱，伴剥脱、出血及胃肠道症状（吸收不良）；抗肌内膜抗体阳性，与乳糜泻（麦胶性肠病）有关，并发淋巴瘤增多，无麸质饮食可降低发病风险。

治疗：首选氨苯砜。

（四）水痘和带状疱疹

水痘-带状疱疹病毒（varicella-zoster virus，VZV）属于能引起人类感染的8种疱疹病毒之一，能导致两种不同的疾病：初次感染通常在儿童和成人引起水痘（varicella or chichen-pox），再次感染通常在成人引起带状疱疹（shingles）。水痘-带状疱疹感染的潜伏期为10～20天，从发病前24小时直到病变结痂时均有传染性，通过呼吸道微滴或直接接触而传播。

1. **诊断要点**

（1）水痘（图55）。

A. 一般前驱症状有发热、不适、头疼和肌痛，随后是超过1～3天的大量瘙痒性皮疹，从红斑变成群集的中央水疱（像玫瑰花瓣上的露珠），然后结痂。整个出疹期皮疹可遍及全身，但罕见于手掌和足底。

B. 成人患水痘通常更严重并伴全身并发症，如肺炎和脑炎。

（2）带状疱疹。

A. 复发性水痘带状疱疹沿着特定神经分布的皮区病变迅速出现，伴剧烈的局部疼痛，随后在红斑的基础上出现群集的水疱（图35）。

B. 在免疫缺陷患者及带状疱疹后遗神经痛的老年患者症状更严重。

2. 治疗

（1）对大多数儿童：通常是自限性的，仅需要支持疗法。

（2）对成人和免疫缺陷的儿童：全身性阿昔洛韦治疗及止疼是必要的。

3. 预防

婴儿、儿童和大于60岁的成人常规给予水痘疫苗预防，使之具有长期免疫力。

二、细菌感染

（一）脓疱疮

脓疱疮（impetigo）是一种主要发生于儿童的浅表性脓疱性皮肤感染，病变伴蜂蜜色渗出、结痂和排脓。深脓疱疮是其溃疡型。最常见的病原微生物为金黄色葡萄球菌（引起大疱性脓疱疮）和链球菌A（引起非大疱性脓疱疮），通过直接接触而传染。

1. 诊断要点

（1）多数长在手臂、下肢和面部，可能继发于皮肤创伤后。开始为斑丘疹，后迅速发展成水疱-丘疹或大疱；如不治疗可能发展成淋巴管炎、疖、蜂窝织炎或急性肾小球肾炎。

（2）大疱性脓疱疮可以并发葡萄球菌烫伤样皮肤综合征（staphylococcal scalded skin syndrom，SSSS），和非大疱性金黄色葡萄球菌皮损导致肾小球肾炎。

（3）诊断：根据临床表现可做出诊断。

2. 治疗

（1）轻病例局部外用莫匹罗星（百多邦）或杆菌肽。

（2）对严重或感染扩散的病例采用口服半合成青霉素（苯唑青霉素、邻氯青霉素、双氯青霉素），包括抗金葡菌；青霉素过敏者用克拉霉素或阿奇霉素治疗。

（二）蜂窝织炎

蜂窝织炎（cellulitis）是一种侵入皮肤、皮下组织或肌肉组织深层的局部感染。通常由A组链球菌或金黄色葡萄球菌经受损皮肤侵入或经全身感染而引起。侵袭性蜂窝织炎多由社区获得性（医源性）耐甲氧西林金黄色葡萄球菌引起。

危险因素：糖尿病、静脉药物滥用、静脉淤滞状态及免疫抑制状态。

1. 诊断要点

（1）通常局部皮肤红、肿、触痛，发热、寒战、心动过速等也较常见。

（2）丹毒是浅表性蜂窝织炎，通常病损为发热、肿胀触痛且边缘清楚的鲜红色斑，主要发生于面部和四肢（红皮病，图39）。

（3）伤口处细菌培养有助于诊断和帮助确定敏感的抗生素。细菌培养/药敏试验是耐甲氧西林金黄色葡萄球菌感染的重要检验。

2. 治疗

对轻度病例口服7~10天抗链球菌和葡萄球菌的抗生素；对严重的病例（伴全身中毒或代谢性疾病者）静脉用抗生素。

3. 鉴别诊断

血栓性静脉炎：患者会出现肢体痛，有全身症状，可触及硬结性、条索状且有触痛性的皮下静脉串珠样结节。

（三）毛囊炎

毛囊炎（folliculitis）通常由葡萄球菌、链球菌或革兰氏阴性菌引起的毛囊炎症，偶尔由酵母菌（念珠菌或嗜脂性马拉色菌）或毛发向内生长（多系卷发）的机械因素引起。

1. 诊断要点

（1）毛囊处的小脓疱有毛发贯穿，当感染较深时发展成疖或毛囊脓肿。

（2）疖较大且更痛，可扩散到周围的毛囊形成痈。伴糖尿病和免疫损伤的患者更危险且对治疗不敏感。

2. 治疗

（1）对轻型患者采用局部抗生素治疗；严重患者要全身抗生素治疗。长期治疗用于糖尿病或免疫状态低下的患者。

（2）迁延和较大的病变必需切开引流，做细菌培养排除耐甲氧西林金黄色葡萄球菌感染。有毛发内生倾向的患者应该保持皮肤干燥和清洁，并劝其不要修面。

（四）藏毛囊肿

藏毛囊肿通常发生于臀间沟顶部，骶尾部的脓肿或囊窦，内常含有毛发和皮肤碎片，成因包括向内生长的毛发，向外分泌的汗腺，以及反复局部损伤，导致毛囊炎症和脓肿，或有细菌性感染。危险因素涉及中年人、肥胖男性、习惯久坐者、臀沟深且多毛者。

可能与反复的局部外伤有关，因会阴微生物（类杆菌等）作用导致毛囊炎、脓肿并恶化。

1. 诊断要点

位于臀沟处的热性有触痛感及波动感的顽固脓肿，可伴有脓液排出或蜂窝织炎；囊肿可发展成为肛周瘘管。需排除直肠周围和肛门周围脓肿。

2. 治疗

（1）局部麻醉下切开脓肿引流脓液，接着消毒包扎伤口。复查是必要的。

（2）抗生素只在出现蜂窝织炎时使用，而且要包含对抗需氧菌和厌氧菌的抗生素。

（3）教育患者注意保持局部卫生及剃毛，以避免复发。

（五）寻常痤疮

寻常痤疮（粉刺，acne vulgaris）常见于青少年的一种皮脂腺相关的毛囊皮肤病，多为自限性。常由内源性雄激素刺激皮脂腺引起的毛囊阻塞或粉刺形成，或丙酸杆菌引起的毛囊感染或炎症而致。

1. 诊断要点

（1）两种皮损类型。

A. 无炎症型粉刺（comedo，图41）：病变初始多数为或闭合性的白头粉刺或开放性黑头粉刺。可由医源性因素（类固醇激素，锂）引起或由于局部阻塞（如化妆品）引起。闭合性的白头粉刺可进展形成炎性病变。表皮的囊肿可沿着眉弓扩展到耳边。

B．炎症型粉刺：包括脓、疱、结节和囊肿。当炎症痊愈可留下瘢痕，反复抓破脓疱加重瘢痕形成。

（2）多从青春期开始持续数年，男性常有更严重的囊性痤疮；女性常有伴月经周期发作的倾向。

2．治疗

（1）病变轻者局部涂用维A酸乳膏和苯甲酰。多发性或复发性患者采用口服。异维甲酸（维甲酸）疗效好但有致畸作用，也可能引发短暂高脂血症、肝酶异常和抑郁症。

（2）对中度病损（炎症型）患者口服克林霉素/红霉素；重症患者口服四环素治疗数月。

3．鉴别诊断

酒渣鼻（rosacea；痤疮样型，图42）：也就是"成人痤疮"，一种原因不明的皮肤病，会出现在酒后，辛辣食物和日光暴露后。典型表现见于中年人丘疹脓疱性红斑加上鼻和脸发红，毛细血管扩张或肥大性酒糟鼻（由酒精引起）。

治疗：①大多数患者可局部应用甲硝唑、维甲酸或苯甲酰治疗。②严重患者全身予四环素或红霉素治疗。

（六）化脓性指炎

化脓性指炎（瘭疽，felon）为末节手指的密闭间隙因细菌感染而引起的脓肿及剧烈跳痛。金黄色葡萄球菌为最常见细菌；革兰氏阴性菌则常见于免疫抑制的患者。常见于园艺工人。

1．诊断要点

末节手指有显著的水肿或脓肿及紧张性剧烈跳痛，常伴有受伤史。

2．治疗

切开排脓加头孢类抗生素（抗金黄色葡萄球菌及革兰氏阴性菌）治疗。

3．鉴别诊断

孢子丝菌病：为最常见的"园艺师型损伤"，是一种手和臂的慢性真菌感染。症状包括手或臂的损伤和感染部位有一无痛的小红肿块，并逐渐转成为溃疡。真菌性淋巴结肿大可能发生。如果不及时用伊曲康唑治疗，溃疡可能继续溃烂数年。

三、真菌感染

（一）皮肤癣菌感染

皮肤癣菌感染是由皮肤癣菌（小孢子癣菌、毛癣菌或表皮癣菌）引起的浅层感染，侵犯皮肤死亡组织及皮肤附件（指甲、头发及角质层）。危险因素包括慢性疾病、糖尿病、周边血管性疾病、免疫抑制和接触宠物（作为小芽孢的贮藏主）。

1．诊断要点

（1）体癣：身体皮损为环形有鳞屑的丘疹病变，边缘不规则隆起向周围扩展，而中心趋于消退。

（2）足癣：表现在脚趾间皮肤剥落、瘙痒、浸渍、发白和脚部鳞屑边缘脱屑（亦称"运动员脚"），或者出现皮肤增厚和鳞屑性跖足病变。

（3）股癣：慢性环状病变从大腿连接处扩展到大腿内侧的邻近部位。

（4）头癣：头皮上小的鳞屑性半秃状浅灰色斑，伴有断发及无光泽病发，症状类似于脂溢性皮炎。

（5）甲癣：指甲增厚及失去光泽。

（6）须癣：长在面部。

诊断：依据以上临床症状，加上10%氢氧化钾涂片显示真菌菌丝。

2．治疗

（1）对于头癣、体癣和甲癣，口服特比萘芬或伊曲康唑。

（2）对于股癣、足癣和体癣，局部用米康唑、克霉唑或酮康唑治疗。

（二）花斑癣

花斑癣（tinea versicolor）是由圆形糠秕孢子菌（糠秕马拉色菌）引起的皮肤感染。该菌为正常皮肤菌群之一（多数无症状），其特征为多个从白色到棕色颜色不同的斑点。危险因素包括免疫抑制状态、库欣综合征、潮湿的环境等。

1．诊断要点

（1）特征是多发性，好发于胸、颈、腹或面部，表现为棕黄色、棕色和白色颜色深浅不同的斑点，脱屑病变有融合倾向（图43）。

（2）诊断：临床症状，确诊通过10%的氢氧化钾鳞屑涂片，显示一种类似"意大利面条拌肉圆型"菌丝和芽孢。

2．治疗

局部用二硫化硒、酮康唑治疗7天。如果病变较大、较严重者，则口服伊曲康唑。

（三）脂溢性皮炎

脂溢性皮炎是一种常见的皮肤疾病，好发于油脂多的部位如头皮、眉、鼻唇沟、胸壁中部。可能由一种通常寄生在皮脂和毛囊中的正常酵母菌——卵圆糠秕孢子菌（卵圆皮屑芽孢菌）引起。

1．诊断要点

（1）皮疹因年龄不同而异。婴儿：症状严重，表现为红色花纹样皮疹伴黄色鳞屑、糜烂及水疱形成，在头皮经常形成厚痂（称为摇篮帽或胎腻）。

（2）成人：在耳朵周围、眉毛、鼻唇沟、胸壁中部及头皮的红色鳞屑斑（图44）。皮疹较局限。

（3）免疫缺陷患者：可发展成重叠综合征（严重脂溢性皮炎、银屑病关节炎等）。

2．治疗

用洗发精洗浴，局部用酮康唑加/减类固醇激素治疗。

（四）念珠菌病

念珠菌病（candidiasis）是由白色念珠菌感染引起，通常见于免疫低下的患者，侵犯局部皮肤和黏膜。全身性感染可见于免疫极其低下的患者。危险因素包括：长期全身性应用抗生素/类固醇激素/细胞毒性药物治疗，肥胖症，糖尿病，妊娠，消耗性疾病及艾滋病等。

1. 诊断要点

（1）口腔念珠菌病（鹅口疮，图33）：在舌或颊黏膜上渗出物形成白色的斑。

（2）外阴阴道炎：表现为阴道壁及外阴的炎症，流出白色或淡黄色分泌物，常见于糖尿病患者及妊娠期妇女。

（3）隐湿区念珠菌病：表现为瘙痒、浸渍、分界清楚的红斑，边缘常伴有红色基底的脓疱，发生于腋窝、肚脐、腹股沟、臀沟（尿布疹）。

（4）念珠菌性甲沟炎：表现为围绕指甲（即甲沟）的红、肿、疼痛。

（5）诊断：依据临床特征及10%氢氧化钾制剂涂片显示真菌可做出诊断。

2. 治疗

（1）对轻病例局部用制霉菌素或酮康唑和咪康唑治疗。

（2）对中度全身感染（包括念珠菌性甲沟炎）口服氟康唑；两性霉素药性效强，毒性也强，仅用于严重病例。

四、寄生虫感染

（一）疥疮

疥疮是一种由疥螨（疥螨属的微小节肢动物）感染引起的寄生虫性皮肤病；通过皮肤与皮肤接触传播，以形成浅表隧道（由雌螨所致）、严重的瘙痒及继发感染为特征。

1. 诊断要点

（1）皮损处瘙痒，可见隧道样红斑、脱屑性丘疹，常累及手腕屈面、手指间、肘部、腋窝皱褶、乳晕及生殖器区域（图45）。

（2）诊断：临床特征加之显微镜下（用石蜡油）在刮屑中见到寄生虫疥螨，但并非总能见到。

2. 治疗

患者及接触者应用扑灭司林（即苄氯菊酯）或林旦乳膏涂抹治疗数次。口服伊维菌素也有效。对于瘙痒，可给予抗组胺药物治疗，大于1周。

（二）虱病

虱病（lice）由寄生于身体不同部位的虱叮咬皮肤引起，通常见于卫生习惯不良者。通过身体接触或共享衣服/被褥传播。常见有三型：①头虱：由寄生于头皮的人头虱引起，人头虱所产的卵黏附于头发上。②体虱：由寄生在衣服上的人体虱引起，只叮咬体部。③阴虱：寄生于阴毛部位。虱体局部分泌毒素引起瘙痒。

1. 诊断要点

（1）常在卫生习惯不良者身上见有瘙痒、表皮抓伤，有时继发细菌感染。

（2）诊断：直接在头皮、腋下、阴毛和衣物查找虱子。

2. 治疗

（1）经常洗头、洗身体和毛发，并消毒衣服和被褥。

（2）用苄氯菊酯进行治疗。较少选用林旦乳膏，是因为其具有毒性和虱虫对其存在抗药性。

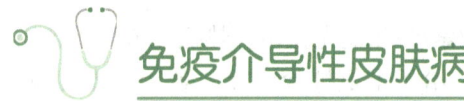

免疫介导性皮肤病

一、荨麻疹

荨麻疹（urticaria）是因肥大细胞释放血管活性物（组胺、前列腺素等）使局部表皮水肿的一种Ⅰ型超敏反应性状态和疾病。通常以急性状态出现，因药物、食品、病毒、昆虫叮咬或物理刺激而触发。慢性型多为特发性的，并可持续数周至数月。

（一）诊断要点

（1）严重程度可以从皮肤轻微的瘙痒、水肿，到威胁生命的高敏反应不等。典型病变为红色/苍白色、大小不等的隆起丘疹/斑块，扩散广泛但仅持续几小时（图46）。

（2）严重过敏病例常出现皮肤外的表现，如发热、哮喘、舌和关节水肿、血管性水肿及胃肠道症状。有些荨麻疹类型（特别会伴有关节和肾性疾病）与白细胞性血管炎和低补体血症相关。

（3）诊断：根据临床表现，病因不太明确。

（二）治疗

通常需全身使用抗组胺药治疗，如果病情严重则用类固醇激素治疗，局部用药无效。

（三）鉴别诊断

药物反应/药疹

药疹可引发常见的4种类型的变态反应，可表现为任何一型的荨麻疹、血管炎、狼疮、紫癜、水疱或苔藓样病变。通常在接触药物后7～14天内发生扩散性的全身瘙痒，病程可短至1～2周。治疗：停用引发药物，并使用抗组胺药物及特别的支持疗法。

二、特应性皮炎

特应性皮炎（atopic dermatitis）被认为是一种常染色体显性遗传的过敏性皮炎，特征为红斑、苔藓样斑块及白色皮肤划痕现象。30%～50%的患者伴有常染色体显性遗传的寻常鳞癣。

（一）诊断要点

（1）通常发病于童年期，儿童表现为干燥、鳞屑、瘙痒斑，伴红肿、水疱及结痂，在皮纹或弯曲处见白色皮肤划痕现象（图47）。在成年人，它可在任何表面形成慢性皮肤增厚及脱屑。

（2）触发因素：紧张、皮肤干燥、食物（如蛋、花生、牛奶、海产食品等）、空气变应原（如灰尘、花粉、尘螨）、气候等。相关疾病包括过敏性鼻炎、哮喘及蜂窝织炎。

（3）诊断：根据临床症状；IgE水平增高也助于诊断。

（二）治疗

（1）局部用类固醇激素或/和他克莫司，热敷，或口服抗组胺药物等。

（2）如果病情严重，给予甲氨蝶呤治疗。若治疗无反应，需经皮肤活检排除恶性病变。

三、接触性皮炎

接触性皮炎是由于接触先前暴露过并致敏性变应原，且有活性巨噬细胞和T淋巴细胞参与的一种细胞介导的Ⅳ型高敏反应。常见的变应原包括漆毒/常春藤毒、镍、洗涤剂、香料及化妆品等。较常见于成人。

（一）诊断要点

（1）瘙痒的红斑、渗出液、结痂斑；水疱或排成线状或几何形状的成群斑块（图48）。

（2）分型：根据接触变应原后症状出现的时间，分为急性型（小于48小时）、亚急性型（1周内）和慢性型（大于1周）。

（3）诊断：根据临床症状；皮肤斑贴试验（在急性期治疗后进行）可帮助证实致病性变应原。

（二）治疗

（1）轻度患者：冷敷，局部使用适量的类固醇激素。

（2）严重患者：为缓解症状，通常需给予全身类固醇激素、抗组胺药和静脉输液治疗。

四、银屑病

银屑病（psoriasis，俗称牛皮癣）是一种慢性、非接触传染自免性皮肤病，以皮肤炎症及表皮增生而形成红斑和银色鳞屑为特征。较其他类型而言，寻常型（滴状银屑病）最常见。它可能与血清反应阴性关节炎相关联，并且较常见于年轻患者。

（一）诊断要点

（1）典型银屑病病变是边界清晰的圆形红斑，伴银白色鳞屑，通常位于伸肌侧表面（如肘、膝、头皮、指甲等部位），由小斑块逐渐增大。病变可由局部刺激、创伤、感染或药物（如β受体阻滞剂、血管紧张素转换酶抑制剂、锂盐）等诱发。

（2）银屑病性关节炎：通常手型呈现出"香肠样手指"和腰骶部病变，且人类白细胞抗原（组织相容性抗原）B27呈阳性。

（3）银屑病性指甲：典型的是指甲（点状）凹陷，指甲扳块样翘起及指甲剥离。

（4）银屑病性脓疱：不常见。局限在手掌和足底，或扩散开来引起威胁生命的代谢性紊乱和血浆蛋白丢失。

（5）诊断：依靠典型的临床特征。奥斯皮茨征（Auspitz sign，银屑病的点状出血征）和刮屑后皮肤活检也可协助诊断。

（二）治疗

（1）通常局部用类固醇激素和紫外光疗，联合脱皮剂、焦油或蒽林治疗。甲氨蝶呤对严重病例有效。类视黄醇（维生素A）对脓疱型银屑病非常有效。全身的类固醇激素治疗应避免使用，因为逐渐减量时可诱发银屑病突然发作。

（2）银屑病性关节炎：首先用非固醇类消炎药，若疗效不佳，随后用甲氨蝶呤治疗。肿瘤坏死因子-α抑制剂是一种有效的新药。

五、多形性红斑

多形性红斑是一种多病因触发的环形瘙痒性表皮病变，如单纯疱疹病毒（最常见）、药物、支原体感染或自发性因素都可引起。

（一）诊断要点

（1）有反复发生口唇单纯疱疹病毒感染或用药病史。

（2）典型的病变为手掌和脚掌皮肤及黏膜的靶环状、中央清晰的红斑性条纹，随后发展为水疱或糜烂。

（3）轻症型通常局限在皮肤，而重症型可发展为中毒性表皮坏死症（toxic epidermal necrolysis，TEN）或斯蒂芬斯-约翰逊综合征（Stevens-Johnson syndrome，又称恶性大疱型多形性红斑）。

（4）诊断：根据临床表现。

（二）治疗

轻症患者采用对症治疗，如使用抗组胺药等。阿昔洛韦可用于治疗单纯疱疹病毒感染，重症患者给予烧伤样的护理。全身性类固醇激素治疗无效。

六、结节性红斑

结节性红斑是一种脂膜炎（脂肪细胞感染），特征是小腿皮肤的痛性红斑样结节。是由感染（如链球菌、结核杆菌、粗球孢子菌等）、药物反应（如磺胺、口服避孕药等）或慢性炎症性疾病（如溃疡性结肠炎、克罗恩病等）触发的一种疾病。

（一）诊断要点

（1）触痛，小腿出现红斑性结节，缓慢扩散，并转为棕色或灰色；可伴有不适、发热、关节疼痛及局部肿胀（图40）。

（2）诊断：根据临床表现。

（二）治疗

消除触发因素，主要治疗潜在的疾病。慎重地使用非固醇类消炎药，因为它们既可以做治疗使用,也可能会引发本病。

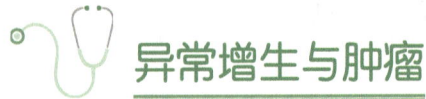

异常增生与肿瘤

一、脂溢性角化病

脂溢性角化病(seborrheic keratosis)又名老年疣、基底细胞乳头瘤,是最常见的皮肤良性肿瘤,原因不明,多数见于40岁以后。有时这种皮肤肿瘤会快速地大批出现,并且肿瘤释放表皮生长因子引起一种副肿瘤综合征。除影响美观外并无大碍。

(一)诊断要点

(1)通常为多个、外向性生长、蜡样棕色丘疹和斑块(图54),可伴有毛囊孔开放。受到刺激或外伤后,病变部位可变得较平坦且颜色更红。

(2)诊断:根据临床表现。极少需要进行皮肤活检,若进行活检,可见基底细胞样表皮细胞的良性增生。

(二)鉴别诊断

光化性角化病、雀斑、基底细胞癌、鳞状细胞癌。

(三)治疗

刮除术或冷冻疗法有效。

二、光化性角化病

光化性角化病(actinic keratosis)也称为"旋光性角化病"或"老年性角化病",是一种鳞状细胞原位癌的癌前病变。无须治疗,但20%患者有缓慢发展成鳞状细胞原位癌的危险。这主要由皮肤对日光过量暴晒引起,并多见于浅肤色人种和老年人群。

(一)诊断要点

(1)典型的病变是红斑、皮厚、结痂及边界清楚的鳞屑片,多数出现在日光暴露的部位(特别是面、颈和臂部,图49)。早期病变难以观察到,但触诊却易于发现。

(2)诊断:根据临床表现。皮肤活检仅仅为排除鳞状细胞原位癌性厚大的皮肤病变及日光损伤皮肤上的表皮内非典型增生。

(二)鉴别诊断

鲍温病(Bowen disease,图50):为另一种类型的皮肤鳞状细胞原位癌,是早期阶段的或表皮内类型的鳞状细胞癌。它可能由日光损伤、砒霜(砷类致癌物)、免疫抑制或人乳头瘤病毒(HPV)感染引起。典型表现为一种逐渐增大,周界清楚的成片红斑;

在日光暴露的皮肤区域，斑片边缘不规则，表面有痂或脱屑，这多见于老年女性。皮肤活检显示穿透过表皮层的非典型性鳞状细胞增生。

（三）治疗

冷冻疗法或局部用5-氟尿嘧啶能有效地破坏病变。若怀疑是癌，皮肤活检后接着切除或刮除病灶。使用日光防护物。

三、基底细胞癌

基底细胞癌（basal cell carcinoma，BCC）是皮肤癌中最常见的类型，通常发生在日光暴露部位（颜面，颈和头部）。其生长缓慢局限，且极少转移，但能引起明显的局部破坏和损毁。躯干基底细胞癌的发病率似乎渐增。最危险的因素是长期受紫外线照射，其次是接触砷和遗传性基底细胞痣综合征（痣样基底细胞癌综合征）。

（一）诊断要点

（1）基底细胞癌主要有以下几种类型：结节型（最常见）、溃疡型、浅表型、硬皮病样型、色素型基底细胞癌，部分与基底细胞痣综合征有关。含不等的色素、形成溃疡、向深部生长、表面半透明状（图51）。

（2）诊断：通过活检确诊，活检结果显示为相似于表皮基底层样的岛屿状上皮增生。

（二）鉴别诊断

黑色素瘤、浅色素痣、银屑病、帕杰氏（Paget）病等。

（三）治疗

以下任何一种消除肿瘤的方法都有大于95%的治愈率：切除、刮除、电烧灼、深冷冻疗法、莫氏（Mohs）显微外科手术及表层辐射治疗。

四、鳞状细胞癌

鳞状细胞癌（SCC）是起源于鳞状上皮的一种恶性肿瘤，可发生在许多不同的器官，包括皮肤、口腔、食道、前列腺、肺、阴道、子宫颈等。皮肤的鳞状细胞癌是第二常见的皮肤癌，伴局部的破坏及致命的转移潜能。多见于伴有光化性角化病或长期日光/紫外线照射（最危险因素）病史的老年人，其次为化学致癌物、射线照射和慢性引流管的感染或病变。

（一）诊断要点

（1）患者可呈现出多种病变类型：结节型（最常见）、外生长型、疣状型鳞状细胞癌，和有皮角样的鳞状细胞癌，可伴有脱屑、糜烂或溃疡（图52）。多发于暴露在阳光下的部位。

（2）诊断：通过活检确定诊断和分级。活检结果可显示异型性表皮内角质细胞及恶性上皮细胞突破基底膜。

（二）治疗

对于多数肿瘤，有必要尽可能通过外科手术切除，对于转移潜能高的肿瘤，还需加放疗或化疗。

（三）鉴别诊断

角化棘皮瘤（keratoacanthoma）：是一种相对常见且恶性程度低的肿瘤。它起源于毛囊皮脂腺体，并且近似于鳞状细胞癌，或被认为是一种"分化程度较好的鳞状细胞癌"。它出现于日光暴露部位，表现为一种坚实的火山样肉红色结节，约1 cm，并有明显的边缘隆起，在中心处有角质栓。其大小可在3～4月内迅速增长然后自动缩小。临床上常常很难将本病与鳞状细胞癌区别，鉴别只能靠组织（活检）显示其良性特征，即分化良好的表皮内非典型性角质化细胞。

五、（恶性）黑色素瘤

黑色素瘤均为恶性，是皮肤癌中不常见但恶性程度最高的一种，占皮肤癌相关死亡率的绝大多数（75%）。在世界范围，其发病率不断增加。危险因素包括（年轻时）先天性黑色素细胞痣或发育不良痣、长期暴露于强烈日光下、免疫缺陷、家族性非典型性瘤块及黑色素瘤综合征等。

（一）诊断要点

（1）长期强日光暴露史伴瘙痒症状是早期征兆，典型的色素结节伴"ABCD"特征（图53）：A表示asymmetry，不对称；B表示border，边界不规则；C表示color，颜色不均匀；D表示diameter，直径大于6 mm。其主要类型有结节型、浅表型、雀斑型、无色素型。

（2）肿瘤最初生长于皮肤水平面和表皮内，表现为一种扁平的恶性雀斑黑素瘤或原位黑色素瘤，随后纵向侵入真皮层。它可转移到邻近的皮肤、局部淋巴结及远处器官。

（3）诊断：依据临床特征，对可疑恶性肿瘤进行活检，随后进行克拉克（Clark）分级（Ⅰ—Ⅴ）及国际恶性肿瘤临床分期（TNM，Ⅰ—Ⅲ）。

（二）治疗

（1）肿瘤局限于皮肤应采取切除手术，切除范围包括适当的边缘组织。莫氏外科手术有相对高的治愈率。淋巴结活检对分期有帮助，但不能提高生存率。化疗或放疗可能没有太大帮助。

（2）预后取决于肿瘤厚度、深度、黑色素瘤类型、病变位置和转移状态。恶性黑色素瘤在数年后仍有复发及远处转移的潜能。因此，对患者的随访非常重要。

（三）鉴别诊断

（1）发育不良痣（atypical mole）：长在日光暴露部位的色素痣样病变，直径0.5～1 cm。它们的数量可能较多，边缘有切迹或不对称，影像监测追踪在6个月内变化不大。显微镜检查组织学改变介于痣与恶性黑色素瘤之间。

（2）卡波西肉瘤（Kaposi sarcoma）：是一种罕见的起源于淋巴管内皮和增殖血管的恶性肿瘤，表现为多发性紫红色结节，但总体上并不认为它是一种真正的肉瘤。它与艾滋病毒和人类疱疹病毒8型（一种HSV病毒）有关，故又称为卡波氏肉瘤相关疱疹病毒（KSHV）。有几种临床亚型。尤其易发生在慢性免疫缺陷或艾滋病患者中。不可治愈，主要采用姑息疗法。

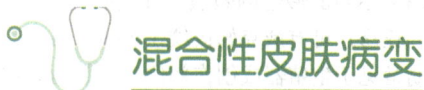
混合性皮肤病变

一、缺血性皮肤病变

缺血性皮肤病变是由于局部组织缺血而引起的皮肤坏死和继发性溃烂，常见类型有褥疮和坏疽（伴细菌感染）。

缺血性皮肤病变小结与鉴别见表11-2。

表11-2　缺血性皮肤病变小结与鉴别

病变、临床特征、诊断及治疗
褥疮 定义：为多在骨突起处因局部组织缺血导致的坏死和继发性溃烂，又称为"卧疮或压力疮"。褥疮大多是虚弱，长期卧床不动的病人的局部并发症。这些患者通常已对慢性缺血所致的疼痛感觉减弱或消失，最终引起溃疡。 危险因素：营养不良、贫血、感染、接触汗水、尿液或粪便等。 诊断：根据临床印象。褥疮分为：①持续性发红期；②溃疡期；③皮下组织（肌肉、脂肪）破坏期。溃疡的深度决定疾病和症状的严重程度。 治疗：①最好的治疗是预防。减轻骨突起局部的压力，定时频繁的体位活动变化（每2小时）。②在早期阶段，必须给予良好的护理，以保持患者的局部清洁、干燥，以及最佳营养支持。应充分治疗原发病（如贫血、感染等）。③中晚期，任何深度大于2 cm的溃疡均需要手术清创，除去坏死组织，关闭较大缺口，甚至切除坏骨。应使用保护性敷料（从湿到干）覆盖在伤口上
坏疽 含义：机体组织的坏死（常伴腐败菌感染）。 分型：分为3种亚型。①干性坏疽：因组织缺血引起，通常源于动脉粥样硬化。危险因素有：糖尿病、血管疾病、吸烟等。早期体征为钝痛、发凉、肌肤苍白，后期组织（如脚趾）变为青蓝色/黑色，干燥皱缩。诊断依据临床表现。②湿性坏疽：由于缺血加细菌感染（皮肤菌丛）。组织青肿或起疱流脓。诊断依据临床表现。③气性坏疽：由厌氧的产气荚膜梭菌感染引起，通常发生于新近受伤或手术的部位。肿胀围绕损伤皮肤，呈灰白色、暗红色，并伴有捻发音。致病细菌产气极具破坏性，可引起紧急情况发生。诊断依据临床表现。 治疗：①成功的治疗包括早期识别、预防性治疗易感伤口（特别是足部伤口），积极联合手术清创和必要的截肢术，适当静脉给予抗生素和强化支持性治疗。②气性坏疽治疗需用高压氧杀灭厌氧菌（产气荚膜梭菌）

二、其他皮肤病变

其他皮肤病变的鉴别诊断见表11-3。

表11-3 其他皮肤病变的鉴别诊断

疾病	临床特征、诊断及治疗
扁平苔藓	一种病因不明的慢性剧烈瘙痒性皮肤病。特征：①典型的紫罗兰色多角形平顶的丘疹；可有威克姆氏纹（Wickham striae，白色条纹）和溃疡。②病变初期常见于生殖器或创伤部位，多数病变在1年内自然消退，而口腔病变持续时间更长。③诊断：病史，有"苔藓样形态"（在真皮与表皮交界处典型的T细胞带及基底层的损伤）病变。治疗：轻微病变用局部类固醇软膏和维甲酸凝胶治疗，严重病变可加上全身类固醇激素
慢性单纯性苔藓——神经性皮炎	又称为搔抓性皮炎。症状包括一块或多块瘙痒性粗糙、红肿、鳞状皮肤斑片，伴抓痕、出血疮口。瘙痒强烈可能影响睡眠、性功能和生活质量。治疗：①重点在于控制瘙痒和预防抓挠。坚持打破越挠越痒的恶性循环（可能复发）。②局部使用类固醇软膏治疗。消除使症状加重的因素（如皮肤干燥）
黏膜白斑病	是一种临床不确定的局部无痛性白色斑片或斑块。通常发生于口腔黏膜和外阴，伴有很难消除的颗粒状纹理，发病与吸烟、喝酒、维生素A或B缺乏有关，存在转变成鳞状细胞癌的风险。治疗：治疗其原发病
毛状白斑	一种主要由EB病毒引起的毛发样白色无痛斑片，通常见于免疫缺陷患者（如艾滋病）的舌侧缘。治疗：治疗EB病毒感染及原发病

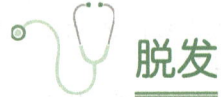

脱发

拥有光泽美好的头发是一个人健康的重要标志之一。正常脱落的头发都是处于退行期及休止期的毛发，由于进入退行期与新进入生长期的毛发不断处于动态平衡，故能维持正常数量的头发。病理性脱发是指头发异常或过度地脱落，造成头发稀疏，甚至形成秃发斑。其原因很多，总结如下。

（一）原因

（1）物理性脱发：吹发过烫过猛、扎发过紧等导致毛囊受损。

（2）化学性脱发：烫染不当、使用不合适的洗发护发用品等导致头发受损。

（3）神经-精神性脱发：精神压力过大、睡眠不足、情绪-饮食-激素失调等导致头发脱落。

（4）营养性脱发：缺乏必需的蛋白质、维生素、矿物质等导致头发生长不良。

（5）遗传性脱发：家族病史、年龄增长等导致头发稀疏；雄激素性脱发是因为头皮毛囊对体内的雄激素过于敏感，导致毛囊逐渐萎缩，造成脱发。

（6）内分泌-激素性脱发：怀孕、分娩、绝经、甲状腺功能异常等导致激素水平变化。

（7）疾病性脱发：癌症、关节炎、皮癣、斑秃、拔毛症等导致头发脱落。

（8）药物性脱发：使用治疗癌症、心脏病、高血压等的药物导致头发脱落。

（9）放射性脱发：接受头部放射疗法导致头发不再生长。

（10）其他：头皮外伤、年龄增长、不良美发习惯、长期吸烟等因素，也容易诱发头发脱落。

（二）治疗

（1）消除上述原因，治疗原发病是根本疗法。在日常生活中也应该保持健康的饮食和作息习惯，保持良好心态，选择合适的洗发护发产品等。

（2）药物治疗：根据病因，在医生指导下应用米诺地尔、非那雄胺等药物进行治疗。对于特别严重的患者，可应用糖皮质激素类药。

（3）毛发移植：将非脱发区域的毛囊提取并处理后移植至脱发或秃发区域，在术后4～6个月即可长出新的头发。毛发移植后，也应进行药物治疗，以维持秃发区域非移植毛发的生长状态。

第十二章　急诊医学

急诊医学（emergency medicine）是一门新兴的、综合性、临床学科，是一个以多种医学专业知识为基础、具有自身鲜明专业特点的医疗体系。此专业的特点就是在最短的时间内用最佳手段处理、抢救患者。

急救医学是指抢救患者的理论与技能。急救医学是急诊医学和危重病医学的重要内容。

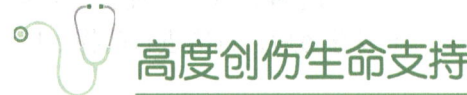
高度创伤生命支持

高度创伤生命支持（advanced trauma life support，ATLS）是由美国外科学院开发的一项训练医生抢救急性创伤病例的培训计划。在住院的创伤患者中，最常见的死亡原因是硬膜下血肿和硬膜外血肿、大失血、气胸、血胸、脾破裂、肝破裂和骨盆骨折。

急救原则——"ABC法"：A（Airway）指呼吸道通畅；B（Breathing）指维持呼吸；C（Circulation）指维持血液循环。

1. A（Airway）

维持呼吸道通畅。患者意识清楚，发音正常则气道开放。如果会厌部肌肉松弛、舌后坠（最常见原因）、颈部血肿或气肿不断扩大，很快会形成气道阻塞。如果患者意识丧失，呼吸不畅，必须保证气道畅通。

（1）舌后坠：抬头举颏或双手托颌。

（2）意识丧失、呼吸暂停患者：如果在野外，做环甲膜切开术；如果在急诊室，为了防止误吸，给予经口腔气管插管，同时监测血氧含量。

（3）对于头部受伤的患者，固定颈部，直至排除颈椎损伤。

2. B（Breathing）

呼吸支持：如能闻及双侧呼吸音，血氧饱和度正常，则人工通气有效。严重创伤常需要吸氧。听不到呼吸音提示可能有血胸或气胸，需要立即胸部插管。

3. C（Circulation）

循环支持：脉搏细数、低血压表明严重出血（或失血性休克），应立即补液。

（1）对于外出血，首先应直接加压止血。可疑内出血，送手术室立即手术探查。开通两条外周静脉通路，如果开通困难，经皮股静脉导管置入或隐静脉切开插管。儿童不能实施时，应开通骨质内静脉通路。

（2）输液：静脉输入2～3 L乳酸林格氏液或生理盐水，以及输同型血（或O型血），直至尿量达到0.5～2 mL/(kg·h)，但应保持中心静脉压不超过15 mmHg。低血容量性休克不宜用血管加压药或碳酸氢钠。

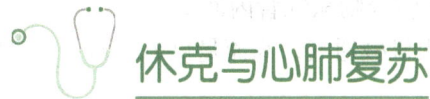

休克与心肺复苏

休克和心跳呼吸骤停是致命性病情，需要紧急复苏。导致其发生的病因很多，主要包括以下两个方面：

（1）心源性：冠心病或缺血性心脏病（主要原因）、心肌病、心律失常、高血压性心脏病、充血性心力衰竭。

（2）非心源性：外伤、中毒、感染、过敏反应、肺动脉栓塞、窒息、溺水等。

（一）诊断要点

（1）严重缺氧并迅速出现呼吸骤停：表现为心动过速、呼吸窘迫、口唇发绀、喘鸣、情绪激动、意识模糊、疲惫及胸廓运动减弱。

（2）心源性休克：面色苍白，四肢冰冷，低血压，肺水肿，颈静脉怒张，心脏杂音（可有可无），心输出量减少，中心静脉压、外周血管阻力及肺毛细血管楔压（pulmonary capillary wedge pressure，PCWP）升高。这些征象强烈提示左心室心肌梗死面积超过40%（是心源性休克的首位病因），且住院死亡率超过80%。

（3）失血性休克：面色苍白，四肢冰冷，体位性血压下降超过20 mmHg；心输出量、中心静脉压及肺毛细血管楔压降低；外周血管阻力升高。休克晚期的标志为仰卧位低血压及收缩压低于90 mmHg。大出血是失血性休克最常见的病因。

（4）神经源性休克：四肢温暖，心输出量、中心静脉压、外周血管阻力及肺毛细血管楔压均降低。最常见的病因是颈椎或胸椎处的脊髓损伤。

（5）败血症性休克（感染性休克）：四肢温暖，晕厥；心输出量增加；中心静脉压及肺毛细血管楔压降低。最常见的致病菌是大肠杆菌和金黄色葡萄球菌。

（6）过敏性休克：一种罕见的严重过敏反应，由药物（如阿司匹林、青霉素等）、昆虫叮咬或某些食物（如坚果、牛奶、鱼、贝类、鸡蛋、某些水果）引起。典型症状在数分钟至数小时内开始出现：皮疹发痒、口腔/舌头肿胀、呼吸困难、呕吐、眩晕、意识丧失、低血压和休克表现。

（7）实验室检查：血尿素氮/肌酐的比值升高示肾功能衰竭，谷草转氨酶和谷丙转氨酶升高示肝功能受损。

（二）紧急治疗

1. 遵循"ABC"方案进行

（1）A：维持呼吸道通畅。首先对气道通畅情况进行评估。出现严重喘鸣、发绀、缺氧、通气不足、胸壁运动减弱、呼吸暂停、意识丧失伴呕吐等，应立即进行气管插管。

气道异物阻塞：①拍打背部（小于1岁婴儿）：让幼儿俯倾并拍背，借助重力促使异物排出。②海姆利克急救法（大于1岁婴儿）：具体做法是让患儿站立前倾，抢救者在其后用双手重叠拢在患儿上腹部，冲击性挤压，使其腹压增高，膈肌抬高，加大胸腔压力，促使肺内产生强大气流将异物从气管内冲出。

（2）B：人工呼吸。用机械通气，高流量供氧。对于心动呼吸骤停者，按压/通气比例为5∶1。

（3）C：维持血液循环。建立静脉通道、输液、心脏监测（常规心电图监测）。

2. 心脏骤停

（1）心室颤动或室性心动过速：立即除颤，用200 J、300 J和360 J电量。如果室颤或室性心动过速持续发作，给予徒手心肺复苏、气管插管、给氧和建立静脉通道、输液。静脉滴注胺碘酮（最有效）或利多卡因是首选药物治疗；其他可选择溴苄胺、硫酸镁等。

（2）心脏骤停。肾上腺素1 mg，每3分钟静脉注射1次；电击治疗无效。

（3）可逆性心脏停搏。

缺氧：吸氧和机械通气。

高血钾：静脉给予10％氯化钙和碳酸氢钠进行对抗治疗。

体温过低（直肠温度低于30 ℃）：静脉输液加温、吸氧等。

3. 过敏性休克

主要治疗方法是肌肉注射肾上腺素（改善呼吸、强心与升压），静脉输液，让患者保持躺卧姿势，抬高双脚，以帮助恢复正常血流。

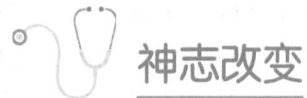

神志改变

神志改变指由各种病因引起的从意识模糊到昏迷的不同意识状态，预示着疾病过程在持续进展。

病因：较多，包括创伤、中风、心力衰竭、感染、中毒、药物过量、代谢性疾病（如低血糖症，高钠血症、低钠血症、高钙血症、低钙血症、低镁血症或低磷血症）等导致网状激活系统或双侧大脑皮质功能障碍的因素。

临床特点与诊治原则：

（1）患者提供的病史通常并不可靠。诊断主要依靠临床表现和家人或朋友提供的病史。

（2）体检和治疗：从"ABC"复苏法开始。记录生命体征。应特别注意可能出现的换气不足、瞳孔缩小、静脉注射痕迹、颅骨骨折、呼气有水果味或瘫痪等情况。应全面进行神经系统检查。

（3）实验室检查：先测血气和血糖，然后测电解质、毒物、全血细胞计数。

（4）根据以上结果做出经验性诊断。多数病例需要立即"静脉注射维生素B_1 100 mg+50％葡萄糖50 mL+纳洛酮2 mg+吸氧"，这是有效的诊断性治疗手段。纳洛酮可以即刻拮抗阿片受体，无副作用。葡萄糖加维生素B_1对防止低血糖所致的永久性脑损伤十分有效。消除病因才是确切的治疗。

一、昏迷

昏迷定义：是一种以对外部和内部刺激反应的深度抑制为标志的意识丧失状态。

（一）病因

通常是因非常严重的中枢神经系统结构性损伤，或因脑梗塞、脑出血、感染、炎症、脓肿、肿瘤、惊厥大发作、外源毒素（药物、乙醇）、电解质或代谢紊乱等而引起的广泛代谢性紊乱。

（二）诊断要点

（1）针对上述病因获取完整的病史。

（2）进行完整体检，特别是神经系统检查：精神状态、呼吸方式、眼球运动、瞳孔和运动反应、对有害刺激的反应等。

（3）必要的实验室检查：血葡萄糖、电解质（尤其是钙离子）、动脉血气分析（ABG）、肾脏和肝脏功能测试（liver function tests，LFTs）、毒素筛选和血液/脑脊液培养（如果有指征）。

（4）影像学诊断：如果有脑疝的风险（如颅内高压），应在腰穿之前进行。CT是对可疑性出血病变的最佳诊断手段；磁共振成像（MRI）为非出血性病变的最佳诊断手段。

（5）诊断应基于完整的病史、体检、重要的实验室及影像诊断结果，并除外其他疾病。

（三）治疗

（1）稳定患者：遵循"ABC"原则。

（2）治疗可逆性因素：经验性静脉注射"葡萄糖+纳洛酮+维生素B_1"，并予吸氧。

（3）治疗原发病，防止进一步损害。

（四）鉴别诊断

（1）谵妄（delirium）：见下文"二、"相关内容。

（2）晕厥（syncope）：定义为由于体位性脑血流灌注低下而引起的突然而短暂的意识丧失。病因包括心源性（如心律失常、瓣膜病、心包填塞、主动脉夹层分裂和肺动脉栓塞）和非心源性（如体位性低血压、短暂性脑缺血发作、血管迷走神经综合征、代谢异常等）两方面。诊断基于病史、可疑病因、阳性体征，加上相关辅助检查结果（包括心电图、超声心动图等）和排除法。

（3）锁定（locked-in）综合征：患者警觉、清醒，但只能移动眼睛。通常与脑干中风、脑桥中央髓质溶解、后期脊髓侧索硬化症等有关。

（4）持续性植物人状态（persistent vegetative state）：患者有正常的清醒—睡眠周期，但对自我或环境却无意识（定向力障碍）。该状态大多是由持久性缺血、缺氧性损伤或弥漫性大脑皮层损伤引起的。

二、谵妄

谵妄（delirium）定义：是一种短暂的意识波动状态，伴有显著的意识模糊和警觉性紊乱。通常由急性代谢性疾病或物质中毒而引起。

（一）病因

大多数为急性代谢障碍和药物中毒。相关的全身性疾病状态包括全身性感染、代谢性疾病、肝肾疾病、脑外伤、惊厥发作，以及老年或重症患者药物浓度的快速变化等。

（二）诊断要点

（1）易受激惹、木僵、恐惧、幻觉、妄想、情绪多变，以及精神活动紊乱。

（2）体格检查：常出现运动障碍（如动作失调、震颤、扑翼样震颤和眼球震颤）和大小便失禁。同时可能有全身性疾病或药物效应的表现。

（3）脑电图通常显示全脑电波减慢，快波活动或者局灶性异常。

（三）治疗

（1）纠正原发病因是治疗的关键。

（2）通过经常性的定向力指导，确保性/精神安慰，情感支持，实施保护性肢体控制及治疗危险性易激惹症状，均有助于改善病情。

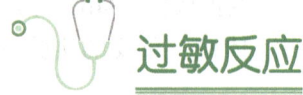

过敏反应

过敏反应（anaphylaxis）是一种可危及生命、IgE介导的异常免疫反应，发生于再次接触某种先前致敏的抗原刺激物时。常见的致敏物包括药物（尤其是青霉素）、蛋白质（如食品、昆虫毒液）和植物。

（一）临床特点和诊断

（1）患者有接触过敏原的病史，早期表现为痒疹，以后可有喉头水肿、声音嘶哑、腹肌痉挛，或恶心、呕吐等症状。

（2）体检：过敏性休克体征（心动过速、低血压、哮鸣音）、血管性水肿（颜面肿胀）、荨麻疹。实验室检查价值不大。

（3）根据临床表现做出诊断。两种常见的致命性并发症是喉头水肿和顽固性低血压。

（二）治疗

（1）按照"ABC"法进行紧急心肺复苏。立即皮下注射肾上腺素0.3 mL，既能消除血管性水肿，又能减轻低血压症状。必要时进行气管插管或气管切开。吸氧、静脉滴注肾上腺素加大量生理盐水（成人1～2 L，儿童20 mL/kg）治疗低血压。

（2）如有可能，消除过敏原，常规给予抗组胺药（如苯海拉明）。类固醇可以减轻延迟反应。两种药物都可以在住院期间和出院后服用。

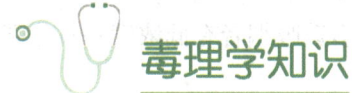
毒理学知识

毒理学（toxicology）是研究有毒物质的性质、作用、机制、检测和解毒治疗的学科。中毒是指因吞咽、吸入、接触或注射各种药物、化学品、毒液或气体而造成的伤害或死亡。许多物质（如药物、一氧化碳）只有在高浓度或高剂量时才有毒。其他一些（如清洁剂）仅在摄入体内时才有危险。

中毒的评估和治疗原则如下：

首先，根据患者的病史和临床表现，尽量弄清毒物的性质和摄入时间，然后采取相应的治疗措施。生命征危急时需要遵循上述"ABC"急救原则。

（1）催吐：在食入毒物1～2小时内可服用吐根（ipecac）催吐，主要用于家中，入院患者采用此药通常为时已晚，不必要。摄入毒物1小时内服此吐根，只能减少<30%的毒物吸收。此外，吐根需要15～20分钟才能发挥作用，从而延迟了解毒剂的给药。

（2）洗胃：该法适用于摄入毒物1小时内，有50%的毒物可被清除，即为有效；而在摄入毒物2小时后洗胃则常无效，仅有15%的毒物可被清除。

使用吐根和胃灌洗均有禁忌证：①意识障碍（可能导致窒息）。②摄入腐蚀性毒物（如强酸或碱，洗胃可造成食道和咽部损伤）。

（3）全胃肠灌洗：采用胃管灌入聚乙二醇电解质溶液来驱出胃肠内容物，但其应用指征有限，仅适用于大剂量药物的摄入（如铁剂、锂盐及药物填充显影剂等）。

（4）活性炭：用于胃排空后或者摄入毒物超过1～2小时的患者，可以加速已吸收毒物的排泄。任何毒物中毒使用活性炭均无危险性，但对摄入碳氢化合物（如甲醇或乙二醇）中毒无效。只有在使用活性炭后给予泻药才有效。

（5）透析：只用于症状极危重的患者，如低血压、昏迷或呼吸暂停，特别是当有肾功能衰竭或肝功衰竭，导致毒素排出体外受限时。

（6）利尿：使用液体和利尿剂可加速毒物从尿中的排泄，但可能会引发肺水肿等不良反应，这些损害带来的风险可能超过其益处。

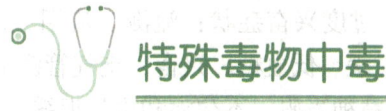
特殊毒物中毒

引起急性中毒和过量最常见的药物包括对乙酰氨基酚、水杨酸盐、铁、三环抗抑郁药等。而慢性中毒主要由水杨酸盐引起。在诸多中毒原因中，一氧化碳（煤气）中毒致死较多见。

一、一氧化碳中毒

病因：接触燃烧的物质，如天然气（煤气）、汽油、木材，或围困在火中吸入烟雾时，均可发生一氧化碳中毒。多数吸烟者有低浓度一氧化碳慢性中毒。

（一）发病机制

一氧化碳与血红蛋白的亲和力比氧与血红蛋白的亲和力大200倍，故一氧化碳极易与血红蛋白结合，形成碳氧血红蛋白（COHb）。碳氧血红蛋白可减少氧气转运与释放到组织，抑制线粒体功能（供能），导致组织缺氧，甚至死亡。

（二）诊断要点

（1）有燃烧材料或环境（一氧化碳）接触史，皮肤呈"樱桃红色"；呼吸系统症状表现为呼吸困难、呼吸急促、短促；循环系统症状表现为胸痛、心律不齐、低血压；神经系统症状表现为头痛、意识障碍、晕厥。

（2）实验室检查：碳氧血红蛋白水平决定病情严重程度和后果，大于50%可能致命。氧分压正常。肌酸磷酸激酶可升高。

（三）治疗

（1）紧急转移患者，使其脱离中毒现场，吸入100%氧气，以与COHb竞争。

（2）高压氧气治疗指征：①严重CO中毒。②严重减压病或动脉气体栓塞。③严重贫血、急性挤压伤、既往放射治疗、侵袭性软组织感染、不愈合溃疡或受损的植皮和皮瓣。

二、有机磷酸酯（杀虫剂）中毒

有机磷酸酯（杀虫剂）的毒性作用与神经毒气（毒性发作更快且更严重）相似，通过抑制乙酰胆碱酯酶活性使乙酰胆碱不能分解代谢，导致乙酰胆碱大量蓄积，进而引起胆碱能神经（M受体）过度兴奋，严重时可致呼吸骤停。服用杀虫剂自杀引起的有机磷中毒是全世界最常见的中毒原因之一。

（一）诊断要点

（1）有杀虫剂或神经毒剂接触史。症状可能是急性或慢性的，取决于具体的接触情况。

（2）主要是胆碱能神经过度兴奋症状：流涎、流泪、出汗、排尿、腹泻、胃肠动力、呕吐、瞳孔缩小、心动过缓、低血糖、兴奋、支气管痉挛，甚至呼吸停止。

（3）慢性影响包括神经精神障碍、不孕症和生长迟缓。

（二）治疗

（1）首先给予阿托品阻断胆碱能神经的兴奋作用，然后尽早给予特异性解毒剂解磷定（pralidoxime，PAM）（或曲甲肟、奥比肟）以恢复胆碱酯酶的活性。

（2）若有可能，阻断、去除毒物的吸收源（如催吐、洗胃）。同时，"ABC"支持性护理也很重要。

三、酸-碱腐蚀剂中毒

腐蚀剂（酸和碱）中毒指口服、吸入或皮肤、眼睛接触各种各样腐蚀剂（强酸或强碱）而引发的中毒。常见的严重损伤多由摄入液体灌洗清洁剂引起。

（一）诊断要点

（1）口服腐蚀剂后，会出现口腔痛、流涎、吞咽痛和腹痛等特有症状。口服酸或碱均可使食管损伤，瘢痕组织挛缩可致食管狭窄，也可造成胃穿孔。通常碱损伤比酸损伤更长更严重。

（2）胃镜检查有助于确定损伤的程度。

（二）治疗

（1）立即用大量清水（冷水）清洗口腔。无论口服的是酸还是碱，均不要催吐。禁用中和（口服弱酸或弱碱）治疗，否则会产生更严重的损害。

（2）眼睛接触腐蚀剂时，用大量盐水或清水冲洗眼睛，然后做荧光染色检查，以确定是否有严重角膜损伤。活性炭、类固醇或抗生素无效。

四、铅中毒

多数国家每年有数百万人发生铅中毒。铅源于涂料、泥土、灰尘及饮用水，或/和汽油（在过去）。当人体缺锌、铁、钙时，胃肠道对铅的吸收会增加。体内80%以上的铅分布在骨中，并通过粪便排出体外。

（一）诊断要点

（1）慢性中毒：表现为腹部疼痛、贫血、肾脏病变、昏睡、头痛、记忆丧失；儿童长骨干骺端出现"铅线"。

（2）急性中毒：儿童多见癫痫发作和昏迷症状；还可能出现急性肾小管坏死。

（3）实验室检查：血液中铅含量大于10 μg/dL。少尿、蛋白尿。

（二）治疗

脱离污染源。用EDTA-Ca螯合剂、二硫丙醇或青霉胺进行治疗。儿童可口服巯丁二酸治疗。

五、汞中毒

摄入中毒：引起神经毒性作用，症状包括紧张、抽搐、痉挛，甚至出现幻觉。
吸入中毒：引起肺毒性作用，可导致不可逆的肺间质纤维化。

治疗

（1）摄入无机汞的患者大多需要积极的液体复苏，因为严重的胃肠道症状导致休克和肾功能衰竭的风险很高。应密切随访患者是否存在电解质异常或因液体和电解质丢失而导致的肾损伤。

（2）当尿液或血液中汞浓度大于100 μg/L时，需要使用金属螯合剂。金属螯合剂二巯基丙醇（dimercaprol）和琥巯酸（succimer）均有效。

六、甲醇、甲醛、乙二醇、异丙醇中毒

甲醇（methanol）中毒的特征是由甲酸所致的视力模糊或失明，以及阴离子间隙代谢性酸中毒。诊断可依据所测得的血中甲醇浓度。

甲醛（methanal or formaldehyde）中毒：甲醛是一种易燃、有毒、无色、有窒息气味的气体，用于制备染料、生产塑料和合成树脂。摄入一定量可中毒，其溶液会导致严重的腐蚀性胃肠道损伤、中枢神经系统损伤，甚至死亡。目前没有针对甲醛的解毒剂。治疗包括液体支持和氧气支持疗法。

乙二醇（ethylene glycol）中毒：其特征是尿中见草酸盐结晶和结石、低钙血症、阴离子间隙代谢性酸中毒、血液尿素氮和肌酐升高、肾衰竭。诊断用伍德氏紫外线灯荧光检测尿液，或测定血中乙二醇浓度。

异丙醇（isopropyl alcohol）中毒：患者有酒精摄入史，可有酮症，但无阴离子间隙酸中毒。诊断依靠测定血中异丙醇浓度。

治疗

对于任何可疑的甲醇、乙二醇或异丙醇中毒，应开始使用甲吡唑（fomepizole）进行乙醇脱氢酶抑制治疗。添加碳酸氢钠、供氧、维生素B_1和B_6支持疗法。如果没有甲吡唑，输注乙醇可以终止毒素代谢产物的产生。严重时需进行血液透析。

特殊毒物与特异性解毒剂总结见表12-1。

表12-1 特殊毒物与特异性解毒剂总结

毒物	解毒剂
一氧化碳	100%氧和高压氧
甲醇、乙二醇（防冻剂）	乙醇、甲吡唑+维生素B_1和B_6，血液透析
铅	Ca-EDTA、二巯丙醇
砷、金、汞	二巯丙醇、二巯丁二酸
铜、砷、铅、金	青霉胺
氰化物	亚硝酸盐、硫代硫酸钠
高铁血红蛋白症	亚甲蓝

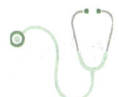
常用药物的相互作用，中毒与解毒

一、常用药物的相互作用

（1）由细胞色素P_{450}代谢而减少的药物：酰胺麻醉剂、巴比妥类、安定类（地西泮）、硝苯地平、普萘洛尔、苯妥英钠、奎尼丁、茶碱、华法林。

（2）由细胞色素P_{450}诱导而增多的药物：巴比妥类、苯妥英钠、卡马西平、利福平。

（3）由细胞色素P_{450}抑制的药物：西咪替丁、氟他米特、酮康唑。

（4）竞争白蛋白结合位点的药物（增加血游离T_4、钙浓度等）：阿司匹林、华法林、苯妥英钠。

（5）引起葡萄糖-6-磷酸脱氢酶（G6PD）缺陷患者溶血的药物：阿司匹林、布洛芬、磺胺、异烟肼、伯氨喹。

（6）增加地高辛水平和毒性的药物：钙阻滞剂、胺碘酮、奎尼丁。

二、醋氨酚［扑热息痛、泰诺（Tylenol）］中毒

（一）诊断要点

有摄入上述药物的病史，随后出现胃肠道症状（如腹痛、恶心呕吐等），中枢神经系统症状（如头痛、意识改变）等。暴发性肝炎罕见。

（二）治疗

在洗胃前首先评估症状和血药浓度。解毒剂是N-乙酰半胱氨酸，通常在摄入数克醋氨酚时使用；但如果摄入过量的醋氨酚已超过24小时或肝功能酶ALT正常时就不必使用。

三、水杨酸类中毒

水杨酸盐（阿司匹林）中毒仍然是个常见的临床问题，可以是急性或慢性的。由于阿司匹林与危险的雷氏（Reye）综合征有关，因此应该继续限制儿童使用阿司匹林。单次服用过量可能引起急性中毒。慢性过量服用对儿童和老年人来说更常见甚至致命，死亡率高达25%。目前尚无针对阿司匹林中毒的特效解毒剂。

（一）诊断要点

有摄入上述药物的病史，继而出现耳鸣、意识改变、过度换气、呼吸性碱中毒、代谢性酸中毒、高热、脑水肿、肾毒性、阴离子间隙增大和凝血酶原时间延长。

（二）治疗

使用碳酸氢钠以碱化尿液，以增加阿司匹林的排泄。如严重，使用透析疗法。

四、地高辛中毒

抗心力衰竭药地高辛（digoxin）可能会发生急性或慢性中毒。最初的症状可能是非特异（非代表）性的，如胃肠不适等。

（一）诊断要点

（1）有摄入上述药物的病史，继后出现胃肠不适、高钾血症、心律失常（房室传导阻滞、心室抑制）、视觉障碍（如黄视）。在低钾血症、低镁血症或高钙血症时，地高辛毒性增加。

（2）诊断初查最好检查血钾浓度和心电图（显示各导联ST段压低）。

（二）治疗

（1）胃灌洗（可使用活性炭）。
（2）针对心律失常：阿托品治疗心动过缓；利多卡因或电复律治疗严重心律失常。
（3）纠正低钾血症、低镁血症或高钙血症。
（4）对于顽症病例：静脉使用抗地高辛Fab片段可快速清除体内的地高辛。

五、常用药物的毒性作用和解毒疗法

常用药物的毒性作用和特效疗法概要见表12-2。

表12-2 常用药物的毒性作用和解毒疗法概要

药物	毒性作用和特效疗法/解毒剂
阿昔洛维（acyclovir）	肾结晶和梗阻，可导致肾衰竭。治疗：大量饮水和补液
血管紧张素转换酶抑制剂［如卡托普利（captopril）等］	咳嗽（最常见症状），皮疹，蛋白尿，血管性水肿，味觉变化，低钠/低钾血症
氨基糖苷类（aminoglycosides）	耳毒性，肾毒性
胺碘酮（amiodarone）	肺纤维化（博来霉素也可引起），心律失常（Q-T间期延长，同奎尼丁），周围色素沉积（皮肤变色，光过敏），甲状腺机能失调（减退或亢进）
二性霉素B（amphotericin B）	发热或寒战，肾毒性
金刚烷胺（amantadine）	运动失调，网状青斑
有机磷酸盐（杀虫剂）	胆碱能神经毒性症状。治疗：胃肠灌洗，静脉补液。解毒剂：阿托品+解磷定（PAM）
抗毒蕈碱药，抗胆碱能药	尿潴留，便秘，镇静状态，直立性低血压，肌麻痹。解毒剂：毒扁豆碱（physostigmine）

续表12-2

药物	毒性作用和特效疗法/解毒剂
抗精神病药	锥体外系症（张力障碍、静坐不能、抽搐），用普萘洛尔或地西泮治疗；抗精神病药恶性综合征，用丹曲林+/-溴隐亭或金刚烷胺治疗；胆碱能毒性，用毒扁豆碱解毒
硫唑嘌呤（azathioprine）	剂量相关性腹泻，肝毒性和白细胞减少
叠氮胸苷（AZT）	血小板减少，巨幼细胞性贫血
苯二氮䓬类（benzodiazepines）	有心理和身体依赖性，与其他中枢神经系统镇静剂一样有成瘾性。解毒剂：氟马西尼（flumazenil）
β受体阻滞剂	哮喘恶化，房室传导阻滞，充血性心力衰竭，低血糖掩蔽，阳痿。解毒剂：胰高血糖素
胆汁酸树脂	肠胃不适，对脂溶性维生素和脂溶性药物吸收不良
钙离子阻滞剂	心脏抑制，外周性水肿，便秘
卡马西平（carbamazepine）	粒细胞缺乏症，再生障碍性贫血，细胞色素P_{450}诱导作用
氯霉素（chloramphenicol）	再生障碍性贫血，灰婴综合征
可乐定（clonidine）	剧烈的反跳性头痛，血压急剧升高
氯氮平（clozapine）	粒细胞缺乏症
糖皮质激素	躁狂（急性中毒），免疫抑制，骨质疏松，皮肤变薄易擦伤，肌肉病变（长期使用）
顺铂（cisplatin）	肾毒性，听神经损害
环磷酰胺（cyclophosphamide）	骨髓抑制，出血性膀胱炎
环孢菌素（cyclosporine）	肾毒性，高钾血症，高血压病，牙龈增生，多毛，震颤
阿霉素（doxorubicin）	心脏毒性
喹诺酮类（quinolones）	儿童软骨损伤
呋塞米（furosemide）	低钾血症，低氯化钠，耳毒性，肾炎
吉非贝齐与他汀类药物（gemfibrozil，-statins）	肌炎，一过性肝酶增高
氟烷（halothane）	肝毒性
肝素（heparin）	出血倾向，血小板减少症，药物间相互作用。解毒剂：鱼精蛋白
肼屈嗪（hydralazine）	体位性低血压，狼疮样综合征（也见于普鲁卡因胺）

续表12-2

药物	毒性作用和特效疗法/解毒剂
异烟肼（isoniazid）	干扰维生素B_6的代谢，维生素B_6缺乏导致多发性神经炎，肝脏毒性，癫痫发作（药物过量所致）。治疗：停药，给予维生素B_6
铁盐类（iron salts）	肠胃不适，出血，高血糖，心肌毒性，抽搐，昏迷。解毒剂：去铁胺
单胺氧化酶抑制剂	食用含酪胺的食物和饮料，如奶酪、葡萄酒，可因酪胺大量吸收造成高血压危象
甲基多巴（methyldopa）	溶血，狼疮样综合征，性功能障碍
甲硝唑（metronidazole）	双硫仑反应（用药后饮酒出现），位听神经损害
阿片类药（opiates）	呼吸抑制，瞳孔缩小（针尖样瞳孔），昏迷。解毒剂：纳洛酮
青霉素（PCN）	过敏反应（超敏反应）。治疗："ABC"复苏法，肾上腺素，抗组胺药
苯妥英钠（phenytoin）	复视，眼球震颤，共济失调，牙龈增生，多毛
哌唑嗪（prazosin）	首次应用时出现"首剂现象"：严重的体位性低血压等；阴茎异常勃起
奎尼丁（quinidine）	心律失常，金鸡纳反应（头痛，耳鸣），血小板减少。治疗：碳酸氢钠
选择性5-羟色胺再摄取抑制剂（SSRI）类抗抑郁药	心脏毒性，抽搐，昏迷，性功能障碍，面红。与单胺氧化酶抑制剂或三环类抗抑郁药合用会产生相互作用，毒性增加。治疗：用碳酸氢钠抗心律失常，用劳拉西泮控制抽搐发作
三环类抗抑郁药（TCA）	心脏毒性（心电图上QRS波增宽），抽搐，昏迷；抗胆碱能综合征。治疗：用碳酸氢钠抗心律失常，用劳拉西泮控制癫痫发作
茶碱（theophylline）	室性心律失常，肠胃不适，通气过度，抽搐，低钾、低镁、低磷、高钙血症，高血糖。治疗：①活性炭；②血液透析；③用劳拉西泮处理抽搐，胺碘酮治疗室性心律失常；禁用利多卡因
噻嗪类（thiazides）	"三低三高"：低血钾、钠、氯；高血糖、血脂、尿酸
组织纤维蛋白溶酶原激活剂，链激酶	出血倾向。解毒剂：氨基己酸
丙戊酸（valproic acid）	神经管畸形，肝毒性（罕见）
万古霉素（vancomycin）	位听神经损害，肾毒性，红人综合征（系因组胺释放，非过敏）
华法林（warfarin）	出血倾向，致畸形，药物间相互作用。解毒剂：维生素K、新鲜冷冻血浆，1~2天恢复

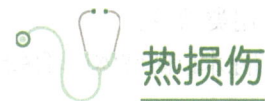
热损伤

一、烧伤

烧伤（burns）可分为几种类型。火焰烧伤最危险，因其通常合并呼吸道损伤和感染。火焰烧伤最常见的死亡原因是吸入浓烟和一氧化碳中毒，通常发生在相对封闭的火灾现场。

（一）皮肤烧伤程度

（1）Ⅰ度：皮肤表面红斑状，完整，无水疱。轻微疼痛。
（2）Ⅱ度：形成水疱，剧烈疼痛。
（3）Ⅲ度：深度烧伤，皮肤附属器（如汗腺、毛囊、疼痛感受器）受破坏，无痛。

（二）烧伤面积

皮肤烧伤面积按"九分法"估算，以评估输液量。头面颈部=1×9%；双上肢=2×9%；胸部=2×9%；背部=2×9%；腿部=2×2×9%；会阴/生殖器占1%。患者一侧并指的手掌面约占体表面积的1%，手掌面积可用于估计局部烧伤占全身体表面积的百分比。

（三）临床特点和诊断

（1）精神状态改变，头痛，呼吸困难，胸痛提示重度一氧化碳中毒。喘鸣、声音嘶哑及呼吸困难提示喉头水肿，气管阻塞。
（2）严重烧伤指Ⅱ度和Ⅲ度烧伤面积大于20%或Ⅲ度烧伤面积大于5%。
（3）实验室诊断：①测定碳氧血红蛋白和淀粉酶（是否合并继发性胰腺炎）水平，决定是否应给予100%氧气。②胸部X线，尤其是支气管镜检查有助于确定呼吸道损伤的确切程度和范围。③留置导尿管有助于确定补液是否足量。

（四）治疗

（1）遵循"ABC"复苏原则：如患者有严重呼吸道损伤（喉头水肿），在气道阻塞前进行插管。
（2）如果碳氧血红蛋白水平明显升高（大于5%~10%），吸入100%的氧气。
（3）输液：

第1天（24小时）：按照Parkland公式补液：4 mL/kg×烧伤面积。首选乳酸林格氏液。前8小时给半量，第二个8小时和后8小时分别给1/4量。

第2天：补总量的一半，用胶体液（含白蛋白）。

第3天：利尿，无须再补液，保持尿液>4 mL/(kg·h)。

补足液体，保持尿量>0.5~1 mL/(kg·h)至关重要。呼吸道烧伤、电灼伤或新近焦痂切除术的患者需补充更多量液体。

（4）预防性给予H_2受体阻滞剂以应对应激性溃疡，局部使用抗生素（如磺胺嘧啶或磺胺米隆）。勿弄破水疱，也勿使用类固醇。

（5）环状烧伤时宜采取焦痂切除术以防肢体循环障碍。严重Ⅲ度烧伤（面积<40%）时应植皮。

二、热病

热病（heat disorders）分为两大类：运动性和非运动性。运动性热疾病包括中暑痉挛、中暑虚脱和中暑。

（一）热痉挛

热痉挛（heat cramp）因过多的液体摄入但不补充钠，在体力活动诱发的横纹肌痉挛。在高温（高于38 ℃）环境下，当出汗过多液体丢失而仅仅补充水时，体力活动后可发生热痉挛。热痉挛是一种较轻的热病，可发生于任何体液和电解质丢失的健康人。患者肌肉收缩疼痛，持续数分钟，伴触痛。出汗和神经功能正常，体温正常。

治疗：休息，口服含盐液体。

（二）热虚脱

热虚脱（heat exhaustion）是一种较严重的热病，有更多的全身症状（如头痛、焦虑），体温轻度升高。出汗和神经功能正常。如果不治疗可进展为中暑。

治疗：口服补液和电解质，若患者太虚弱，静脉补液。

（三）中暑

中暑（heat stroke）是一种威胁生命的热病。大多数患者失去出汗和散热能力导致体温增高，出现恶心，定向障碍，视力模糊，神志不清和癫痫发作。甚至发展为无尿，弥散性血管内凝血和乳酸性酸中毒。实验室检查：横纹肌溶解和全血细胞增加，白细胞增加及尿素氮/肌酐升高。

治疗：

（1）静脉补液和快速降温。将患者放置在有风扇和喷雾的冷环境中。忌用冰水浸泡，因为可能导致患者过冷和低体温。

（2）惊厥或发抖时可用氯丙嗪和安定。

三、体温过低

体温过低（hypothermia）指体温低于35 ℃（正常直肠温度为37 ℃），体温低于30 ℃为严重低体温状态。最常见的原因是酒精中毒，尤其是老年人。患者通常嗜睡、精神错乱和虚弱。极严重的低体温状态会因心律失常而死亡。典型的心电图是J点抬高、室性心动过速，甚至心室纤颤。

治疗：将患者置于温床上，沐浴，或加盖加热毯。重症患者静脉输注加温液体或吸入加温增湿氧气。需注意复温过快、过度也会导致心律不齐。必要时给予抗心律失常药。

溺水

溺水（drowning）通常发生在饮酒和服药后。临床表现为发绀、咳嗽、肺水肿、吸入性肺炎、昏迷或死亡。

治疗：时间是拯救生命的关键，需分秒必争地进行紧急抢救。

（1）将患者脱离水面，紧急清除口、鼻中的水及污物，打开气道，按照"ABC"复苏法急救（心肺复苏术，口对口人工呼吸及胸外心脏按压）。

（2）气管插管，供氧。持续正压机械通气（continuous positive pressure mechanical ventilation，CPPMV）是对缺氧最有效的治疗。给予抗生素以防治并发吸入性肺炎。

毒蛇与毒蜘蛛咬伤

一、毒蛇咬伤

毒蛇不到20%，大多数蛇无毒，不主动咬人，遇到时小心避开即可。

（一）毒素种类及其表现

蛇毒包含多种毒素：①溶血性毒素，可引起溶血、DIC和休克。②心脏毒素，可导致心力衰竭和心源性休克。③神经毒素，可导致神经肌肉阻滞和呼吸肌麻痹，进而引发死亡。④蛋白水解酶，导致局部组织损伤、肿痛。

（二）治疗

（1）立即将患者送到最近的诊所或医院。保持静止不动状态，以减少毒液通过淋巴-血液扩散，肌肉收缩会增加其扩散。用压缩绷带减少淋巴-血液回流。避免太紧，以免造成静脉回流障碍。

（2）静脉给予抗蛇毒血清：注意可能与马血清发生过敏反应。

（3）抗休克-支持疗法：低血压者给予补液，必要时机械通气支持。避免无效治疗，如咬伤处切开和抽吸，止血带和冰水浸泡（可能有害无益）。

二、毒蜘蛛咬伤

（一）临床表现和诊断

患者感到一种突然的锐痛，"就像踩到钉子或玻璃一样痛"。

黑寡雌蛛（black widow）咬伤：腹痛，皮肤肌肉肿痛，低钙血症及肌肉痉挛。

隐居褐蛛（brown recluse）咬伤：被咬局部皮肤出现肿痛、坏死、水疱、大疱。

（二）治疗

（1）黑寡雌蛛咬伤：静脉给予钙剂和抗蛇毒血清。
（2）隐居褐蛛咬伤：予清创术，糖皮质激素和氨苯砜。

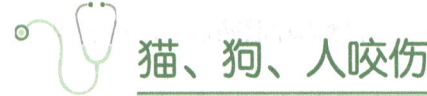
猫、狗、人咬伤

被猫狗咬伤时携带的病原体：最常见为多杀巴斯德杆菌。狂犬病毒少见但致命。如果人被浣熊、难以诊断/观察的流浪狗或有反常行为/意识状态改变的狗咬伤，必须接种狂犬病疫苗。

人被人咬伤时携带的病原体：金黄色葡萄球菌和艾肯氏菌（Eikennella类杆菌）较常见。

治疗：
（1）经验性治疗使用阿莫西林加克拉维酸盐抗生素。
（2）如果上一次接种破伤风疫苗已超过5年，应再次给予增强性破伤风疫苗。

第十三章 常见外科损伤与疾病

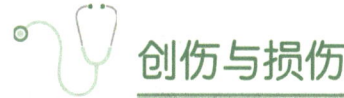
创伤与损伤

创伤（trauma）是指外部机械力量直接对人体组织或器官造成的具体损害，或是心理或精神上因遭受打击而造成对身心的伤害。损伤（injury）是指致伤因素（包括物理、化学和生物学因素）对人体造成的组织结构破坏或功能障碍。

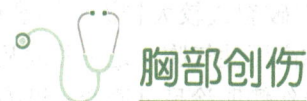
胸部创伤

一、心包填塞

心包填塞是指主要由左乳头内侧贯通性损伤所致的急症，表现为心动过速、吸气时颈静脉怒张、奇脉、无脉、心音遥远、低血压和休克，可能快速死亡。根据临床表现即可诊断。

治疗

紧急进行心包穿刺、插管、心包开窗或开胸术排出心包积血以挽救生命。继之输液和输血进行支持循环治疗。

二、肋骨骨折

肋骨骨折是老年人常见的胸部创伤，肋骨骨折可呈现持续疼痛，造成通气不足、肺不张和肺炎，可能危及生命。

（一）治疗

最好采取局部神经阻滞治疗。

（二）并发症

肺挫伤、穿透伤或主动脉损伤。大面积胸部外伤可造成多根多处肋骨骨折，形成连枷胸，使局部胸壁失去完整肋骨支撑而软化，出现反常呼吸运动，表现为吸气时软化区胸壁内陷，呼气时外突。该病需要使用呼吸机，两侧胸腔插管，使用敷料封闭，以预防发生张力性气胸。

三、肺挫伤

肺挫伤可在胸部创伤后即刻出现或延迟1～2天发生，可有低氧血症，胸部X线呈"白肺"影像学表现（斑片状浸润影）。

治疗：肺挫伤对体液过量非常敏感，因此治疗措施包括限制液体输入，使用胶体（血浆或白蛋白，不用生理盐水）和利尿剂。务必监测动脉血气，给氧以维持动脉血氧饱和度在95%以上。

四、单纯性气胸

单纯性气胸通常由肋骨骨折或尖锐武器等的穿透伤引起，表现为气短、病侧呼吸音消失，叩诊呈过清音。胸部X线检查有助于诊断。

治疗：前胸部插管，行胸腔闭式引流术。

五、张力性气胸

张力性气胸指较大的肺气泡破裂或较大较深的肺裂伤或支气管破裂，裂口与胸膜腔相通，且形成单向活瓣，又称高压性气胸，是一种危及生命的急重病症。临床表现为极度呼吸困难，颈静脉怒张，损伤侧叩诊呈过清音，纵隔移向健侧，低血压，缺氧或休克。根据临床表现应立即做出诊断和治疗，切勿浪费时间等待胸部X线检查或血气分析。

治疗：立即使用粗针头或静脉导管穿刺上部胸腔，然后安置闭式胸腔引流。

六、血胸

血胸主要由胸部穿透伤所致，类似气胸，但患侧叩诊呈浊音。胸部X线显示液平面可确诊。

治疗：胸廓下部放置引流管防止形成脓胸。由于胸内呈负压状态，肺脏出血通常可自行停止；很少需要手术治疗，除非插管引出超过1 500 mL血液，或在6小时内引流出超过600 mL血液。

七、空气栓塞

空气栓塞（air embolism）是指各种原因引起气体形成气泡进入循环系统中，使空气栓子栓塞心、脑、肺等重要器官，进而导致休克等严重状态，罕见但可能危及生命。产科、医源性、潜水意外等是潜在病因。当胸部创伤患者被插管和使用呼吸机时猝死，或锁骨下静脉暴露在空气中的患者猝死时，应怀疑空气栓塞。

治疗和预防：取头低脚高位，左侧卧位，心脏按压。

八、脂肪栓塞

脂肪栓塞通常是多发性创伤，特别是长骨骨折的并发症，可造成突然呼吸窘迫，甚至死亡。患者突然出现全身皮肤瘀斑，进行性低氧血症，发热，心动过速和血小板计数降低。胸部X线肺脏呈"云雾状""暴风雪状"影像学表现。根据临床表现作出诊断。

治疗：主要是呼吸循环支持。其他治疗包括使用肝素或类固醇激素，但疗效甚微。

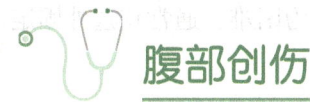

腹部创伤

一、腹部枪伤

腹部枪伤通常指乳头线水平以下，需要立刻剖腹探查、修补腹腔脏器的损伤，而不是取出子弹。

二、刺伤

采取个体化的治疗措施：①若确系穿透伤或出现内脏突出，或血流动力学不稳定时，强制性实施剖腹探查。②若无上述情况，在急诊室内用手指探查伤口，并观察病情即可。

三、钝性创伤

患者病情稳定时，CT是诊断腹腔内出血最准确的检查。

治疗：

（1）有腹膜刺激征（急腹症）或内出血征象（无明显外出血却呈现失血性休克）时，需要进行剖腹探查。

（2）除以上情况外，视不同情况采取相应治疗。如果是内脏轻微损伤或对液体复苏反应迅速的患者不需要手术治疗。

肝破裂是腹部钝性伤内出血最常见的原因，而脾破裂出血最多、最致命。除非脾脏破碎，无法修补需进行脾切除外，应尽量不切除脾脏而是采取手术修补，保留其免疫功能，尤其是儿童。

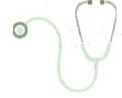

骨盆和泌尿生殖道创伤

一、骨盆骨折与血肿

（一）骨盆骨折

骨盆骨折属于重大创伤，诊断与治疗都较困难。

1. 诊断步骤

（1）通过直肠指检和直肠镜检判断有无直肠损伤。

（2）对女性患者进行盆腔检查，判断有无阴道损伤。

（3）采用逆行尿道造影检查，判断有无尿道或膀胱损伤。

（4）骨盆骨折和出血的诊断依据：有骨盆骨折和失血性休克的表现，而无其他部位出血的证据。

2. 治疗

骨盆骨折并大出血的治疗极为困难，通常首选外固定，并予支持性治疗。

（二）盆腔血肿

盆腔血肿通常由产科手术损伤、创伤、异位妊娠破裂和腹盆腔动脉瘤破裂等，以及使用抗凝药物、患有凝血疾病等因素引起。如果血肿无扩大，无须处理，随访即可。否则，可能需要手术治疗。

二、尿道创伤

尿道创伤可能涉及对肾、膀胱或尿道的钝性和穿透性两种损伤。腹部或骨盆外伤后出现血尿是典型症状。外伤后肉眼血尿需进一步诊查；无症状而只有显微镜下血尿者无须处理。检查过程中可能发现先天性畸形。

（一）临床特征和诊断

（1）前尿道损伤：典型的损伤发生于有骨盆骨折的男性，表现为尿道口出血、阴囊血肿，或在直肠指诊中发现前列腺高位骑跨。

（2）后尿道损伤：患者有尿意但无法排尿。行尿道逆行造影诊断尿道损伤是必要的，但不能插入气囊导尿管，以免加重损伤。

（二）治疗

（1）穿透性尿道损伤：需要外科手术探查及修补。

（2）前尿道损伤：立即外科手术修补。

（3）后尿道损伤：耻骨弓上引流，延期修复治疗。

三、膀胱损伤

膀胱损伤通常有骨盆骨折，男女性均可发生。逆行膀胱造影有助于诊断。骨盆X线检查时，需有排尿前后的X线片比较，可判断有无造影剂向膀胱基底部的腹膜外渗漏。

治疗：手术修补膀胱穿孔，作耻骨上膀胱造瘘。

四、肾脏创伤

肾脏创伤通常由钝性损伤引起，或低位肋骨骨折的断端穿入肾实质而受伤。CT扫描有助于诊断。主要采取保守治疗。如果创伤后致使肾动脉狭窄，可导致肾血管性高血压。

五、生殖器损伤

（一）阴囊血肿

阴囊血肿通常由直接创伤引起，除睾丸破裂外，无须特殊治疗，等待自然痊愈。超声图像可助诊断。

（二）阴茎断裂

阴茎断裂（penis fracture）指阴茎海绵体或白膜断裂，典型案例常发生在女性上位性交，运动猛烈时损伤勃起的阴茎。患者会突发疼痛，并出现阴茎血肿，但龟头正常。患者往往编造病史，诊断需要智慧。

治疗：立即手术修补。

（三）睾丸扭转

睾丸扭转罕见，主要发生在青少年。患者呈现突发、严重的睾丸痛，无近期感染史（如腮腺炎）、发热或脓尿。体检发现睾丸肿胀，触痛明显，患者取"高位骑跨"和"平卧"姿势。精索无触痛。

1. 治疗

需要按泌尿系统急症处理，立即解除扭转和固定睾丸。建议同时诊查和固定另一侧的睾丸。

2. 鉴别诊断

急性附睾炎：主要见于性活跃的年轻男性，呈突然、严重的睾丸痛，发热和脓尿。睾丸和精索肿胀、触痛明显，位置正常。使用抗生素治疗。如果诊断可疑，可做超声检查排除睾丸扭转。

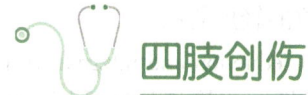

四肢创伤

一、四肢穿透伤

重点关注是否有血管损伤。

治疗：

（1）如果无大血管损伤，清创并预防性注射破伤风疫苗。

（2）如果是大血管附近的穿透伤，患者无症状，做动脉造影检查。

（3）如果有明显血管损伤（肢端无脉搏，血肿扩大），需要手术探查和修补。

（4）如果是复合伤（累及血管、神经、骨），首先做骨固定，然后修补血管（先动脉，后静脉），最后是神经。实施筋膜切开术，以免长时间缺血造成骨筋膜室综合征。

（5）高速枪伤可以导致大面积锥形组织破坏，需要扩大清创范围，甚至截肢。

二、四肢挤压伤

大面积四肢挤压伤可增加患肌红蛋白血症、肾功能衰竭和骨筋膜室综合征的风险。

治疗和预防：大量静脉输液，渗透性利尿，碱化尿液和施行筋膜切开术。

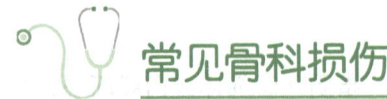

常见骨科损伤

一、骨折

骨折为常见的骨科创伤,以局部疼痛、肿胀和畸形为其特点。骨折需要X光片诊断。骨折可分为以下五种类型:

(1)粉碎性骨折:骨折处的骨骼被损毁成数块,最常见于挤压伤。

(2)应力性骨折:骨折源于羸弱骨骼反复受到压迫或打击。跖骨骨折最为常见,通常发生于运动员或类似的职业。X线检查通常是阴性。因而,诊断需要做CT或MRI扫描。治疗:康复疗法,减少体力活动/锻炼。如果骨折反复发生就有手术指征。

(3)压缩性骨折:脊椎伴有骨质疏松时的一种特殊类型骨折。原发部位一般1/3在腰椎,1/3在胸腰椎,1/3在胸椎。

(4)病理性骨折:微小创伤所导致的脆性骨折,是由某些疾病削弱骨质引起,如骨肿瘤、转移癌、多发性骨髓瘤、Paget骨畸形病等。治疗:骨骼的手术再塑,治疗潜在疾病。

(5)开放性骨折:受伤时骨折导致断端刺破皮肤。治疗:切开复位内固定(ORIF)手术,同时使用抗生素预防有高风险的细菌性感染。

骨折的一般治疗原则如下:

(1)闭合复位:用于无移位的轻度骨折。

(2)切开复位内固定(open reduction and internal fixation,ORIF):用于开放性/裂位性骨折、多发性创伤、病理性骨折、血管相关的骨折,以及骨折后闭合复位不当。骨开放性骨折需要在手术室清创,皮肤需缝合。

二、膝关节损伤

常见膝关节损伤概况见表13-1。

表13-1 常见膝关节损伤概况

损伤	临床特点、诊断和治疗
普通膝关节损伤	常伴有膝关节不稳定、水肿和出血。 (1)内侧半月板撕裂:由急性扭转损伤或老年人的退行性断裂引起,出现膝关节弹响和交锁(locking)、压痛、麦克默里(McMurray)试验(+)。治疗:保守治疗为主。 (2)内侧副韧带损伤:膝关节外翻超过正常,保守治疗为主。 (3)外侧副韧带损伤:膝关节内翻超过正常,保守治疗为主。 (4)前交叉韧带损伤:因扭转、过伸或撞击处于外伸位的膝关节引起;前抽屉测试和拉赫曼(Lachman)测试阳性。治疗:外科手术治疗,用髌腱或腘腱移植重建。 (5)后侧副韧带损伤:受力后伸展过度,后抽屉测试阳性。治疗:根据患者情况而定,运动员患者需要手术修补

续表13-1

损伤	临床特点、诊断和治疗
髌骨软化症	常见于膝关节过度使用的青少年，活动可加重膝关节上部疼痛，有刺激性烧灼感、髌骨中部压痛和弹响感。 治疗：①主动对抗性锻炼以加强股四头肌功能。②非甾体类抗炎药
剥脱性骨软骨炎	反复的血管缺乏区受损，导致软骨下骨坏死和分离性关节碎片。主要发生于活动多的青少年。患者膝关节疼痛、僵硬、弹响、关节肿胀和交锁，活动加重，伴有肌肉萎缩。X线显示：V征-knotch view。 治疗：①早期诊断，保守治疗。限制常规锻炼，关节制动，但仍需加强锻炼股四头肌，使用非固醇类抗炎药。②如果症状持续3个月以上，可行关节镜手术治疗
胫骨粗隆骨软骨病（Osgood-Schlatter disease）	胫骨结节骨骺炎，好发于喜爱剧烈运动的青年。患者胫骨结节部位疼痛、肿大和压痛，活动时或股四头肌收缩时疼痛加剧，休息时减轻。 治疗：①氯丁橡胶肢具固定可减轻疼痛。②限制活动或减少活动3个月

三、成人骨科损伤

成人常见骨科损伤概况见表13-2。

表13-2 成人常见骨科损伤概况

损伤	临床特点、诊断和治疗
膝关节损伤	见表13-1相关内容
肩关节脱位	（1）前脱位：为最常见型，由盂肱韧带拉伤引起。手臂外旋位于胸前，呈握手样姿势。脱位可损伤腋动脉和腋神经。 （2）后脱位：常见于惊厥和电休克之后，手臂常内旋而悬于体侧。X线片需包括侧位。 治疗：闭合复位后使用吊腕带和绷带固定。如果脉搏变弱，需做牵引或手术
髋关节脱位	后脱位最为常见，同一方向的力着点于内旋、屈曲和内收的髋关节（dashboard injury）。 治疗：闭合复位接以外展枕头或吊带固定
舟骨骨折	为常见的腕骨骨折，多有局部外伤/摔跤史加上解剖性"腕窝"处压痛（腕部舟骨骨折）。X线的骨折表现要在骨折后1～2周才能看到，诊断有时困难。第3舟骨骨折可致无血管性坏死。 治疗：拇指"人"字形绷带固定。痊愈时间长达半年
拳击手骨折	第五腕掌骨骨折。常发生在握拳时受到正前方外力所致外伤（如拳击坚硬物体）。 治疗：闭合复位和尺骨沟处夹板固定。如果皮肤发生破损：静脉注射抗生素，对抗经口途径感染的病原体。同时，行外科清创术，如果骨折成角则进行钢钉复位

续表13-2

损伤	临床特点、诊断和治疗
柯立氏骨折（图58）	为最常见的腕部骨折，多累及桡骨远程，常因跌倒时手掌背伸着地所致，导致桡骨远端成角和移位性骨折，出现银叉/枪刺状畸形，手掌肿痛。常见于孩童和老年骨质疏松患者。 治疗：闭合复位后长臂石膏固定，愈合需要3个月以上
肱骨骨折	由直接创伤引起。 （1）中段骨折：常引起桡神经瘫痪（腕下垂和拇指感觉缺失）。 （2）近端骨折：引起腋动脉损伤。 （3）远程（髁上）骨折：多见于孩童，引起肱动脉受损，桡动脉脉搏减弱，缺血性挛缩。 治疗：闭合复位和挂臂式石膏固定；吊带式夹板，绷带和托架固定。如果效果仍不佳可采用内固定（开放式固定和内固定）
孟氏骨折	桡骨头脱位加上尺骨干骨折，也称为"夜杖骨折"（自卫性损伤）。X线证实沿尺骨干骨折处有桡骨小头脱位。记忆："桡骨骑尺骨。" 治疗：桡骨颈——闭合性复位，尺骨——切开复位内固定
盖氏骨折	桡骨远程脱位和骨折。 治疗：切开内固定桡骨，于反掌位置用石膏固定前臂
髋关节骨折	（1）股骨转子间骨折：多发生于骨质疏松的女性走路跌倒时，临床表现为受累患肢缩短畸形和外旋。有继发深静脉血栓形成的危险。治疗：切开内固定股骨颈，采用加压螺纹钉固定，并予抗凝治疗和早期功能康复训练 （2）股骨颈错位性骨折：由直接外伤引起；可有长期使用类固醇激素或饮酒史；可伴有非血管性股骨头坏死（MRI确诊）和骨折不愈合。治疗：对老年患者最佳治疗为关节成形术
股骨骨折	由直接暴力外伤引起。风险是可引起严重出血和脂肪栓塞（表现为发热、巩膜瘀点、呼吸急促、低氧血症、意识错乱和休克）。 治疗：①用完整皮肤闭合骨折创面，股骨髓内钉固定。②开放性骨折：早期冲洗和清创，以避免脂肪栓塞；同时，行固定术
胫骨骨折	由直接外伤引起。 治疗：石膏固定和髓内针固定。参见骨筋膜室综合征（筋膜室内肿胀和被动伸趾诱发疼痛，伴有感觉或运动障碍）的相应治疗
踝部骨折	外旋和趾屈位受伤，导致外踝和内踝骨折。 治疗：切开复位内固定
跟腱断裂	通常发生于激烈运动中，典型者出现突然"啪"之声伴疼痛，伴随踝关节活动度下降。体检：足跖屈受限；汤普森（Thompson）试验（+）：患者俯卧位，患侧膝关节屈曲90°，挤压腓肠肌，同时测其足跖屈肌力，跟腱断裂时无跖屈动作。 治疗：手术修补加长腿石膏固定6周以上

四、儿童骨科损伤

常见儿童骨科损伤概况见表13-3。

表13-3 常见儿童骨科损伤概况

损伤	临床特点、诊断和治疗
锁骨骨折	是新生儿和儿童最常见的长骨骨折。通常发生于中1/3段,伴有近段骨折移位(变形和压痛),可能会导致臂丛神经麻痹(厄尔布瘫痪)。在新生儿中,其发生可能与大婴儿有关,伴莫罗反射不对称。治疗:儿童无须治疗;在成人采用"8"字绷带悬吊。如果骨折下面听到血管杂音,需进行血管造影术排除动脉损伤
桡骨小头半脱位	即"护士肘"。通常由突然牵拉小孩手引起。体检:主诉疼痛,拒绝屈肘;与厄尔布瘫痪相关。治疗:手法复位,将肘关节轻屈90°,不需要固定
青枝骨折	也称为骨皮质骨折(不完全骨折),仅一侧骨皮质骨折。治疗:根据受伤7~10天后的X线片,手法复位,行石膏固定
隆起(假性)骨折	外伤后骨皮质受压隆凸,但是骨皮质完整。大部分发生于尺桡骨远程。治疗:石膏固定3~5周
肱骨髁上骨折	通常发生于6~8岁儿童,有肱骨骨折、前臂骨筋膜室综合征和缺血性挛缩的风险;若桡神经损伤,可导致腕下垂。治疗:石膏固定;有血管神经损伤者要手术复位;无移位骨折可行经皮针固定术
索尔特-哈里斯(Salter-Harris)骨折	发生于儿童骨生长板的骨折,分为五型。治疗:Ⅰ和Ⅱ型可保守治疗,其他三型不稳定,需要手术治疗并预防并发症(如下肢不等长)
先天性髋关节脱位	髋关节发育不全,股骨近端从髋臼出现不同程度脱位,使髋关节半脱位或完全脱位。通常发生于第一胎女婴和臀先露胎儿(伴有过度宫缩)。体检:①巴洛(Barlow)试验检测是否存在后天脱位。②奥托拉尼征(Ortolani sign)作为还原试验(可听到髋关节"咔嗒"声)。③阿里或加里阿齐征(Allis/Galeazzi sign):将小孩平卧,两下肢屈膝90°,两踝放平对称位,发现两膝高低不平。④其他体征:蹒跚步态,皮肤皱襞不对称,髋关节外展受限。诊断主要依靠体征和X线检查和测量。治疗:①年龄在6月以内:帕夫利克(Pavlik)支具固定,维持髋关节屈曲和外展状态。②年龄在6~15个月,"人"字形石膏固定。③年龄在15~24月,切开复位加石膏固定。早期矫正对防止进行性畸形和股骨头缺血性坏死起重要作用
幼年变形性骨软骨炎:即Legg-Calve-Perthes氏病	股骨头骨骺软骨炎,由于股骨头骨骺缺血性骨坏死引起,多发于2~10岁儿童,大部分为双侧自限性疾病。患者表现为单侧下肢短小和无痛性跛行。体检:髋关节外展和内旋受限。X线:关节间隙增加,股骨头塌陷。治疗:小于5岁的患者无须治疗;大于5岁的患者,考虑髋关节外展位石膏或支架固定,也可行截骨术
股骨头骨骺滑脱症	近端股骨头骨骺从生长板分离导致股骨头向股骨颈内侧或后侧移位;常见于肥胖青少年,可能与甲状腺功能减退有关,30%的病例是双侧的。患者表现为大腿或膝关节疼痛和跛行。体检:髋关节压痛、内旋和外展、屈曲外旋受限。X线:可见内侧和后侧移位的股骨头。治疗:①症状轻(滑脱<30%):采用保守治疗或闭合复位术,避免负重。②中度(滑脱30%~60%):外固定。③重度(滑脱>60%):急诊外科固定

手术评估与并发症

手术患者必须在术前做好充分的准备，这样可以减少术前及术后的并发症。

一、心血管疾病的风险评估

（1）心血管疾病的病史（包括糖尿病）：是患者手术前第一位的限制因素。近期发生心肌梗死的患者，手术必须推迟6个月，并在此期间严格监控患者的状况。有器质性病变的患者必须在术前完成心电图、运动试验（心脏负荷试验）及超声心动图检查。

（2）射血分数小于35%：会增加非心血管手术的风险，应该避免心血管手术。

（3）充血性心力衰竭（出现颈静脉怒张、肺或下肢水肿等）：需要使用血管紧张素转化酶抑制剂、β受体阻滞剂、保钾利尿剂（如安体舒通等）进行治疗，以降低死亡率。

（4）无心血管疾病病史的及年龄在35岁以下的患者只需要做心电图检查。

二、肺疾病的风险评估

有肺疾病史或吸烟史的患者，需要做肺功能检查以进行肺功能评估，并且必须在术前6~8周戒烟（可以用尼古丁贴片代替）。

三、肾疾病的风险评估

有肾脏病史或正在患肾疾病的患者，术前需要维持患者体内液体充足，以降低肾缺血、肾素-血管紧张素系统的高活性状态及术后死亡率。肾透析患者需要在术前24小时进行一次透析。

四、手术并发症

手术并发症指手术后影响患者发病率或死亡率的任何不利情况。并发症可由手术操作引发，也可由手术后其他原因导致。其发生率及严重程度与患者的健康状况直接相关。早期预防和干预可降低严重后果的风险。因此，术前采集下列病史很重要：①吸烟或饮酒史；②药物和过敏史；③慢性疾病史（如慢性阻塞性肺疾病、冠心病、糖尿病等）；④既往手术史和并发症史。

常见术后并发症有以下几种。

（一）发热

（1）术后发热：温度多在38~39℃，主要由肺不张（最常见，多在术后24小时内）、肺炎（术后1~2天）、尿路感染（术后3~4天）、伤口感染（术后5~7天）、深静脉血栓性静脉炎（术后5~7天）或深部脓肿（7天以后）等原因引起。

（2）恶性高热：在全麻过程中接触挥发性吸入麻醉药（如氟烷）和去极化肌松药

（如琥珀酰胆碱）后即刻发生，呈高热，体温超过39.5 ℃，出现代谢性酸中毒，高钙血症和神经精神症状。本病是一种遗传性疾病，可有家族史。治疗：应尽早静脉注射丹曲洛林，吸入100%的氧气，纠正酸中毒并使用冷却毛毯降温。警惕发展成肌红蛋白尿和肾功能衰竭。

（二）呼吸系统并发症

肺不张最常见，特别是有吸烟或慢性肺疾病史者。

（1）肺不张：是手术后24小时内发生的最常见的并发症。典型表现为发热、心动过速，呼吸音减弱和啰音，胸部X线显示片状致密影。预防：鼓励患者咳嗽，经常深呼吸。

（2）吸入性肺炎：由吸入口咽或胃内容物引起。

（三）感染

术后感染最常见4个部位：呼吸系统、静脉、尿路以及伤口。

危险因素：异物、坏死组织、血肿、慢性疾病、营养不良、长期使用类固醇激素。

菌血症：可以在侵入性操作后0.5～1小时内发生，表现为寒战，体温超过39.5 ℃。抽血做3次血培养后，凭经验使用抗生素。

（四）深静脉血栓形成

Virchow三联征（形成该病的三种危险因素）：①外伤或外科手术史；②静脉瘀血；③高凝状态。其他因素包括肥胖症、老年、使用类固醇激素、恶性肿瘤等。

典型症状：发热、肿胀、腓肠肌触痛、Homan征（小腿疼痛，足背屈）。多普勒超声（首选）、体积描记术或静脉造影术有助于诊断。

治疗：静脉滴注肝素，负荷剂量后接以恒量滴注。

（五）肺动脉栓塞

肺动脉栓塞由静脉血栓脱落至肺动脉引起。典型表现为突发呼吸急促、心动过速、动脉血气异常（动脉血氧分压和二氧化碳分压降低）；吸氧后肺泡-动脉血氧梯度不能改善。

诊断：最佳初始诊断是心电图，可看到窦性心动过速，不伴ST改变。同时心电图还可排除心肌梗死。通气/血流比值异常有助于确诊。肺动脉造影是诊断的"金标准"，但系侵入性检查，很少使用。

治疗：抗凝剂加肝素，负荷量注射后恒量滴注。严重病例考虑溶栓和手术治疗。如果存在抗凝剂使用禁忌，则置入格林菲尔德滤网。

预防：穿弹性丝袜，气动加压袜，口服小剂量抗凝剂和皮下注射肝素。

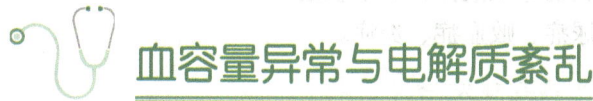
血容量异常与电解质紊乱

正常体液分布如下：

（1）男：机体总水量（total body water，TBW）=总体重的60%。

（2）女：机体总水量=总体重的50%。

（3）机体总水量所占比例会随年龄及肥胖程度（这是由于脂肪中含水量很少）的增加而减少。

（4）总水量的2/3（或总体重的40%）是细胞内液（intracellular fluid，ICF），大多数是在骨骼肌中，还有1/3（或总体重的20%）是细胞外液（ECF）。

容量状态的评估：

（1）监测尿量很重要。正常尿量在成人应多于1.0 mL/(kg·h)。尿量减少可以是容量耗竭的标志。

（2）每日体重变化能更准确地反映容量趋势的变化。

（3）患者的一般状况可以影响容量状态：①一般来讲，发热、败血症、烧伤或开放伤患者需要更高的新陈代谢，而且有更多的隐性失水。②患有肝衰竭、肾病综合征、肾衰以及其他可以导致低白蛋白血症的患者，易出现第三间隙液体潴留和机体总液量耗竭，而不是血管内液含量耗竭。③充血性心力衰竭患者可能合并肺水肿（左室衰竭）或全身水肿（右室衰竭）。

补液疗法：

（1）生理盐水：常用来增加脱水患者血管内容量，但充血性心力衰竭患者不作为首选，除非紧急复苏时需要。

（2）5%右旋糖酐及1/2生理盐水：常作为标准支持液，常与20 mEq/L的KCl溶液合用。

（3）乳酸钠林格（氏）溶液（含钾）在补充血管内容量方面效果好（尤其是创伤复苏时），但对于血钾高的患者应慎用。

（4）5%右旋糖酐（D5W）：可用于纠正血钠过高或溶解粉剂药品，但不能作为一种良好的维持液。

（5）失血：按照晶体与血浆3∶1的比例补充失血。

（6）总补液量=丢失量+维持量+继续丢失量。需多次监测心率、血压、尿量和体重。维持尿量在1～1.5 mL/(kg·h)。

一、血容量异常——血容量减少与脱水

（一）病因

（1）摄入不足与隐性失水（如体表与呼吸道蒸发）。

（2）胃肠道丢失：呕吐、鼻饲管吸出、腹泻、瘘管流出等。

（3）第三间隙丢失：浆膜腔积液、腹水、肠梗阻、烧伤、挤压伤等。

（4）创伤、开放伤导致液体积聚于软组织中。

（5）其他：多尿症、败血症、炎症。

（二）分类、临床表现及治疗

常见脱水类型和临床特征见表13-4。

表13-4　常见脱水类型和临床特征

按程度 （1）轻度（5%）：口渴、警觉、不安，其余正常。 （2）中度（10%）：口渴、不安、烦躁、呼吸急促、心动过速、脉搏减弱、黏膜干燥、皮肤轻微凹陷性浮肿、少尿和体位性低血压。 （3）重度（15%）：昏睡、瘫软、皮温低、出汗、紫绀、低血压、呼吸深而快、皮肤干燥、有花斑、囟门凹陷、心动过速、脉搏减弱、少尿、无尿和昏迷。 补充液体：总量=缺失量+维持量+继续丢失量
按钠离子浓度 （1）等渗性脱水：钠离子浓度130～150 mEq/L，液体和电解质从细胞外间隙等比例丢失。治疗：在8-24小时内用生理盐水补充缺失量。 （2）低渗性脱水：钠离子浓度<130 mEq/L，钠的丢失量多于水的丢失量。治疗：在8-24小时内用生理盐水或林格氏液补充缺失量，严重者（钠离子浓度<120 mEq/L）补充3% NaCl 100 mL。 （3）高渗性脱水：钠离子浓度>150 mEq/L，水的丢失量多于钠的丢失量。治疗：在48小时内用5%葡萄糖液或5%葡萄糖加1/2生理盐水补充缺失量

二、液体容量过多

（一）病因

（1）液体潴留状态：如充血性心力衰竭、肝硬化、肾炎综合征、肾衰竭等。

（2）医源性：胃肠外补液过多等。

（二）临床表现

（1）查体：体重增加，颈静脉扩张，外周性水肿，肺水肿（少见），腹水等。

（2）实验室检查：红细胞压积降低，白蛋白浓度下降。

（三）治疗

（1）限制液体摄入，谨慎使用利尿剂，纠正根本病因。

（2）监测尿量以及每日体重，并制定相应治疗方案。

三、低钠血症

定义：血清钠低于135 mEq/L，同时不伴有高血糖症及高脂血症。

（一）病因

（1）循环血量过多：继发于血管内容量减少，抗利尿激素产生减少，以及自由水清除减少。常见于心力衰竭、肾病综合征、肝硬化、肾衰竭。

（2）循环血量减少：液体从胃肠道丢失（如呕吐、腹泻、鼻胃管吸出），使用利尿剂，出汗，烧伤，低渗液体替代，艾迪生病。

（3）循环血量正常：精神性多饮症（每天摄入＞10 L），甲状腺功能减退，抗利尿激素分泌异常综合征，中枢神经系统及肺部疾病（如感染、肿瘤、栓塞、哮喘、创伤），药物［口服降糖药、氟哌啶醇、长春新碱、卡马西平（增加抗利尿激素释放）］。

（4）假性低钠血症：由高脂血症、高血糖症引起。

（二）诊断要点

（1）当钠＜125 mEq/L时，表现出神经系统症状：乏力、嗜睡、迟钝，严重时导致昏迷和惊厥（如果钠＜125 mEq/L）。

（2）当钠＜135 mEq/L时，尿渗透压大于血清渗透压，尿钠大于40 mEq/L。

（三）治疗

血钠浓度调整不能太快，快速调高钠会导致中枢脑干脱髓鞘病变，引起脑干损伤，下肢轻瘫，发音困难和吞咽困难。

（1）轻度（血清钠120~130 mEq/L）：输液量小于1 L。

（2）中度（血清钠110~120 mEq/L）：给予肾小球髓袢利尿剂（如速尿）和生理盐水，防止软组织自由水丢失。

（3）重度（血清钠小于110 mEq/L）：静脉注射高张生理盐水。

四、高钠血症

定义：血清钠大于155 mEq/L。

（一）病因

多数情况是由于液体摄入不足和非感应性水钠流失。

（1）肾外丢失：通过感染、呼吸和皮肤增加丢失（如出汗、烧伤、发热、运动），以及胃肠道丢失［如渗透性腹泻（由乳果糖吸收不良引起）或感染性腹泻］。

（2）肾丢失：特发性因素（最常见的原因），肾性尿崩症（锂盐），低钾高钙血症，慢性肾病，地美环素，镰刀状红细胞疾病（sickle cell disease，SCD），中枢性尿崩症，外伤，感染，肿瘤，肉芽肿，由脑损伤或神经外科手术造成的脑缺氧，渗透性利尿（如糖尿病酮症酸中毒、非酮症高渗性昏迷、甘露醇、利尿剂）。

（二）诊断要点

（1）高钠血症主要引起神经系统症状：头疼、恶心、呕吐、兴奋、惊厥和昏迷（严重时）。

（2）尿崩症产生的稀释尿，每日尿量可达3~20 L。

（三）治疗

（1）急性期：静脉给予等渗性液体。血钠的校正不应超过1 mEq/2 h。血钠校正过快会导致脑水肿、永久性神经损害或惊厥。

（2）中枢性尿崩症：给予抗利尿激素（antidiuretic hormone，ADH）；若可能，治疗潜在病因。

（3）肾性尿崩症：停止使用肾损害性药物；使用噻嗪类利尿剂或非甾体抗炎药。非甾体抗炎药能够抑制前列腺素（前列腺素会损伤肾脏的浓缩功能）和增加抗利尿激素的活性。

五、低钾血症

定义：血清钾低于3.5 mEq/L。

（一）病因

（1）碱中毒会导致细胞内外离子转移，氢出钾进。使用胰岛素能促进钾和葡萄糖进入细胞内。

（2）胃肠道丢失：呕吐，腹泻，管状引流。

（3）尿丢失增加：原发性醛固酮增多症（又称Conn综合征），利尿剂，糖尿病酮症酸中毒，库欣综合征，甘草浸膏（具有肾上腺皮质激素样作用），肾小管酸中毒。

巴特氏综合征：原发性肾髓袢氯化钠重吸收障碍，引起肾素和醛固酮增高，但患者血压正常。

（二）诊断要点

当钾小于3.0 Emq/L时开始出现症状：肌力减弱、麻痹、心律失常，心电图出现U波和T波低平，部分患者可有肾性尿崩症。

（三）治疗

（1）及时治疗原发病，口服氯化钾是最好的治疗方法。

（2）静脉缓慢给予氯化钾仅用于严重低钾，可使用生理盐水或1/2张力盐水。快速输入氯化钾的潜在并发症是致死性心律失常。

六、高钾血症

定义：血清钾大于5.5 mEq/L。严重高血钾可引起心律失常，甚至心脏骤停！

（一）病因

通过口或静脉摄入增加，同时伴有肾排泄障碍（如肾功能衰竭）。

（1）酸中毒（氢-钾交换），氢离子进入细胞内，钾离子外出；胰岛素功能不足。

（2）组织溶解：横纹肌溶解症，肿瘤组织溶解，惊厥或激烈运动后。

（3）醛固酮减少症：Ⅳ型肾小管性酸中毒，血管紧张素转换酶抑制剂应用，肝素抑制醛固酮分泌，艾迪生病（肾上腺皮质功能衰竭症），使用保钾利尿药（如氨苯蝶啶、阿米洛利、安体舒通），非甾体抗炎药。

（4）周期性麻痹：以反复发作的中度肌肉力量减退伴有中度钾离子浓度增高为特征。部分患者有家族史。

（二）诊断要点

（1）肌力减弱（血清钾常高于6.5 mEq/L）和肺通气不足。

（2）心电图：T波高尖，QRS波变宽，QT间期缩短，P-R间期延长。心电传导异常是导致死亡的首要原因。

（三）治疗

（1）病情危急，心电图异常时静脉输注钙剂（$CaCl_2$），可稳定细胞膜，立刻见效。

（2）$NaHCO_3$：通过碱化体液使钾离子进入细胞内。不可同时输注钙剂，否则有可能形成碳酸钙沉淀。

（3）静脉给予葡萄糖和胰岛素：可促使钾进入细胞内，应在30~60分钟内完成。

（4）其他：利尿药是去除钾、钠的常规方法。β受体激动剂可抗高钾血症。聚磺苯乙烯作为阳离子交换树脂，可吸收钾离子释放钠离子。同时给予山梨醇防止便秘。对不能经口给药的患者可以给予灌肠处理。

（5）透析治疗：当血钾浓度大于6.5 mEq/L时，尽管采用了其他治疗，还要采用透析治疗。

禁忌证：对于老年患者和肾衰竭患者避免同时使用非甾体抗炎药与保钾利尿剂或血管紧张素转化酶抑制剂，以免引发致命性的高钾血症。

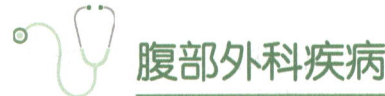

腹部外科疾病

腹部外科疾病常见的腹痛部位有左上腹部、中腹部、右上腹部、右下腹部、左下腹部。不同部位腹痛的病因见表13-5。

表13-5 不同部位腹痛的病因

腹痛部位	病因
左上腹部	胃炎、胃溃疡、脾破裂，肠易激综合征（脾曲综合征）
中腹部	胰腺炎、消化性溃疡、主动脉夹层
右上腹部	胆绞痛、胆囊炎、胆管炎、十二指肠球部溃疡（穿孔）
右下腹部	阑尾炎、异位妊娠、卵巢（囊肿蒂）扭转、盲肠憩室炎
左下腹部	乙状结肠憩室炎、乙状结肠扭转、异位妊娠、卵巢扭转

一、肠梗阻

肠梗阻是多种原因引起肠管机械性或功能性阻塞。肠腔阻塞后，近侧端的气体和液体积聚使肠腔内压力升高，导致肠血液灌流不足及肠坏死。肠梗阻可分为小肠梗阻（small-bowel obstruction，SBO）和大肠梗阻（large-bowel obstruction，LBO）（表13-6），还可分为部分性肠梗阻和完全性肠梗阻。

表13-6 小肠梗阻和大肠梗阻概要比较

类型	小肠梗阻（SBO）	大肠梗阻（LBO）
病因	术后粘连最常见；其他见于疝、肿瘤、肠扭转、肠套叠、胆石性肠梗阻、腹腔疾病、异物、克罗恩病、囊性纤维化、血肿、年轻患者	粪便嵌塞、肠扭转或结肠癌较常见；其他见于憩室炎、良性肿瘤、老年患者。怀疑肿瘤直至排除
诊断	（1）痉挛性腹痛，大量呕吐，发热，脱水。 （2）腹胀（远程梗阻），可有高调肠鸣音，外科瘢痕或疝。 （3）腹部X线检查示"阶梯状"改变；钡餐检查可示部分或完全性肠梗阻；复杂病例可做CT检查	（1）深部痉挛性腹痛、腹胀、恶心、呕吐出恶臭粪便残渣，便秘。 （2）腹部触痛，高调肠鸣音，腹部包块，穿孔，腹膜炎，发热，休克。 （3）腹部X线检查有助于诊断，钡餐或水对比灌肠有助于确定肠穿孔；病情稳定时，可行乙状结肠镜检查或结肠镜检查，该检查既是诊断又是治疗手段
治疗	（1）住院，部分梗阻可采取保守治疗，胃肠减压，观察。 （2）完全性肠梗阻：禁食，经鼻胃管减压，静脉补液，外科探查	（1）住院，针对基本病因治疗。 （2）多数患者需手术治疗，如坏疽、肿瘤等。直肠插管或结肠镜检查可解决部分病例

二、阑尾炎

阑尾炎指阑尾的炎症，主要由淋巴滤泡增生或粪石导致阑尾管腔阻塞，如果延误诊断和治疗，可导致细菌感染，形成脓肿和/或穿孔。该病是35岁以下年轻患者最常见的急腹症。

（一）诊断要点

（1）始于脐周钝痛，然后转移并加剧到右下腹，形成固定疼痛。可有厌食、恶心、呕吐和发热。

（2）体检：右下腹麦氏点固定压痛（阑尾炎的标志性体征），腰大肌试验、闭孔内肌试验或结肠充气试验阳性（压迫左下腹引起右下腹疼痛）。须实施经肛门直肠指检，触痛提示后位阑尾炎。年轻女性患者需进行盆腔检查，以排除盆腔炎症性疾病。

（3）实验室检查：白细胞计数>12 000/μL。超声检查有助于诊断。复杂病例需要进行CT检查。

（二）鉴别诊断

（1）异位妊娠破裂：对于有性生活的女性，询问末次月经史及进行尿HCG测试是必要的；盆腔检查和超声检查有助于确诊。手术可能既是诊断手段又是治疗手段。

（2）盆腔炎症性疾病：主要发生于有性生活的女性，通过盆腔检查和分泌物试验可确诊。

（3）急性回肠炎：由耶尔森氏大肠杆菌引起，表现为右下腹疼痛+发热+腹泻（阑尾炎通常伴便秘），无包块。

（4）其他：卵巢扭转，肠胃炎，肠扭转，憩室炎，克罗恩病，肾盂肾炎，肠系膜缺血，迈克尔憩室，结肠癌穿孔。

（三）并发症

腹腔脓肿，阑尾穿孔（表现为腹肌紧张，X线显示膈下游离气体），肝脓肿，化脓性门静脉炎。

（四）治疗

（1）阑尾切除是最佳治疗。阑尾穿孔时需紧急手术。
（2）若脓肿稳定，可在CT引导下引流，再行阑尾切除术。
（3）如果开腹后发现阑尾正常，建议切除阑尾。
（4）无并发症的患者，术前和术后2日可给予抗生素治疗。

三、肛裂

肛裂指肛管撕裂或溃疡，大多数由粪便干结导致排便时创伤所致。其他原因包括性病、肠炎和解剖异常。如果肛裂累及内括约肌，使其痉挛，可导致便秘。

（一）临床特点和诊断

（1）排便时疼痛，排便后再次疼痛和出血。可见皮垂突出于肛门外。
（2）根据临床表现可以做出诊断。

（二）治疗

（1）高纤维饮食，口服软便剂，使用甘油栓，局部麻醉或使用肉毒杆菌毒素，口服缓泻剂，坐浴。
（2）如果经3~4周保守治疗效果不佳，应排除其他伴随疾病（如克罗恩病、癌症、梅毒等）；然后考虑手术治疗（肛管内括约肌切断术）。

四、痔（疮）

痔（疮）指肛门直肠处的静脉曲张。基本原因是肛门直肠静脉丛压力增加，通常继发于用力排便、便秘、门脉高压、充血性心力衰竭、妊娠、长期端坐或站立、肛交等。可分为两类：①外痔，为下痔丛的静脉扩张，位于齿状线远程（有疼痛感觉区）；②内痔，扩张的黏膜静脉位于直肠上静脉丛。

（一）临床特点和诊断

（1）大便或手纸上见鲜血。内痔通常不痛，而外痔表现瘙痒、脱出和疼痛（如有栓塞）。疼痛常持续数天后逐渐消退。
（2）肛门直肠检查可见淡蓝色隆起，有触痛，可还纳或不可还纳。肛门镜检查用于诊断内痔。

（3）隐性直肠出血在排除其他更严重的病因（如癌症）之前，绝不应将其归因于痔疮。

（二）治疗

（1）无症状的痔无须治疗。无症状痔的初始治疗是软化粪便、坐浴、洗澡，多食流质饮食，避免久坐，局部涂抹止痛和止痒霜。痔疮容易藏匿细菌而感染，每日应该用水或湿纸清洗。

（2）胶圈套扎：将特制的胶圈套入内痔的根部，使痔缺血、坏死和脱落。

（3）如果上述保守治疗1～2周后无效，则需进行手术治疗：①注射硬化剂，向突出的静脉或痔核处的黏膜下层内注射硬化剂。②痔切除术，最为有效但很少采用。

五、疝

疝指体内某个脏器或组织离开正常解剖部位，通过先天或后天形成的薄弱点、缺陷或孔隙进入另一部位。疝多发生在腹部，以腹外疝多见。腹外疝是由腹腔内的脏器或组织经腹壁薄弱点或孔隙向体表突出所致。腹外疝多发生在腹股沟区（腹股沟疝），分为直疝或斜疝，男性的发病率高于女性。其他类型的疝包括股疝和腹壁疝（脐疝或切口疝）。腹内压力增加是疝发生的常见原因，如过度用力、慢性咳嗽、肥胖、妊娠或腹水。

（一）临床特点和诊断

（1）腹股沟疝：通常无症状，多在体检时发现，可在腹股沟区触及一肿块，咳嗽时可能伴有伴疼痛。

（2）嵌顿疝：偶尔可见严重嵌顿疝，疝内容物可发生绞窄，甚至坏死。嵌顿疝呈不可复性，有触痛。

（二）治疗

多数疝需手术修补，以避免缺孔增大和肠管嵌顿。术前可尝试手法复位，动作应温柔。如果手法复位失败，需要进行紧急手术，以免出现严重嵌顿。

第十四章 常见妇产科疾病

女性月经周期和激素生理变化：①促卵泡激素高峰期（月经周期第3～4天）；②雌激素高峰期（月经周期第10天）；③促黄体激素高峰期（月经周期第12～13天）；④排卵期（月经周期第14天）；⑤孕激素高峰期（月经周期第21天）；⑥行经期（月经周期第28天左右）。

雌孕激素的生理特点见表14-1。

表14-1 激素生理

激素	来源及功能
雌激素	来源：卵巢、胎盘、肾上腺和睾丸。功能：①促进生殖器官和乳房的发育。②促进卵泡发育。③促进子宫内膜增殖和增加子宫肌兴奋性。④促进脂肪堆积，参与肝脏合成转运蛋白质。⑤正反馈调节黄体生成素（高峰）及负反馈抑制卵泡刺激素的分泌
孕激素	来源：黄体、胎盘、肾上腺皮质和睾丸。功能：①促进乳房发育和子宫内膜腺体分泌。②抑制子宫平滑肌兴奋性和维持怀孕。③使宫颈黏液变稠，从而抑制精子进入子宫。⑤使体温升高（0.5 ℃）。⑤反馈抑制促性腺激素（黄体生成素、卵泡刺激素）的分泌

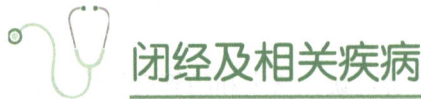

闭经及相关疾病

闭经指无月经。原发性闭经是指年满14岁尚无月经且缺乏第二性征，或年满16岁尚无月经（孤立性原发闭经）。继发性闭经是指曾有过正常月经而又中断3个月经周期或闭经达6个月。引起继发性闭经最常见的原因是怀孕。

（1）闭经常见病因：

A. 原发性闭经。性腺发育不全或障碍（如特纳综合征）、睾丸女性化综合征（又称雄激素不敏感综合征）、苗勒氏管异常、垂体机能减退、体质发育延迟等。

B. 继发性闭经。怀孕（最常见）、甲状腺功能亢进/减退、丘脑/垂体功能减退（席汉氏综合征、卡尔曼氏综合征）、多囊卵巢综合征、绝经期提前、高催乳素血症、神经性厌食症等，这些病因均可导致无排卵。

（2）诊断要点：应该根据逻辑关系在3个层次进行诊断：①子宫或卵巢；②生殖道；③垂体、下丘脑或中枢神经系统。

A．β绒毛膜促性腺激素（β-hCG）测试：始终是多数生育年龄患者首先应考虑做的检查项目。

B．生殖道体检：可能显示无子宫或阴道。

C．催乳素测试：催乳素增高导致卵泡刺激素和黄体生成素水平降低；引起高泌乳素血症的常见原因是垂体瘤、甲状腺功能低下、多巴胺受体拮抗剂（如酚噻嗪类等）。诊断手段有促甲状腺激素检测、垂体的CT/MRI扫描。

D．孕激素激发试验：如果用孕酮5天后发生撤退性出血（测试阳性），提示患者有生殖道且有雌激素产生，可诊断为无排卵。如果测试结果为阴性，无出血，应进行雌激素-孕激素激发试验。

E．雌激素-孕激素激发试验：如果发生撤退性出血，病因是在卵泡或下丘脑-垂体轴。如果无出血，诊断为阿谢曼氏综合征（子宫内膜纤维化，常由宫内节育器或人工流产引起）。

F．促性腺激素（卵泡刺激素/黄体生成素）试验：如果卵泡刺激素/黄体生成素水平低，这意味着起支配作用的促性腺激素释放激素低下，考虑为下丘脑/垂体功能障碍（席汉氏综合征、垂体肿瘤等）。如果卵泡刺激素/黄体生成素水平高，这意味着雌激素水平低下，考虑是性腺功能衰竭（如特纳综合征、性腺发育不全、17-羟化酶缺乏等）。

（3）治疗：治疗潜在病因（原发病）。

一、异位妊娠（宫外孕）

异位妊娠（宫外孕）指受精卵在子宫体腔以外种植发育的妊娠。最常见的异位妊娠位置是输卵管（95%在远程壶腹部）。危险因素包括盆腔炎性疾病（第1位），宫外孕病史，输卵管或盆腔手术史，以及使用己烯雌酚或宫内节育器史。

（一）诊断要点

（1）三联征：①停经；②单侧下腹部疼痛；③不规则阴道出血（末次月经后1～2周）。其他可能发现：盆腔包块，若破裂则有直立性低血压，全腹疼痛和压痛。

（2）对任何可疑者，首先测绒毛膜促性腺激素（HCG）。如果结果是阳性，但HCG<1 500 mIU/mL，需行经阴道超声检查，或在24小时内重复测绒毛膜促性腺激素。

（3）如果患者有"三联征"并伴直立性低血压，首先要做后穹隆穿刺，可能抽出超过5 mL的不凝固血液。

（4）确诊是通过腹腔镜或开腹手术。

（二）治疗

根据连续监测绒毛膜促性腺激素（HCG）和超声检查结果来决定治疗方案。

（1）若患者病情稳定，输卵管妊娠尚未破裂，绒毛膜促性腺激素持续下降，包块小于3.5 cm，可用期待疗法，观察病情的自发过程。

（2）绒毛膜促性腺激素稳定，宫外孕包块未破裂，怀孕小于6周且包块小于3.5 cm时，可用甲氨蝶呤治疗。

（3）在其他所有情况下，则需要手术治疗：单侧输卵管切开手术（最常用）、输卵管切除术（如有输卵管破裂）以及输卵管卵巢切除术。

（4）多数患者予注射抗Rh抗体。

（三）并发症

失去胎儿，失血性休克甚至死亡，再次发生宫外孕，不孕症，以及Rh血型过敏。

二、经前期综合征

（一）临床特征和诊断

经前期综合征（premenstrual syndrome，PMS）是范围广泛的身体和情绪方面的失调，包括液体潴留（如腹胀、乳房胀痛，水肿）、自主神经症状（如失眠、疲乏、心悸）、骨骼肌疼痛或情绪方面的症状（如哭泣、焦虑、抑郁、情绪波动）。

诊断是通过记录上述症状连续3个月经周期。

（二）治疗

选择性血清素再摄取抑制剂（如氟西汀）、孕激素、安体舒通和维生素B_6。

附：女性下腹疼痛的鉴别诊断

（1）外科疾病：阑尾炎、腹部脓肿、卵巢囊肿扭转/破裂、子宫内膜异位症、肠梗阻等。

（2）有妊娠的情况：异位妊娠、先兆流产、不全流产和葡萄胎。

三、绝经

绝经指继发于卵巢退化且对促性腺激素抵抗而导致的永久性停经。女性绝经的平均年龄约为50岁；40岁前绝经则被认为是绝经期提前，通常是继发于特发性卵巢早衰。绝经年龄在40至50岁被认为是过早绝经，这往往与吸烟、饮酒等有关。由于雌激素保护性降低，绝经期妇女具有更多患骨质疏松症和心脏病的风险。更年期是指妇女从性腺功能衰退开始至完全丧失为止的一个转变时期；而绝经期则仅指月经绝止不行期。

（一）诊断要点

（1）月经不规则（表现为经量减少、增多或经期过长）、潮热（由血管舒缩神经不稳定所致）、出汗、情绪波动、抑郁、睡眠障碍、性欲减退、性交疼痛（由于阴道萎缩）、尿路刺激等症状。

（2）体检提示阴道干燥及生殖道萎缩。实验室检查多数显示血清卵泡刺激素升高。

（3）诊断：有上述表现且无月经1年。

（二）治疗

（1）激素替代疗法（HRT）：可减轻一些症状及降低骨质疏松症和心血管系统疾病的风险。如患者有子宫，使用对抗性的孕激素/雌激素疗法；如患者无子宫，使用无对抗的雌激素治疗。

（2）除激素替代疗法之外的其他选择：补充钙、磷、维生素D等，这些物质虽可治疗骨质疏松症，但不能缓解其他症状。

（三）并发症

萎缩性阴道炎，骨质疏松症以及心血管系统疾病（如心肌梗死、中风）。

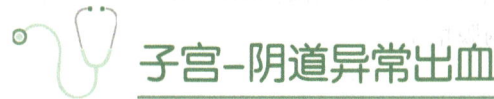

子宫-阴道异常出血

一、青春期前阴道出血

多数患者年龄小于10岁，首要原因是异物，其次是创伤、性早熟引起的月经提前等。

性早熟是指女孩在8岁以前、男孩9岁以前出现第二性征发育和身体迅速生长。目前世界性的性早熟总病例日益增多，这可能与人们越来越多地摄入更多含类固醇激素的食物有关。性早熟在女孩中更为常见。

二、异常子宫出血

诊断标准：①月经持续时间超过8天；②月经周期间隔小于21天；③每次月经周期的总失血量大于80 mL。

常见原因包括功能性子宫出血和宫外孕造成的出血、先兆流产、子宫腺肌病、子宫内膜异位症、子宫息肉或肌瘤，以及宫颈癌或子宫内膜癌等。

（一）诊断试验

测试绒毛膜促性腺激素（首先排除怀孕），血细胞计数，了解内分泌因素（测促甲状腺激素、泌乳素、卵泡刺激素/黄体生成素），行刮宫术检查是否有子宫病变，超声检查有无包块，巴氏涂片/活检查是否存在肿瘤及其性质。

（二）鉴别诊断

在生育年龄的女性不规则出血应考虑妊娠或妊娠并发症、无排卵，或解剖结构异常等原因。

（三）治疗

根据病因治疗。

三、功能性子宫出血

功能性子宫出血（dysfunctional uterine bleeding，DUB）包括月经过多、月经周期不规则、月经不调及月经量过多、月经过频（月经次数增多）和月经稀少。

(一）诊断要点

（1）首要原因是无排卵，导致对雌激素无抗衡的效应。雌激素持续刺激无分泌期的子宫内膜引起突破性出血。

（2）有月经不规则的病史，无痛性月经出血，绒毛膜促性腺激素阴性，且子宫解剖结构正常，可考虑功能性子宫出血。

（3）宫颈黏液清亮、稀薄似水，基础体温图表在月经周期中不显示中期体温上升现象，子宫内膜活检显示内膜增生。

（二）治疗

（1）患者年龄小于30岁：周期口服避孕药或孕激素；如果严重，应静脉给予雌激素治疗。

（2）患者年龄大于35岁：首先做子宫内膜活检，依据活检结果制定治疗方案。

（3）严重且难以控制的子宫出血，需要清刮子宫以清除子宫内膜、阴道填塞、子宫动脉结扎术，甚至子宫切除术（作为最后的治疗手段）。

四、子宫内膜异位症

子宫内膜异位症指子宫内膜腺体及间质生长在子宫以外，是良性病变而不是癌前状态。其病因不详，可能是由月经逆行引起。最常见的子宫内膜异位部位是卵巢；其次是直肠子宫陷凹。每月的出血可使附件增大，称为卵巢子宫内膜异位囊肿或巧克力囊肿。

（一）诊断要点

（1）典型的病史有痛经、排便疼痛、性交疼痛、慢性腹痛、异常出血和不孕。

（2）体检常显示骨盆压痛，宫骶韧带结节，子宫固定、后倾或有压痛，卵巢增大。

（3）辅助检查：血常规显示白细胞正常，红细胞沉降率正常。CA125可升高。超声显示子宫内膜异位。

（4）确诊通过腹腔镜识别（活检）子宫内膜异位结节或子宫内膜异位症病变（如"巧克力囊肿"或"烧糊粉"样病变）。

（二）鉴别诊断

盆腔炎性疾病，盆腔粘连，异位妊娠，卵巢扭转，子宫腺肌瘤，阑尾炎，闭经等。患者在妊娠期间因无月经，症状可减轻。

（三）治疗

（1）药物：首选促性腺激素释放激素（如亮脯利特）用3～6个月；如果患者年轻无妊娠计划，可口服避孕药（模拟妊娠引起的子宫内膜萎缩性变化）。

（2）手术：①保守手术。对期望怀孕的患者，通过腹腔镜切除可见的异位子宫内膜。②彻底手术。经腹腔彻底切除子宫术用以治疗严重、复发及不需要怀孕的患者；若加双侧输卵管卵巢切除术，则术后患者需要进行雌激素替代治疗。

追踪：本病患者应每年进行妇科检查及评估。

五、子宫腺肌病

子宫腺肌病指异位的子宫内膜腺体和间质侵入子宫壁肌层，通常为弥漫性分布；当病变局限且被假包膜包绕时，称为子宫腺肌瘤。

（一）诊断要点

（1）多数患者无症状。常见症状是继发性痛经，月经过多和由此导致的贫血。

（2）盆腔检查：大部分诊断是由临床证实子宫在未怀孕的情况下呈弥漫性、对称性增大且有压痛；压痛通常是在月经期前和月经期更为明显。确诊靠手术切除组织后的病理学检查。

（3）影像：超声或MRI显示子宫弥漫性增大伴有肌壁内囊性区域。

（二）治疗

子宫切除术是可靠的治疗方法。目前，尚无令人满意的药物治疗。

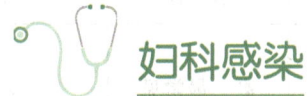

妇科感染

一、盆腔炎

盆腔炎（pelvic inflammatory disease，PID）定义为累及输卵管、子宫、卵巢、或子宫韧带的感染，通常继发于宫颈及阴道感染后。最常见的病原体是衣原体和淋球菌，其他包括支原体、厌氧菌或革兰氏阴性菌。危险因素包括无保护或频繁的性交、多个性伴侣、初次性交年龄过小及使用宫内避孕器（避孕环）。女性比男性更易受感染。使用口服避孕药及屏障避孕法对盆腔炎有预防作用。

（一）诊断要点

（1）有低热，触诊宫颈、子宫或子宫附件时出现腹部及盆腔疼痛的病史。宫颈/子宫附件活动性触痛是诊断的关键体征。可见宫颈分泌物。

（2）实验室检查：白细胞增多（大于10 000/微升）。应检测绒毛膜促性腺激素，并取分泌物在琼脂培养基上进行奈瑟氏菌培养以检查淋球菌，并进行革兰氏染色。腹腔镜检查可确诊。盆腔超声可帮助排除其他疾病，如卵巢囊肿、肿瘤或脓肿。

（二）鉴别诊断

异位妊娠，子宫内膜异位症，卵巢囊肿（出血、扭转）或肿瘤，尿路感染，阑尾炎，憩室炎等。

（三）治疗

（1）轻者：门诊患者治疗用单剂量头孢曲松（抗淋球菌）加阿奇霉素，或用强力霉素7天（抗衣原体），或用2周氧氟沙星加甲硝唑（抗厌氧菌）。

（2）严重者（白细胞高、体温高于39℃）：住院治疗，静脉输头孢西丁（或头孢替坦）加口服阿奇霉素/强力霉素。

（3）慢性盆腔炎（脓肿）：用氨苄西林+庆大霉素+甲硝唑+克林霉素72小时以上。

（四）并发症

不孕症和异位妊娠。

二、阴道炎

阴道炎是阴道的炎症，多数属于性传播疾病。正常情况下，阴道中含有混合菌群，且这些菌群能在乳酸杆菌维持的酸性环境（pH3.5~4.5）中生长。任何改变（增加）阴道pH的因素（如药物、疾病、频繁不卫生的性交），都可能致其他细菌过度生长并引发感染。常见的阴道感染病原体包括衣原体、细菌、真菌和原虫（表14-2）。

表14-2 阴道炎按病因比较

参数	细菌	衣原体	毛滴虫	真菌
发病率	高，厌氧菌、加德纳球杆菌最常见，可为性病	高，最常见性病	可与细菌/性病共存	念珠菌最常见，非性传播疾病，多见于免疫功能缺陷患者
症状及体检	阴道烧灼感；分泌物稀薄、呈灰色，带腥味及腐味	无痛，黄色、黏液脓性分泌物	丰富，黄绿色、恶臭的泡沫状分泌物；阴道上段/宫颈见草莓色瘀点	瘙痒，黏稠、白色、均质、干酪样分泌物，无异味；阴道前壁见剥脱性红斑
盐水涂片	线索细胞（上皮细胞覆盖着许多球杆菌）+白细胞	许多白细胞，但无细菌	活动性滴虫（有鞭毛，梨形，比白细胞大）	（-）
氢氧化钾涂片检查	胺臭味试验（+）（鱼腥味）	（-）	胺臭味试验	假菌丝
阴道pH值	>4.5	>4.5	>4.5	正常（<4.5）
治疗	甲硝唑7天，口服；或阴道给药；若怀孕，用克林霉素；若复发，同治性伴侣	阿奇霉素1天或强力霉素7天	患者及性伴侣同服甲硝唑；如怀孕，用甲硝唑霜	局部用抗真菌剂（如制霉菌素、咪康唑）

三、宫颈炎

这是一种子宫颈炎症，通常与外阴阴道炎并存。在性活跃的女性中，发病率至少为80%。

（一）病因

（1）感染：为首要原因；最常见的病原体是披衣菌、淋球菌、阴道毛滴虫，以及单纯疱疹病毒、人类乳突病毒。

（2）其他：创伤、恶性肿瘤、辐射等。

（二）诊断

（1）多无症状。子宫颈流黄绿色黏液脓性分泌物提示有细菌或毛滴虫感染。糜烂性宫颈炎是一种常见的慢性类型，也是慢性子宫炎症过程的局部特征，主要症状包括白带增多、外阴瘙痒和疼痛、下腹部和腰骶部疼痛、尿频或排尿困难。这也是宫颈癌的一个危险因素。

（2）体检：活动宫颈时有触痛。其他骨盆炎性疾病体征为阴性。

（三）治疗

根据病因，参照阴道炎和盆腔炎疾病的抗生素治疗（见妇科感染"一、""二、"的相关内容）。

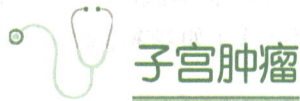

妇科肿瘤大多数是良性的。常见的妇科恶性肿瘤有乳腺癌（首位）、子宫内膜癌、卵巢癌、宫颈癌和外阴癌。

一、子宫内膜癌

定义：子宫内膜腺体及间质成分的恶性增殖，主要来自子宫内膜的非典型复合性增生，是继乳腺癌后第二常见的妇科恶性肿瘤，发生于1%的妇女，多发于60岁左右。

（一）类型

（1）Ⅰ型：子宫内膜样癌（腺癌）。其占子宫内膜癌的比例>80%，与雌激素的长期使用/刺激而无拮抗和非典型增生有关。属于低度恶性肿瘤，浅表浸润，预后良好，显示出典型的绝经后异常出血，平均发病年龄为55岁。

（2）Ⅱ型：浆液性腺癌。大多与 $p53$ 基因突变有关，而非雌激素因素；以子宫内膜上皮内癌变为前驱病变。它占子宫内膜癌的比例低于20%，为高度恶性肿瘤，深层浸润，预后差，缺乏典型症状。平均发病年龄为67岁。对于各期癌症，治疗都要行全子宫切除加双侧输卵管卵巢切除（TAH-BSO），再加化疗。

（二）危险因素

肥胖、糖尿病、高血压、从未生育过、绝经期晚，多囊卵巢综合征。

（三）诊断要点

（1）最常见的症状是异常而严重的绝经后出血，子宫增大可有可无；必须在子宫内膜取样进行病理检查。

（2）宫腔镜和超声检查：可以帮助诊断宫颈癌或子宫内膜癌、息肉及子宫肌瘤。

（3）分期：通过手术及病理结果进行分期。

（四）治疗

（1）Ⅰ期：根据年龄而决定治疗方案。高剂量孕激素用于绝经前患者；对绝经后患者进行子宫全切加双侧输卵管卵巢切除术，加盆腔和腹主动脉旁淋巴结，并进行腹腔冲洗。

（2）化疗（顺铂和阿霉素）或放射治疗：通常用于病理报告提示预后不良的病例（如处于进展期、转移、复发、低分化等情况）。

（五）鉴别诊断（针对绝经后出血）

阴道或子宫内膜萎缩（最常见，治疗用雌激素和孕激素替代疗法），绝经后激素治疗等。

（六）预防

绝经后服用雌激素替代治疗，必须同时服用孕激素，以降低雌激素无拮抗而引发子宫内膜癌的风险；同样，患无排卵性疾病（如多囊卵巢综合征）的患者，也应同服雌孕激素。

二、子宫肌瘤（肌瘤）

定义：子宫平滑肌的良性增生，为子宫最常见的良性肿瘤。可发生在子宫壁内，黏膜下和浆膜下。其大小会随女性生育期的雌激素及其受体水平的变化而变化。

（一）诊断要点

（1）大部分肌瘤体积小，生长缓慢，无症状；有些女性可能有月经持续时间变长，经量增多，继发性贫血和痛经。

（2）大小变化：当雌激素水平升高时（如怀孕），肌瘤生长较快，可大到足以导致盆腔压迫症状（腹胀、便秘等）。当雌激素水平下降时（如绝经后），子宫肌瘤会逐渐萎缩。

（3）盆腔检查：多数临床诊断是根据在非怀孕情况下摸到增大的坚实而非对称无压痛的子宫（表面凹凸不平）。通过对手术切除组织的病理检查而确诊。

（4）影像学诊断：超声或磁共振成像可见肌壁内或浆膜下肌瘤影像。宫腔镜可直视到子宫黏膜下肌瘤。

（二）治疗

（1）观察：大部分肌瘤可通过定期观察、随访和盆腔检查而保守治疗。

（2）药物：孕激素或达那唑可减缓或阻止流血。促性腺激素释放激素类似物（如亮丙瑞林）可减小子宫肌瘤的体积。

（3）手术适应证：月经量持续增多、贫血和痛经。对生育年龄的患者采用子宫肌瘤切除术；对生育后患者采用全子宫切除。急诊手术用于治疗子宫肌瘤蒂扭转。

三、子宫颈肿瘤

（一）宫颈非典型增生

定义为宫颈的癌前病变。通常无症状。有些病变会自发地消退，另一些则保持不变，只有少数在8～10年后会发展成癌。

1. 病因及危险因素

人乳头瘤病毒（human papillomavirus，HPV）16、18、31、33和35型是最常与子宫颈癌的癌前病变和宫颈癌相关的HPV类型；而HPV 6和11型通常与良性的尖锐湿疣有关。

危险因素与子宫颈癌的相同，包括性交年龄小、有多个性伴侣、患有性传播疾病、吸烟和免疫抑制状态等。可能由HPV介导。

2. 筛查

最好的检查是宫颈巴氏涂片检查（细胞学）：21～30岁，每3年查1次；30～65岁：每5年进行1次涂片检查+HPV检测。宫颈非典型增生最常见的部位是鳞柱状上皮移行区（T区）。

3. 宫颈上皮内瘤变（cervical intraepithelial neoplasia，CIN）及宫颈病变贝塞斯达分级系统（the Bethesda system，TBS）

（1）正常（NILM）。

（2）炎症。

（3）意义不明的非典型鳞状细胞（ASCUS）。

（4）CIN Ⅰ：轻度非典型增生或低度鳞状上皮内病变（LSIL）。

（5）CIN Ⅱ：中度非典型增生或高度鳞状上皮内病变（HSIL）。

（6）CIN Ⅲ：重度非典型增生到原位癌。

（7）宫颈癌。

4. 诊断要点

（1）多数患者无症状，经筛查试验发现。

（2）辅助检查：宫颈涂片或阴道镜检查阳性者（提示存在宫颈非典型增生）必须随后进行宫颈锥切活检，这将提示或是CIN（LSIL或HSIL），或是宫颈浸润癌。

阴道镜：通常紧接于宫颈涂片检查异常后进行，可将子宫颈放大10～12倍。也经常用于宫颈管刮片和宫颈阴道部活检，以排除宫颈管病变。

宫颈锥切术后病检：用于巴氏涂片结果比组织学检查严重（提示子宫颈涂片的异常细胞并不在活检的部位）、宫颈管刮出物组织学检查异常、看到宫颈管内的病灶，以及活检显示宫颈微小浸润癌等情况。并发症：颈管狭窄、宫颈机能不全（常因锥切活检过深导致）。

5. 治疗

根据病理组织学结果治疗。

（1）CIN Ⅱ、CIN Ⅲ：有上皮破坏或脱落而宫颈管刮除术检查阴性者，用利普刀（环形电切术）、冷冻治疗、激光治疗、广泛切除或锥形切除。

（2）随访：治疗癌前病变的患者，应在随后2年内，每3个月做1次子宫颈涂片检查。

（二）宫颈癌

定义：通常由非典型增生发展为原位癌，癌细胞已侵入突破基底膜者称为宫颈浸润癌（invasive carcinoma of cervix，ICC）。病因、危险因素及筛查方法与宫颈非典型增生相同。目前，大多数病例被认为是一种性传播疾病，是第三常见的妇科恶性肿瘤，确诊时患者的平均年龄为45岁。

1. 诊断要点

（1）通常早期无症状，经子宫颈涂片检查发现病变。最常见的症状是性交后阴道出血；其他症状包括不规则阴道出血、阴道排出分泌物和骨盆疼痛等。

（2）查体：可能显示宫颈排出分泌物或存在溃疡，或可触及盆腔包块或瘘管。

（3）实验室检查：宫颈锥切活检是基础诊断，多数显示鳞状细胞癌（SCC）。

（4）转移的检查：应在宫颈浸润癌诊断后进行，包括胸部X线检查、盆腔检查、静脉造影、膀胱镜和乙状结肠镜检查。

（5）分期：宫颈浸润癌是唯一根据临床检查结果进行分期的妇科癌症，依据盆腔检查为主，或加静脉肾盂造影（如果累及淋巴结）。多数癌症是根据CT/MRI和手术结果进行分期。

2. 治疗

（1）早期：单纯子宫切除术+腹主动脉旁淋巴结切除。

（2）晚期：表现包括淋巴结转移、肿瘤直径超过4 cm，边缘癌细胞阳性，或低分化。治疗采用根治术+放疗+/-化疗（顺铂）。远处转移患者应以化疗为主。尿毒症是终末期宫颈癌患者最常见的死亡原因。

（3）随访：治疗后2年内应每隔4～6个月重复1次阴道镜检查和宫颈涂片检查。对于CINⅠ，应在12个月时进行细胞学或HPV-DNA检测。如果检测结果正常，可恢复常规宫颈涂片检查。

3. 预防

（1）最大限度地降低危险因素（见上）。所有9～26岁的女性都应接种HPV疫苗。同时，戒烟和避免不安全性活动很重要。

（2）从21岁开始进行子宫颈抹片检查，每2～3年重复1次，直到65岁（结果正常）。据统计，85%的致命宫颈癌病例从未接受过子宫颈涂片检查。

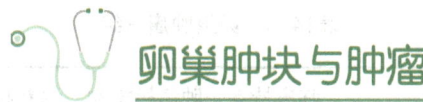

卵巢肿块与肿瘤

一、卵巢肿块

卵巢肿块大部分是良性的，少数为恶性，总结见表14-3。

表14-3 卵巢肿块总结

疾病	临床特征、诊断和治疗
单纯性囊肿	为育龄期最常见的生理性囊肿（黄体或卵泡囊肿）。囊内充满液体并有功能。治疗：主要是期待自消疗法。腹腔镜或手术适应证：囊肿直径大于7 cm或以前使用过类固醇，切除可能无功能的囊肿
复合性肿块	年轻妇女最常见的是皮样囊肿（或良性畸胎瘤），其他包括子宫内膜异位症，输卵管卵巢脓肿和卵巢癌。 （1）良性畸胎瘤：为非功能性囊性肿瘤，可包含所有三个胚层组织。最常见的组织是外胚层皮肤附件（毛发，皮脂腺），以及胃肠道和甲状腺组织；如果甲状腺组织大于囊肿的50%，称为卵巢甲状腺肿。诊断：绒毛膜促性腺激素检查可帮助排除怀孕；双侧超声可帮助排除功能性囊肿。治疗：腹腔镜手术或开腹手术。①做囊肿切除术以保留育龄妇女的卵巢功能。②如不能做囊肿切除术就做卵巢切除术。 （2）卵巢囊肿扭转：突然发生严重的下腹疼痛；体检发现有压痛的附件包块。治疗：腹腔镜或开腹手术，以解除卵巢扭转，并在手术室短期观察确定卵巢重新恢复生机，仅做囊肿切除术；如果卵巢已坏死，则采用单侧输卵管卵巢切除术。随访：术后常规检查4周，然后每年检查以排除恶性肿瘤
青春期前附件包块	通常为无功能的异常肿瘤；如怀疑是生殖细胞瘤，应检测相关的肿瘤标志物（表14-4）及做超声检查。治疗：采用手术切除可疑的附件包块

二、卵巢癌

大多数卵巢癌（>90%）被归类为起源于卵巢表面的"上皮癌"。早期症状通常较为隐匿，可表现为腹胀、饱食感、盆腔疼痛、便秘、尿频等，并且很容易与其他疾病相混淆。多数是在晚期发现，因并发肠梗阻而致死，是女性生殖器癌症的首位死因。

危险因素：具有卵巢癌或乳腺癌的家族史，从未生育，不孕症，延迟生育史，携带*BRCA1*基因突变（45%的风险率），*BRCA2*基因突变（25%的风险率），以及遗传性非息肉性结直肠癌（hereditary non-polyposis colorectal cancer，HNPCC）。口服避孕药和妊娠则可降低患卵巢癌的危险性。

卵巢肿瘤总结如表14-4所示。

表14-4 卵巢肿瘤总结

肿瘤	临床特点、肿瘤标志物、诊断和治疗
上皮性肿瘤	肿瘤标志物：CA125、癌胚抗原（CEA）升高。多为恶性，通常无症状直到晚期（晚期诊断）。患者可出现腹胀（主要症状）和腹痛、餐后早饱感、便秘、阴道出血和全身症状。体检可触及腹部/附件包块及腹水
生殖细胞肿瘤	（胚胎癌，绒癌）标志物：乳酸脱氢酶（LDH）及hCG升高，甲胎球蛋白（AFP，+/-）。最常见于年轻女性，肿瘤增长迅速且比上皮癌更早出现症状。主要症状是突发下腹部疼痛及局部压迫感。治疗：对放疗敏感
其余	恶性畸胎瘤、间质细胞瘤、无性细胞瘤、内胚窦瘤、颗粒细胞瘤、子宫内膜样瘤，多为恶性
一般治疗	（1）子宫及双侧输卵管卵巢切除术，并进行手术分期（腹膜和膈肌活检，细胞学检查，盆腔及腹主动脉旁淋巴结切除及网膜切除术）。 （2）所有患者均要求术后化疗（顺铂、紫杉醇等）。 （3）放射疗法对生殖细胞肿瘤最有效。 （4）随访：每3个月进行一次盆腔检查和肿瘤标志物检测
预后	不良。多数病例经治疗后又复发，可导致晚期并发症
预防	（1）患者有密切家族史者（2人以上一级亲属患病），每年应进行CA125和阴道超声检查筛选。 （2）在分娩计划完成后，可建议预防性卵巢切除术。 （3）口服避孕药可降低卵巢癌的发病风险

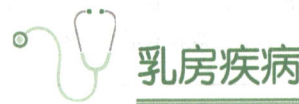

乳房疾病

一、良性乳房疾病

良性乳房疾病总结见表14-5。

表14-5 良性乳房疾病

疾病	临床特征、诊断和治疗
纤维囊性病	为最常见良性乳房疾病，多见于20~50岁女性，是激素变化引起的乳腺组织改变，表现为双侧乳房胀和疼痛，结节和波动。治疗：①细针穿刺，如果液体清晰，无须活检，观察4周（使用乳托或口服避孕药；期待病变消退，否则做活检）。②如果细针穿刺呈阴性但囊肿复发，需切开做活组织检查。③严重者给予达那唑、溴隐亭、他莫昔芬等药物治疗，或手术治疗

续表14-5

疾病	临床特征、诊断和治疗
纤维腺瘤	本病的发生与雌激素的过度刺激有关。生育年龄多见,绝经后少见;多见于20多岁者;约20%患者存在多个病灶。肿块表面光滑、边界清楚、质地坚韧、极易被推动、无痛。治疗:手术切除和病检
导管内乳头状瘤	多见于40岁以下女性,有浆液性或血性液体溢出;肿瘤很小,X线检查通常(-)。治疗:乳腺成像引导下切除并做活检

二、乳腺癌

迄今,乳腺癌是女性第一常见的恶性肿瘤,也是导致女性癌症死亡的第二大原因。50岁以后,其发病率显著上升,有统计学数据显示在北美发病率高达10%～12%。

危险因素:①年龄＞50岁;②一级亲属中有乳腺癌病史;③乳腺癌个人史;④非典型良性乳腺疾病史;⑤其他:未产妇,月经初潮年龄早,绝经年龄晚,初次妊娠＞35岁,有肿瘤标志物。

(一)诊断要点

(1)病史:多数患者无症状,常在体检或乳房X线检查时发现肿块。表现为乳房肿块、感染或乳头溢液。血性溢液主要来自导管内乳头状瘤。

(2)体检:早期在乳房的外上象限可发现质硬、不易被推动、无痛的肿块;晚期体征:皮肤发红、水肿、溃疡、结节,腋窝淋巴结肿大且不易推动(提示预后不良)。

(3)乳房X线检查(图57):可疑病变应定期检查。可在临床触及包块前2年发现肿瘤,通常显示密度增高的肿块影,有轻微钙化,边缘不规则。如果不能确定,可进一步进行加压乳房X线检查或超声检查或细针穿刺细胞学检查。如果仍无阳性发现,可以做空芯针穿刺或切除物活检。乳房X线对以下情况的女性受检者不敏感:①年轻女性(乳腺密度过高);②哺乳期妇女(乳汁过多);③导管内乳头状瘤(肿瘤太小)。

(4)超声显像:可确定肿块呈囊性或实质性。如果呈囊肿,提示良性病变,随访或活组织病理检查;如果为实质性,做活检。

(5)活组织病理检查:手术活检(针刺定位)是最佳初始诊断手段。以下情况宜做切除活检而非细针穿刺细胞学检查:①抽吸出血性囊内液;②血性乳头溢液,无论有无肿块;③可疑肿块抽吸有液体;④皮肤水肿和红斑(提示炎性乳腺癌)。

(6)类型:①原位癌(图56),包括导管内癌(最常见),Paget氏病(即乳头原位癌,通常表现为乳头发红、瘙痒、烧灼感和糜烂),或小叶癌。②双侧乳腺癌。主要是小叶癌。③炎性乳腺癌。高侵入性和恶性,预后差。通常皮肤呈"橘皮样"外观,伴溃疡和炎症,有淋巴结转移。

(7)分期:①Ⅰ期,肿瘤直径＜2 cm。②Ⅱ期,肿瘤直径2～5 cm。③Ⅲ期,腋窝淋巴结转移。④Ⅳ期,远处转移。

(8)肿瘤标志物:复发性乳腺癌可以查出CA15-3,CA27-29;*BRCA1*和*BRCA2*突变(仅有10%的患者血清可以检出,故不能作为乳腺癌筛选)。

（二）鉴别诊断

需与乳腺发育不良、纤维腺瘤、纤维囊病、乳头状瘤、乳腺炎、脂肪坏死等鉴别。

（三）治疗

根据不同类型和分期采取不同治疗方案。

决定预后的首要因素是有无淋巴结转移，同侧腋窝淋巴结转移且固定的患者预后差。

（1）导管内乳头状瘤：乳导管造影引导下切除肿瘤。

（2）原位癌：①原位管癌。手术切除加放疗（未切除淋巴结），并随访。②原位小叶癌。双侧乳房切除术加放疗，密切随访，因其有侵犯双侧乳房的风险。

（3）浸润性癌：可以是导管癌（预后差）或小叶癌。必须按照肿瘤大小、淋巴结转移和远处转移进行分期。手术方式：①肿瘤较小且局限，肿块切除加腋窝淋巴结清扫加放疗。②肿瘤较大或有远处转移，乳房切除加腋窝淋巴结清扫加放疗加/减化疗。

（4）依据雌激素受体（ER）、孕激素受体（PR）和 *Her 2/neu* 基因状态治疗。

（5）肺、脑有局部转移病灶，雌激素受体阳性者：首选手术切除，然后局部放疗加/减化疗或激素疗法。

（6）乳腺癌患者怀孕：与大多数乳腺癌治疗相同（改良乳房切除术），但化疗应推迟至妊娠3个月后；妊娠期不应做放疗。

（四）预防和筛查

有利于降低死亡率！

（1）每2~3年进行一次临床乳房检查，直到50岁，然后每年进行1次，可以对乳腺疾病进行健康评估（不是严格的癌症筛查）。每月进行乳房自我检查可能不是很有帮助。

（2）所有年满50岁（直至74岁）的女性均应每年进行乳房显影照相（X光）检查，如果有阳性家族史或个人乳房损伤，则应更早进行筛查。

（3）预防性使用雌激素受体阻滞剂可能会降低高危患者的乳腺癌发病率，但可能会增加患子宫内膜癌的风险。因此，这需由个人决定。

（4）乳腺癌高危女性（终生风险≥20%）应接受遗传咨询，以确定 *BRCA* 基因突变的可能性，并据此制定治疗方案。

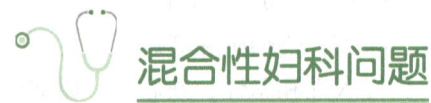

混合性妇科问题

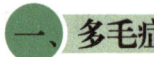

一、多毛症

女性多毛症：指过多的男性型毛发生长在女性的上唇、颏部、胸部、腹部、背部及四肢近端。

女性男性化：指多毛症加上其他男性化标志，如阴蒂肥大、声音低沉、肌肉重量增加、呈现男性身体轮廓。

多毛症的鉴别诊断见表14-6。

表14-6　多毛症的鉴别诊断

疾病	临床特点、诊断和治疗
肾上腺肿瘤	男性化征及脱氢表雄酮（DHEAS）明显升高，该激素只在肾上腺生成。睾酮正常。诊断：CT或磁共振显示腹部肿块，加手术活检。治疗：手术切除肿瘤
卵巢肿瘤（S-L睾丸间质细胞瘤，门细胞瘤，卵巢男胚瘤）	迅速出现女性男性化征和睾酮明显升高，该激素由卵巢和肾上腺共同产生。脱氢表雄酮正常。诊断：体检和超声检查会查到子宫附件肿块，加手术活检。治疗：手术切除
多囊卵巢综合征（PCOS，斯-李综合征）	三联征：多毛，闭经/月经少，不孕。伴有肥胖和轻微男性化特征。体检和超声常查到双侧卵巢肿块。实验室检查显示高水平的雌激素和黄体生成素：卵泡刺激素之比（LH：FSH＞3）；伴孕酮降低。治疗：①减轻体重十分有效。②若愿怀孕，用克罗米芬诱导排卵。③不愿怀孕，用口服避孕药来抑制垂体分泌黄体生成素
先天性肾上腺增生症	（1）21-羟化酶缺陷：为先天性肾上腺增生症最常见的原因。临床特征：皮质醇、醛固酮水平降低和血压下降，促肾上腺皮质激素和表雄酮类升高，伴有男性化征。 （2）11-羟化酶缺陷：实验室检查提示17-羟孕酮明显增加，它是皮质醇的前身且可转化为外周雄激素。通常较晚时期发病，有家族史，月经不规则和排卵停止。常见性早熟及身材矮小。体检将显示有多毛症但无男性化征。 治疗：持续性皮质醇替代治疗，这将终止男性化征和恢复排卵周期

二、骨盆松弛

骨盆松弛常见症状为子宫脱垂和尿失禁，多见于生育期和老年女性。关于尿失禁，见第七章"混合性疾病"相关内容。

子宫脱垂

1. 病因

多数与分娩有关，分娩时对支持盆腔内脏器的腹膜后支持韧带造成机械性损伤所致。

2. 诊断

通常在盆腔检查时见到。当患者用力增大腹压时很容易见到阴道、肛门和脱垂的子宫。

3. 治疗

药物治疗和手术均可用。

三、不孕症（不育症）

不孕症（不育症）是指生育年龄的夫妇在12个月有规律进行无保护措施的性生活后仍未怀孕的情况。在所有夫妇中，不孕症的发病率为10%。

（一）病因

（1）男性因素：占30%～40%；主要是由于精子异常。常见原因：精索静脉曲张，睾丸损伤或感染（如附睾炎或腮腺炎后引发的睾丸炎），药物（如类固醇、西咪替丁、安体舒通），原发性睾丸功能衰竭，以及继发于甲状腺疾病或肝脏疾病。

（2）女性因素：①盆腔/腹腔因素，占30%，首要原因是子宫内膜异位症，其次是输卵管/子宫畸形、性病、流产。②排卵缺陷：内分泌功能失调，社会心理功能障碍。③子宫颈异常。

（二）诊断步骤

（1）男性因素：①首先做精液分析。如果精子计数低（最常见的病因），就要进行激素的测定。②如果卵泡刺激素和黄体生成素高而睾酮水平低，就是原发性睾丸功能衰竭。如果3项指标都低，就是继发性睾丸功能衰竭。

（2）女性因素：①性交后首先对宫颈黏液进行测试。②每天测基础体温来验证排卵。基础体温在月经时降低，在黄体生成素和孕酮水平激增之后升高。子宫内膜活检是确诊性方法。③检测血清卵泡刺激素、黄体生成素、孕酮和催乳素以排除内分泌疾病。④行子宫输卵管造影检查以排除输卵管/子宫畸形。

（三）治疗

（1）男性因素：宫腔内人工授精，供者人工授精，试管婴儿等。

（2）女性因素：使用克罗米芬诱导排卵，促性腺激素释放激素类似物（伴肌瘤和子宫内膜异位症者），输卵管/子宫手术，试管婴儿等。

四、避孕

世界卫生组织（WHO）：计划生育可以让人们实现想要的孩子数量（如果想要的话），并决定怀孕的间隔期。它是通过使用避孕方法和治疗不孕症来实现的。避孕知识和服务对所有个人的健康和人权至关重要。10种最常见避孕方法：保险套、体外射精、口服避孕药、避孕球、阴道避孕环、避孕贴片、铜T避孕器、皮下植入避孕剂、男性结扎、女性结扎。

常用避孕方法小结见表14-7。

表14-7 常用避孕方法小结

方法	优点和副作用（S/E）
产后避孕	（1）哺乳：因暂时不排卵，所以可推迟3个月用避孕药。 （2）黄体素（minipill）：抑制卵泡刺激素和排卵；因只含孕酮，用于产后避孕，不抑制产乳

续表14-7

方法	优点和副作用（S/E）
口服避孕药（OCP）	通过抑制卵泡刺激素/黄体生成素来抑制排卵；通过改变宫颈黏液的黏稠度来干扰植入。首选乙炔雌二醇片（loestrin，含雌激素最低）。雌孕激素结合的口服避孕药可选作青少年原发性痛经的治疗。优点：高效，可降低骨盆炎性疾病、卵巢/子宫内膜癌的危险性。副作用：恶心，头痛，乳房压痛及良性病变，高血压，情绪变化，增加深静脉血栓形成的危险性
左炔诺孕酮（左炔诺孕酮埋植剂，Norplant）	只含孕激素，通过抑制黄体生成素峰值来抑制排卵。优点：皮下植入，5年有效。副作用：和其他黄体酮一样，埋植剂难以移除
性交后避孕片	雌激素或雌激素加孕激素，抑制排卵或受精卵植入；在无防范措施的性交后72小时内服用（紧急服2片接着12小时内再服2片），高效，失败率仅为1%。副作用：常有恶心，如果已怀孕可造成胎儿畸形；长期使用雌激素会增加患阴道透明细胞癌的风险
宫内节育器（IUD）	通过引起子宫内膜局部无菌性炎症，防止受精卵植入，高效。副作用：略增加阴道出血、子宫感染/穿孔、盆腔炎性疾病和异位妊娠的发生风险
阻隔法（隔膜，避孕套，海绵）	物理封锁精子进入宫腔。优点：高效，能有效地避孕和预防性病、骨盆炎和宫颈癌。副作用少

五、泌乳与哺乳

胎盘娩出后，雌激素和孕激素水平显著降低及催乳素释放刺激乳汁的产生。给婴儿哺乳也有助于泌乳素和催产素的进一步释放，导致乳汁释放反射（"溢乳反射"）。

初乳是早期的乳汁，含有蛋白质、脂肪、分泌型IgA和矿物质，对婴儿获取营养和保护婴儿免受感染是很有利的。

母乳喂养禁忌证：乙型、丙型肝炎病毒感染活动期，艾滋病毒感染，使用某些药物（如氯霉素、四环素、华法林等）。乳腺炎不是母乳喂养的禁忌证。通过母乳喂养使双侧乳房被吸空。

停止母乳：使用紧胸罩和冰袋。

六、恶露

恶露是产后的阴道分泌物，含有血液、黏液和胎盘组织。它是产后3周内子宫内膜蜕膜浅层脱落经阴道排出的产物。最初颜色是红色（血腥恶露），之后变为粉红色（浆液恶露），结束时颜色为白色（白色恶露）。

妊娠生理

一、妊娠期生理变化

认识妊娠生理对于妇幼保健很重要。妊娠期生理变化见表14-8。

表14-8 妊娠期生理变化

器官/系统	生理变化
阴道	（1）血流增加导致典型的紫颜色（乍得韦克氏征）。 （2）黏稠的酸性分泌物
宫颈	（1）血管增多，变软，呈紫蓝色。 （2）宫颈口内有黏稠的黏液栓，在分娩"见红"时排出。 （3）显微镜下宫颈黏液出现颗粒或结晶及串珠状（"羊齿状结晶"）是对妊娠的反应。 （4）宫颈口组织质脆，接触时易出血
子宫	（1）子宫在六周后变软。 （2）12周时在耻骨联合上方可触到。 （3）自妊娠12～14周起，出现不规律无痛性宫缩（希克斯氏征），在第3个妊娠三月期后期变成经常性和有节奏的宫缩（"假产"）
乳房	（1）初乳可见于妊娠的3～4个月。 （2）分娩时，孕酮突然降低使催乳素不再受抑制而有利于哺乳
呼吸系统	孕激素刺激呼吸系统：潮气量和每分通气量增加30%～40%，总肺活量和余气量减少，造成肺泡和动脉血氧分压增高及二氧化碳分压的降低。呼吸频率正常
心血管	（1）心率和每搏输出量增加致心输出量增加50%，伴收缩期杂音和第1心音分裂属正常。 （2）在妊娠24周前，由孕酮和前列腺素引起的血管扩张可导致轻微血压降低，到妊娠40周时恢复正常
血液	（1）血容量增加 40%～50%，血浆、白细胞和红细胞增多，但因高血容量而使血红蛋白轻微降低（生理性贫血）。 （2）高凝危险性，在产褥期深静脉血栓形成的风险高（肺栓塞为产后第1位死因）。如果血红蛋白<11 g/dL则为缺铁性贫血
内分泌	（1）皮质醇总量和游离皮质醇增加（通过胎盘及胎儿肾上腺分泌）。 （2）雌激素使甲状腺结合球蛋白增加。总T_3、T_4及蛋白结合T_3、T_4增多，但活性游离T_3、T_4正常。 （3）人胎盘泌乳素（human placental lactogen，HPL）：增加脂肪分解和游离脂肪酸；增加餐后高血糖与妊娠糖尿病的发生风险（或病情恶化）
胃肠道	（1）恶心、呕吐和返酸14～16周消失（在hCG峰之后）。 （2）便秘。 （3）增加胆汁胆固醇饱和度升高，患胆结石的危险性增加

续表14-8

器官/系统	生理变化
肾脏	（1）肾血流量和肾小球滤过率增加40%～50%，血尿素氮、肌酐减少25%。 （2）因肾扩张和输尿管受压造成生理性肾积水，增加了患肾盂肾炎和无症状性菌尿的危险性
肌肉骨骼	耻骨、骶髂和骶尾关节的运动性增加
皮肤	（1）雌激素增加导致肝硬化样蜘蛛痣、掌红斑（肝掌）和皮纹（常见于乳房、腹部等部位）。 （2）由于黑素细胞刺激素作用，在腹部（腹白线）、面部（黄褐斑）、乳头和会阴处会出现色素沉着

二、妊娠的基本概念

（一）妊娠试验

可用非处方试剂盒和实验室血清试验法检测β-hCG（人绒毛膜促性腺激素）。β-hCG由胎盘产生，高峰水平出现在妊娠的第10周，达100 000 mIU/mL，在妊娠的第二个3月期间降低，到妊娠第三个3月期维持在较低水平。在妊娠早期hCG的水平每48小时增加1倍。

（二）诊断

（1）临床表现：停经、恶心、呕吐、乳房压痛、皮肤色素沉着和皮纹增多等，经妊娠试验（+）确定。

（2）发育年龄（DA）：从受精开始计算的周数和天数。

（3）胎龄（GA）：从末次月经（LMP）开始计算的周数和天数。胎龄可由末次月经、子宫底高度、胎动（第17～18周）、胎心音（10周，经多普勒检查）和超声检查推定。

（三）妊娠期及胎龄测定

（1）按月经计时：多数是按末次月经将妊娠期确定为280天（即40周），此法比怀孕日期（受孕后266天或38周）更便于确定；此法设定月经周期为28天，排卵出现在末次月经后的第14天。

（2）基础体温：排卵后受黄体产生的孕激素影响，基础体温升高，按基础体温测算妊娠期，误差约为1周。

（3）胎心音：用多普勒听诊器可在妊娠第10～12周首次听到胎心音。

（4）宫底高度：20周后，宫底的高度与妊娠的周数相对应。

（5）超声检查妊娠计时：胎龄<12周时，精确度为+/-5天，胎龄12～18周时精确度为+/-7天。

（四）预产期的计算（内格勒规律）

末次月经加9个月加7天。

（五）孕期分段

第一个3月期（孕早期）：从受孕到12周（发育年龄DA）或14周（胎龄GA）。

第二个3月期（孕中期）：从12（DA）周或14周（GA）起，直到24周（DA）或26周（GA）。

第三个3月期（孕晚期）：从24（DA）周或26周（GA）开始，直至分娩。

（六）胎儿术语

（1）可存活前胎儿：孕24周前出生的胎儿。
（2）早产儿：孕25周和37周之间出生的胎儿。
（3）足月胎儿：孕38周和42周之间出生的胎儿。
（4）超孕期胎儿：孕42周后出生的胎儿。

产前诊断与监护

一、产前诊断性检测

羊膜穿刺术：采用超声引导，经腹壁穿刺抽吸羊水（细胞）以评估胎儿的遗传异常、血型和肺成熟度。该检测对唐氏综合征的敏感性约为65%。危险性为孕妇出血（1%）及胎儿丢失（0.5%）。

适应证如下：

（1）在胎龄15～20周，当三联或四联筛查异常时，或初孕年龄超过35岁且存在其他危险因素时，用于检测胎儿的染色体是否异常。

（2）在胎龄20周后，检测胎儿血型或检测因Rh（-）致敏导致的胎儿溶血。

（3）在第3个妊娠3月期（胎龄34周后）评估胎儿的肺成熟度：卵磷脂与鞘磷脂比值大于2.5，或磷脂酰甘油正常。

二、超声检查

超声检查系无创成像方法，通常用于指导侵入性的产前诊断过程。在使用低能量传感器时，很少发现对胎儿有不良影响。怀孕期间，使用超声的产科适应证有限，仅用于检测胎儿是否存在结构异常。最好在胎龄18～20周时进行。计算胎龄时，在胎龄12周内时为+/-5天，胎龄在12～18周时为+/-7天。

产前护理和营养

营养：有必要在怀孕期间额外加100～300 kcal/d及在母乳喂养期间加500 kcal/d。

叶酸：0.4 mg/d，期望降低神经管缺陷（怀孕前3个月）。

铁：30 mg/d的元素铁（等于325 mg硫酸亚铁）在妊娠后半期补充，因此时母体和胎儿的铁需求均增加。

其他维生素：多数靠正常饮食就可满足供给。维生素A有潜在致畸作用而不推荐使用。

体重增加：对于为身体质量指数20～26 kg/m²者，怀孕期间平均增重11～15 kg。

运动锻炼：每日30分钟的适度运动。

产前检查：怀孕0—28周，每4周检查一次；怀孕29—36周，每2周一次；怀孕36周至分娩，每周一次。

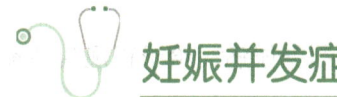

妊娠并发症

一、妊娠高血压与慢性高血压

（1）妊娠高血压：是一种在胎龄大于20周后患有的特发性高血压症。通常有轻微蛋白尿和类似先兆子痫的并发症。约1/3病例可发展成先兆子痫。

（2）慢性高血压：高血压出现在受孕前或胎龄小于20周时；约1/3的病例可发展成先兆子痫；有类似先兆子痫的并发症。

鉴别诊断：

（1）妊娠中短暂性高血压：短暂而非持续性血压>140/90 mmHg，短期观察或休息后回到基线，尿蛋白（−）。

（2）先兆子痫：需要排除。

治疗：密切监测血压和适当的抗高血压药物（如甲基多巴、拉贝洛尔、硝苯地平等）治疗。避免使用血管收缩素转换酶抑制剂或利尿剂，因为血管收缩素转换酶抑制剂可引胎儿缺陷和子宫缺血；而利尿剂可降低血浆含量。

二、妊娠糖尿病

妊娠糖尿病（gestational diabetes mellitus，GDM）定义为怀孕妇女在标准的100 g葡萄糖耐量试验前或后，不能维持空腹或餐后血糖值在正常怀孕的范围。患病率约2%～3%。

病理生理机制是人胎盘催乳素、胎盘胰岛素酶、皮质醇和黄体素的致糖尿病作用。

危险因素包括肥胖、大于35岁、有家族病史、背部疼痛和巨大胎儿。如果胎儿较相应胎龄的过大，其母亲应怀疑有糖尿病。

（一）糖尿病筛查方法

（1）葡萄糖试验：对每位孕妇进行检测。首先测试尿糖，如果阳性，接以每小时50 g葡萄糖耐量试验。

（2）有危险因素的怀孕妇女：可在第一次就诊时做1小时50 g的葡萄糖耐量试验。

（3）对多数怀孕妇女在第26—28周首先做葡萄糖尿试纸测试；如果阳性，进行空腹尿糖或血糖测试。

（二）糖尿病诊断

满足下面任何一项：

（1）空腹血糖＞126 mg/dL（7 mmol/L）或糖化血红蛋白（glycated hemoglobin，HbA1C）＞6.5%。

（2）2小时糖耐量试验血糖≥200mg/dL（11.1 mmol/L）。

（三）治疗

（1）严格的糖尿病饮食。

（2）如果单靠饮食不能控制糖尿病，给予正规胰岛素/低精蛋白胰岛素；避免口服降糖药（可导致胎儿低血糖）。

（3）通过超音波评估胎儿生长情况。

三、自发性流产（妊娠终止）

自发性流产（spontaneous abortion，SAB）较见表14-9。

表14-9　自发性流产（SAB）的比较

类型	临床特征、诊断和治疗
先兆流产	（1）子宫出血，腹部疼痛可有/无；无妊娠产物排出；胎膜保持完整，胎儿仍然存活。 （2）宫口关闭及超声检查正常。 治疗：①避免大量活动、性交和灌洗。②卧床休息24～48小时，逐步恢复活动
难免流产	（1）子宫出血和痉挛，妊娠产物未排出但往往流产已不可避免。 （2）宫口扩张及胎膜可能破/未破。 治疗：①扩宫口及刮除术（D&C），前列腺素栓剂或期待治疗。②必要时手术清空宫腔
不全流产	（1）轻度子宫痉挛和出血；妊娠产物已部分排出体外，可在阴道发现。 （2）宫颈口已开，超声显示宫腔内残留有胎儿组织。 治疗：①扩宫口及刮除术清除残留胎儿组织（供病理检查）及控制出血。②如果出血严重，静脉输液或输血
完全流产	（1）妊娠产物已全部排出；子宫痉挛停止，但点滴出血可能持续。 （2）宫颈口已关闭。超声检查提示子宫已空。妊娠产物送病理检查，以证实诊断。 治疗：如果怀疑流产物不完全，需用扩宫口及刮除术
感染性流产	流产伴感染。子宫内膜炎可发展成败血症，产妇死亡率＞10%。 （1）使用"肮脏器械"的病史，宫颈流脓，子宫压痛及少量出血。 （2）可有或无感染性休克征：低体温，低血压，少尿，呼吸困难，白细胞升高。 治疗：①入院治疗。②取标本做培养/药敏试验。③静脉输抗生素（庆大霉素+克林霉素）。④小心彻底清宫，以免穿孔

续表14-9

类型	临床特征、诊断和治疗
过期流产	胚胎死亡但仍留在子宫中，常达数周，多数发生于妊娠8～10周。 （1）妊娠症状消失；子宫不再增大、痉挛或出血；无妊娠产物排出，但有棕色阴道分泌物。 （2）宫颈口关闭，超声检查提示胎儿无心跳。 治疗：扩宫及刮除术或前列腺素栓剂彻底清宫。 并发症：DIC的危险性随着孕龄增加而增加。 鉴别诊断：胎儿宫内死亡。其胎儿死亡通常发生在妊娠20周以上。超声显示：胎儿胎龄>20周但无心脏活动，且冠臀长（坐高）超过15 mm。治疗：扩宫颈及刮除术，彻底清宫以避免DIC
习惯性流产	指连续>2次的自然流产或一年内共发生3次自然流产。 诊断：①早期流产通常是由染色体畸形；父母双方都应做染色体核型分析。②有无痛性宫颈扩张及18～32周娩出正常胎儿的病史，应检查子宫畸形及宫颈机能不全的可能，并做宫颈分泌物培养检测淋球菌、衣原体、B族链球菌。 治疗：①限制活动。②手术环扎缝合子宫颈，直至分娩或胎膜破裂时，随后解除先前环扎以便分娩。③Rh溶血的预防：给所有曾有流产病史的Rh（-）母亲注射抗Rh免疫球蛋白。

四、产后出血

产后出血指在胎盘娩出前、娩出期间或娩出后，阴道分娩失血大于500 mL，或剖宫产失血大于1 000 mL。常见原因总结于表14-10。

并发症：失血性休克、席汉氏综合征及贫血（由于慢性失血引起）。

表14-10　产后出血的常见原因

原因	危险因素、诊断和治疗
宫缩乏力	为最常见的原因（90%）。危险因素：子宫过度膨胀（巨大儿、多胎妊娠），子宫肌衰竭或抑制（分娩太快/延长、过多使用催产素、麻醉剂或硫酸镁），子宫感染。诊断：触诊子宫增大、柔软、松弛。治疗：①开始用双手按摩子宫（通常有效）。②如仍有持续出血，注射催产素；或如果患者无高血压可给予甲基麦角新碱；或如果无哮喘可予前列腺素F2α
生殖道创伤	危险因素：急促的分娩、胎儿过大、产钳/真空吸引的损伤、外阴侧切缝合处松开。诊断：手工和目视检查发现生殖道超过2 cm的任何裂伤。治疗：手术修补
胎盘滞留	危险因素：粘连性/植入性/穿透性/前置性胎盘，早产，子宫肌瘤，剖宫产/刮除术的病史。诊断：手工和目视检查胎盘和宫腔，寻找缺失/滞留的组织。超声检查子宫有助于诊断。治疗：人工剥离滞留的胎盘组织，随后吸刮（注意避免子宫穿孔）

五、席汉氏综合征

席汉氏综合征也称为"产后垂体坏死";是妇女垂体前叶机能不全最重要的病因,多数继发于大量产科出血导致休克。最重要症状是产后无乳汁;其他症状有嗜睡、虚弱无力、对寒冷不敏感、生殖器萎缩及月经紊乱等。治疗需根据甲状腺、肾上腺皮质以及性腺功能低下的具体情况,分别予以长期激素(如甲状腺素、肾上腺皮质激素、性激素)替代疗法。

六、产后感染

产后感染指产后2天以上(超过第一个24小时)的生殖道感染,同时伴体温大于或等于38 ℃。最常见是子宫内膜炎。

危险因素:胎膜早破、急诊剖宫产、分娩时间延长、阴道分娩过程中多次检查等。

产后发热的常见原因见表14-11。

表14-11 产后发热的常见原因

产后天数	最常见原因
0	肺不张
1~2	泌尿道感染
2~3	子宫内膜炎
4~5	伤口感染
5~6	化脓性血栓性静脉炎
7~21	感染性乳腺炎

治疗方面:

子宫内膜炎:住院治疗及静脉输注广谱抗生素(经验性治疗首选克林霉素加庆大霉素),直到患者48小时(绒毛膜羊膜炎为24小时)无发热。如果病情严重,加用氨苄青霉素治疗。

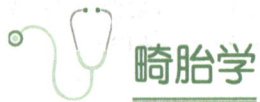
畸胎学

畸形学(teratology)是研究生理发育异常的科学。它通常是研究人类出生缺陷的,但实际上也包含其他生命形式。除了先天发育之外,它也研究其他受影响的生命阶段。致畸因子是指任何能扰乱正常胎儿发育、影响其将来功能的因素。致畸因子的性质、受孕后作用的时段及持续时间都至关重要。

孕妇用药及疾病对胎儿的影响见表14-12。

表14-12　孕妇用药及疾病对胎儿的影响

孕妇用药/疾病	对胎儿的影响
酒精	胎儿酒精综合征
麻醉药，巴比妥	呼吸、中枢神经系统抑制，维生素K缺乏（苯巴比妥）
雄激素及其衍生物	女性男性化，男性生殖器过度发育
血管紧张素转换酶抑制剂	胎儿-新生儿肾发育不良及功能衰竭，羊水过少，宫内发育迟缓，骨化障碍
卡马西平	神经管缺陷，指甲发育不良，小头畸形，胎儿宫内发育迟缓
可卡因	肠闭锁，胎儿心脏、头面部、四肢、泌尿生殖道畸形，宫内发育迟缓，脑梗死
香豆素衍生物	鼻骨发育不全，斑点状骨骺（骨骺发育不良），胎儿宫内发育迟缓，眼缺陷
发绀型先天性心脏病	胎儿宫内发育迟缓
己烯雌酚	阴道或宫颈透明细胞腺癌，生殖器缺陷（男女均可）
叶酸拮抗剂（甲氨蝶呤、氨蝶呤）	自然流产率增加
铅	增加自然流产率或死胎风险
锂	心脏畸形（埃伯斯坦综合征）
硫酸镁	呼吸抑制
有机汞	脑萎缩，小头畸形，智力低下，癫痫，失明
磺胺类药物	从白蛋白中置换胆红素
异维A酸	面部、耳畸形，先天性心脏病
苯妥英钠	典型的颅面畸形，胎儿宫内发育迟缓，智力低下，心脏畸形，指甲发育不全
链霉素和卡那霉素	听力丧失，第8对脑神经损害
四环素	牙釉质发育不良，恒牙变色
沙利度胺（反应停）	双侧肢体畸形（海豹肢畸形）、心脏和胃肠畸形、无耳和小耳畸形
三甲双酮和甲乙双酮	唇腭裂，心脏畸形，小头畸形，智力低下
丙戊酸	神经管缺陷，颅面畸形
维生素A和衍生物	增加自然流产率，胸腺发育不全，心血管畸形，颅面畸形，唇腭裂，智力障碍
甲状腺功能亢进（突眼性甲状腺肿）	短暂的甲亢毒症
甲状旁腺功能亢进	低钙血症
重症肌无力	短暂的新生儿肌无力
系统性红斑狼疮	先天性心脏传导阻滞

第十五章 常见儿科疾病

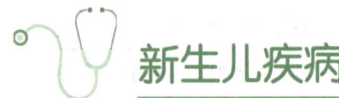
新生儿疾病

一、新生儿重要筛查

所有婴儿出院前必须进行下列疾病的筛检：

（1）苯丙酮尿症（phenylketonuria，PKU）：因苯丙氨酸羟化酶的缺陷，可导致精神发育迟滞。治疗需采用含低苯丙氨酸的特殊饮食，至少持续16年。

（2）先天性肾上腺皮质增生症：可导致类固醇激素生成异常和性发育障碍。治疗采用盐皮质激素和糖皮质激素替代疗法，以及可能需进行生殖器重建手术。

（3）半乳糖血症：因半乳糖-1-磷酸尿苷酰转移酶（galactose-1-phosphate uridyltransferase，GALT）缺陷，可导致喂养困难、成长迟滞、白内障和败血症。治疗需食用不含半乳糖的食品。

（4）先天性甲状腺功能低下症：可导致克汀病（呆小症）。

二、新生儿黄疸

当间接（非结合）胆红素增高并沉积于皮肤时便会发生黄疸。间接胆红素亦可沉积于中枢神经系统而引起神经毒性综合征。新生儿黄疸可分为生理性和病理性两种类型。生理性黄疸一般见于出生24小时后，胆红素水平不超过13 mg/dL，为非结合胆红素，多于1周内消退。否则多为病理性黄疸。

（一）病因学

血红蛋白是胆红素的主要来源。因此，溶血增加、红细胞聚集、红细胞寿命缩短、血红蛋白代谢缺陷均可导致高胆红素血症。

（二）诊断要点

（1）病理性黄疸通常在出生后第一天便出现，当胆红素水平高于13 mg/dL时，面部以下体表皮肤均可显示。

（2）母乳性黄疸一般发生在出生后1周左右，暂停母乳喂养后，黄疸可以很快消退。

（3）患儿如有结合胆红素性高胆红素血症，出现灰土色或无胆色素性大便，很可能有胆道阻塞。

（4）鉴别试验：必须同时测定血清结合胆红素及非结合胆红素水平。血红蛋白水平、库姆斯（Coombs）试验、母婴ABO血型及Rh血型的测定有助于鉴别溶血、红细胞增多症等。白细胞计数有助于鉴别败血症。

（三）治疗

（1）如果胆红素大于20 mg/dL，一般需要进行光照疗法。通过光疗，间接胆红素发生异构化，形成一种更易于被排出体外的形式。

（2）血液置换可有效去除胆红素，还可去除循环的自身抗体，并可恢复血红蛋白。

（四）并发症

间接胆红素增高可致神经毒性及核黄疸。

三、婴儿猝死综合征

婴儿猝死综合征（sudden infant death syndrome，SIDS）指一岁以内婴儿的意外死亡，也是一岁以内婴儿死亡的首要原因。对婴儿猝死综合征，其病因学尚不明了，因为心肺系统等许多因素均可能与之相关。该病高发期在2～3月龄、午夜至上午9点的时段以及冬季。其他危险因素包括俯卧卧姿、产前照料不周、孕期孕妇吸毒或吸烟、家庭经济拮据、生活压力大，以及兄弟姊妹中有婴儿猝死综合征病史等。

（一）诊断要点

（1）所有病例均为1岁以下婴儿，且无论从病史还是死后检查来看，死亡均属意外。其危险因子无法通过诊断过程加以确定。

（2）尸检可发现中度肺水肿、弥漫性胸内瘀斑以及慢性缺氧的组织特征。

（二）治疗

预防为主，调整婴儿睡姿。

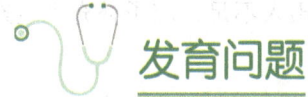

发育问题

发育反映着个体在机能上的变化及新机能的获得。它包括神经运动发育、认知发育、社会心理发育等。

一、生长迟滞

生长迟滞定义为儿童体重不增或增重迟缓。

（一）病因学

营养不良（饥饿、贫困、受虐待），吸收不良（感染、腹腔疾病、囊性纤维化、酶缺乏），过敏，免疫缺陷，以及慢性疾病。

（二）诊断要点

（1）生长曲线图为金标准：对于婴儿，4至5个月时体重应为出生体重的2倍，1岁时达到出生体重的3倍。

（2）患儿表现为皮下脂肪少、肌肉萎缩、乏力、皮疹、哭声微弱；还可能需要住院以记录其热量摄入及体重变化；需检测全血细胞计数、尿液分析、肝功能、血清蛋白，以及汗液中的氯含量。

（三）治疗

对因治疗。

二、青春期

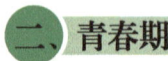

青春期（adolescence）是一个连接儿童期与成人期的阶段，从11～12岁开始，至18～21岁结束。在此期间，青少年经历了多种变化：完成了性发育、体格发育、社会发育和情感发育，从形象思维过渡到抽象思维，建立了独立身份，为未来的人生或职业做好了准备。青春期包括性发育期（puberty），但二者并不对等。

危险因素：青春期处于意外事故（尤其是机动车意外）、自杀（尝试更多的是女孩，成功更多则是男孩）、被杀，以及癌症（如白血病、淋巴瘤、骨骼系统及中枢神经系统肿瘤）的高发率及高死亡率的风险阶段。

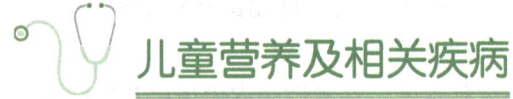

出生时：所有新生儿在出生时均需补充维生素K，以预防出血性疾病（因母乳中维生素K含量低）。

出生后6个月：对于大多数母乳喂养儿来说，需添加固体食物、铁质及氟化物。如果婴儿日照有限或母亲对维生素D摄入不足，应予补充维生素D。

一、喂养

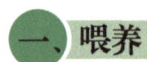

不同喂养方式的营养比较见表15-1。

表15-1 不同喂养方式的营养比较

母乳喂养	母乳是足月儿的优先食物。优点：温度合适、浓度适中、母婴相系。母乳含有IgA、乳铁蛋白以及巨噬细胞，可以预防感染。如此喂养的婴儿患感染性疾病及过敏性疾病概率较低。哺乳有助于母亲能更快地将体重及子宫恢复至孕前状态。禁忌证：①活动性或未经治疗的结核、梅毒、HIV、半乳糖血症、水痘及乳房疱疹。②药物使用状态：抗癌及放射性药物、麦角碱、碘化物、锂剂、氯毒素、吸烟与饮酒。③相对禁忌证：使用阿托品、安定类药物、镇静剂、甲硝唑（灭滴灵）、四环素、磺胺药及类固醇。④乳腺炎并非哺乳的禁忌，而经常用患侧哺乳有助于防止其肿大

续表15-1

配方食品喂养	商品配方婴儿食品多以牛奶为基础调至与母乳相近，每28.3 g含20卡热量
全牛奶	（1）对牛犊及1岁以上小儿有益。 （2）其蛋白含量高但同时肾脏溶液负担也较重而易致肾损害。 （3）存在潜在的蛋白不耐受及缺铁性贫血的危险
调制牛奶	水与固态物比例相同，每28.3 g含20卡热量，清蛋白/酪蛋白比例3.3%，乳糖4.5%，脂肪3%～4%；含铁、铜、维生素C和维生素D较低，含无害菌；与45天后母乳具有同等可吸收性

二、蛋白性营养不良 [夸休可尔症（Kwashiorkor），恶性营养不良]

这是一种因严重蛋白质缺乏及热量摄入不足所致的恶性营养不良症，多限于极度贫困地区。

（一）诊断要点

（1）早期症状：呆滞、淡漠、易怒。后期：肌张力减退、贫血、皮炎、毛发稀疏、易继发感染。

（2）实验室检查：血中白蛋白、葡萄糖、血红蛋白、维生素及矿物质水平降低。

（二）治疗

缓慢喂补稀牛奶或蛋白质，并添加维生素及矿物质。

（三）并发症

可导致不可逆性精神及机体发育延滞，即使给予相应治疗，其病死率仍可达30%～40%。

三、儿童腹泻

儿童腹泻是导致营养不良的重要原因之一。

（一）常见病因

（1）急性腹泻：胃肠炎、食物中毒、全身感染或长期应用抗生素。

（2）慢性腹泻：乳糖酶缺乏、消化不良、腹腔疾病、囊性纤维化。较大儿童：肠激惹综合征、肠炎性疾病、贾第鞭毛虫病、或泻药滥用。

（3）感染性腹泻：详见"第十章　感染性疾病"。①病毒性：最常见的是轮状病毒（尤其在冬季），然后为腺病毒、诺沃克病毒。②细菌性：大肠杆菌、弯曲菌属、沙门氏菌属、志贺氏菌、耶尔森氏菌属、梭菌属。③寄生虫（通常伴有免疫缺陷）：肠阿米巴、贾第鞭毛虫、隐孢子虫属（cryptosporidium）。

（二）治疗

对因治疗。

儿童疫苗接种

疫苗是一种减毒性后的活或死的微生物悬液，用于诱导体内产生免疫性。

活疫苗有脊髓灰质炎病毒疫苗（OPV，现多由IVP代替）、麻疹+腮腺炎+风疹病毒疫苗（MMR，即麻腮风疫苗）、水痘疫苗（varicella）、流感疫苗。

类毒素疫苗：是一种减毒后的细菌毒素，可以刺激体内产生抗毒素。它包括DT（a）P（白喉、百日咳、破伤风，即"百白破"疫苗）、IPV（灭活脊髓灰质炎病毒疫苗）、HIB（B型流感嗜血杆菌疫苗）、PP（S）V（肺炎球菌荚膜多糖疫苗）及HBV（乙肝病毒疫苗）。

主动免疫是指产生了针对相应疫苗或类毒素的抗体。

被动免疫是指给予制备好的抗体，可形成暂时性免疫。

群体免疫是指人群中有足够数量的个体产生免疫力，从而可阻止疾病向未免疫个体传播。

疫苗接种原则：

（1）灭活疫苗可以在不同部位同时接种（除外霍乱、伤寒、鼠疫疫苗）。

（2）病毒活疫苗应于相隔1个月的不同时间接种；肺炎球菌及流感病毒疫苗可同时接种，但需在不同部位注射。

（3）如对蛋清过敏，接种麻腮风、流感、黄热病等疫苗时，应避免同时摄入鸡蛋。麻腮风疫苗及脊髓灰质炎灭活疫苗含有新霉素或链霉素成分。

（4）肺炎球菌疫苗建议给2岁以上未接种过疫苗的儿童，65岁以上成人，以及有免疫缺陷或严重慢性疾病或无脾（功能）的人群和吸烟者。（注：WHO不建议将PPV使用于常规儿童免疫计划。）

（5）应尽可能多的接种疫苗，放弃错过接种的疫苗。早产儿童，应按足龄时间顺序接种疫苗。

（6）下列情形不是接种疫苗的禁忌证：一般健康小儿患有轻度急性疾病；既往"百白破"疫苗接种有低于40.5 ℃的发热史；接种部位出现潮红、疼痛、肿胀；正在进行抗微生物治疗；家族有惊厥病史。

儿童重要疫苗接种见表15-2。

表15-2　儿童重要疫苗接种

疫苗	出生24小时内	2月	4月	6月	12～15月	2岁	4～6岁	11～12岁
乙型肝炎疫苗	第1次	第2次		第3次				
百白破疫苗		第1次	第2次	第3次	第4次（15～18月）		第5次	

续表15-2

疫苗	出生24小时内	2月	4月	6月	12～15月	2岁	4～6岁	11～12岁
嗜血流感杆菌疫苗		第1次	第2次	第3次	第4次			
脊髓灰质炎疫苗		第1次	第2次	第3次			第4次	
肺炎球菌疫苗		第1次	第2次	第3次	第4次			+65岁
麻腮风疫苗					第1次		第2次	
轮状病毒疫苗		第1次	第2次					
甲型肝炎疫苗					第1次	第2次		
脑膜炎球菌疫苗							第1次；第2次16岁	
水痘疫苗					第1次		第2次	带状疱疹60岁
流感疫苗	健康儿6～24月；易感者每年接种							
人类乳头状病毒疫苗	第1剂9～12岁；第2剂6～12月后，15岁前；15岁后或免疫低下者使用3剂。预防生殖器HPV感染和癌症							

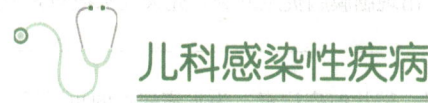

儿科感染性疾病

一、病毒感染

儿科常见病毒感染见表15-3。

表15-3 儿科常见病毒感染

感染	临床特征、诊断与治疗
传染性红斑（erythema infectiosum）	病因：细小病毒B19。通常无前期症状或发热。出疹：如"被扇的脸"，呈红斑样、发痒的斑丘疹，从手臂向躯干及腿扩散，因发热和日晒而加重。治疗：对症支持疗法。并发症：关节炎、溶血性贫血、脑病。先天性B19病毒感染可致致命性水肿甚至死亡

续表15-3

感染	临床特征、诊断与治疗
麻疹（measles）	病因：副黏病毒。前期症状：低热伴"3C"症状，即咳嗽、鼻炎、结膜炎。1~2天后于颊黏膜上出现麻疹黏膜斑（细小而不规则的红色或灰色的斑点）。皮疹：表现为红斑、荨麻疹，从头颈部向下扩散至脚部。治疗：对症支持疗法。并发症：肺炎、中耳炎、喉气管炎。接种疫苗可预防
腮腺炎（mumps）	病因：腮腺炎病毒（一种副黏病毒），潜伏期14~24天，通过空气尘埃、直接接触及飞沫传播。发作与未进行疫苗接种有关。前期症状：先出现发热、头痛、肌肉疼痛及不适，接着出现腮旁疼痛与肿胀，可单侧也可双侧。实验室检查：血清淀粉酶升高、抗腮腺炎病毒IgM与IgG抗体阳性，可从唾液、尿液、脑脊液及血液中分离出病毒。治疗：支持与辅助治疗。接种疫苗可预防。并发症：中耳炎最常见（青春期后），脑膜脑炎、关节炎及轻度胰腺炎也较为常见
风疹（rubella）	病因：风疹病毒。前期症状：无症状或低热伴全身性痛性淋巴结病变。皮疹：表现为红斑、荨麻疹、疼痛，始于面部并向末梢扩散。治疗：支持与辅助治疗。并发症：多发性关节炎（10岁多儿童）、脑炎、血小板减少症。先天性风疹与先天异常有关。接种疫苗可预防。
水痘（varicella, chickenpox）	病因：带状疱疹病毒。前驱症状：中度发热、厌食、不适，持续24小时。出疹：全身性发痒性皮疹，疹周见"泪滴状"水疱，消退时期不一。出疹前24小时至结痂前，具有传染性。治疗：支持疗法。全身使用阿昔洛韦仅适用于成人及有免疫缺陷的儿童。接种疫苗可预防。并发症：有免疫抑制者可出现脑膜脑炎及肝炎。先天性水痘与先天异常有关
带状疱疹（herpes zoster, shingles）	病因：带状疱疹病毒，为水痘病毒的再激活。表现为患处疼痛。出疹：发痒，真皮分布区出现"泪滴状"水疱。治疗：免疫抑制患者通常需要系统性使用阿昔洛韦治疗。并发症：脑膜脑炎、肺炎、特发性血小板减少性紫癜等
手-足-口病（综合征）	病因：柯萨奇病毒A。前驱症状：发热、厌食、口腔疼痛性溃疡。出疹：手与足出现丘疹样水疱。治疗：对症支持疗法。并发症：很少见

二、呼吸道感染

儿科常见呼吸道感染见于表15-4。

表15-4 儿科常见呼吸道感染

感染	临床特征、诊断与治疗
咽炎	病因：病毒（更常见）或细菌（A组链球菌最常见，金葡菌次之），临床上通常难于鉴别。红斑、渗出、瘀斑、扁桃体及颈部淋巴结增大均常见。病毒性咽炎通常起病较缓，水疱及溃疡更常见于单纯疱疹病毒及柯萨奇病毒引起的咽炎，结膜炎则更常出现在腺病毒引起的咽炎中。链球菌性咽炎（图32）起病急，更易引起扁桃体渗出，更易于出现细小、漂白样、红斑样、沙纸样皮疹，在腹股沟及前臂区尤其明显。实验室检验：快速链球菌抗原试验既敏感又特异；如为阴性结果，需用"金标准"——咽拭子培养来确诊或排除。治疗：①病毒性咽炎，全身及支持疗法。②链球菌性咽炎，首选青霉素；如果过敏，可选红霉素、林可霉素或头孢菌素。并发症（链球菌性咽炎）：①扁桃体周围脓肿：多见于10岁以上患者，高热、咽喉疼痛明显、牙关紧闭、声音嘶哑、垂涎、扁桃体向中移位，以及悬雍垂向健侧偏移。治疗用抗生素静脉注射、引流，如反复发作可行扁桃体摘除术。②咽后部脓肿：多于6个月至6岁儿童，可致气道阻塞，伴有颈部肿大、牙关紧闭、声音嘶哑、垂涎、颈部淋巴结增大；颈部侧位X光片可见软组织块影。治疗用抗生素静脉注射，引流。③风湿热（后期）。④肾小球肾炎（后期）
哮吼性喉炎（croup，喉气管支气管炎）	病因：副流感病毒最为常见，其次是腺病毒、呼吸道病毒及流感病毒。年龄组：5月至5岁。有1~7天的上呼吸道感染症状，随后有低热、吼喘性咳嗽、嘶哑、呼吸困难、吸入性喘鸣音，因受刺激而加重，消旋肾上腺素不能改善症状。胸部X光片（前后位）："尖塔样征"。治疗：①轻症，在家中进行超声雾化吸入治疗。②重症（有呼吸窘迫或深大呼吸），住院口服或静脉注射可的松及雾化吸入消旋肾上腺素。并发症：可致中耳炎及肺部感染
会厌炎	病因：B型流感嗜血杆菌最常见，其次为链球菌属及病毒。年龄组：3~7岁，起病快（4~12小时），有发热、吞咽困难、垂涎、发音嘶哑、呼吸窘迫，喜坐姿并使颈部伸展；肾上腺素对于症状改善无帮助作用。③除非有麻醉师在场或做好气管切开术的准备，否则切不可检查咽喉部以防喉痉挛！④X光侧位片可显示肿大的会厌呈"指纹征"。治疗：是真急诊！保持患者安静，麻醉师就位，做好气管插管或切开的准备。静脉注射第三代头孢菌素（头孢曲松或头孢呋辛）
气管炎	病因：金葡菌最常见。年龄组：3月至2岁。有3天的前驱症状，随后出现中度发热、干咳、声音嘶哑，以及不同程度呼吸窘迫症状，肾上腺素无帮助。治疗：针对性抗生素
细支气管炎	病因：为细小气道的急性炎症，多由呼吸道合胞病毒（respiratory syncytial，RSV）引起，且常发生在2岁以内婴儿。早期上呼吸道症状后出现呼吸暂停、呼吸急促、气喘、尖锐的肺泡音、呼气延长、叩诊呈清音。实验室检查：胸部X光片显示肺充气、间质浸润及肺不张。通过鼻洗液做ELISA呼吸道病毒测定，既敏感又特异性。治疗：①对于有呼吸窘迫、血氧不足、脱水，有早产危险因子、免疫缺陷、心肺疾病病史及6个月以内的婴儿，均收住院治疗，因为该病有可能发展为致命的呼吸衰竭。②给氧、补水、气化吸入保泰松，并进行隔离。预防：对有上述危险因子的患者，建议使用抗RSV抗体

续表15-4

感染	临床特征、诊断与治疗
百日咳	病因：革兰氏阴性菌百日咳博德特氏菌，也被称为"嗬嗬声百日咳"。通常好发于5月至5岁儿童，通过接种疫苗或患该病而获得免疫力。潜伏期3～12天。婴儿通常表现为咳嗽、咳嗽后呕吐、呼吸暂停及发绀。较大的儿童会经历三个阶段：①卡他症状期：轻微上呼吸道感染症状，持续1～2周，具有传染性。②发作期：爆发性的咳嗽，伴随强制性吸气性喘息、呕吐、结膜或面部瘀斑；持续2～4周。③恢复期：症状减少，持续1～2周。④实验室检查：白细胞计数增加、淋巴细胞百分比增高（＞70%）。细菌培养阳性为最佳诊断标准。治疗：①住院并给予支持疗法。②患儿及其密切接触者需使用红霉素14天。③使用抗生素治疗5天后或未经治疗者三周后方可返回学校或日托班

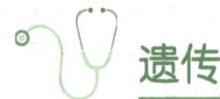

遗传性疾病

遗传性疾病见表15-5。

表15-5　遗传性疾病

疾病	临床特征与诊断
唐氏综合征 （Down syndrome）	遗传性缺陷：21号染色体三倍体型，发病率约1∶700；基因转位：复发性。为最常见的染色体疾病和先天性智力障碍的病因。高龄孕妇是头号病因。表现为智力障碍，扁平面部轮廓、内眦皮折迭突出、猿样皱纹等。常伴有十二指肠闭锁、先天性巨结肠症、先天性心脏病（最常见为房间隔缺损、室间隔缺损伴瓣膜缺陷），且患急性淋巴细胞性白血病及老年性痴呆症的发生风险增加
先天性睾丸发育不全症 （Klinefelter syndrome）	47, XXY型，存在未激活的X染色体（巴尔体），仅为男性，发病率约1∶850，是男性最常见的先天性性腺功能减退症。表现为睾丸萎缩，身材高大，四肢修长，男子呈现女性乳房和女性毛发分布等
特纳综合征 （Turner syndrome）	45, XO型，无巴尔体，仅为女性，发病率约1∶3 000，是最常见的引起原发性闭经的原因。卵巢发育不良、身材矮小、脖颈增厚等。马蹄形肾及四肢淋巴性水肿

第十六章 常见精神-行为障碍

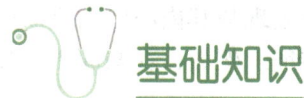
基础知识

精神病学（psychiatry）是研究和治疗各种精神疾病的医学专业，这些疾病包括感觉、感知、认知和行为的障碍。大部分精神行为失调或障碍都是越早诊断、早治疗就相对越容易，越到后期就越难。

一、精神状态的检查

精神状态检查（mental status examination，MSE）用来描述医生在与患者面谈时对患者的观察与印象。若将其与病史相结合，它就成为对大多数精神疾病与障碍的最准确的诊断方法。

精神状态检查包括：患者的仪表、态度、行为、情绪（感受）、感情（情感反应）、思维（形式与内容）、言语、感觉状态（警觉性、意识水平与定向力）、认知状态（记忆力、精力集中度、阅读与书写能力、学习能力、抽象思维能力、判断力及洞察力）、可靠性，及自我控制能力。

二、心理结构

本我（id）：即人出生时即具有的本能冲动。人有两种基本冲动：进取性（侵犯性）冲动与性冲动。

自我（ego）：即防卫机制、判断、现实感及客观关系。这些都是出生后很快就得以发展形成的。

超我（superego）：即自觉性。在潜能发展期及后天生活中形成。

三、心理防卫机制

心理防卫机制指自我产生的，用来降低焦虑，控制本能冲动与不愉快感受和情感的方法与手段。多数心理防卫机制是无意识或潜意识的（主动抑制机制除外），有分离的与动态的；可以是适应性的或适应不良的防卫。常见的心理防卫机制如下：

（1）发泄-行动化（acting out）：指受压抑的情感或行为的爆发（多以行动而非语言方式）。通常被认为是有利于健康、有治疗作用的。如一男孩在被父亲严厉批评之后发了一顿脾气。

（2）否认（denial）：有意识或无意识地拒绝承认那些使人感到焦虑或痛苦的事件，当作其从未发生过；用来避免体验一些痛苦的真实生活经历。如一位因为错误而被解雇的人说："他们搞错了！"

（3）迁怒与置换（displacement）：把不容易被接受的怒气或情感冲动，转移到另一个相似但更能忍受或接受的对象身上。例如，某人被主管批评了一顿，回家后将情绪发泄到狗身上。

（4）反向心理与反向形成（reaction formation）：无意识的冲动在意识层面上向相反方向发展，人的外表行为或情感表现与其内心的动机欲望完全相反；不可接受的冲动会转化为其反面，从而形成性格特征。例如，在与同事争吵后内心沮丧，却能立即对上司微笑。

（5）内向投射（introjection）：将外部世界的特征投射到自我角色内部，以获得别人的同情、照顾或尊重，从而减轻心理负荷和痛苦。例如，一位失意的秘书穿戴得像自己的上司一样。

（6）理智化（intellectualization）：过分地使用理智过程以隐藏其真实情感或经历；用理性取代感性，从而避免感知自身的情绪；外表行为常常表现为"情感隔离"。如一患者说："看着这么多人跟我患同样的癌症真有趣。"

（7）隔离（isolation）：将意念与其相伴的情感分离，或将一些不愉快的事实、情景或情感分隔于意识之外，以免引起心理上的不愉快或焦虑。例如，当他看到一位朋友的尸体时显得无动于衷。

（8）投射（projection）：将自己不喜欢的愿望、意念或感觉转归、投射到别人身上，以免除自责的痛苦。例如：①指责他人"我肯定他是故意的！"②一位护士近来明显忽视一位晚期癌症患者。当被问及原因时，她回答说："患者不想要别人打搅。"（实际上是这位护士不想被打搅、麻烦）。如果她是为着不尽责的行为找借口，那就属于"文饰-合理化"防卫机制。

（9）退行（regression）：当人受到挫折无法应对时，放弃已经学会的成熟态度和行为模式，回到童年时代的不成熟行为，或使用较幼稚且容易的方式来满足自己的欲望。如一位66岁的医生开始在常规会议上帮同事占位子。

（10）潜抑（repression）：指个体把那些不能被意识所接受的冲动、意念或情感等压抑到潜意识中去；潜意识地忘却或抑制这些内容。例如，某人说他不记得两年前发生的车祸了。

（11）压抑-压制（suppression）：有意识地主动压制、遗忘本我的欲望冲动，是各种防御机制中最基本的方法。本我的欲望冲动常常与超我的道德原则相对立并发生冲突，又常常不被现实情境所接受。例如，个体对暗恋异性的欲望冲动的压抑。

（12）文饰-合理化（rationalization）：当个体的目的、目标没有达到时，会寻找有利的理由来进行解释，用来调整不被接受的行为或信念。例如，"我丢了工作真好，这样我可以多花时间锻炼身体了。"

（13）转换（conversion）和躯体化（somatization）：把心理冲突和精神上的痛苦、焦虑转化为躯体症状从而避开焦虑和痛苦。例如，有人听到坏消息后，突然眼前什么也看不见了。

（14）分裂（splitting）：个体将外部对象分解为全好或全坏的两类，无法使用一种整合的、现实的方法去思考或面对一个人的正向和负向特质。例如，"我所有朋友的丈夫都比我的好！"

（15）抵消（undoing）：属于"过后行为"，将不能被接受的行为（不健康或破坏性的）象征性地表现为相反的、更加被接受的行为或行动，来抵消已经发生的不愉快的事情后果，以减轻自责或罪恶感。例如，某人说了侮辱同事的话后又努力说赞扬的话来挽回过失。

（16）（心理）补偿（compensation）：指个体利用某种方法来弥补其生理或心理上的缺陷，从而掩盖自卑感和不安全感。

（17）幻想（fantasy）：指遇到现实困难而无力处理时，就利用幻想的方法任意想象，以达到内心的满足。

（18）幽默（humor）：将情感或思想表达得使得自己和别人都感到愉快。为成熟防卫机制。例如，一患者对家人说："很好，我得了这些病好让医生的生意更好。"

（19）升华（sublimation）：将本能冲动引导来改变目标或对象，将不能接受的变为可接受的，以获得满足感，是最为成熟和建设性的防卫机制。例如，从小喜欢撕裂东西的男孩奋斗成了外科医生。

四、心理测验

（一）智力（智能）测验

（1）智商（intelligent quotient，IQ）测验用于评估学术性表现。
智商=（智慧年龄/实际年龄）×100，平均值为100±15（标准差SD）。
（2）儿童智力：修订性韦克斯勒（Wechsler）儿童智力量表（WISC-R）。
（3）成人智力：修订性韦克斯勒成人智力量表（WAIS-R）。
（4）斯坦福-比奈（Stanford-Binet）智力量表。

（二）人格（个性）测验

（1）客观性测验：使用简单刺激来完成，不太需要临床经验，如明尼苏达多相人格问卷（MMPI）。
（2）投射性测验：使用模糊刺激来完成，需要临床经验，无诊断性，包括罗尔沙赫（墨迹）测验（用于测验思想和情绪的病症），主题统觉测验（TAT），句子完成测验，描画测验等。

（三）神经心理测验

用于测定任何精神疾病的器质性病因：包括本德尔-格式塔完形测试（Bender-Gestalt test），卢里亚-内布拉斯加（Luria-Nebraska）神经心理成套测验和Halstead-Reitan神经心理成套测验。

神经发育性障碍

一、智力障碍

智力障碍（intellectual disability）以前被称为精神发育迟滞（mental retardation），智商低于70，智能显著降低或智力障碍；必须同时伴有对学校、工作、社交及其他环境需求的适应性损害方可诊断。起病常于18岁前，该病约占总人口1%，多见于学龄期男孩。

（一）病因

（1）唐氏综合征（遗传）和胎儿酒精综合征是最常见的先天原因。

（2）宫内或产后感染（如风疹、巨细胞病毒感染），毒素，低氧，营养不良，重金属中毒，物理损伤，社会环境恶劣等。

（二）诊断要点

（1）轻度（IQ为50～69）：学习能力达到小学六年级水平，可独立生活或只需最低程度看管而生活。可能会对控制冲动或自尊维持有问题。与行为失调、药物滥用和注意力涣散多动症有关。

（2）中度（IQ为35～49）：学习能力达到小学二年级水平，可能管理每日生活并在认真看管下工作，对社会习俗的适应性有明显问题。唐氏综合征患者会有早患阿兹海默症的高风险。

（3）重度（IQ为20～34）与极重度（IQ＜20）：极少或无言语，只有极其有限的自我生活管理的能力，需要一个高度监管的环境。

（4）体检可以呈示潜在失调或损伤的证据。高风险孕妇（年龄＞35岁）羊水穿刺可能揭示与智力障碍有关的染色体异常。

（三）治疗

（1）一级预防包括对孕妇的遗传学咨询，良好的产前护理，提供安全环境等。

（2）治疗相关疾病可能改善认知水平和适应性功能；特别教育技巧与行为指导可能提升总体功能水平。

二、全脑发育迟缓

全脑发育迟缓（global developmental delay，GDD）是一种普遍性智力障碍，其特征通常是智力功能低于平均水平，并且至少在其他两个脑发育领域存在显著功能受限。常见的迹象包括里程碑的获得延迟（如坐立、爬行、行走）、推理或概念能力有限、沟通困难、社交技能和判断力差，以及以攻击性行为作为应对技能。

（一）病因和危险因素

病因和危险因素包括遗传（脆性X综合征）、代谢异常［如苯丙酮尿症

（phenylketonuria，PKU）]、产前因素（风疹感染或产伤）、围产期因素（早产、受伤或感染）。有时原因未知。

（二）治疗

治疗原发病因。

三、特定性学习和语言障碍

特定性学习和语言障碍是指经考虑患者的年龄，智能，感觉能力及受教育经历之后，具体领域的学习成绩仍远低于预期水平者。常见类型包括阅读障碍（最常见型）、数学能力障碍、书写表达障碍等。

（一）病因和危险因素

多与男性性别、遗传因素、低收入状态及现存不良健康状态有关（如大脑性瘫痪、铅中毒及胎儿酒精中毒等）。很多病例无明显病因发现，在学龄儿童中发病率约为5%。

（二）诊断要点

（1）发病常始于小学阶段，表现为阅读、数学及书写表达障碍，自尊心及社会成熟性低下；学业失败，行为障碍均可能发生。症状可持续到成年阶段。

（2）感觉-运动失调症，行为障碍，逆反性行为障碍及注意力涣散多动症均可能同时发生。

（3）IQ与学业测试为主要诊断方法。

（三）治疗

主要治疗为特别教育（如缓解性课程或个性化课程），以改善学习能力及有缺陷的领域。对患者与家庭的咨询可增强患者自尊心，改善社会行为与家庭关系。

（四）鉴别诊断

有必要除外听力、视力障碍及环境剥夺和智力障碍。

四、交流障碍

交流障碍包括语言障碍、言语声音障碍、口吃、儿童期流畅性障碍，以及一种以社交语言和非语言沟通受损为特征的新病症，称为社交沟通障碍。交流障碍症可以是儿童和成人的社交恐惧症，主要表现为对外界的认知、交流和社交行为等方面出现障碍；也可以是自闭症的表现之一。需要专家和专业人士进行治疗。

五、自闭症谱系障碍

自闭症谱系障碍（autism spectrum disorder，ASD），曾被称为自闭症，是一种神经发育障碍，其特征为：①社会沟通和互动（言语和非言语沟通）持续存在缺陷。②幼儿期（主要是3岁之前）行为、兴趣或活动模式受限且单调重复。③ASD在男孩中的发病率是女孩的4倍。

（一）病因

病因未明。可能与中枢损害或其他疾病有关（如脑炎、孕期母亲风疹感染病史、围产期缺氧、苯丙酮尿症、结节性硬化、脆性X综合征等）。很多病例并未发现明确病因。

（二）诊断要点

（1）男女发病比例约为5∶1；多于3岁前发病。兄弟姊妹可有同样病史。

（2）社交行为的缺陷：①社交性缺陷。缺少与同龄人的正常社交关系，不能使用非语言性社交暗示（或线索）。②语言交流缺陷。缺乏语言交流或使用语言怪异。③行为性缺陷。表现为古怪、刻板性活动，做事方式怪异，持续性摇摆与碰撞，无目的的仪式行为，陶醉于无生命力的物品中。④75%病例有智力障碍。

（3）体检：可能发现因撞头、咬舌或惊厥等自伤而留下的证据。

（4）病程：大约30%的患者到成年后具备独立生活能力，但几乎所有患者都残留有与语言障碍有关的智力障碍。

（三）治疗

治疗主要包括家庭咨询，特殊教育与行为训练课程。抗精神病药可以用来控制严重激惹冲动或自伤行为。

（四）鉴别诊断

主要排除智力障碍、听力损害、环境剥夺与选择性缄默。

六、阿斯伯格症

阿斯伯格症（Asperger disorder）被认为是自闭症谱系障碍的一种温和型，在学龄男孩中更常见。临床特征包括极端的行为僵化、对单一对象/主题和规则的持续或强迫性兴趣；在社交互动和行为方面有缺陷，但在语言或智力方面没有缺陷。

治疗

主要涉及改善与他人的关系。它需要采用多学科方法，利用孩子的优势（语言认知能力、正式语言技能等）来弥补弱点（例如，非语言和社会问题解决能力、实用语言）。如果非药物治疗失败，可以尝试托莫西汀（atomoxetine）。

七、注意力涣散多动症

注意力涣散多动症（attention-deficit hyperactivity disorder，ADHD）亦称轻微脑功能障碍，以注意力不集中、活动亢进及冲动性行为导致干扰社会性与学业性的功能为特征。发病率为3%~5%，多于学龄儿童发病；男女发病比率为9∶1。多于7岁前起病，症状贯穿童年（30%进入成年阶段）。

（一）病因

病因未明。可能涉及家族病史、脑创伤及其他疾患，如情绪障碍、焦虑症、药物滥用、反社会性人格障碍或行为与学习障碍等。

（二）诊断要点

（1）通常在孩子刚入学时首次被发现，表现症状在学校与家中同时存在，导致显著的社会性与学习功能障碍持续6个月以上。

（2）存在六项以上注意力缺损：学业、玩乐或吃饭时注意力集中时间短暂，难以遵守指示或保持安静，健忘及精神不集中，学习成绩差以及与兄弟姊妹关系紧张等。

（3）存在六项以上活动亢进与冲动性行为：不诚实，过分活跃，出乎预料地丢开所做的事情而四处乱跑，过多讲话，打断别人讲话，不顺服，打架等。

（4）IQ测试与结构性症状分级评分有助于教师与家长评估病情。

（三）治疗

（1）初治主要是保守性非药物疗法：包括认知性、心理性及教育性疗法（如技能培训）。

（2）精神兴奋剂如利他林（methylphenidate）、苯丙胺或匹莫林（pemoline）通常都能有效缓解ADHD症状，仅在校期间给药。副作用：食欲降低、嗜睡、生长迟滞、习惯性抽动（tics）等。

（3）若对精神兴奋剂无反应或对其副作用不能耐受，抗抑郁药托莫西汀（atomoxetine，去甲肾上腺素再摄取抑制剂）或去甲丙咪嗪（desipramine，又称地昔帕明，三环类抗抑郁药）可能有效。

（四）鉴别诊断

主要除外正常活跃行为、药物副作用、脑外伤、行为障碍、自闭症与情绪障碍。

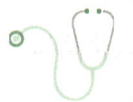 破坏-冲动性和行为障碍

该组疾患涉及个体无法抑制和控制冲动性情绪和行为的问题。与其他情绪和/或行为障碍不同，该疾患的独特之处在于表现为侵犯他人权利和/或使个人与社会规范或权威发生重大冲突的攻击、破坏性行为。根本原因多种多样，机制尚不清楚，但主要与5-羟色胺（serotonin）系统失平衡有关。

一、间歇爆发性障碍

该障碍的特征是无法抵抗的攻击性冲动的离散发作，从而导致严重的后果。攻击性程度通常与压力源不成比例，并且往往会自行缓解。患病率：青年男性大于女性。相关危险因素包括中枢神经系统创伤或疾病、家族病史、雄激素水平过高、不良职业、违法记录、不良婚姻状况等。

治疗

有效治疗包括心理疗法结合药物治疗［如氟西汀（fluoxetine）、苯妥英钠或奥卡西平（oxcarbazepine）］，以及认知行为疗法（cognitive behavioral therapy，CBT）等。药物治疗建议只短期使用。

二、对立反抗症

对立反抗症（oppositional defiant disorder，ODD）也被称为对立违抗性障碍，表现为儿童对成人与权威的持续性负面的、逆反的、敌意性的行为习惯；包括争辩，发脾气，故意吵闹与报复行为等。ODD被认为是轻型的行为障碍，发病率占学龄儿童的10%，青春期前男孩多见；青春期后男女发病率相近。大约50%～80%的病例中ODD与ADHD共存。

（一）病因

可能涉及家庭冲突、父母失职、学习障碍、考试失败、自尊低、情绪波动、ADHD、药物滥用、活动亢进等。

（二）治疗

认知行为改变是有效的治疗方法。重要环节是劝告父母要花时间与孩子沟通，对其予以关心并奖励其期望性行为，而不是简单地惩罚不良行为；父母应该言行一致。如父母不花时间给予孩子特别关怀，将发展为行为障碍。

三、行为障碍

行为障碍（conduct disorder）指在下列四个领域出现反复且持续超过六个月的违规行为：侵犯性行为、破坏财产、欺骗/偷窃、违规。发病率占学龄儿童10%，男女患病比例为9∶1；这是小孩或成人被送去看精神科医生最常见的原因。症状会随年龄增长而逐渐消退。若大于18岁有行为障碍表现就被定义为"反社会型人格障碍"。

（一）病因

可能涉及遗传因素、家庭压力、学校环境、ADHD、情绪障碍或药物滥用（特别是酗酒）。

（二）诊断要点

（1）主要表现为18岁以下小孩出现反复的侵犯行为，如打架、残忍行为、破坏财产、欺骗、偷窃、抢劫以及逃学等超过6个月。

（2）主要后果为反社会型人格障碍（大于18岁时诊断）。

（3）主要鉴别诊断为逆反性行为失调。

（三）治疗

（1）认知行为修正性治疗相对有效。建立健康人群的身份和角色模范是非常重要的。惩罚/监禁往往无效。

（2）药物治疗：侵犯性行为可用锂盐，侵犯性加情绪不稳定的情况，可用酰胺咪嗪（carbamazepine），控制愤怒情绪与冲动可用氟哌啶醇（haloperidol）。药物治疗通常只短期使用。

*相关精神失调/障碍的发生顺序：

ADHD→逆反性行为失调→行为障碍→反社会型人格障碍→酗酒狂。

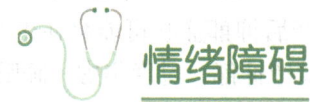

情绪障碍

一、抑郁性情绪障碍

（一）破坏性心境失调症

破坏性心境失调症（disruptive mood dysregulation disorder，DMDD）是一种儿童长期、频繁易怒、严重发脾气的病症，与当前情形严重不相称。这些病症在1~18岁期间平均每周发生超过3次。DMDD儿童成年后患抑郁症和焦虑症的风险增加，但发展为成人双相情感障碍的情况较少。男孩比女孩更常发生这些病症。

1. 诊断要点

（1）症状远远超出了儿童发脾气的范围，爆发程度与情形严重程度严重不相称，足以引起临床关注。

（2）在爆发之前，儿童在一天中的大部分时间和几乎每天都表现出持续的烦躁或愤怒情绪。

（3）诊断要求至少在两种环境（如在家、学校或与同伴一起）出现上述症状至少12个月，并且症状足够严重，在10岁之前出现（不在6岁之前或18岁之后）。

2. 治疗

个体化药物（非典型抗精神病药）、心理治疗及两者结合治疗相对有效。

（二）重型抑郁症

重型抑郁症（major depressive disorder）也称为单向抑郁症，表现为与既往功能水平相比，情绪抑制或兴致索然超过2周，病程多为两周到两个月。发病率为15%~25%，男女发病比例为1∶2，平均发病年龄为20~40岁。自杀率为10%~15%。

1. 病因

复合性因素，可能涉及5-HT水平低下、去甲肾上腺素（NE）与多巴胺的异常、性激素失衡、压力（如离婚、失业）、慢性疾病或孤独等。

2. 诊断要点

（1）症状超过2周：①整天大多时候处于情绪抑制，兴致索然或疲乏状态。②失去大多数原有的兴趣与精力。③记忆力或注意力下降，精神活动迟钝或受激惹状态。④无价值感或负罪感，反复性自杀意念。⑤体重显著增加或减少，失眠与嗜睡。⑥没有躁狂症发作。若伴有精神症状则预后更差。

（2）体检大多正常，但地塞米松抑制试验或促甲状腺素释放激素测试结果往往提示异常。

3. 鉴别诊断

（1）心境恶劣（症状相似但程度较轻且持续超过2年），正常悲伤，药物滥用，药物效应，甲状腺功能低下，帕金森病，痴呆，产后抑郁症，产后精神症状等。

（2）产后郁闷（"婴儿郁闷"）：产后有时会发生轻度抑郁症状，母亲可能表现为悲伤、情绪波动和流泪，但通常关心婴儿。可持续2周。症状通常为自限性，无须治疗。

（3）产后抑郁症：典型的产后抑郁症状可能会在生产第二胎后1个月内出现；症状可持续超过1个月。患者通常有情绪抑郁，过度焦虑，睡眠障碍和体重改变。产妇可能会有伤害婴儿的负性意念，需用抗抑郁症药物治疗。

（4）产后精神症状：严重的抑郁与精神症状可能会在生产首婴后1个月内出现，症状可持续下去。患者通常会有抑郁症和妄想症，并可能会有伤害婴儿的意念，需要用抗抑郁症药物、情绪稳定剂或抗精神病药物治疗。

（5）丧亲悲伤（正常悲伤，bereavement）：通常始于失去亲人后，表现为悲伤、流泪、为死者担忧、烦躁、睡眠失调、注意力涣散等。症状通常持续小于6个月，但也可能更长。治疗为一般性心理支持疗法（无须用药）。

4. 治疗

（1）认知性心理疗法为初步治疗，可帮助患者改变对自我、将来和世界的扭曲认知，帮助患者应对生活中的冲突，压力与失败/失落感。结合选择性5-HT重摄取抑制剂（SSRI）疗效最好。同时，必须首先防止患者自杀。

（2）药物治疗（需3~4周显效并需要维持6个月）。

A. 选择性5-HT重摄取抑制剂（SSRI，增加5-HT）：为抗抑郁症和焦虑症一线药物，毒性低，但有性功能、中枢和胃肠道方面的副作用。氟西汀（fluoxetine）为首选，舍曲林（sertraline）对有心血管病史者安全，帕罗西汀（paroxetine）适用于恐慌症、强迫症者，其他如西酞普兰（citalopram）、氟伏沙明（fluvoxamine）等。

B. 三环类药物（TCA，增加5-HT和NE）：为抗抑郁症、焦虑症、慢性疼痛和遗尿症（丙咪嗪）的二线药物。该类药物价格低但副作用明显，包括心律失常、抗胆碱效应、体位性低血压、性功能障碍及惊厥。阿米替林为代表药物。此外，去甲替林（nortriptyline）有镇静作用，去甲丙咪嗪（desipramine）无镇静作用。

C. 单胺氧化酶抑制剂（MAOI，增加NE浓度）：如奋乃静、苯环丙胺（tranylcypromine）。为伴有短暂精神症状、恐惧症、嗜睡症及贪食症的非典型抑郁症的首选药。要求饮食有限制（避免摄入奶酪、红酒及止咳药类）以避免严重的"高血压危象"。其他副作用有性功能障碍、体位性低血压、体重增加及睡眠失调。

D. 杂环类药物：为第二、三代抗抑郁症药，效用各异，用于非典型抑郁症效果较好。

安非他酮（丁氨苯丙酮，bupropion）：增加DA与NE的浓度，用于伴有ADHD、有戒烟酒需求或神志混乱状态的抑郁症患者较好。性功能障碍副作用低，但有致惊厥的危险性。

曲唑酮抑制5-HT重摄取，对伴有睡眠失调的抑郁症效佳。副作用为阴茎异常勃起。

（3）电惊厥疗法（electroconvulsive therapy，ECT）：适用于伴有严重自杀意念或对药物产生严重副作用反应的抑郁症患者。对妊娠前3个月的患者尚安全。不良反应包括头痛、短暂性记忆丧失和肩关节后脱位（少见）。

（三）持续性抑郁症——心境恶劣

1. 定义和诊断

持续性抑郁症——心境恶劣（dysthymia）：一种慢性情绪失调，其特征是一天中的大部分时间和一周中的大部分时间情绪低落，自我评价低，但比重型抑郁症程度轻，较少出现自杀行为，持续2年以上。

该病症在社会经济地位较低的女性中更为常见。大多数患者还同时患有其他精神疾病，如焦虑、药物滥用或边缘型人格障碍。

2. 治疗

（1）长期个体顿悟心理治疗：有效帮助患者克服长期的绝望感和遗留的童年冲突。

（2）抗抑郁治疗：如果上述治疗失败，可以开始SSRI。

（四）非典型抑郁症

其特征是情绪低落加上反向性植物神经变化，如睡眠增加、食欲增加和体重增加。抑郁情绪在晚上往往会更加严重。患者主诉"感觉沉重"。非典型抑郁症在女性以及患有Ⅰ型双相情感障碍、Ⅱ型双相情感障碍、重度抑郁症和季节性情感障碍的个体中更为常见。双相情感障碍的抑郁发作往往具有非典型特征，季节性抑郁症也是如此。

治疗

改变生活方式加上药物治疗会有帮助。首先尝试使用SSRI。如果效果不满意则选择MAOI。

二、双相性情绪障碍

双相性情绪障碍（躁郁症，bipolar disorder）是指患者通常经历狂躁症与抑郁症的双相性情绪失调，导致显著的功能障碍。起病通常在30岁以上，男女发病率均约为1%。

（一）病因

病因不确定。在高收入而低教育水平的人群中发病率较高，与精神疾病有较强的遗传相关性。可与焦虑症，酒精依赖与药物滥用并存。自杀死亡率可达10%。

（二）分型

（1）Ⅰ型：有1次以上躁狂发作或混合性（抑郁、躁狂）发作。

（2）Ⅱ型：有1次以上抑郁症或一次亚躁狂性发作，达不到典型躁狂或混合性发作的标准。

（3）快速交替型：1年内4次以上交替发作的抑郁症、躁狂症、混合型或亚躁狂症表现。

（4）循环性情绪障碍：慢性，亚躁狂与轻中度抑郁症交替发作超过2年。

（三）诊断要点

（1）持续性高涨而放大的情绪超过1周：过分地自我夸大，健谈，带压力的演讲，意念飞扬，目标定向性活动，性亢奋与注意力涣散，精神运动性激昂，睡眠减少。

（2）体检多正常。诊断基于上述症状，并除外疾病状态与药物效应（如抗抑郁药可引发躁狂症）。

（四）鉴别诊断

精神分裂症，人格障碍，甲亢，药物效应。

（五）治疗

（1）急性躁狂症：对自己和别人的安全构成威胁的患者需要住院治疗。治疗用情绪稳定剂——锂盐为首选药与维持治疗（需2~4周获全效；1年内逐渐减量）。丙戊酸也很有效。卡马西平（酰胺咪嗪）或拉莫三嗪（lamotrigine）作为二线药。抗精神病药（氟哌啶醇）用于有精神症状或顽逆性受激惹状态的患者。

（2）双相性情绪障碍：首先用情绪稳定剂（以避免诱发躁狂症），抗抑郁药可加用但不能单独使用。电惊厥疗法只用于顽逆性病例。

（3）联合心理治疗很有帮助。

三、循环性情绪障碍

循环性情绪障碍（cyclothymic disorder）是以多次抑郁性症状与亚躁狂情绪周期发作超过2年的慢性情绪失调。多为双相性情绪障碍Ⅱ的轻症型。

（一）病因与危险因素

多发于女性，与双相性情绪障碍、边缘型人格障碍、药物滥用及婚姻问题有关。

（二）鉴别诊断

药物滥用，双相性情绪障碍，人格障碍。

（三）治疗

（1）抗躁狂药（如锂盐、酰胺咪嗪或丙戊酸）常为首选药。
（2）心理治疗能帮助患者洞察内心冲突，并调整对策。

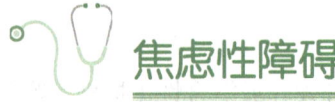

焦虑性障碍

焦虑性障碍（anxiety disorders）是一组心理和生理性失调综合征，特征为过分忧虑、高度警戒性、恐惧、不安、精力涣散及睡眠障碍。可伴有自主神经亢奋与运动性紧张。它包括广泛焦虑症、恐惧症、恐慌症、强迫症、急性应激性障碍及创伤后应激性障碍（创伤后压力综合征）。各自有不同的特征症状及相应的治疗方案。

病因有以下几个：

（1）心理动力学理论：焦虑的发生是由于本能冲动被挫败。

（2）行为动力学理论：焦虑的发生是对与恐惧事件相偶联的环境刺激的条件性反应。

（3）生物动力学理论：涉及不同的神经递质（尤其是GABA，NE与5-HT）及不同的中枢结构（特别是网状激活系统与边缘系统）。

 一、广泛焦虑症

广泛焦虑症（generalized anxiety disorder）指对于某一生活事件或活动的过度的、失控的焦虑感，导致显著的功能失调超过6个月。通常既有精神症状又有躯体症状（如疲倦、不安、易受激惹、失眠、肌肉紧张等）。

（一）危险因素

可能有遗传倾向，男女发病率之比为1∶2。与抑郁症、慢性病躯体症状及药物滥用有关。

（二）治疗

（1）认知行为疗法（CBT），结合放松性训练与生物反馈、改变生活方式，结合SSRI抗抑药。

（2）药物疗法：SSRI类抗抑药[如万拉法新（venlafaxine）、丁螺环酮（buspirone）]常有佳效。苯二氮䓬类（地西泮）可用于立刻缓解症状，但应避免长期使用，以免产生依赖性，其不良反应有镇静作用、神志错乱、记忆障碍、呼吸抑制。

二、恐慌症

恐慌症（panic attack/disorder）指反复的、不能预料的恐慌发作，伴有强烈的焦虑感与显著的生理失调症状，如心动过速，通气过度，眩晕及多汗。恐慌发作常持续数分钟。与广场恐惧症，抑郁症，一般焦虑症及药物滥用有关。男女发病率之比为1∶2。

（一）病因

可能涉及遗传因素，童年与父母分离及成年时个人交际的挫败经历等。多数患者接触致恐慌因素（如乳酸、CO_2、育亨宾）时会产生恐慌症状。

（二）治疗

（1）一线药物：巴洛西汀、氟西汀、阿普唑仑（alprazolam）、氯硝安定可用于立刻缓解症状。

（2）认知行为疗法（CBT）：对恐慌发作的放松性训练，以及对广场恐惧症的系统性"脱敏"疗法都有效。

 三、恐惧症

恐惧症（phobic disorder）指不理智的过分惧怕和避免某种物品或场合。

(一)具体类型

(1)广场恐惧:惧怕或担心恐慌发作时难以逃离某些地点或场合(如公共场所、人群、独自在外等);常导致患者对旅行与日常活动的严重限制。女性多见。

(2)社交恐惧:惧怕在一般或具体社交场合被羞辱或丢脸,如在公众面前发生"舞台退缩"等。

(3)特定(场合)性恐惧:害怕或避免某种具体实物或场合,而不是广场或社交性恐惧。例如,对动物或昆虫、自然环境(雷雨)、创伤(注射、出血)及情景(高度、黑暗)等的恐惧。

(二)治疗

(1)认知行为疗法:与系统性"脱敏"(暴露疗法)和决断性训练相结合,对恐惧症治疗效佳。

(2)药疗:SSRI类药物[如舍曲林(sertraline)]或安定类药物[如劳拉西洋(lorazepam)]对表现性焦虑症("舞台恐惧/怯场")效果最好。

四、分离焦虑症

分离焦虑症(separation anxiety disorder,SAD)是一种儿童焦虑症,儿童因与家庭或与个人有强烈情感依恋感的人(如父母)分离而经历过度焦虑、恐惧和痛苦。主要包括不适当的焦虑、依附于父母、哭泣、发脾气、害怕伤害和睡眠困难。SAD还会对孩子的日常生活造成严重的负面影响。症状至少持续4周,并且在儿童年满18岁之前出现才能诊断。病因不明。

治疗

认知行为和个人心理治疗都有帮助。在极端情况下这些方法治疗失败时,可以使用SSRI类药物。

五、强迫意念相关障碍

(一)强迫性障碍

强迫意念(obsession)为持续性非本愿而又强行出现的意念,引起焦虑感或冲动;通常涉及污染、怀疑、负罪感、侵犯性及性意念。强迫性障碍,通常简称强迫症(obsessive-compulsive disorder,OCD),是以被本人认识为反复性非理性的强迫意念或强迫症状为特征的心理和行为障碍,为了减轻焦虑,但影响个体的功能水平。可属于焦虑障碍的一种,通常表现为反复性检查或计数某物,反复怀疑门窗是否关紧,反复洗手等。强迫意念与强迫行为的区别见表16-1。

表16-1　强迫意念(obsession)与强迫行为(compulsion)区别

强迫意念	仪式性行为(如反复计数和检查),完成中和思想;耗费时间;倾向于降低焦虑
强迫行为	侵入性、无意义的,痛苦而无助的意念;它使患者增加焦虑,如惧怕污染

（一）病因

可能与5-HT代谢异常、遗传因素、抑郁症及其他精神心理失调有关。隐匿性起病，常于童年或成年早期发病。

（二）诊断要点

诊断基于反复性非理性的强迫意念或/和强迫症状。更多见于年轻人中，男女发病率相近。它可与抽动秽语综合征共同存在。

（三）治疗

（1）认知行为疗法：诱因接触和脱敏放松性训练，反应性预防，意念控制技巧训练，以及重塑方法。患者教育至关重要。

（2）药疗：选一种SSRI（帕罗西汀/氟伏沙明）或TCA［氯米帕明（clomipramine）］有助于症状缓解。

六、身体缺损疑虑症

（一）概念与诊断

身体缺损疑虑症（body dysmorphic disorder）特征为患者非理性地确信身体某部分不正常或有缺陷，尽管医生反复确定检查结果正常。该疑病意念不属于妄想症，但影响个体的正常功能水平。最常见的身体缺损疑虑症是面部缺损疑虑，因此患者反复照镜子并力图掩盖所谓的缺损部位，避免参加社会活动。多见于青春期女性，她们常常难以结婚或保持婚姻关系。可能涉及脑内5-HT系统异常、抑郁症、焦虑症或强迫症。

（二）治疗

个别心理治疗可帮助患者应对所疑身体缺损造成的压力。若症状持续，抗抑郁药可能有效。

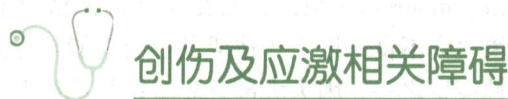

创伤及应激相关障碍

一、急性应激障碍与创伤后应激障碍

（一）诊断要点

急性应激障碍（ASD）与创作后应激障碍（PTSD）既有共同特征，也有不同之处。

1. 共同特征

（1）重新经历创伤性或应激性（压力）事件体验（如噩梦、战争、被强奸或灾难经历的"闪现"），个人产生恐惧和无助感。患者不断回忆事件，并避免任何可能引起回忆的事件。症状的产生可影响个体的功能水平。

（2）应激性升高（如焦虑、睡眠障碍、高警觉状、冲动性），伴有"幸存者负罪感", 抑郁症, 恐惧感或无助感。

（3）患者努力避免与创伤有关的刺激，或对创伤反应麻木。

2. 两者鉴别

病程小于1个月为ASD；大于1月为PTSD。通常在创伤后很快显现症状，但也可能在数月甚至数年后显现。必须排除抑郁症和药物滥用因素，因为它们可使该病恶化。

（二）病因

创伤事件引发ASD及PTSD。

（三）治疗

（1）经受压力事件后，及时咨询可能防止PTSD的发生。与其他幸存者一起接受支持性小组心理疗法可能有效。

（2）对顽逆性病例需要予抗抑郁药治疗：SSRI首选，TCA或MAOI次选。

二、调节适应性障碍

调节适应性障碍（adjustment disorder）是个体对某一社会心理性应激或压力因素的适应不良性反应，常于该因素出现后的3个月内发生，并持续1~6个月。在各年龄组中都常见，常涉及社会性和职业性表现不良，出现错误或退缩行为。

治疗

除去压力因素，使用简要心理治疗以改善调节适应技巧。抗焦虑药或抗抑郁药有助于缓解症状。

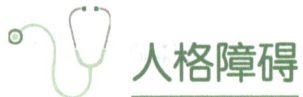

人格障碍

人格障碍（personality disorder）概念：是指个体的人格或个性表现方式呈现出横逆、怪异、固执和对环境适应不良，以至于造成其社会功能与行为性损害。人格障碍是一组最常见且难治的精神疾患之一，因为大部分患者拒绝承认有人格障碍并拒绝就医。病因不明，但大多与遗传因素、原生家庭和童年经历有关。

人格障碍的一般特征：

（1）可分为三大类型（"3W"）。A：Weird，怪异型；B：Wild，狂野型；C：Worried，焦虑型。

（2）症状可以追溯到童年。

（3）经常出现适应不良行为，在人际关系或社会方面存在重大困难。

（4）自卑、缺乏自信。

（5）内省能力极低，倾向于将所有问题归咎于他人。

（6）当适应不良行为失败时，抑郁伴焦虑。

发病情况：男性更多发生反社会型和自恋型（自大型）人格障碍；女性则多发生边

缘型和癔症型（戏剧型）人格障碍。

发病年龄：青春期晚期或是成年早期阶段。

发病过程：患者通常很少就医，因此病程慢性持续数年甚至数十年而不得医治，也难以医治。偏执型、类精神病型和自恋型人格障碍的症状常随着年龄的增加而恶化；而反社会型和边缘型人格障碍则反之（减轻）。

治疗原则：心理疗法为主要手段，多用长期、强化性心理动力疗法及认知疗法。

 人格障碍的类型、临床特征与处理策略

（一）A类："怪异型"——思维怪异，情感表达不当

1. 临床特征

（1）偏执型人格障碍（paranoid）：普遍不信任、多疑、不诚实、社交孤立、情感冷漠，总认为他人的动机是恶意的。个人对其他人看不到的威胁会产生非理性的警惕。还经常捍卫极其脆弱的自我概念。由于其"对抗态度"，拒医、建立治疗关系的挑战变得显而易见，非常困难。

（2）类精神分裂型人格障碍（孤僻型人格障碍）（schizoid）：大多为与正常人群远离的"孤独者"。感情淡漠而疏远，对别人漠不关心，对别人的褒贬也无反应。思维尚有逻辑性。那些更了解自己人际需求的患者更有可能形成治疗关系。

（3）精神分裂型人格障碍（schizotypal）：思维、行为、外貌与感受均古怪（但未达精神分裂症标准），有社会孤独感，与他人相处难受。与类精神病型人格障碍不同，患者多有特殊性或梦幻性思维、延伸性意念、受害意念、古怪情感及短暂性精神症状。患者可能希望与治疗师建立亲密、特殊甚至浪漫的关系，同时又表现出攻击性或负面情绪。

2. 临床处理策略

患者多疑且不信任医生，极少寻求治疗，态度对抗性。治疗时，医生对患者态度要明确、诚实、非控制性，非护卫性；需与患者保持感情距离，避免幽默。

（二）B类："狂野型"——情绪波动，分离性症状，专注于被拒绝（偏见）

1. 临床特征

（1）癔症型（表演型）人格障碍（histrionic）：以充满表演性、夸张的行为、情感与外貌引起他人注意（自我中心式），通常表现出性诱惑行为。女性常见。

治疗：以心理治疗为主。寻求有关注属性的关系有助于建立初步的治疗关系。然而，医生必须做好应对戏剧性表现的准备。

（2）边缘型人格障碍（borderline）：不稳定的情感、情绪、人际关系及自我形象；长期感觉空虚，显著的冲动性，反复的自杀行为，以及不恰当的愤怒感；在压力下可能伴有精神症状。其主要防卫机制是"分裂"（splitting）。

治疗：心理治疗是主要疗法。患者和家属需要有关该疾病的教育知识。对于尽管接受了心理治疗但仍出现情绪失调（不稳定、不当愤怒和烦躁）、冲动和攻击性或认知-知觉症状的患者，建议进行额外的药物治疗（如抗精神病药、情绪稳定剂或抗抑郁药）。

（3）反社会型人格障碍（antisocial，ASPD）：持续性反社会或犯罪行为，不能遵守社会规矩，冲动性，侵犯他人权利，欺骗，且缺乏悔过感。多于15岁左右发生行为失调，在18岁后因有行为障碍而得以诊断为反社会型人格障碍。

病因可能包括激素和神经递质（睾酮水平高、5-HT水平低）、边缘神经系统发育不良、头部创伤、文化和环境影响。

治疗：ASPD被认为是最难治疗的人格障碍之一。由于患者悔恨能力非常低或缺乏，通常缺乏足够的认知动力，并且看不到与反社会行为相关的代价。治疗时，应侧重于反对重复过去错误的理性和功利辩论。①对于儿童来说，早期进行团体家长培训干预可能有助于预防青春期的反社会人格。②认知行为治疗适用于患有轻度障碍但具有一定洞察力和改善理由的患者。③对于有严重攻击行为且愿意服药的ASPD患者，建议使用第二代抗精神病药［如利培酮（risperidone）或喹硫平（quetiapine）］。

（4）自恋型人格障碍（narcissistic）：具有自我重要性，夸大感及"有权如此"感；需要被别人仰慕，缺乏怜悯感；妒忌，对批评过分敏感、愤怒。多发生于教育程度低的患者。

治疗：难以和患者建立治疗关系。在建立信任之前，医生可能必须忍受患者一段时间的脆弱和自我保护。

2. 临床处理策略

患者好耍花招，给医护人员予强行要求以引起注意并改变规矩。医生应该态度坚定（坚守治疗方案），对患者公平（避免惩罚与傲慢），并保持规矩不变。

（三）C类人格障碍："忧虑型"——焦虑，内心为批评或严厉所慑

1. 临床特征

（1）逃避型人格障碍（avoidant）：存在社会性压抑感，感情平淡，性格羞怯与孤独，对批评高度敏感，充满"受拒绝"意念；不愿与人打交道。有些患者可能类似于脆弱的自恋者和/或有社交焦虑症。

治疗：了解潜在的自我、人际和情感模式对于优化治疗方案至关重要。

（2）依赖型人格障碍（dependent）：屈从与依赖感，感情平淡，无助感；努力避免与他人意见不一，不愿做决定；需要别人关怀。

治疗：心理治疗是主要治疗方法。医生必须警惕患者在情感和心理上退缩的可能性。当医生试图鼓励患者增强独立性时，可能会出现额外的挑战。

（3）强迫症型人格障碍（obsessive-compulsive）：先存性条理感，完美感和支配欲；精力常消耗在对事物的细节上而损失了效率与目标；习俗与价值观不适应环境变化。注意与强迫意念-强迫症相区分。

治疗：主要采用认知-行为疗法（CBT）进行治疗。可能还需要使用SSRI。

2. 临床处理策略

患者有焦虑症但又有支配欲，可能出现言行不一致的情况，这可能会破坏治疗计划。医生应给予患者明确建议，但切勿逼迫患者做决定；要有爱心和耐心。与C类患者建立治疗关系相对容易，因为这些患者愿意对自己的问题负责，并且愿意与临床医生进行对话以尝试解决问题。

第十六章　常见精神－行为障碍

精神分裂症与相关精神障碍

一、精神分裂症

定义：精神分裂症是一种思维过程与内容完整性的障碍和情感反应性的障碍，损害了患者判断、行为、情感以及解释现实（真实）的能力。最常见的表现包括幻听、偏执或古怪妄想、离奇的幻想、非逻辑的语言思维和情感障碍，伴有重大的社会或职业功能性障碍。症状须持续超过6个月方可诊断。男性患病率高于女性；发病年龄上男性早于女性，男性发病年龄多在20岁左右，女性多在30岁左右。自杀率约为10%。

（一）病因与危险因素

（1）发病与脑内的多巴胺（dopamine）高水平及5-HT（serotonin）异常有关。

（2）具有较强的遗传倾向或家族史：一般人群发病率约为1%；单卵双胞者则高达47%；双卵双胞、直系亲属及父母中一人有病史者患病率约为12%；父母双方都有病史者，子女患病率上升到40%。

（3）环境：多见于低收入家庭、冲突多的生存环境，以及冬季与早春出生的人（可能与病毒感染有关）。若家庭中对患者充满批评、干预和敌意，复发率会很高；反之，则复发率降低。

（二）诊断要点

（1）需同时具备两种及以上生理及精神障碍性症状，影响患者的重要社会与职业功能超过6个月。

A．正面性（阳性）症状：妄想（多为古怪、偏执妄想），幻觉（多为幻听），散漫、非逻辑的语言、思维或行为，以及肌肉紧张状态等。

B．负面性（阴性）症状：情感淡漠，言语贫乏，情感反应性差，以及快感缺失等。

（2）体检：通常正常，但可能表现出躲闪性快速眼动与过度警觉性等。

（3）脑影像检查：CT、MRI常显示侧脑室与第三脑室增大，脑皮质容量下降（与负性症状和神经精神损害有关）。

阳离子发射断层摄影术（positron emission tomography，PET）：可显示大脑前叶活动性下降，及基底神经节相对于大脑皮质活动增加。

（4）心理学测验：①智商（IQ）。所有智商测验值都下降。②神经精神测验。通常与双侧大脑额叶与颞叶功能障碍有关（注意力、状态维持困难及解决问题的能力不足）。③人格或个性测验。可能显示意念古怪等。

（三）精神分裂症具体类型

（1）偏执型：典型患者有一项或多项妄想和/或幻觉表现，通常含有被害或夸大妄想。是精神分裂症最常见的类型，发病年龄较大。

（2）错乱型（混乱型）：表现为思维、语言和行为的杂乱无章。情感淡漠或反应不当。具有显著回归到童年的原始、无节度行为。极少与现实世界接触。该型发病年龄最早，预后较差。

（3）紧张型：以精神运动性障碍（从弱智到过度兴奋）为主要表现。表现为极度的负面抵抗与缄默；怪癖性自主运动。可发生诸如过度消耗、自伤或高热等并发症，需要及时进行医疗处理。

（4）残余型：此型虽然缺少明显的精神症状（如显著的妄想、幻觉与杂乱无章的行为），但患者却有古怪的负面症状倾向（情感淡漠、不修边幅、社交退缩等）。

（四）治疗

1. 建议首先住院治疗以使患者安全与稳定
支持性精神疗法的主要目标是建立医生与患者之间相互信任、理解的关系。

2. 抗精神病药物疗法

（1）典型抗精神病药物：阻断多巴胺受体（D2、D4亚型）。应用指征为急性精神障碍，急性激惹状态或躁狂症，及抽动秽语综合征。

A．高效价类药：氟哌啶醇、氟哌利多［达哌啶醇（droperidol）］、氟奋乃静、替沃噻吨［甲哌硫蒽（thiothixene）］。副作用：①有较多锥外系症状（extrapyramidal symdrome，EPS），如急性肌张力障碍或运动障碍。②迟发性运动障碍（如反复性舐唇）。③神经恶性综合征：呈现高热，肌肉僵硬，自主神经系统不稳定（心率、血压波动与意识状态改变）。④高催乳素血症：停经、乳房增大及溢乳。

B．低效价类药物：甲硫达嗪（thioridazine）、氯丙嗪（chlorpromazine），主要副作用有抗胆碱能反应，包括口干、体位性低血压、便秘及尿潴留等。

（2）非典型抗精神病药：通过阻断多巴胺D2与5-HT2受体而起效。氯氮平与奥氮平（olanzapine）对改善阴负性（消极）症状者有效，利培酮则对阳性和负性症状均有效。同类药有喹硫平（quetiapine）、齐拉西酮（ziprasidone）、阿立哌唑（aripiprazole）。此类药物锥外系与抗胆碱能副作用较少。

二、其他精神障碍

（一）精神分裂样障碍

类精神分裂症（schizophreniform disorder）也被称为精神分裂样障碍，患者表现出精神分裂样症状（幻觉、妄想、杂乱无章的语言行为、情感冲动或负面症状、社会功能障碍等），症状持续超过1个月但不足6个月。多数患者通过治疗能恢复病前功能水平。精神症状缓解后的抑郁性自杀是一大危险因素。

治疗：

（1）首先必须评估是否有必要为保障患者的安全而收住院。

（2）抗精神病药可用3～6个月。个别心理治疗可助患者将精神症状中的经验同化于其生活中。

（二）分裂情感性障碍

分裂情感性障碍（schizoaffective disorder）具有混合性的抑郁症或躁狂症发作和精神分裂症（妄想与幻觉）症状，精神症状持续超过2周并且在该期间无情绪障碍症状。其预后比精神分裂症好，但比情绪障碍要差。

治疗：

（1）首先必须评估是否有必要为保障患者的安全而收住院。

（2）使用抗抑郁药，可加用抗惊厥药以控制情绪症状。若无效，可使用抗精神病药帮助控制症状。

（三）妄想性障碍

妄想性障碍（delusional disorder）定义为持久性妄想超过1个月；通常无精神功能水平的损害。其类型包括色情、躁狂、妒忌、夸大、躯体性、混合性及不定型妄想。

危险因素：低收入阶层及已婚就业妇女多见。

治疗：

（1）门诊治疗较可取：个别心理治疗集中于帮助患者明白妄想如何使人痛苦、干扰正常生活。

（2）抗精神病药可能收效有限。

（四）短暂性精神障碍

短暂性精神障碍（brief psychotic disorder）患者突然出现精神失常症状，持续数天至1个月后恢复到发病前的功能水平。

危险因素：多见于低收入阶层，以及有先存性人格障碍或面临精神压力因素者。

治疗：

（1）首先必须评估是否有必要为保障患者的安全而收住院。

（2）抗精神病药与安定类药可用于精神症状的短期治疗。

*精神障碍的鉴别诊断：

特别要注意精神症状的持续时间，因为这是鉴别各型精神障碍的关键因素：①短暂性精神障碍（1天至1个月）。②精神分裂样精神障碍（1~6个月）。③精神分裂症（6个月以上）。

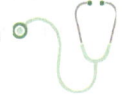 躯体化障碍及相关性障碍

躯体化障碍及相关性障碍（somatic symptom and related disorders）是一组涉及精神性与生理性障碍的疾病，特征为表现出医学上无法解释的躯体症状，这些症状足以严重干扰患者的社会性和职业性活动。

原发性获益：患者隐藏内心冲突而不让自己觉察所获得的益处。

继发性获益：从"患者角色"中获得的利益。

"无视病态感"：患者似乎不在乎疾病损害状态。

身份模仿：某人以对自己重要的人物为楷模而模仿其行为。

一、躯体化障碍

躯体化障碍（somatization；somatic symptom disorder）是一种医学上无法解释的由多个器官功能障碍症状组成的疾病。多发于低收入阶层及未婚女性（30岁左右）。

（一）诊断要点

（1）存在许多躯体症状，许多器官系统受影响而医学上无法解释。多数患者有超过四项疼痛症状，两项胃肠症状，一项性功能症状以及一项神经症状。

（2）长期复杂的就医病史，以及受损害的社会心理功能。

（二）治疗

（1）医生应对患者给予同情，保持同一医生及常规约诊。

（2）个别需要心理治疗，帮助患者知晓出现症状的心理本质与应对技巧。

二、转换性障碍

转换性障碍（conversion disorder）也被称为转化症，指个体在经历某特殊事件或心理因素后所发生的一项或多项医学上难以解释的神经症状，多见于年轻、低收入阶层及智商较低的女性及军人，常与被动-侵犯型、依赖型、反社会型与戏剧型人格障碍有关。

（一）诊断要点

在特殊心理刺激因素（事件）后出现1～2项神经症状，影响自主性或感觉性功能（通常为失声、失明、癫痫或麻木）。患者通常不关心自身病情。

（二）治疗

症状通常会自行缓解。心理治疗可以帮助建立与患者的关怀性关系，从而帮助患者缓解心理压力，对付病症。

三、疾病焦虑症/疑病症

疾病焦虑症/疑病症（hypochondriasis）的特征是患者非理性地确信自己患有某种疾病，尽管医生已经反复检查且予以否定。疑病症不属于妄想症，但会影响个体的功能水平，发作年龄常为20～30岁，过程超过6个月。

治疗

定期为患者安排较频繁、常规的CBT心理治疗，以帮助其缓解心理压力，应对病症。

四、做作性障碍

做作性障碍（factitious disorder）的特征为患者有意识地制造虚假的躯体症状，精神病症状与体征，以获取"病员角色"，引起他人关注。典型表现为患者在医院呈现虚假的症状与体征并要求治疗，如被揭穿则会愤怒发作，或指责、威胁医护人员（如假样品的检验结果为阴性时）。多见于男性卫生工作者，儿科患者可能有被虐待史而寻求"病员角色"。如患者是被他人协助而表现出伪造症状（如母亲帮助小孩伪造症状）则称为"协助性造假症"。如有此嫌疑，应与儿童保护机构联系（以保护儿童）。

（一）治疗

通常着眼于处理患者而非根治。当医师怀疑患者有做作性障碍时，应警惕是否有"反移情作用"之嫌。

（二）鉴别诊断

诈病（malingering）：该病的特征是有意制造虚假的症状、体征以获得明显的附带性益处——继发性获益（如骗钱、骗住院、骗病假等）。诈病患者倾向于主诉许多主观而夸大的症状，更多关心的是获得益处而不是症状的缓解。多见于工厂工人、囚犯与军人。一般根据患者的主诉与体格检查及实验室测试的实际结果之间存在较大差异而诊断。诈病不属于精神疾病，属于道德问题。治疗：通过建立有技巧的医患关系来发挥作用；如果医疗评估显示诈病，应巧妙地使患者面对结果，维护患者自尊。如果被当面揭穿，患者可能变得愤怒和更难对付。

五、持续性痛感障碍

患者在一个或多个部位经历一种慢性疼痛，被认为是由心理压力引起的。多见于中年女性。

（一）诊断要点

（1）症状多于体征：疼痛存在于多个解剖部位，给患者带来痛苦。通常不存在假装的痛苦或寻求二次收益的行为。患者通常有应激事件、病史长、看过的医生多、标准镇痛疗法效果不佳的情况。

（2）存在性交疼痛、躯体症状、转换障碍或情绪障碍等病症可以排除疼痛障碍的诊断。诊断取决于医生解释症状的能力和心理影响。

（二）治疗

（1）个体心理治疗有助于探究疼痛的心理根源和情绪内容，以缓解疼痛。

（2）NSAIDs（萘普生）、抗抑郁药（SSRIs）、文拉法辛、生物反馈和催眠可能有帮助。

（三）鉴别诊断

与慢性疲劳综合征（chronic fatigue syndrome，CFS）鉴别。CFS是因非医学疾患或精神障碍而引起的超过6个月的严重疲劳状态。大多数患者在2年内可部分恢复和复发；女性患者多于男性。

（一）病因

病因未明。可能与病毒感染、心血管疾病、神经系统疾病、免疫系统疾病或内分泌系统慢性失调有关。

（二）诊断

诊断基于排除法。临床特征包括：

（1）不明原因的疲劳，休息后无缓解，并非由于劳累引起，显著影响生活质量。

（2）4个或4个以上下列症状超过6个月：注意力涣散，短期记忆下降，肌痛，关节痛（无红肿），头痛，咽痛，淋巴结压痛，抑郁症，活动后全身乏力超过24小时。

（3）实验室检查：如有指征，查CBC、肝功能、血电解质、TSH、艾滋病毒等。

（4）诊断基于排除法。

（三）治疗

（1）治疗已知病因。

（2）认知行为疗法（如运动、行为调整），抗抑郁药；非甾体抗炎药可有所帮助。

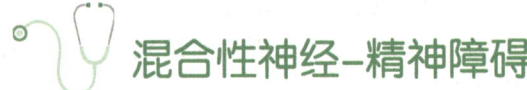

混合性神经-精神障碍

一、药物滥用及相关性障碍

药物使用障碍（滥用）与依赖（substance abuse and dependence）定义为药物使用障碍或滥用状态，引起用药失控并不断增大用药剂量；患者把生活中的主要时光都用来获得并使用药物，以及从用药中恢复。它包括药物耐受、依赖与戒断症状等过程，并涉及恶性的医疗、社会性或情感上的后果。药物滥用大多发生于年轻成人与青少年（15～19岁）。

中毒：摄入某种化学物质，导致有害的心理或生理改变，通常是可逆性过程或经验。

撤退：它是指停止或减少药物后所引起的心理或生理改变。

依赖：它是指使用药物后，导致耐药性及出现适应不良反应；当患者减少剂量时有戒断反应。患者将其大部分时间都用在获取和使用依赖性药物。

药物滥用发生率的高低顺序依次为：酒精、烟卷（尼古丁）、大麻、阿片类、可卡因。

（一）病因与危险因素

（1）有家庭酗酒、儿童身体虐待或性虐待、父母与子女关系不良、经同龄人或毒品贩子诱导而卷入吸毒及社会性孤立的历史。

（2）精神疾患：抑郁症、行为障碍、ADHD及自卑感。

（3）自身用药动机：患者可能有意使用药物来缓解精神症状（如用饮酒来缓解抑郁症）。

(二)诊断指南

(1)保持一定的怀疑度,对药物滥用者的否认有所准备,努力从患者的亲密家人与朋友中获得更多病史,包括患者在家庭与社会功能中的角色。体检时注意下列征象:患者卫生与营养状况,有无药物滥用的生理体征(如烧伤痕迹、注射针痕、皮肤感染与创伤痕迹)等。

(2)诊断测验:

A. 酒精滥用/酗酒的测验。CAGE问卷中任何两项对下列问题的肯定答复(或对最后一个问题的肯定)都提示酒精滥用成立:①"你是否曾感到应减少饮酒量(Cut down)?"②"你是否曾被别人对你喝酒的批评而感烦恼(annoyed)?"③"你是否对自己的饮酒行为有负罪感(guilty)?"④"你是否经历过清晨饮酒以此作为"开眼剂"(eye-opener)并感到自在?"

B. 实验室检查:①对酗酒者,检查γ-谷氨酰转肽酶(SGGT)、血清谷草转氨酶(SGOT)、血清谷丙转氨酶(SGPT)以及LDH。②对静脉滥用药者,检测HIV、乙型肝炎、丙型肝炎及结核病的可能性。

(三)治疗指导

(1)预防计划:教导青少年如何抵制滥用药物的社会压力,并如何提升社交及个人生活技巧。

(2)解毒:依具体药物而定。需持续住院5～10天,以保证患者安全。

(3)戒毒与康复:目标是停止药物滥用,发展新的对付技巧,减少复发。通常需1个月以上。自助团体(如起源于美国的"酗酒者匿名组织")已被表明是对很多成人药物滥用者的康复与复发预防都是最为有效的。

药物滥用的诊断与治疗小结见表16-2。

表16-2 药物滥用的诊断与治疗小结

滥用药物	
酒精	(1)酒精滥用或依赖的发生率是10%～15%。 (2)酗酒筛检:CAGE问卷。 (3)中毒:失控,情绪波动,言语不清,共济失调,侵犯性,晕厥,幻觉,记忆与判断受损。 (4)中毒治疗:维生素B_1,叶酸,抗惊厥药[如酰胺咪嗪(carbamazepine)],避免使用抗精神病药。 (5)戒断症状:震颤,心动过速,高血压,激惹状态,惊厥,震颤性谵妄。 (6)戒断症状治疗:使用长效安定镇静(特别是针对DTs),抗惊厥药,抗高血压药(β受体阻滞剂,可乐宁)。 (7)并发症:①胃肠道——胃炎,食管炎,胰腺炎,酒精性肝炎,贲门黏膜撕裂。②心血管系统——酒精性心肌病,原发性高血压。③中枢神经系统(CNS)——韦尼克脑病,柯萨科夫精神病变。④呼吸系统——吸入性肺炎。⑤性功能——阳痿,性欲减退。⑥精神症状——抑郁症,焦虑症,失眠。⑦营养缺乏——维生素B_1等的缺乏和胃肠道癌症发病风险增加。 (8)戒酒:摄入双硫仑后再饮酒,很快会引起呼吸急促,面色潮红,心动过速,头痛,恶心/呕吐等症状。纳曲酮有助于减少饮酒欲望

续表16-2

滥用药物	
大麻	（1）中毒：欣快感，时间感放慢，判断力受损，运动失调，社交性退缩，饮食与性欲亢进，口干，结膜充血，幻觉，焦虑，偏执意念。无明显撤退或依赖反应。 （2）治疗：个别咨询与集体支持疗法。安定类适于急性偏执性妄想症
可卡因	（1）中毒：精神症状，受激惹状态，欣快感，瞳孔扩大，心动过速，高血压，恐慌症，偏执意念，幻觉，暴力倾向及死亡。 （2）治疗：多巴胺受体阻断剂（溴隐亭或氟哌啶醇）适于严重激惹状态；如血压高用降压药；避免β受体阻滞剂。 （3）戒断症状：显著的缺药性"崩溃"，表现为嗜睡发作，抑郁，求药欲，心绞痛，噩梦及自杀意念。严重的求药欲（毒瘾）可能是强迫性药物滥用的重要因素
异苯丙胺（安非他明Amphetamines）类	（1）中毒：精神运动受激惹状态，欣快感，瞳孔扩大，心动过速，高血压，判断力下降，过长清醒（失眠）状态，幻觉及惊厥。 （2）治疗：氟哌啶醇适于严重激惹状态；如血压高用降压药等。 （3）戒断症状：停药后"崩溃"（嗜睡、抑郁、懒散、胃痉挛、噩梦等）
阿片类	（1）镇痛强度与毒性（由弱到强）：可待因、哌替啶（杜冷丁）、吗啡、氧可酮、美沙酮、海洛因、氢吗啡酮、丁丙诺啡、芬太尼、舒芬太尼（最强，容易致命）。 （2）中毒：先欣快后抑制，中枢神经尤其是呼吸中枢抑制（致命性），瞳孔缩小（如针尖），便秘等。 （3）治疗：纳洛酮/纳曲酮可阻断阿片受体，逆转中毒效应。 （4）戒断症状：难受，失眠，恶心，肌痛，发热，流泪，多汗，瞳孔扩大，流涕，毛发竖立，胃痉挛，腹泻。 （5）戒断症状治疗：短效药用可乐宁；长效药用美沙酮或吗啡
苯环利定（PCP）	（1）中毒：攻击性，好斗行为，暴力，精神症状，受激惹状态，冲动性，判断力损害，共济失调，心动过速，高血压，幻觉及谵妄。 （2）治疗：明确性安慰；安定或氟哌啶醇用于严重病例
致幻剂（LSD）	（1）中毒：致幻作用，显著的焦虑或抑郁状态，妄想，视幻觉，瞳孔扩大，判断力损害，多汗，心动过速，高血压，感觉高亢。 （2）治疗：支持性咨询，典型抗精神病药或抗焦虑药。 （3）戒断症状：因胃肠道重吸收而使中毒症状重现；突然性暴力发作
巴比妥类	（1）中毒：安全临界值低；呼吸中枢抑制。 （2）戒断症状：焦虑，惊厥，谵妄及致死性CNS与呼吸中枢抑制。 （3）治疗：短效安定类
安定类（BZDs）	（1）中毒：与酒精相互作用；出现记忆缺失，共济失调，嗜睡，遗尿症，心律失常及呼吸抑制。 （2）戒断症状：反跳性焦虑，惊厥，震颤，失眠及高血压。 （3）治疗：短效安定
咖啡因	（1）中毒：不安，失眠，遗尿症，心律失常，肌肉跳动，易激动（agitation）。 （2）戒断症状：头痛，懒散，抑郁，体重增加，易受激惹（irritability）等
烟卷（尼古丁）	（1）中毒：不安，失眠，焦虑，心律失常。 （2）戒断症状：易受激惹，头痛，焦虑，体重增加，心动过缓以及注意力涣散

二、非药物相关性障碍——赌博成瘾

赌博成瘾（障碍）（gambling disorder）又称为强迫性赌博（以前称为"冲动控制障碍性病态赌博"），是一种无法控制的以持续和反复的赌博行为为特征的精神-行为障碍，包括沉迷于赌博、需要用更多的钱去赌博、试图赢回损失而甘愿冒失财风险、试图停止赌博或资助赌博的非法行为，往往生活因赌博而付出沉重代价或失去正常人际关系。患者会在赌输后继续赌博，输光钱财、债台高筑。个体通常显得过于自信，且有多次被捕、自杀未遂、酗酒、失去亲人、养育不良、情绪障碍等历史。男性患病率远高于女性。赌博（类似于药物或酒精）可能刺激大脑的奖励系统，导致成瘾。

赌博障碍非常难以治疗，通常会对家庭关系造成灾难性破坏。

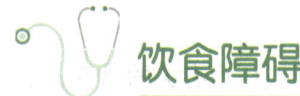

饮食障碍

一、神经性厌食症

神经性厌食症（anorexia nervosa）是一种以患者惧怕并过分关注超重，无法保持正常饮食习惯与体重为特征的饮食失调症。患者有一种非现实的"自我超重感"，存在身心紊乱，并过分严格地控制进食，还会过度运动、减肥、禁食、滥用泻剂和利尿剂。亚型可分为限制型（非暴食型）与暴食-吐泻型。多发于年轻女性（女性发病率约为男性10倍）。平均发病年龄为17岁；发病年龄越小，预后越差。

（一）病因与危险因素

可能涉及某些遗传因素，与避孕和性有关的情感冲突，以及文化观念上对减肥的过分强调等。

（二）诊断要点

（1）患者过分限制饮食摄入，保持低能量食谱以降低体重，可能伴有体育锻炼加自诱性吐泻，过分关注外形与超重；女性停经三次或更多；否认消瘦状态；可能同时伴有强迫症与抑郁症。

（2）后果：忽好忽坏的进程；住院患者的长期死亡率为10%，多由饥饿，吐泻并发症（电解质紊乱）或自杀导致。

（3）体检：体重低于期望值15%或更多；消瘦，低血压，心动过缓；胎毛（绒毛）出现及周围性水肿。诱吐征：牙釉质受侵蚀；手上有瘢痕/抓痕。

（4）实验室检查可能显示电解质紊乱（如低氯性碱中毒、代谢性酸中毒等）。

（三）治疗

（1）首先将患者收住院，纠正代谢失调，以防止脱水、饥饿状态、电解质紊乱及死亡。

（2）心理治疗和行为学治疗：目标是增加体重，根据体重进行奖惩。开展家庭治疗以减少与父母的冲突很重要。抗抑郁药（SSRI）可能对促进体重增加有一定作用。患者通常不为该病而感到痛苦，可能抵制治疗。病程有波动。

二、神经性贪食症

神经性贪食症（bulimia nervosa）的特征是频繁性暴食加上自诱性吐泻而体重正常，但自我形象过度地受不恰当的体重意念所影响，对暴饮暴食缺乏控制。多发于年轻女性。它可能呈现慢性或间歇性过程，复发率较高。

（一）危险因素

心理冲突（负罪感、无助感）及情绪失调。如与药物滥用并存，则预后更差。

（二）诊断要点

（1）反复出现的与情感冲突或压力有关的暴食，继而是负罪感、自责感，以及不恰当的补偿性行为——自诱性吐泻，禁食，或过度锻炼以避免体重增加。

（2）企图隐藏暴食与自诱性吐泻行为，或用谎言掩盖。可能伴有抑郁症、药物滥用或人格障碍的症状。

（3）体检：可发现自诱性吐泻和/或滥用泻药或利尿剂的证据。

（三）鉴别诊断

神经性厌食症，非典型抑郁症，边缘型人格障碍。

（四）治疗

认知行为疗法为主要治疗方式。如果与心理动力学性心理疗法及抗抑郁药结合，则效果更好。患者通常为病情所折磨而较易求医与被医治。

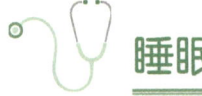

睡眠-觉醒障碍

睡眠是大脑和各级神经系统的一种重要的自我调节和保护机制。人的睡眠周期由大脑及延脑中的网状神经核控制。劳作一日后，大脑皮层在晚间由兴奋转向抑制，并向四周不断扩散，进入睡眠。休整6～9个小时之后（因人而异），延脑的网状核发出觉醒信号，刺激大脑皮层由抑制转为兴奋，人就会从睡眠中醒来，开始新的一天。

当生活规律被打乱，存在心理冲突或精神压力过大、过于劳累的情况，正常的睡眠-觉醒周期就容易被破坏。如果这些因素持续一段时间，就可能引起睡眠-觉醒障碍（sleep-wake disorders），包括睡眠质量差及睡眠感缺失等，长期下去可能继发神经-内分泌功能紊乱以及各种慢性疾病，在中老年人中更为常见。

睡眠障碍（紊乱）（sleep disorders）非常常见。国际睡眠障碍分类ICSD-3和DSM-5将睡眠障碍分为以下几类：①失眠症；②呼吸相关睡眠障碍（睡眠相关呼吸障碍）；③嗜睡障碍和中枢性嗜睡障碍；④嗜睡症；⑤副嗜睡症；⑥睡眠相关运动障碍；⑦昼夜节律睡眠-觉醒障碍；⑧其他。

一、失眠症

失眠症（insomnia）是以难以入眠或维持睡眠、多梦易醒及继发性白日呵欠与疲倦为特征的常见睡眠紊乱。它不包括由于躯体或精神性疾病所引起的失眠症。正常大脑对睡眠的需要有完好的自动控制，因此长期失眠症是不常见且不健康的。失眠症在30%的人群中发生，影响正常功能水平，并可能因焦虑症而恶化。需要每周发生3次以上，持续1个月方能诊断。急性或短暂性失眠，通常是由于心理压力或跨时区旅行所致。慢性病因可能涉及精神障碍、医疗疾患及药物效应等不同方面。

治疗

（1）尽可能针对根本病因，培养良好睡眠卫生习惯与技巧：建立规律性的睡眠时间；避免日间过度睡眠（超过1小时）及晚间兴奋因素（包括中枢兴奋剂、饮酒等）。

A．建立良好的睡眠习惯：保持规律的睡眠时间表，每天固定时间入睡和起床，避免在床上进行非睡眠活动（如看手机或电视等）。建立一个舒适的睡眠环境（安静且明暗和温度适宜的卧室）。防噪音耳塞可能很有帮助。

B．放松技巧：可以帮助缓解焦虑和紧张情绪，帮助入睡。常用的放松技术包括深呼吸、渐进性肌肉松弛、冥想、祈祷等。

C．其他方法：适量锻炼、认知行为疗法等。每位患者的治疗方法因人而异。

（2）对上述疗法无效的严重失眠，考虑在医生指导下短期（少于2~3周）使用药物治疗：尝试安定类（艾司唑仑）、唑吡坦、扎莱普隆或佐匹克隆片（zolpidem or zaleplon）、苯海拉明（副作用较多），但要注意防止依赖成瘾。其他常用药物有安神补心丸等。

二、昼夜颠倒性睡眠失调

昼夜颠倒性睡眠失调是期望性睡眠间期与实际睡眠间期的节律倒错。类型包括飞行时差反应、昼夜换班反应与睡眠期延迟型。

治疗

（1）时差反应：通常于2~7天内恢复而无须治疗。

（2）昼夜换班性失调：夜间灯光疗法可能有帮助。

（3）睡眠期延迟：睡前半小时口服褪黑激素（melatonin）可能有帮助。

三、呼吸相关性睡眠障碍

睡眠呼吸暂停症（sleep apnea）也被称为睡眠窒息症，指在睡眠中气流在鼻腔或口腔内停滞，每次发作常超过10~20秒；特征为响亮鼾声接以沉重的呼吸停止，伴氧饱和度降低，肺内压增加。如每小时发作5次以上或每晚超过30次即视为病理性。可能与抑郁症和日间睡眠有关。危险因素：肥胖症、吸烟、鼻塞、家族病史、酒精或镇静的摄入量、甲状腺功能减退，以及呼吸道结构异常。

（一）临床分型与诊断要点

（1）通常型睡眠相关低通气障碍-低氧血症：常见于肥胖的中年男性。患者通常表现为夜间打鼾和呼吸暂停，白日则口干、乏力、头痛和嗜睡。可能并发头痛、心律失常、缺氧、肺动脉高压，以及猝死（幼儿与老人为多）。

（2）阻塞性睡眠呼吸暂停症（obstructive sleep apnea, OSA）：由于气道松软，睡眠中口咽部肌张力低下或鼻、舌、扁桃体阻碍空气流动而致气流中断及呼吸暂停。每个呼吸暂停期一般持续20～30秒，从而引起缺氧及患者从睡眠中醒来。此状况可一夜重复多次。占95%病例。

（3）中枢性睡眠呼吸暂停症（central sleep apnea, CSA）：由于缺乏呼吸中枢的冲动，换气动力不足所致；仅占5%病例。

（4）诊断：多相（功能）睡眠仪检查，可记录到氧饱和度下降。注意区分OSA与CSA、惊厥等。

（二）治疗

（1）阻塞性睡眠呼吸暂停症。

A. 轻中度病例：患者教育，减轻体重及减少酒精/镇静剂摄入量，避免仰卧睡姿。

B. 重度病例：鼻腔持续正压给氧以防止气道阻塞；可行上咽部成形术，以去除咽部多余组织。

C. 儿童：切除扁桃体或增生腺体。肥胖症：减轻体重。

（2）中枢性睡眠呼吸暂停症：机械性（人工）通气。

（三）鉴别诊断

鼻息肉：其特征是复发性鼻炎，慢性鼻阻塞；嗅觉和味觉减弱；持续性后鼻滴流，可合并哮喘。治疗：口服类固醇或外科手术。两种治疗方法复发率均较高。

四、中枢性嗜睡障碍

中枢性嗜睡障碍指的是由于嗜睡中枢紊乱而不是睡眠紊乱或昼夜节律失调而导致的白天过度嗜睡症。在国际睡眠障碍分类第3版（ICSD-3）中，嗜睡中枢障碍包括1型和2型嗜睡症、特发性嗜睡症和克莱恩-莱文综合征（Kleine-Levin syndrome, KLS, 复发性嗜睡症）。KLS是一种罕见的疾病，起病于青春期，男性偏多。患者会反复发作嗜睡症，通常与强迫性暴饮暴食和性欲亢进相关联。

五、嗜睡症

嗜睡症（narcolepsy）又称"发作性睡病"，是一种慢性神经系统疾病，涉及大脑丧失正常调节睡眠-觉醒周期的能力，以白天过度嗜睡和快速动眼期睡眠异常为特征，持续时间超过3个月，导致社交或职业功能严重受损。这是一种遗传性疾病，具有不同的表现型。快速动眼期睡眠通常不到5分钟。患者醒来后感觉神清气爽。

（一）临床特征和诊断

（1）不自主的"睡眠发作"：最常见的症状是在一天中的任何时间（任何活动中）频繁出现不可抗拒的睡眠，持续数分钟，醒来后神清气爽，晚上很快入睡。

（2）无张力症（占70%）：突然失去肌肉张力，可能由巨大的噪音或强烈的情绪引起。

（3）催眠性幻觉：在觉醒时做梦，可发生在患者入睡和从睡眠中醒来时。

（4）睡眠瘫痪：患者醒来后不能动弹。

（二）治疗

（1）在一天中的固定时间强迫小睡通常会有帮助。

（2）精神兴奋剂（哌醋甲酯或苯丙胺）是主要的药物治疗方法。如果出现紧张性失眠，可以使用三环类抗抑郁症药。羟丁酸盐是γ-羟丁酸的低钠混合盐制剂，也可用。替洛利生（pitolisant）是一种新型口服组胺H3受体反向激动剂，可用于对其他药物反应不佳或不能耐受的患者。

六、过度嗜睡症

过度嗜睡症（hypersomnolence disorder）特征是白天过度嗜睡，但并非由于医疗或精神疾病、药物、睡眠卫生不良、睡眠不足或嗜睡症所致。这种情况每周至少发生3次，持续至少3个月，并对社交或职业功能造成严重困扰或损害。这种失调症的定义不太明确，缺乏快速动眼期睡眠和嗜睡症的其他特征。

治疗

精神兴奋剂（哌醋甲酯或苯丙胺）是治疗的首选药物。SSRIs对某些患者可能有帮助。

七、副睡眠症

副睡眠症（parasomnias）是指在进入睡眠、睡眠中或从睡眠中唤醒时发生的不良躯体事件（动作、行为）或体验（情绪、知觉、梦境）的紊乱。这些行为可能很复杂，似乎是有目的，但却是无意识的。

（1）噩梦（nightmare）：常见于50%的人群。患者醒来后能回忆起所发生的事件。在精神紧张时噩梦会增多。无须特殊治疗，只需调整压力。

（2）夜惊（night terror）：被尖叫或强烈的焦虑惊醒。患者通常在第二天对事件没有记忆。男孩和有家族史的人更容易患上夜惊。无须特殊治疗。如果情况严重，可考虑有限度地使用苯二氮䓬类药物（安定类）。

（3）梦游（sleepwalking）：它发生在睡眠的第3至第4阶段，在睡眠过程中出现排序行为，但意识不完全清醒；醒来后会尴尬地结束，但什么也记不起来。这种情况多见于年轻男孩，可能与神经系统疾病有关。治疗：首先确保患者的安全。如果频繁出现这种情况，可服用安定。

八、睡眠相关性运动障碍

睡眠相关运动障碍特点是简单、刻板的动作干扰睡眠并导致相关症状（白天嗜睡、疲劳等）。患者可能意识到或意识不到这些运动。原因不明。

典型的疾病包括抖腿综合征、周期性肢体运动障碍、睡眠相关性腿痉挛、睡眠相关性磨牙症和睡眠相关节律性运动障碍。

治疗

（1）药物治疗。针对病发早期的睡眠周期性肢体运动障碍患者，可根据肢体受损的情况给予药物治疗，临床方面多采用镇静剂或是多巴胺类药物来治疗，必要时还要配合抗癫痫药物或是阿片类药物，均能够促进患者的肢体功能恢复，减轻小腿关节背屈等不适等表现，从而提高患者的生活质量。

（2）非药物治疗。非药物治疗属于辅助治疗措施，可促进睡眠周期性肢体运动障碍患者的病情恢复，发病后需要保持良好的睡眠质量，切记在发病期间不宜饮用咖啡因或者是茶碱等刺激性的饮品，还要注意饮食方面的合理安排。必要时可配合认知行为治疗、电刺激等方法治疗，以改善患者的病情。

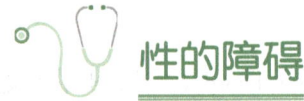

性的障碍

人类性行为学术语如下：

性身份（sexual identity）：基于一个人的第二性征而确定的身份。

性别认同感（gender identity）：基于个人对男女性别的认同感，大多数人在3岁时确立。

性别角色（gender role）：基于反映个人内心性别认同感的外在行为模式。

性意向（sexual orientation）：基于个人对性爱对象的选择，它可以是异性恋（大多数正常人群）、同性恋、双性恋或无性倾向。

性功能随年龄的变化特点如下：

人对性活动的兴趣通常不随年龄变老而降低。

年老男性：需要对生殖器更长时间的刺激才能达到性高潮，并在下一次高潮之前有更长的不应期；同时性高潮强度也有所降低。

年老女性：停经与雌激素水平下降引起阴道干涩、性交不适。可用口服雌激素或使用阴道雌激素软膏作替代治疗。35岁后性高潮增强者较为常见。

一、性功能障碍

性功能障碍（sexual dysfunction）指性激发度、性欲或性高潮的障碍，早泄，或性交疼痛。人群中发生率可达30%～40%，每人终身至少有一次障碍。2/3的病例是由生物医学性因素所致，1/3的病例是由心因性因素所致（抑郁症最常见）。

（一）病因

（1）药物的不良反应是最常见的原因，如抗高血压药、抗精神病药、抗抑郁症药、抗帕金森病药、锂盐、地高辛、消炎痛、西咪替丁等。

（2）器质性病因：通常与引起动脉粥样硬化的病因相同，如糖尿病（最常见）、高血压、高血脂和吸烟；神经病变（外伤，神经退行性病变），骨盆手术或会阴部外伤史；性腺功能低下，甲状腺功能减退等。

（3）心理性病因：性焦虑，压力，精神疾患（如重型抑郁症、精神分裂症、药物滥用、恐慌症、广泛性焦虑症、人格障碍）等。

（二）临床特征、诊断与治疗

（1）男性性功能障碍最常见表现为早泄（因性功能性焦虑，占30%～40%）。治疗可用心理疗法和行为矫正术（如"暂停加阴茎挤捏"等技巧）。

（2）男性次常见表现为性欲低下或阳痿，反复性无法产生和维持勃起到令人性满意的表现。据估计，多达50%的在40～70岁的人群都有某种形式的阳痿；80%的病例是器质性的。应对因治疗。

（3）女性性功能障碍最常见表现为性欲低下（"阴冷"，占30%～40%），大多由于工作与家务的双重压力所致。治疗要点为降低工作与家务压力，有良好的沟通与夫妻关系。

（4）性交疼痛：由性交时引起的疼痛。诊断时必须排除药物效应。治疗可使用心理疗法（暗示，放松）很有效。

（5）阴道痉挛症：非自愿性阴道收缩并阻止阴茎插入阴道的外三分之一。治疗为心理疗法（暗示、放松等）和阴道扩张术。

（三）进一步诊断指导

（1）诊断评估的第一要素是详细询问病史。

（2）体检：应做直肠指检（DRE）和神经系统检查。评估周围血管疾病体征。

（3）实验室检查：应查全血细胞计数（CBC）、生化指标、空腹血糖、血脂水平。如果怀疑是性腺功能低下，需测试血清睾酮，泌乳素和甲状腺素水平。

（4）夜间阴茎勃起测试：如果在睡眠时有正常勃起发生，则怀疑为心因性的；否则怀疑为器质性的（病理性的）。

（5）心理测试在某些情况下可能是适当的。

（四）进一步治疗指导

总的治疗要点是对因治疗。

（1）对于大多数器质性病因，考虑动脉粥样硬化的危险因素治疗。

（2）心理治疗对突发的性功能低下很有效。

（3）创伤性阳痿则可能需要耻骨动脉改建术。

（4）如为性腺功能低下，用激素替代治疗。

（5）西地那非（sildenafil）能扩张局部小动脉，促进阴茎平滑肌松弛和勃起，对部分衰老性和动脉粥样硬化性阳痿有帮助。副作用包括短暂性低血压和头晕等。禁忌证包括心脏疾病，同时使用硝酸甘油类药等状况。

二、性别认同障碍

性别认同障碍（gender identity disorder/dysphoria）特征为强烈而持久的跨性别认同感，对自己生来而定的性别或性别角色感到不适，无两性间的功能障碍。患者通常打扮为异性，年幼时使用分配给异性的玩具，与异性儿童一起玩，有服用性激素或渴求变性手术的历史。多见于男性；多与抑郁症、焦虑症、药物滥用和人格障碍有关。

（一）常见类型

（1）异装癖（transvestism）是指一个人出于各种原因偶尔穿着通常与异性相关的衣服（异装）。有争议。

（2）变性症（transsexualism）是指患有性别不安的人强烈而持久地渴望按照自己的性别认同（异性）而不是生物学（解剖学）性别来生活。有争议。

（二）治疗

首先应教育患者知晓文化上可接受的价值观与生活模式，然后应用支持性心理治疗。

三、性偏离-性欲倒错

性偏离-性欲倒错（paraphilias）也被称为"性变态"，通常指对非规范性刺激的对象（物品）、情境或个人产生强烈而持久的极端性欲望、行为和性满足，可能会导致性偏离者或相关个人的社会性窘迫或严重后果（如性侵犯）。这些也被归类为性唤起障碍（sexual arousal disorder）、性偏好障碍（sexual preference disorder）或成人人格和行为障碍。性偏离通常会持续多年，多见于男性。其中有些不一定是疾病/障碍（可以通过咨询而得到缓解），有些则需要精神科专家的特殊治疗。

恋童癖（pedophilia）：与儿童进行性活动而获得快感的反复性冲动。

露阴癖（exhibitionism）：向陌生异性暴露生殖器而获得性快感的反复性冲动。

窥淫癖（voyeurism）：偷看无防范的异性脱衣服或从事性活动而获得性快感的反复性冲动。

摩擦淫（癖）（frotteurism）：用生殖器碰擦陌生异性而获得性快感的冲动。

恋物癖（fetishism）：使用异性的无生命物品（如内衣）而获得快感的反复性冲动。

异装癖（transvestic fetishism）：通过打扮为异性而获得快感的反复性冲动。

性虐待狂（sexual sadism）：从造成性伴侣的痛苦中获得快感的反复性冲动。

性受虐狂（sexual masochism）：从受到性伤害、羞辱、捆绑或虐待而获得快感的反复性冲动。

同性恋（homosexualism or homosexuality）：指同性之间的性吸引力或性行为。这是一个有争议的类别。同性恋者有感染艾滋病毒的高风险。

治疗

（1）个体心理疗法。

（2）行为修正疗法：可以帮助形成厌恶性条件反射。

（3）抗雄激素或SSRI类抗抑郁药物可减少性冲动。

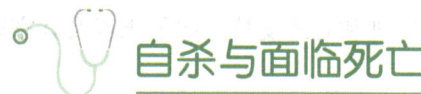
自杀与面临死亡

一、自杀

自杀是人有意让自己死亡的行为。自杀往往是出自极度心理冲突、绝望感，或是由一些正在患的心理或器质性疾病（包括抑郁症、躁郁症、精神分裂症、酗酒、药物滥用及晚期疾病如癌症）所导致。财务困难、人际关系障碍与其他不良状况都起着重要作用。世界卫生组织估计自杀是全世界第13位的死亡原因。它是青少年和35岁以下成人死亡的主要原因之一；男性高于女性。估计全世界每年有数百万人自杀，有10万～20万例非致命性自杀尝试。对自杀的见解受到广泛的现存文化价值观的影响，如宗教、信仰、荣辱、生命的意义等。自杀者的教育水平未必低下。家庭、朋友与社会的关怀和支持对于防止和减少自杀悲剧的发生至关重要！

（一）危险因素

男性，老年人，社会隔离者，财务或人际困扰，精神性或器质性疾病（如抑郁症、双相性情感障碍、精神分裂症），酗酒，药物滥用，晚期疾病（如癌症），以及既往的自杀尝试史。

（二）表现

新近自杀尝试史；主诉自杀意念；承认自杀意念；存在自杀意念的证据，包括收集安眠药，写遗嘱，赠弃财物，购买武器等。

（三）治疗

（1）将患者收入住院，以防止严重后果。

（2）支持疗法及必要的药物和心理治疗。家庭、朋友与社会的关怀和支持至关重要！

二、面临死亡

基于伊莉萨白库·布勒-罗斯对死亡阶段的定义，面临死亡的患者并非遵循一系列简单而规范性的反应。大多数患者经历下列共同的面临死亡的反应阶段：

第一阶段：震惊与否定——"不，绝不可能！"

第二阶段：愤怒——"为什么是我？"

第三阶段：讨价还价——"如果……，那么我就愿意……"
第四阶段：抑郁——沉默和压抑。
第五阶段：接受——合作。

临终关怀需要医务人员和患者家属的投入，尊重患者的意愿，支持其需要，其本质是对救治无望患者的照顾护理，是以提高患者的临终生命质量为宗旨（而不是延长生命）。对临终患者主要采取生活照顾、心理疏导、姑息治疗等措施，着重于缓解患者的疼痛和心理压力，以及提供精神和心理支持，缓解患者及其家属对死亡的焦虑和恐惧。

临床图像精选

（本书收录的图像均选自在国际互联网刊登并标注为允许公用的资源）

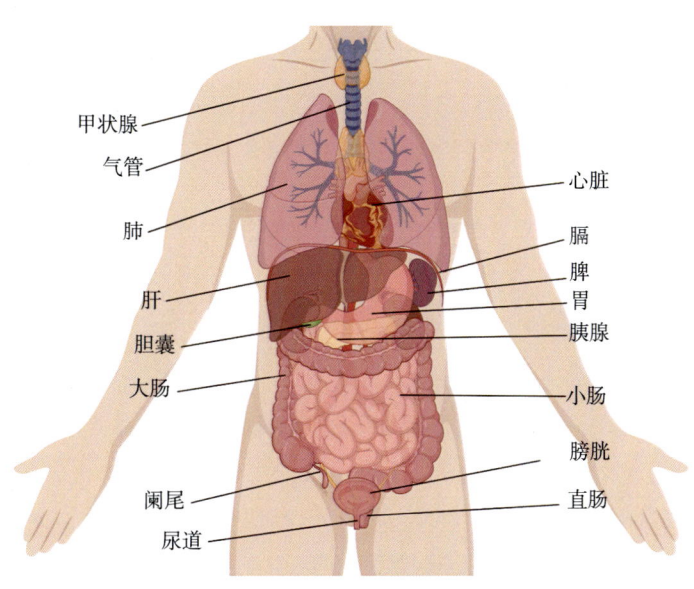

图1　正常人体解剖
（图片来源：www.medicine.net）

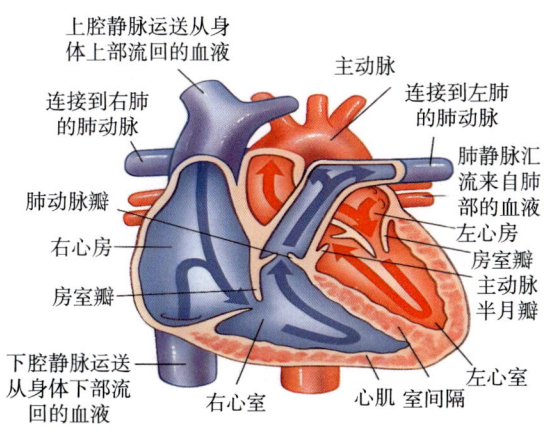

图2　血液循环系统
（图片来源：www.soho.com）

心脏的解剖与生理学概要：正常情况下经过肺气体交换后含有高氧-低二氧化碳的血液从肺静脉流回左心房到左心室，再以较高压力泵向主动脉及全身动脉分布；经过毛细血管和组织利用后变成低氧-高二氧化碳血，通过上、下腔静脉回流到右心房-右心室，再通过肺动脉到肺毛细血管进行气体交换，变成高氧-低二氧化碳血，重新循环。这一过程对维持日常生命活动至关重要。主动脉和左心房室瓣膜（二尖瓣）狭窄或关闭不全都会引起心输出量减少、全身缺血、肺淤血。肺动脉狭窄或栓塞及右心房室瓣膜（三尖瓣）狭窄或关闭不全都会引起肺缺血、心输出量减少、全身缺血，以及上、下腔静脉系统淤血。

医学全科精要：健康指南

大脑皮层功能区

1—视觉区　视力、图像识别、形象感知
2—联络区　短期记忆、平衡性、情绪
3—运动功能区　自主肌群运动
4—布洛卡氏区（语言区）　语言肌
5—听觉区　听力
6—情感区　疼痛、饥饿、"斗争"反应
7—感觉联合区
8—嗅觉区　嗅觉
9—感觉区　肌肉和皮肤的感觉
10—躯体感觉联合区　重量、质地、温度等辨识
11—韦尼克氏区　书写及语言理解中枢
12—运动功能区　眼球运动和方向
13—高级心理机能区　专注力、计划性、判断力、情感表达、创造力、抑制力

小脑功能区域

14—运动功能　感觉感知，协调性和运动控制

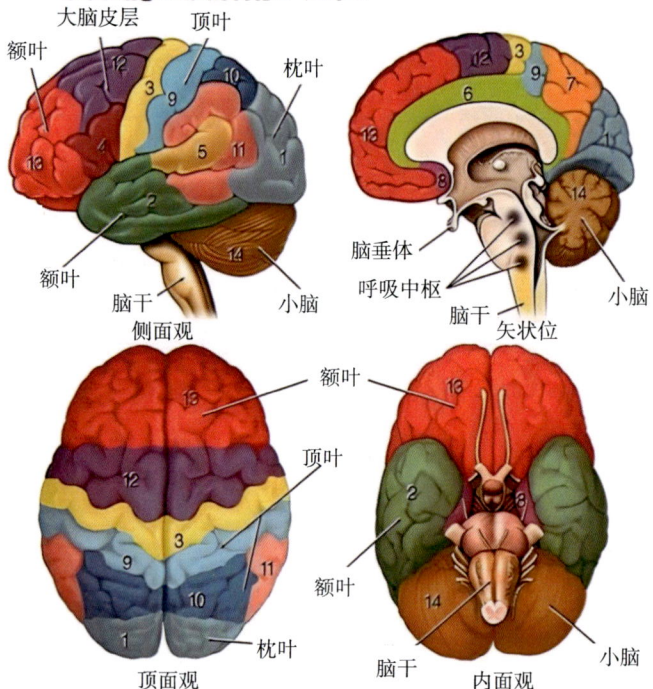

图3　大脑的解剖与功能概要
（图片来源：www.wingsbook.com）

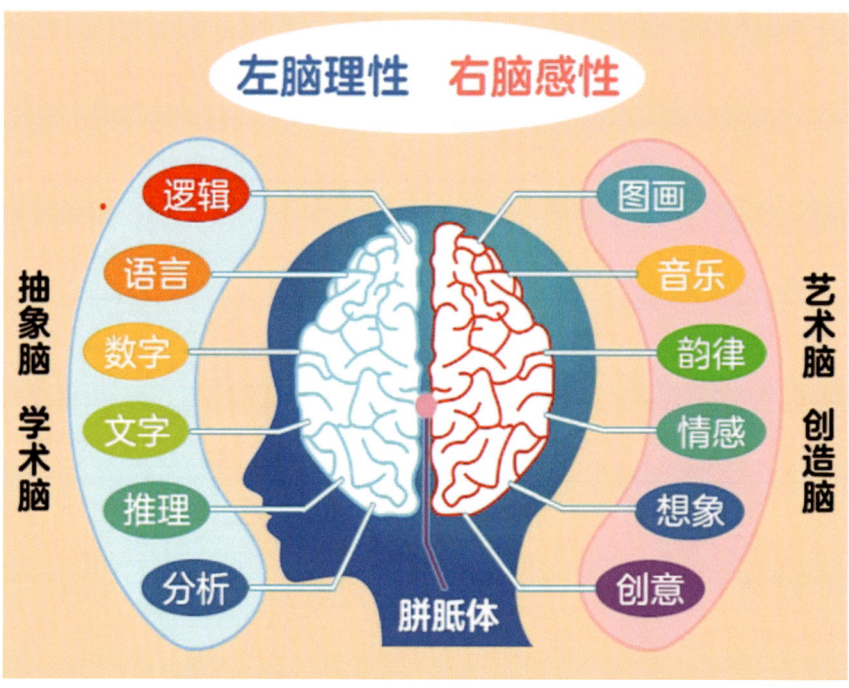

传统教育中主要注重开发左半脑功能，如果更多地开发右半脑功能，人的潜意识能力、想象力、创造性和智慧可以大大提高。

图4　左右半脑功能示意
（图片来源：www.sohu.com）

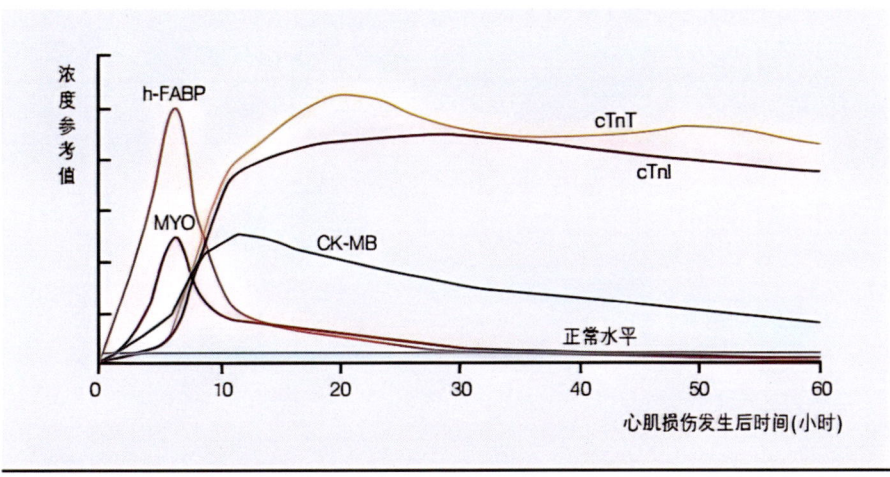

急性心肌损伤标记物：①MYO和h-FABP：升高早，特异性中上，可提示早期心肌损伤。②CK-MB：胸痛后8~36小时内检测用于急性心肌梗死诊断具有较高的敏感性和特异性。③cTn（T/I）：特异性最高但敏感性中等，对胸痛发生8小时内和36小时后的心梗诊断价值更高。

图5　各种心脏标志物心肌损伤发生时间与浓度参考值关系
（图片来源：www.my-bio.cn）

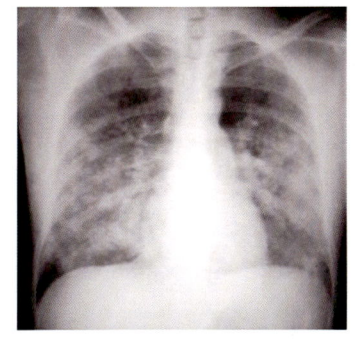

所有肺叶血管阴影增加，加上左心房影扩大。

图6　心源性肺水肿（充血性心力衰竭）
（图片来源：www.wikipedia.org）

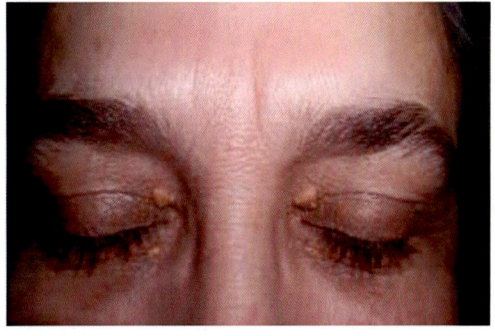

富含胆固醇的黄色脂肪瘤样结节，沉积于皮肤下或肌腱中。

**图7　高胆固醇血症——黄斑瘤
（xanthelasmas）**
（图片来源：www.wikipedia.org）

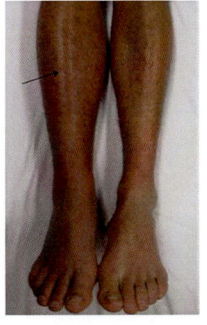

长期下肢静止不动后；右腿明显红肿；无明显外伤、诱因。

图8　深静脉血栓（DVT）
（图片来源：www.wikipedia.org）

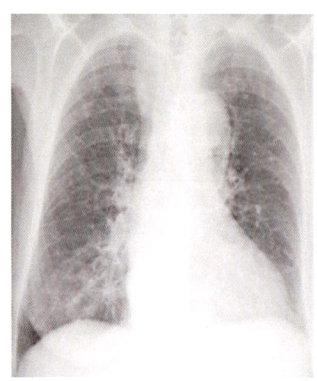

支气管壁增厚，线状斑纹增多，肺野模糊，心影增大。

图9　慢性支气管炎X线片

（图片来源：www.wikipedia.org）

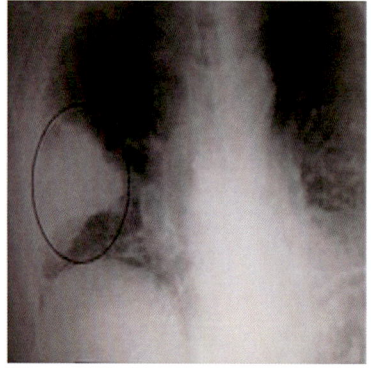

右肺大叶性密度均匀增高（实变征）加病灶内有含气支气管影（支气管充气征）。

图10　大叶性肺炎X线片

（图片来源：www.wikipedia.org）

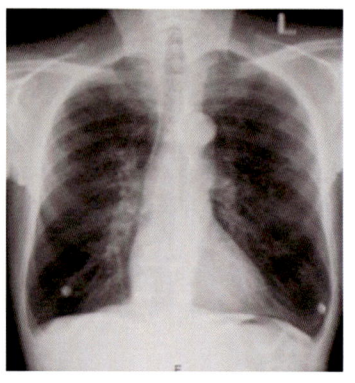

肺过度充气，横膈膜变平表明有哮喘和肺气肿；双肺条状阴影和支气管壁增厚表明支气管扩张。

图11　慢性哮喘、肺气肿和支气管扩张X线片

（图片来源：www.esearchgate.net）

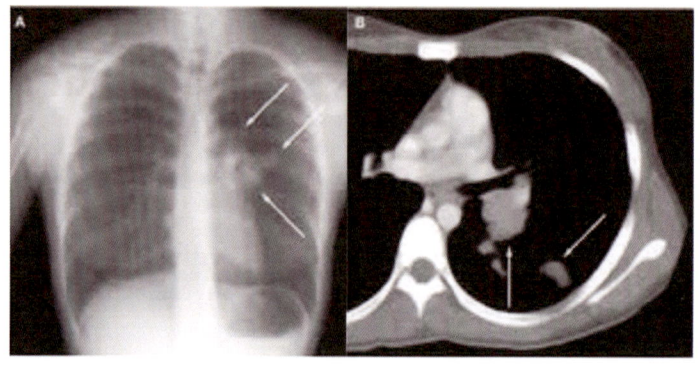

CT证实左侧肺门包块和纵隔增大。结合病史与病理诊断。

图12　小细胞肺癌伴淋巴结转移肿大（胸部X线片+CT）

（图片来源：www.nature.com）

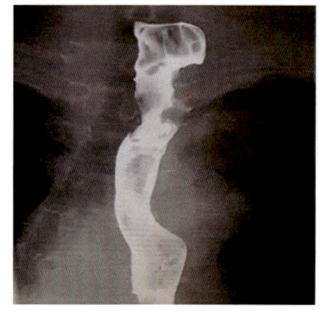

呈现边缘不规整的充盈缺损。

图13　食道癌钡餐X线片

（图片来源：www.wikipedia.org）

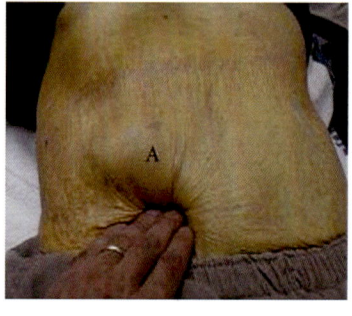

无痛性黄疸加可触及的胆囊肿大，提示胰腺癌或胆囊–胆管癌。

图14　库瓦西耶征（Courvoisier sign）

（图片来源：www.wikipedia.org）

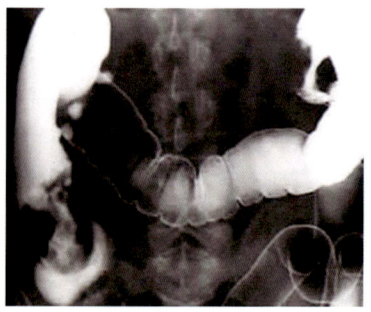

显示典型结肠癌影像——"苹果核"样充盈缺损。

图15　钡灌肠X线片

（图片来源：www.wikipedia.org）

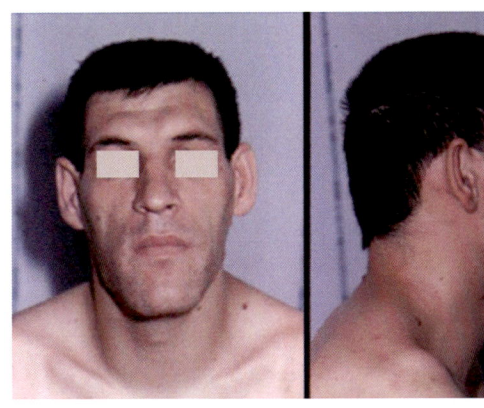

手、脚、面部骨骼和软组织增大、内脏器官增大。

图16　肢端肥大症

（图片来源：www.wikipedia.org）

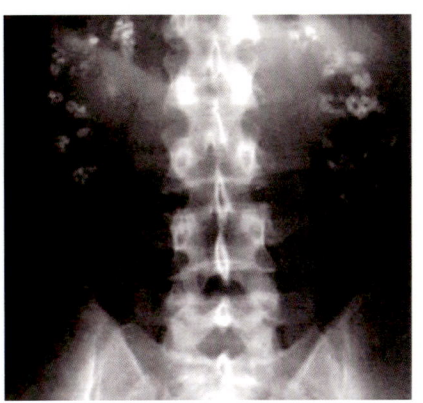

图17　双侧多发性肾结石X线

（图片来源：www.wikipedia.org）

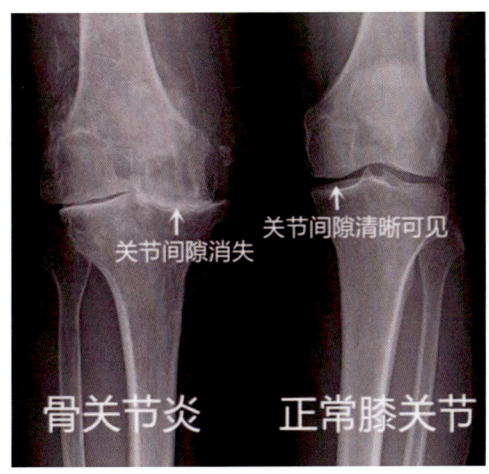

骨赘——bouchard（近端指间关节）结节和lheberden（远端指间关节）结节。

图18　骨关节炎X线片

（图片来源：www.h5.haoyishu.org）

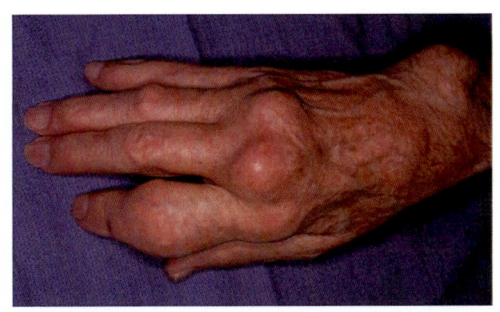

长期尿酸盐增高沉积关节形成痛风石（指掌、跖趾关节常见），非侵蚀性多关节炎，发生不规则肿胀、疼痛，可发展为关节僵硬、畸形或功能受损。

图19　慢性痛风

（图片来源：www.diseaseshows.com）

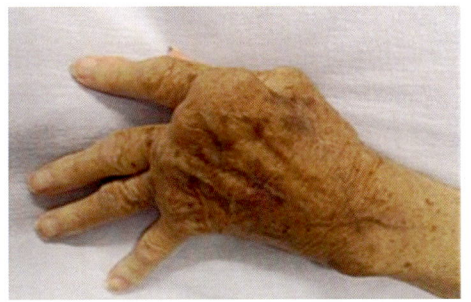

掌指关节和近指关节出现侵蚀性肥大和畸形。

图20　类风湿性关节炎

（图片来源：www.wikipedia.org）

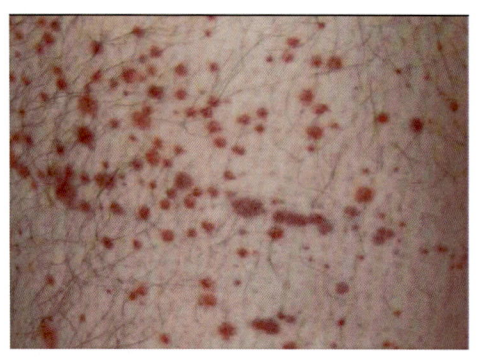

反复的皮肤出血如瘀点、紫癜、瘀斑，黏膜出血（如鼻出血、牙龈出血），月经过多，以及外伤后止血困难等。

图21　特发性血小板减少性紫癜
（图片来源：www.wikipedia.org）

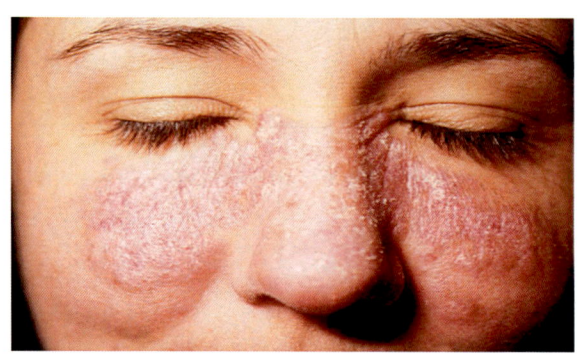

颧部皮疹、盘状皮疹、非侵蚀性关节炎、浆膜炎和多系统表现。

图22　系统性红斑狼疮（SLE）
（图片来源：www.wikipedia.org）

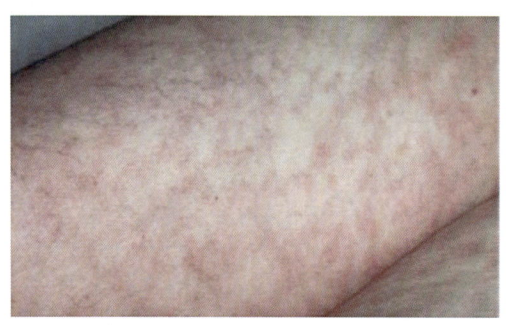

一种斑驳、蕾丝状、紫色皮斑，通常出现在腿部。

图23　网状皮斑
（图片来源：www.wikipedia.org）

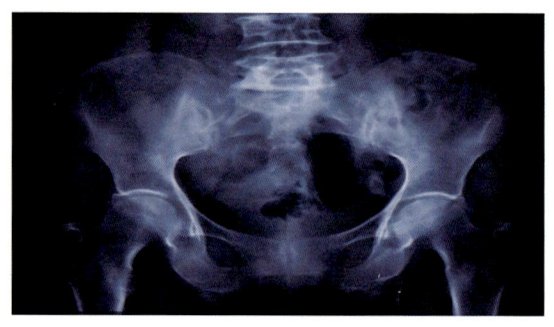

显示骨基质密度下降，很容易产生椎骨，髋骨和股骨头的压缩性骨折。

图24　骨质疏松X线片
（图片来源：www.healthline.com）

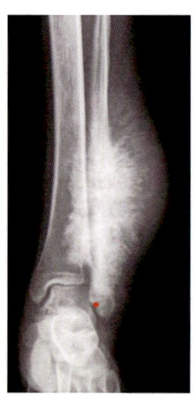

骨瘤呈现侵蚀性"太阳花"图像或"科德曼三角"，伴有骨膜新生骨形成和炎症反应，以及溶骨病变。

图25　骨肉瘤X线片
（图片来源：www.radiopaedia.org）

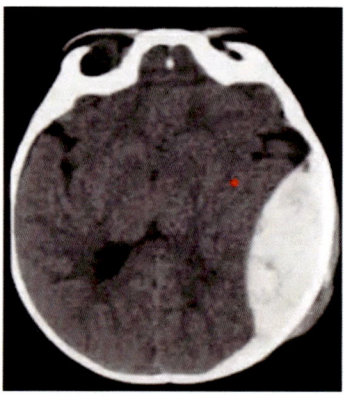

硬膜外血肿：呈现双凸透镜状病变影。

图26　脑出血头颅CT
（图片来源：www.aliem.com）

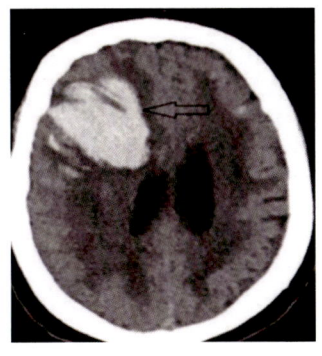
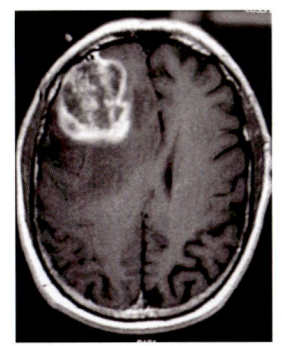

大面积脑出血（高血压、脑外伤等）：出血病灶占据大脑广泛区域，边缘较为明显，压迫脑室等结构，脑功能严重受损。

图27　大面积脑出血头颅CT
（图片来源：www.researchgate.net）

多形性胶质母细胞瘤（4级星形细胞瘤）：在脑实质内出现的分界不清、形状不规则的病变，恶性程度高。

图28　头颅核磁共振（MRI）
（图片来源：www.medscape.com）

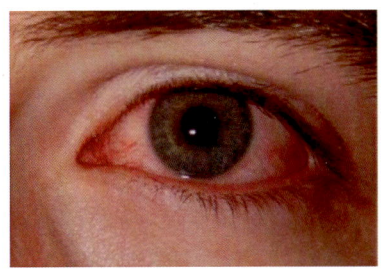
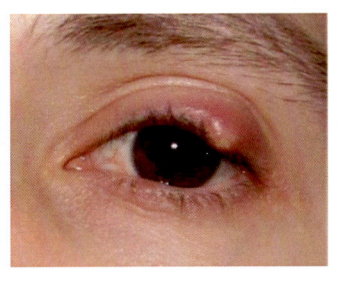
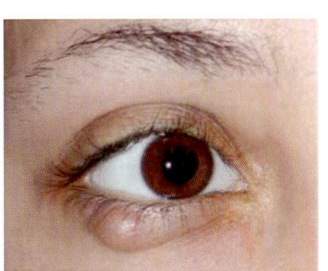

病毒感染（此例）——严重眼部刺激感、眼中有大量水样分泌物、耳前淋巴肿大；如果是细菌感染：眼中有大量脓性分泌物。

图29　感染性结膜炎（"红眼病"）
（图片来源：www.prasadnetralaya.com）

一种急性细菌感染所致的眼睑腺体化脓性炎症，引起眼睑局部触痛、肿胀。

图30　睑腺炎（麦粒肿）（hordeolum, stye）
（图片来源：www.flei.com）

非感染性睑板腺慢性炎性肉芽肿，坚硬，无痛。

图31　霰粒肿（chalazion）
（图片来源：www.eyeplastics.com）

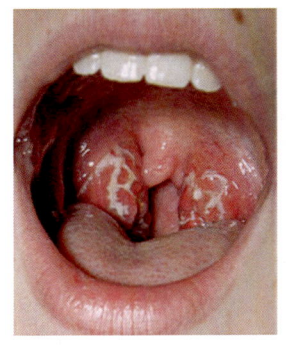
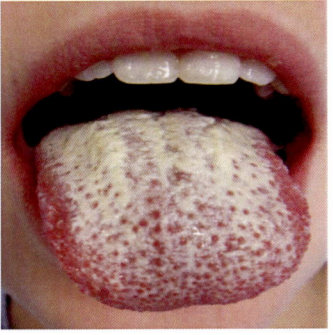
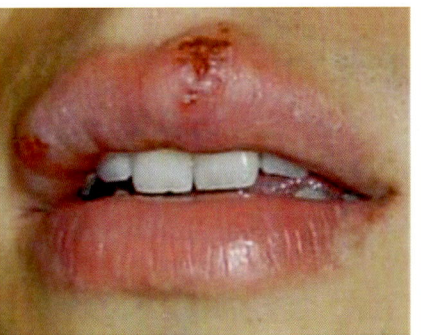

发热、咽喉红肿疼痛伴渗出物，扁桃体和颈淋巴结肿大。

图32　链球菌咽炎
（图片来源：www.wikipedia.org）

舌头或口腔黏膜上有白色渗出物及斑块。

图33　口腔念珠菌病（鹅口疮）
（图片来源：www.wikipedia.org）

由疱疹病毒接触性传染；口唇部位出现红色、疼痛性水疱，可伴侵蚀性水疱性龈口炎。Ⅱ型疱疹通常为性接触后发生于肛门-生殖器部位。

图34　单纯疱疹（Ⅰ型）
（图片来源：www.wikipedia.org）

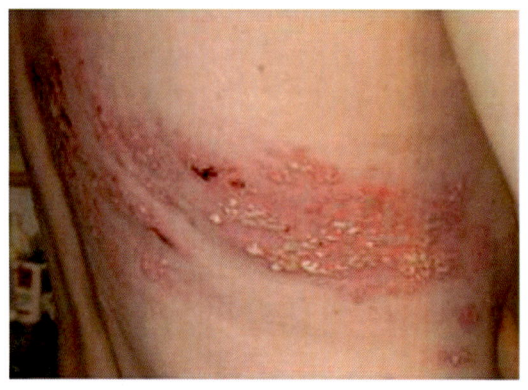

由疱疹病毒接触性传染；皮肤出现严重疼痛性节段性红斑，可伴水疱和瘢痕。

图35 带状疱疹（shingles）
（图片来源：www.wikipedia.org）

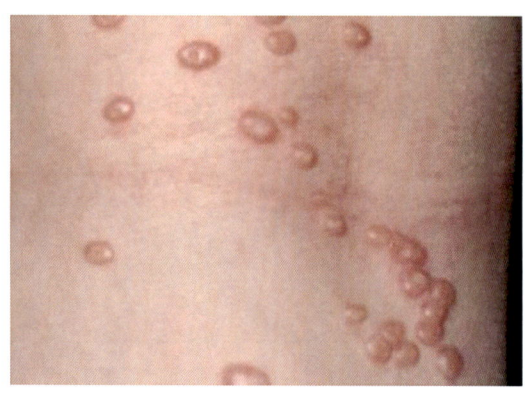

由痘病毒接触性传染；无痛、肉质、珍珠状、椭圆形的丘疹。

图36 传染性软疣
（图片来源：www.wikipedia.org）

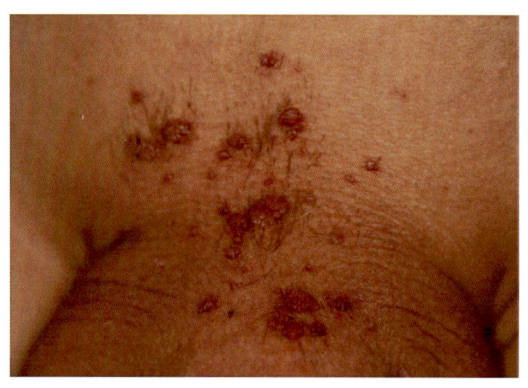

由人类乳头状病毒接触传染；生殖器肛门部位出现菜花样丘疹或结节，呈天鹅绒色状。

图37 生殖器疣（尖锐湿疣）
（图片来源：www.wikipedia.org）

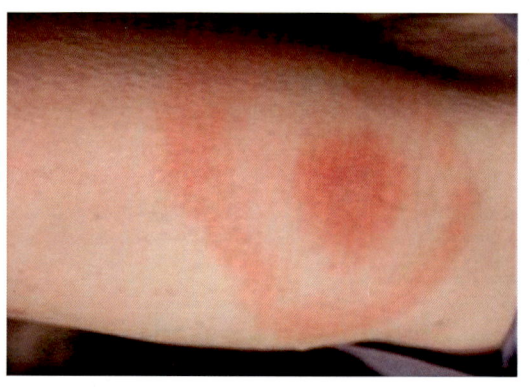

蜱媒螺旋体传染病；环形、扩展性、慢性移行性红斑。

图38 莱姆病
（图片来源：www.wikipedia.org）

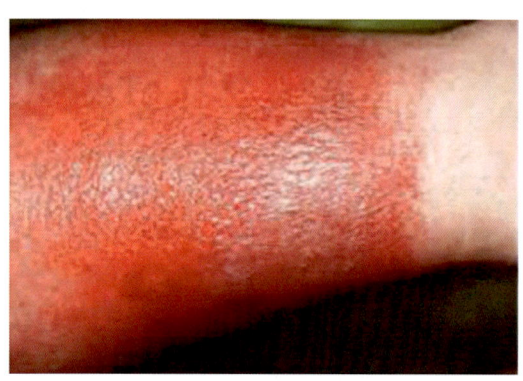

蜂窝织炎的浅表形式；由化脓性链球菌引起；红、肿、热、痛性水疱-瘀斑，边界清楚。

图39 红皮病（erysipelas）
（图片来源：www.medscape.com）

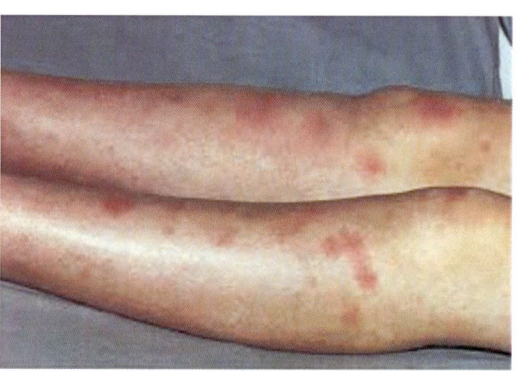

多见于小腿上，有触痛性红斑结节，缓慢扩散并变成褐色。

图40 结节性红斑
（图片来源：www.wikipedia.org）

临床图像精选

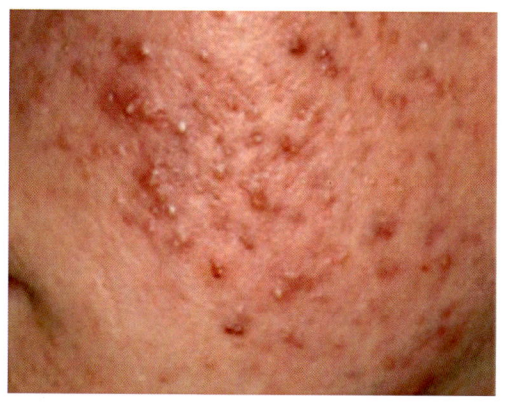

非炎症性粉刺（comedo）、闭合性粉刺（白头粉刺）。

图41　寻常痤疮（acne vulgaris）
（图片来源：www.wikipedia.org）

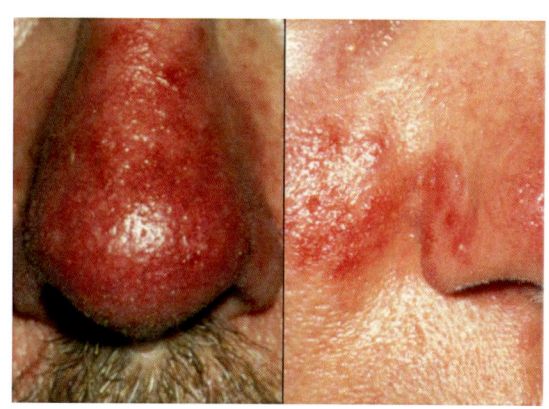

红斑、丘疹、脓疱、红鼻子、面部潮红、远端血管病或鼻疽（炎）。

图42　红斑痤疮（rosacea，成人痤疮）
（图片来源：www.wikipedia.org）

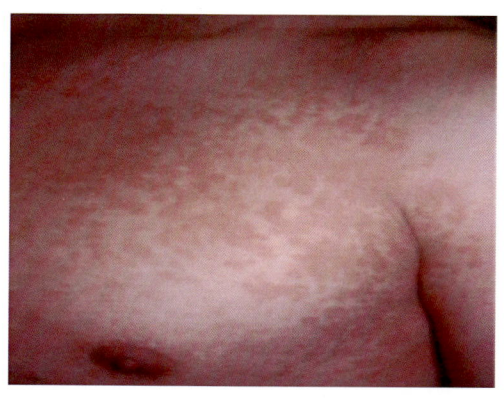

多发性色素减退或色素沉着性鳞屑斑，颜色各异。

图43　花斑癣
（图片来源：www.aad.org）

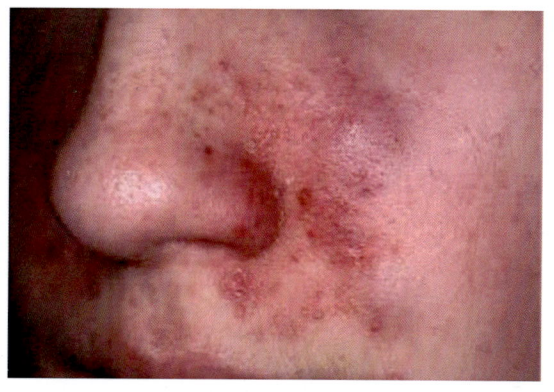

耳鼻周围、鼻唇沟、眉毛、头皮和胸中部有鳞状、片状、瘙痒性、油性红色斑块。

图44　脂溢性皮炎
（图片来源：www.aad.org）

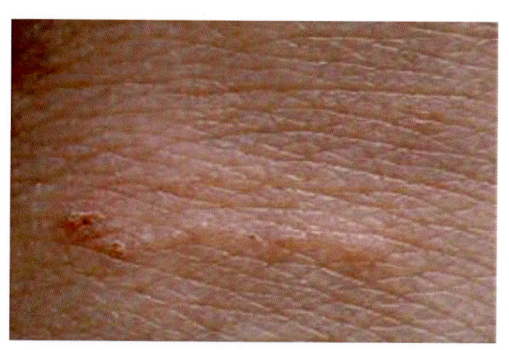

在皮肤屈曲面上有洞穴样斑，伴有瘙痒性皮肤红斑和脱屑丘疹。可能有接触性传染。

图45　疥疮
（图片来源：www.aad.org）

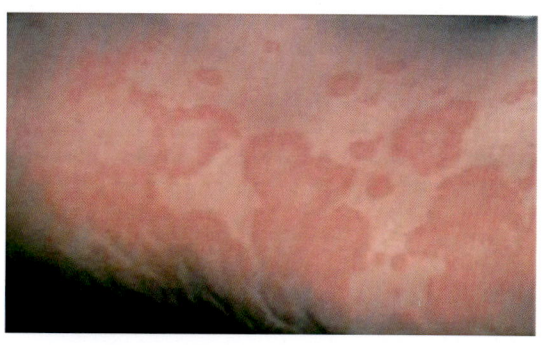

发红或褪色、隆起的丘疹或斑块（麦粒肿 wheal），大小不一；属于Ⅰ型超敏反应。

图46　荨麻疹（hives）
（图片来源：www.aad.org）

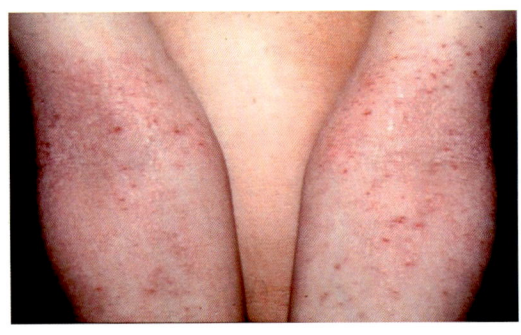

干燥、瘙痒、有鳞屑的斑块,以及伴有红色水肿的斑块、水疱、结痂和白色皮屑。

图47　特应性皮炎

（图片来源：www.wikipedia.org）

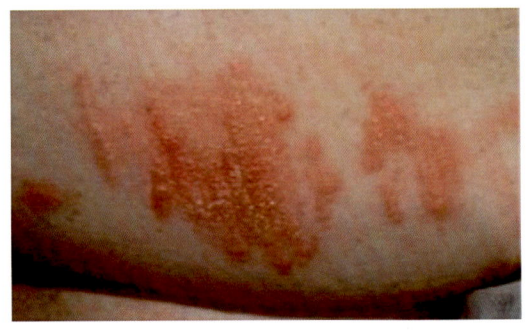

过敏性或刺激性类型,接触、毒藤后迅速出现红斑水疱和结痂的斑块,呈几何形状。

图48　毒藤（艾薇）接触性皮炎

（图片来源：www.farberdermatology.com）

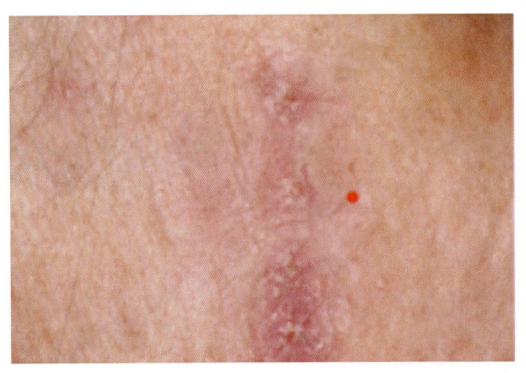

一种癌前病变,多发于暴露在阳光下的部位,出现增厚性红斑、鳞屑、结痂。

图49　光照性角化病

（图片来源：www.aad.org）

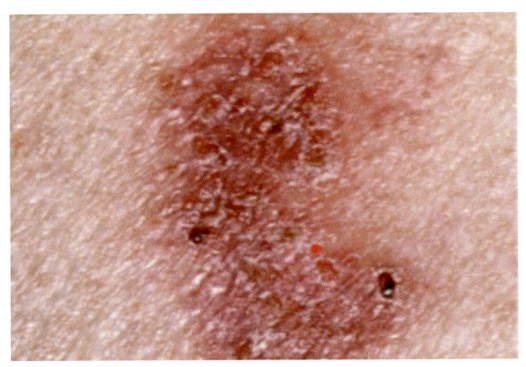

边界清楚的鳞状红斑,加上边界不规则的表面结痂或脱屑。多发于暴露在阳光下的部位。

图50　鲍温病（Bowen病,皮肤鳞状细胞原位癌）

（图片来源：www.sciencephoto.com）

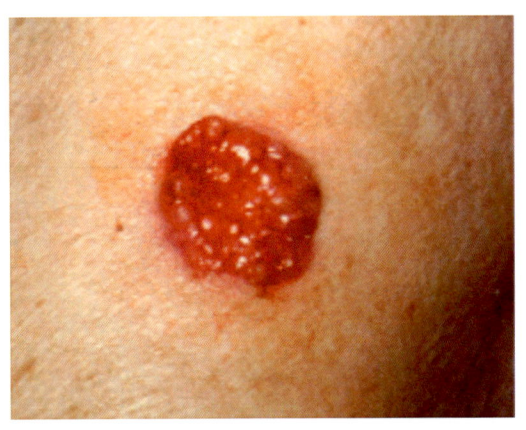

表面呈"珍珠状"的浅表肉质结节,可有溃疡、硬化和色素沉着。多发于暴露在阳光下的部位。

图51　皮肤基底细胞癌（BCC）

（图片来源：www.harleystdermatology.com）

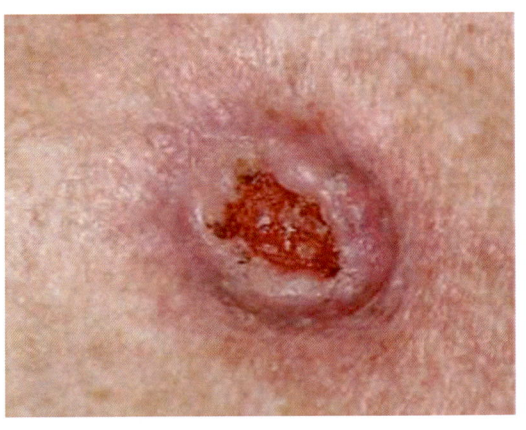

不规则的外生结节,伴有脱屑、糜烂或溃疡。多发于暴露在阳光下的部位。

图52　皮肤鳞状细胞癌（SCC）

（图片来源：www.researchgate.net）

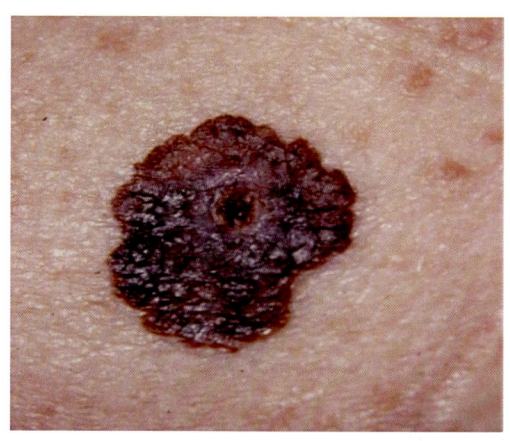

"ABCD"特征：Asymmetry不对称、Border边界不规则、Color颜色不均匀、Diameter直径大于6 mm。多发于暴露在阳光下的部位。

图53　黑色素瘤（恶性）
（图片来源：www.arizona.edu）

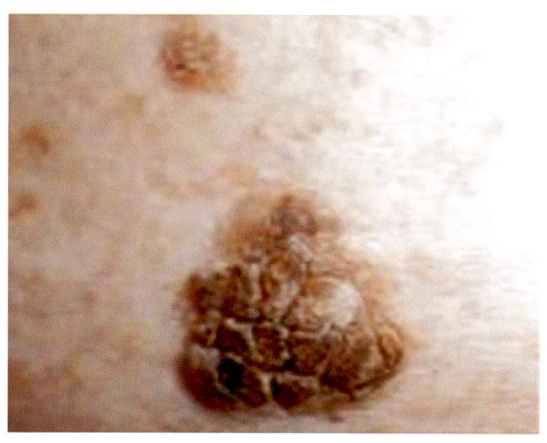

多发性外生、蜡样、褐色丘疹、结节和斑块。

图54　脂溢性角化病（"老年疣"）
（图片来源：www.welcomecure.com）

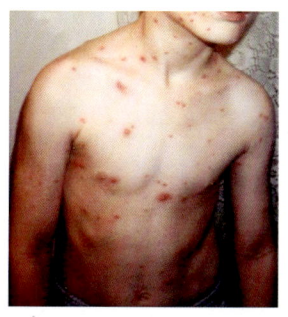

全身性瘙痒、水滴状囊泡，通常处于不同的愈合阶段。由水痘–带状疱疹病毒接触性传染。

图55　水痘（chickenpox）
（图片来源：www.wikipedia.org）

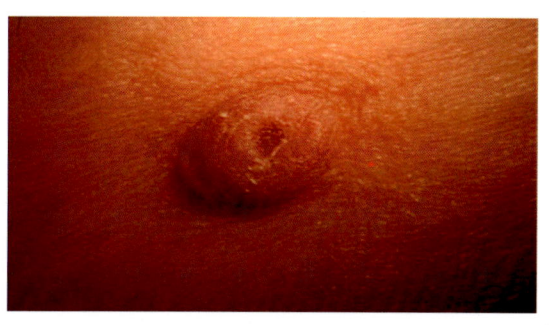

中老年妇女，伴有乳头发红、瘙痒、灼热和糜烂。

图56　乳头帕吉特病（Paget原位癌）
（图片来源：www.wikipedia.org）

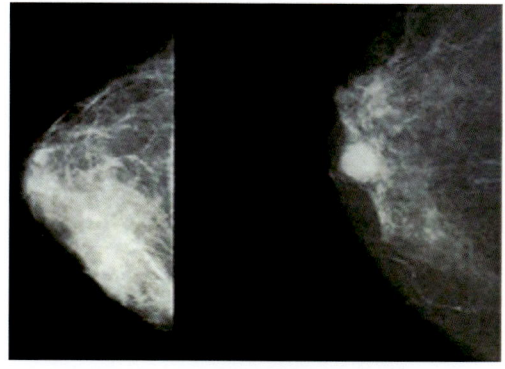

左侧乳房正常；右侧乳房癌变（密度增加，伴有微钙化和不规则边界）。

图57　乳房造影X线摄影术
（图片来源：www.medscape.com）

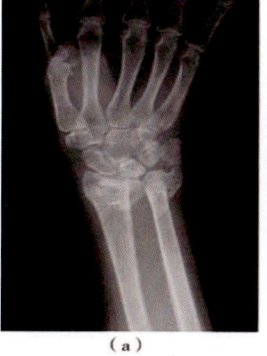 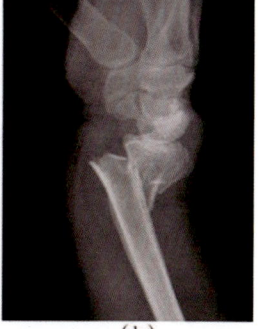

跌倒时手掌背伸着地，致桡骨远端成角和移位性骨折，银叉/枪刺状畸形，手掌肿痛。

图58　柯立氏骨折
（图片来源：www.zsbeike.com）

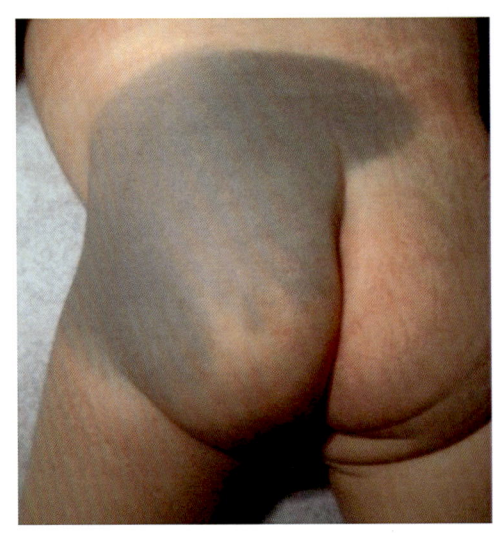

一种良性、扁平、灰蓝色的先天性胎记,边界呈波浪状,形状不规则,通常在出生后几年内消失;应与儿童虐待相鉴别。

图59　先天性真皮黑素细胞增多症

（图片来源：www.wikipedia.org）

主要参考资源

［1］MCPHEE S.J.Current medical diagnosis and treatment［M］.New York：McGraw-Hill Education，2024.

［2］贡云华.《英汉双语：最新临床医学精粹与各科考题精选》［M］.杭州：浙江大学出版社，2013.

［3］YALE G.Yale-G First Aid for USMLE Step 2 CK & Step 3（Yale Gong，2012—2024，www.amazon.com）。

［4］著名医学专业网站：

www.wolterskluwer.com（www.uptodate.com）；

www.emedicine.medscape.com；

www.cdc.gov；

www.medtranslation.cn；

中华医学网。